PREVENÇÃO
AO USO DE
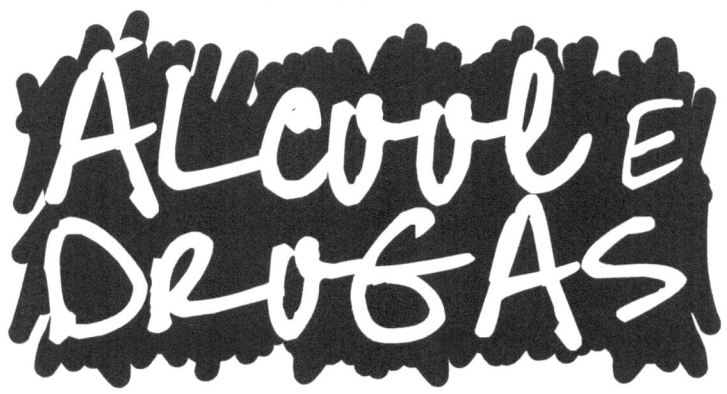
ÁLCOOL E DROGAS

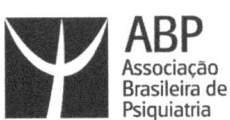
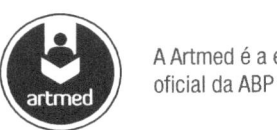

A Artmed é a editora oficial da ABP

Nota: A medicina é uma ciência em constante evolução. À medida que novas pesquisas e a experiência clínica ampliam o nosso conhecimento, são necessárias modificações no tratamento e na farmacoterapia. Os organizadores/coautores desta obra consultaram as fontes consideradas confiáveis, num esforço para oferecer informações completas e, geralmente, de acordo com os padrões aceitos à época da publicação. Entretanto, tendo em vista a possibilidade de falha humana ou de alterações nas ciên-cias médicas, os leitores devem confirmar estas informações com outras fontes. Por exemplo, e em particular, os leitores são aconselhados a conferir a bula de qualquer medicamento que pretendam administrar, para se certificar de que a informação contida neste livro está correta e de que não hou-ve alteração na dose recomendada nem nas contraindicações para o seu uso. Essa recomendação é particularmente importante em relação a medicamentos novos ou raramente usados.

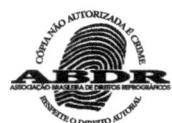

P944   Prevenção ao uso de álcool e drogas : o que cada um de nós pode e deve fazer? Um guia para pais, professores e profissionais que buscam um desenvolvimento saudável para crianças e adolescentes. / Organizadores, Alessandra Diehl, Neliana Buzi Figlie. – Porto Alegre : Artmed, 2014.
372 p. ; 25 cm.

ISBN 978-85-8271-102-6

1. Psiquiatria. 2. Drogas. I. Diehl, Alessandra. II. Figlie, Neliana Buzi.

CDU 616.89

Catalogação na publicação: Poliana Sanchez de Araujo – CRB 10/2094

ALESSANDRA DIEHL & NELIANA BUZI FIGLIE

(orgs.)

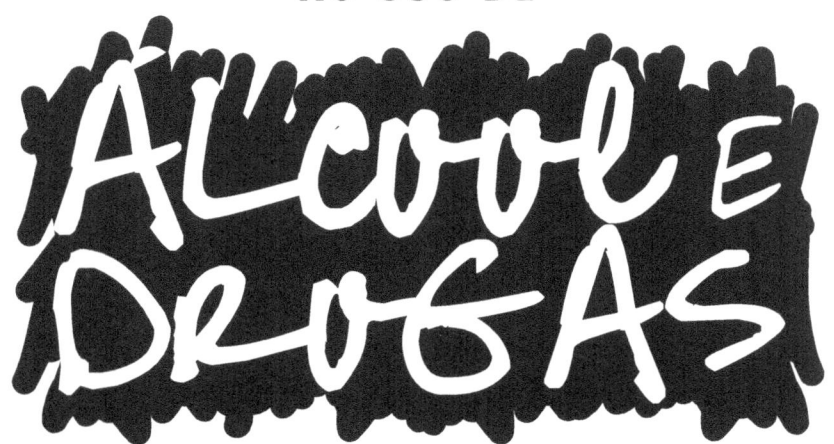

PREVENÇÃO AO USO DE ÁLCOOL E DROGAS

O QUE CADA UM DE NÓS PODE E **DEVE** FAZER?

Um guia para pais, professores e profissionais que buscam um desenvolvimento saudável para crianças e adolescentes

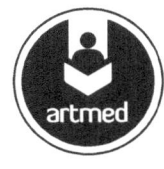

2014

© Artmed Editora Ltda., 2014

Gerente editorial: Letícia Bispo
Colaboraram nesta edição:
Coordenadora editorial: Cláudia Bittencourt
Assistente editorial: Jaqueline Fagundes Freitas
Capa: Paola Manica
Ilustrações: Gilnei Cunha
Preparação do original: Camila W. Heck
Projeto gráfico e editoração: TIPOS – design editorial e fotografia

Reservados todos os direitos de publicação à
ARTMED EDITORA LTDA., uma empresa do GRUPO A EDUCAÇÃO S.A.
Av. Jerônimo de Ornelas, 670 – Santana
90040-340 – Porto Alegre, RS
Fone: (51) 3027-7000 Fax: (51) 3027-7070

É proibida a duplicação ou reprodução deste volume, no todo ou em parte, sob quaisquer formas ou por quaisquer meios (eletrônico, mecânico, gravação, fotocópia, distribuição na Web e outros), sem permissão expressa da Editora.

SÃO PAULO
Av. Embaixador Macedo de Soares, 10.735 – Pavilhão 5
Cond. Espace Center – Vila Anastácio
05095-035 – São Paulo – SP
Fone: (11) 3665-1100 Fax: (11) 3667-1333

SAC 0800 703-3444 – www.grupoa.com.br

IMPRESSO NO BRASIL
PRINTED IN BRAZIL

AUTORES

Alessandra Diehl: Psiquiatra, com formação em Pesquisa Clínica (Invitare). Especialista em Dependência Química pela Universidade Federal de São Paulo (Unifesp) e em Sexualidade Humana pela Universidade de São Paulo (USP). Mestre em Ciências pela Unifesp. Doutoranda no Departamento de Psiquiatria da Unifesp. Pós-graduanda em Educação Sexual no Centro Universitário Salesiano de São Paulo (Unisal). Coordenadora e professora do curso Transtornos da Sexualidade na Pós-graduação do Departamento de Psiquiatria da Unifesp. Professora convidada do Centro Brasileiro de Pós-graduações (Cenbrap). Secretária da Associação Brasileira de Estudos do Álcool e outras Drogas (ABEAD).

Neliana Buzi Figlie: Psicóloga. Psicoterapeuta cognitiva com formação em Entrevista Motivacional – membro do Motivational Interviewing Network of Trainers (MINT). Especialista em Dependência Química pela Unidade de Pesquisas em Álcool e Drogas (UNIAD) da Unifesp. Mestre em Saúde Mental e Doutora em Ciências pelo Departamento de Psiquiatria da Universidade Federal de São Paulo (Unifesp). Professora afiliada, modalidade: Ensino/Assistencial, da Escola Paulista de Medicina (EPM). Pesquisadora sênior do Instituto Nacional de Políticas do Álcool e Drogas (INPAD) do CNPq.

Ana Carolina Schmidt de Oliveira: Psicóloga. Especialista em Dependência Química pela UNIAD/Unifesp. Mestranda no Departamento de Psiquiatria da Unifesp. Professora no curso de Pós-graduação em Saúde Mental para Equipes Multiprofissionais da Universidade Paulista (UNIP).

Ana Cristina Canosa Gonçalves: Psicóloga. Especialista em Educação Sexual e Terapia Sexual. Coordenadora e docente do curso de Pós-graduação em Educação Sexual do Unisal. Diretora-editora da Sociedade Brasileira de Estudos em Sexualidade Humana (SBRASH).

Ana Regina Noto: Psicóloga. Mestre e Doutora em Ciências pela Unifesp. Professora adjunta da Área de Medicina e Sociologia do Abuso de Drogas do Departamento de Psicobiologia da Unifesp. Pesquisadora e coordenadora do Núcleo de Pesquisa em Saúde e Uso de Substâncias (NEPSIS), Unifesp.

Anaiza de Sousa: Assistente social. Especialista em Terapia Familiar Sistêmica pelo Centro de Formação e Estudos Terapêuticos da Família (CEFATEF) e em Dependência Química pela UNIAD/Unifesp. Coordenadora executiva do Programa Equilíbrio, do Departamento e Instituto de Psiquiatria do Hospital das Clínicas da Faculdade de Medicina da Universidade de São Paulo (IPq-HCFMUSP).

Beatriz Franck Tavares: Psiquiatra. Mestre e Doutora em Ciências – Epidemiologia – pela Universidade Federal de Pelotas (UFPel). Professora adjunta do Departamento de Saúde Mental da Faculdade de Medicina (DSM/FaMed) da UFPel. Preceptora no Programa de Residência Médica em Psiquiatria da UFPel. Supervisora do Ambulatório de Adolescentes e chefe de departamento do DSM/FaMed/UFPel.

Bruna Antunes de Aguiar Ximenes Pereira: Psiquiatra. Especialista em Psiquiatria da Infância e Adolescência pela Faculdade de Ciências Médicas (FCM) da Universidade Estadual de Campinas (Unicamp) e em Dependência Química pela UNIAD/Unifesp. Mestranda no Programa de Pós-graduação em Ciências Médicas da FCM/Unicamp.

Camila Garcia de Grandi: Psicóloga. Especialista em Psicologia Clínica pela Coordenadoria Geral de Especialização, Aperfeiçoamento e Extensão (COGEAE) da Pontifícia Universidade Católica de São Paulo (PUC-SP) e em Dependência Química pela UNIAD/Unifesp. Mestre em Ciências pela Unifesp. Professora do curso de Formação em Psicanálise do Núcleo Brasileiro de Pesquisas Psicanalíticas (NPP).

Catherine Lapolli: Psiquiatra. Analista em formação pela Sociedade Psicanalítica de Pelotas. Psiquiatra do Departamento de Saúde Mental da UFPel.

Cesar Pazinatto: Educador. Especialista em Dependência Química pela USP. Orientador educacional e professor de Convivência em Processo de Grupo (CPG) do Colégio Bandeirantes/SP.

Christian César Cândido de Oliveira: Fonoaudiólogo. Doutor em Ciências da Reabilitação pelo Departamento de Fisioterapia, Fonoaudiologia e Terapia Ocupacional da FMUSP. Pós-graduando (*lato sensu*) em Medicina Tradicional Chinesa (Acupuntura) na Escola de Terapias Orientais de São Paulo (ETOSP). Coordenador executivo do Programa Equilíbrio, IPq-HCFMUSP. Docente voluntário da Faculdade de Ciências Médicas da Santa Casa de Misericórdia de São Paulo (FCMSCSP).

Cláudio Jerônimo da Silva: Psiquiatra. Especialista em Dependência Química pela Unifesp. Doutor em Ciências pela Unifesp. Professor afiliado do Departamento de Psiquiatria da Unifesp.

Daniel Cruz Cordeiro: Psiquiatra. Especialista em Dependência Química pela UNIAD/Unifesp. Mestre em Psiquiatria pela Universidade de Londres/King's College. Professor de cursos de especialização e extensão do Cenbrap, do UniSãoPaulo e da UNIAD.

Daniele da Silva Gonçalves Pompeu de Camargo: Psicóloga, com formação em Terapia Cognitivo-comportamental pelo Centro de Estudos em Terapia Cognitivo-comportamental. Especialista em Dependência Química pela UNIAD/Unifesp e em Neuropsicologia pelo Centro de Estudos Psico-cirúrgicos e Divisão de Psicologia do Instituto Central do HCFMUSP. Especializanda em Neurociência Clínica na AVM Faculdade Integrada.

Denise Leite Vieira: Psicóloga. Terapeuta sexual. Especializanda em Sexologia Clínica na Escola Bahiana de Medicina e Saúde Pública – Centro de Sexologia de

Brasília, e em Terapias Cognitivas pelo Ambulatório de Bulimia e Transtornos Alimentares (Ambulim), IPq-HCFMUSP. Mestre em Ciências – Clinical and Public Health Aspects of Addiction – pelo Institute of Psychiatry, Universidade de Londres/King's College. Doutora em Ciências pelo Departamento de Psiquiatria da Unifesp. Professora e cocoordenadora do curso de Transtornos da Sexualidade e Saúde Sexual do Programa de Pós-graduação do Departamento de Psiquiatria da Unifesp.

Edilaine Moraes: Psicóloga. Especialista em Dependência Química pela UNIAD/Unifesp. Pós-doutora em Saúde Mental pela Unifesp. Coordenadora de cursos a distância da UNIAD/Unifesp. Pesquisadora associada do INPAD.

Edison de Almeida: Biólogo. Professor universitário. Especialista em Saúde Pública. Chefe do Departamento de Educação Preventiva e coordenador do Projeto Prevenção Também se Ensina, da Fundação para o Desenvolvimento da Educação/Secretaria de Estado da Educação de São Paulo. Suplente no Conselho Estadual de Políticas sobre Drogas (CONED-SP). Membro da Comissão Intersecretarial da Coordenação de Políticas sobre Drogas do Estado de São Paulo (COED). Participante do Grupo Gestor Estadual do Projeto Saúde e Prevenção nas Escolas do MS/MEC e da Comissão Intersecretarial Saúde e Educação. Consultor em Projetos de Prevenção em DST/HIV/aids e Drogas.

Eroy Aparecida da Silva: Psicóloga. Psicoterapeuta familiar. Doutora em Ciências pelo Departamento de Psicobiologia da Unifesp. Pesquisadora na área de Álcool e Outras Drogas da Unidade de Dependência de Drogas (UDED) – Disciplina de Medicina e Sociologia do Abuso de Drogas (DIMESAD). Coordenadora pedagógica do Centro Regional de Referência (CRR/UDED/DIMESAD).

Felipe Hansen: Industrial. Administrador de empresas. Vice-presidente do Conselho de Administração da Tigre S/A Tubos e Conexões. Presidente do Instituto Carlos Roberto Hansen.

Flávio Fontes: Juiz de Direito. Mestre em Direito Público pela Universidade Federal de Pernambuco (UFPE). Doutor em Direito Penal, Medicina Legal e Criminologia pela Faculdade de Direito da USP. Professor da Escola da Magistratura de Pernambuco. Titular do Conselho Estadual sobre Drogas de Pernambuco.

Gabriel Magalhães Lopes: Psiquiatra. Psiquiatria de crianças e adolescentes. Psicoterapeuta analítico-comportamental, com formação pelo Núcleo Paradigma. Médico colaborador do IPq-HCFMUSP.

Geraldo Mendes de Campos: Psicólogo. Especialista em Dependência Química pela UNIAD/Unifesp. Doutorando em Ciências da Saúde pelo Departamento de Psiquiatria da Unifesp. Diretor técnico de Centro de Atenção Psicossocial Álcool e Drogas (CAPSad). Professor do curso de Psicologia da UNIP. Professor convidado da UNIAD/Unifesp. Pesquisador do INPAD.

Gilberto Lucio da Silva: Psicólogo. Especialista em Antropologia pela UFPE. Mestrando em Psicologia Clínica na Universidade Católica de Pernambuco (UNICAP). Psicólogo do Tribunal de Justiça de Pernambuco. Analista ministerial em psicologia do Ministério Público de Pernambuco. Vice-presidente da ABEAD.

Hosana Maria Siqueira: Psicóloga. Especialista em Intervenção Breve pela Santa Casa de Misericórdia do Rio de Janeiro. Professora convidada na Universidade Federal do Rio de Janeiro (UFRJ).

Ilana Pinsky: Psicóloga. Mestre em Psicologia pela USP. Doutora em Psiquiatria e Psicologia Médica pela Unifesp. Pós-doutora pela Robert Wood Johnson Medical School, Nova Jersey. Professora afiliada do Departamento de Psiquiatria e Psicologia Médica da Unifesp.

Ísis Marafanti: Médica residente da Irmandade da Santa Casa de Misericórdia de São Paulo.

Joel W. Grube: Psicólogo social. PhD pela Washington State University. Pesquisador senior, cientista e diretor do Prevention Research Center, Oakland, Califórnia. Professor adjunto da School of Public Health, University of California, Berkeley.

José Mauro Braz de Lima: Doutor em Neurologia pela UFRJ. Pós-doutor em Neurociência pela Universidade de Paris. Professor associado IV da Faculdade de Medicina da UFRJ. Membro da Sociedade Francesa de Alcoologia. Criador e coordenador do Programa Acadêmico de Álcool e Drogas da UFRJ (CEPRAL). Membro do Grupo de Pesquisa da Secretaria Nacional de Políticas sobre Drogas (SENAD). Consultor de empresas, Programas de Prevenção e Atenção dos Problemas Relacionados ao Álcool e outras Drogas. Diretor médico da Evolução Clínica e Consultoria.

Julio Franco: Jornalista. Pós-graduado em Marketing pela Fundação Getúlio Vargas/Sociedade Educacional de Santa Catarina (FGV/Sociesc). Assessor de comunicação da Associação Empresarial de Joinville (ACIJ). Assessor de imprensa do Grupo Tigre.

Livia Pires Guimarães: Psicóloga. Especialista em Criminologia pela Pontifícia Universidade Católica de Minas Gerais/Academia de Polícia Civil (PUCMINAS/Academpol), em Gestão Pública em Organizações de Saúde pela Universidade Federal de Juiz de Fora (UFJF) e em Dependência Química pela UNIAD/Unifesp. Mestre em Educação, Cultura e Organizações Sociais pela Fundação Educacional de Divinópolis/Universidade Estadual de Minas Gerais (FUNEDI/UEMG). Professora e coordenadora do curso de Pós-graduação em Dependência Química da PUCMINAS.

Luca Santoro Gomes: Supervisor e capacitador nas áreas da saúde e assistência social. Especialista em Dependência Química pela Unifesp. Mestre em Ciências em Adult Counselling pelo Birkbeck College, Universidade de Londres. Professor do Centro Regional de Referência da Paraíba e de São Paulo.

Maria Carolina Pedalino Pinheiro: Psiquiatra. Especialista em Psiquiatria pela Santa Casa de São Paulo e pela Associação Brasileira de Psiquiatria (ABP) e em Dependência Química pela UNIAD/Unifesp. Psiquiatra assistente da Unidade de Álcool e Drogas do Centro de Atenção Integrada à Saúde Mental (CAISM) da Santa Casa de São Paulo.

Miguel Angelo Boarati: Psiquiatra da infância e adolescência. Coordenador do Ambulatório do Programa de Transtornos Afetivos (PRATA) e do Hospital-dia Infantil (HDI) do IPq-HCMFUSP.

Moisés de Andrade Júnior: Psicólogo. Especialista em Dependência Química pela UNIAD/Unifesp. Mestre em Psicologia pela UFMG. Membro associado da Associação Brasileira Multidisciplinar de Estudos sobre Drogas (ABRAMD).

Neide A. Zanelatto: Psicóloga clínica. Especialista em Dependência Química pela UNIAD/Unifesp. Mestre em Psicologia da Saúde pela Universidade Metodista de São Paulo (UMESP). Coordenadora e docente do curso de Terapia Cognitivo-comportamental Aplicada ao Tratamento da Dependência Química, UNIAD/Unifesp.

Oswaldo M. Rodrigues Jr.: Psicólogo. Mestre em Psicologia Social pela PUCSP. Psicoterapeuta sexual e diretor do Instituto Paulista de Sexualidade. Diretor da Asociación Latinoamericana de Análise del Comportamiento y Terapia Cognitivo-comportamental (ALAMOC).

Pedro Felipe Portella Deroza: Médico. Residente em Psiquiatria na UFPel.

Raquel Zanelatto: Psicóloga. Psicopedagoga clínica. Especialista em Psicopedagogia Clínica e Institucional pela UMESP. Professora na Faculdade Paulista São José.

Renata Cruz Soares de Azevedo: Psiquiatra. Professora doutora do Departamento de Psicologia Médica e Psiquiatria da Faculdade de Ciências Médicas da Unicamp. Coordenadora do Ambulatório de Substâncias Psicoativas do Hospital de Clínicas da Unicamp e do Programa de Prevenção ao Uso de Risco de Substâncias Psicoativas da Unicamp, Programa Viva Mais.

Roberta Payá: Psicóloga. Especialista em Terapia Familiar e de Casal pela PUC-SP e em Dependência Química pela Unifesp. Mestre em Family and Couple Therapy pela Universidade de Londres. Doutora em Ciências pelo Departamento de Psiquiatria da Unifesp. Coordenadora e professora do curso Capacitação em Terapia Familiar em Dependência Química da UNIAD/Unifesp.

Sandra Scivoletto: Psiquiatra. Especialista em Psiquiatria da Infância e Adolescência. Doutora em Psiquiatria pela FMUSP. Professora assistente de Psiquiatria da Infância e Adolescência e de Pós-graduação do Departamento de Psiquiatria da FMUSP. Responsável pela orientação acadêmica do Serviço de Psiquiatria da Infância e Adolescência (SEPIA) do IPq-HCFMUSP. Coordenadora da Residência em Psiquiatria da Infância e Adolescência do IPq-HCFMUSP. Chefe do Ambulatório de Adolescentes e Drogas do IPq-HCFMUSP. Coordenadora geral do Programa Equilíbrio, IPq-HCFMUSP.

Selene Franco Barreto: Psicóloga. Especialista em Existencial Humanista, em Psicodrama, em Dependência Química e em Dinâmica de Grupo. Pós-graduada em Prevenção de Drogas pela Universidade Cândido Mendes (UCAM). MBA em Gerência de Saúde pela Escola Brasileira de Economia e Finanças/Fundação Getúlio Vargas (EPGE/FGV). Intercâmbio Brasil/EUA, United States Department of State, de trabalhos no tratamento em Dependência Química e Tribunais Especiais de Drogas. Segunda vice-presidente da ABEAD.

Silvani Arruda: Psicóloga social. Especialista em Prevenção a DSTs, HIV e aids.

Simone de Sá Munhoz: Psicóloga clínica. Especialista em Dependência Química pela Unifesp. Professora de Psicologia, Filosofia, Ética e Cidadania, Ciências da Religião e Sociologia.

Tatiana de Castro Amato: Psicóloga. Mestre e doutoranda em Ciências pela Unifesp. Coordenadora do Projeto PERAE/SHAHRP Brasil, do NEPSIS/Unifesp.

Telmo Mota Ronzani: Psicólogo. Mestre em Psicologia Social pela UFMG. Doutor em Ciências da Saúde pela Unifesp. Pós-doutor em Álcool e Drogas pela Uconn Health Center, Estados Unidos. Professor do Departamento de Psicologia e do Programa de Pós-graduação em Psicologia da UFJF. Coordenador do Centro de Referência em Pesquisa, Intervenção e Avaliação em Álcool e Outras Drogas (CREPEIA), UFJF. Bolsista de produtividade CNPq.

Thaís dos Reis Vilela: Psicóloga. Especialista em Dependência Química pela UNIAD/Unifesp. Especialista em Terapia Cognitiva pelo Instituto de Terapia Cognitiva (ITC). Mestre em Ciências pelo Departamento de Psiquiatria da Unifesp. Doutoranda no Departamento de Psiquiatria da Unifesp.

A Emanuel, Caio e Davi, as crianças que mais amo neste mundo e que
desejo que nunca precisem de "droga alguma" para ser felizes.
Alessandra Diehl

A Lucas e Luigy, razão da minha vida, e aos sobrinhos
Renan, Camila, Olivia, Beatriz, Marina e Amanda, fontes inesgotáveis
de esperança e inspiração na concepção de um futuro melhor.
Neliana Buzi Figlie

AGRADECIMENTOS

Gostaríamos de agradecer à Editora Artmed/Grupo A, com toda sua equipe, por nos presentear com a extraordinária oportunidade de escrever sobre prevenção ao uso de álcool e drogas em um mundo em que as estatísticas e as consequências do consumo de substâncias psicoativas nos fazem muitas vezes desacreditar que é possível, sim, proteger as crianças e os adolescentes.

A todos os nossos coautores, que nos permitiram concluir esta obra ao empenharem seus esforços, seus afetos, seu precioso tempo em prol de um tema urgente e relevante para a realidade nacional, com base em evidência, mas, ao mesmo tempo, com "a nossa cara".

E, finalmente, mas não menos importantes, aos nossos familiares, amigos, colegas de trabalho, fontes de apoio e inspiração para fazer a prevenção e visualizá-la muito melhor no futuro.

APRESENTAÇÃO

Prevenir o uso indevido de drogas constitui ação de inquestionável relevância nos mais diversos contextos sociais – escola, família, comunidade, empresa – dada a complexidade da questão e os prejuízos associados ao abuso e à dependência de substâncias psicoativas.

A prevenção mostra-se de vital importância, principalmente quando se observa que a carga global de doenças atribuíveis ao álcool e ao uso de drogas ilícitas atinge 5,4% da carga total de doenças (OMS) e dados do II Levantamento Nacional de Álcool e Drogas mostram que, embora as taxas de abstinência tenham se mantido idênticas nos últimos anos (48% em 2006 e 52% em 2012), houve um aumento de 20% na proporção de bebedores frequentes (que bebem uma vez por semana ou mais), de 45 para 54%. Destaca-se, nesse contexto, também, um aumento mais significativo do consumo entre as mulheres, que foi de 29%, em 2006, para 39%, em 2012. Daí a importância de intervenções e estratégias eficazes na prevenção dos transtornos por uso de substâncias psicoativas.

Não existe um modelo predefinido de programa de prevenção ao uso abusivo de álcool e outras drogas. Cada programa precisa considerar as peculiaridades e a realidade local e se adequar a elas. Para tanto, os programas devem ser elaborados a partir do conhecimento prévio do ambiente e das características sociodemográficas da população em questão, porque essas informações definirão que tipo de intervenção deve ser realizada. O apoio e o comprometimento de todos os integrantes são fundamentais para a implantação e para o desenvolvimento de qualquer ação de prevenção.

A definição de uma política de prevenção ao uso indevido de drogas permite desmistificar o assunto, desestimular fortemente o consumo, incentivar a procura espontânea de ajuda por aqueles que apresentam problemas de abuso e dependência, bem como facilita a reinserção destes últimos nos ambientes de trabalho, social, escolar e na família.

Existem, no entanto, muitas dificuldades práticas para a implementação de uma política preventiva adequada em relação às substâncias psicoativas. A humanidade ingere substâncias psicoativas há mais de 10 mil anos. E somente nos últimos 200 anos temos tentado controlar a produção, a distribuição e o uso dessas substâncias. Poucas ações tiveram sucesso, até porque pouquíssimas iniciativas na área de prevenção mostraram-se com continuidade e seguimento.

Diariamente surgem novos desafios na área da prevenção ao uso de substâncias psicoativas, e os profissionais enfrentam constantes desafios para promover comportamentos saudáveis em resposta aos padrões de mortalidade e morbidade.

Um dos aspectos a destacar nesse cenário é que a utilização contínua de qualquer substância psicoativa produz uma doença cerebral em decorrência do uso inicialmente voluntário. A consequência é que, a partir do momento em que a pessoa desenvolve uma doença chamada "dependência", o uso passa a ser compulsivo e acaba destruindo as melhores qualidades da própria pessoa, contribuindo para a desestabilização da sua relação com a família e com a sociedade.

O uso de substâncias altera mecanismos cerebrais responsáveis pelo humor, pela memória, pela percepção, pelos estados emocionais e pelos controles finos de vários comportamentos. O uso regular de drogas modifica a estrutura cerebral, que pode demorar anos para voltar ao normal. Essas modificações de vários circuitos cerebrais são responsáveis pelas distorções cognitivas e emocionais que caracterizam as pessoas dependentes. É como se o uso de drogas modificasse os circuitos de controle da motivação natural, tornando esse uso quase a única prioridade do indivíduo. Daí a importância de uma atuação preventiva com vistas a evitar a doença e promover a saúde.

A realidade brasileira sobre investimento de recursos e políticas públicas direcionadas à prevenção ao uso de substâncias psicoativas mostra-se incipiente e, por que não dizer, ingênua. Se a verba destinada pelo governo federal para o enfrentamento do *crack*, no total de R$ 4 bilhões até 2014, conseguisse tratar e recuperar os atuais dependentes dessa droga, isso ainda não iria resolver o problema, porque logo apareceriam outros usuários. Daí a importância de campanhas preventivas que trabalhem no fortalecimento de competências pessoais e comunitárias, bem como que abordem aspectos de saúde na esfera biopsicossocial. Quando as campanhas no Brasil aproximarem-se das campanhas preventivas em relação à dengue, à tuberculose ou à febre amarela, por exemplo, poderemos dizer que temos de fato intervenções preventivas na área do uso de álcool, tabaco e outras drogas.

A proposta da prevenção é atuar antes que os problemas se instalem e se cronifiquem. Nesse contexto, deve ter início na infância, em especial na família, que é nosso primeiro modelo de relacionamento e interação social. Este livro se propõe a oferecer informações e subsídios a familiares, educadores, religiosos, empregadores, profissionais da saúde, enfim, a todos os interessados em fazer a prevenção no ambiente em que estão inseridos.

O livro *Prevenção ao uso de álcool e drogas: o que cada um de nós pode e deve fazer?* foi desenvolvido de acordo com as evidências científicas necessárias para que os profissionais interessados possam intervir e prevenir o uso de substâncias psicoativas. Seu objetivo é preencher a lacuna existente na literatura nacional ao oferecer uma gama de ferramentas para ampliar os recursos técnicos utilizados na prevenção do uso de substâncias psicoativas.

O livro aborda assuntos relevantes da área por meio das seções Fundamentos na Prevenção ao Uso de Álcool, Tabaco e Outras Substâncias Psicoativas; Prevenção em Diferentes Contextos; Outras Conexões Relacionadas à Prevenção e Boas Práticas: Aprenda com Quem Faz, propiciando ao leitor a oportunidade de ampliar seus conhecimentos e sua capacitação profissional ao adquirir conhecimento teórico-prático de modo a possibilitar a elaboração de programas preventivos, campanhas e políticas direcionadas à prevenção ao uso de álcool, tabaco e outras drogas.

Ronaldo Laranjeira
Ph.D. em Psiquiatria pela Universidade de Londres. Professor titular do Departamento de Psiquiatria da Universidade Federal de São Paulo (Unifesp). Professor orientador do Programa de Pós-graduação do Departamento de Psiquiatria da Unifesp. Coordenador da Unidade de Pesquisa em Álcool e Drogas (UNIAD) da Unifesp. Investigador principal do Instituto Nacional de Políticas do Álcool e Drogas do CNPq.

PREFÁCIO

Este livro tem como objetivo geral informar profissionais da saúde, da educação, da mídia, da justiça e do trabalho, familiares, líderes comunitários, políticos e gestores públicos, bem como interessados nas áreas de prevenção e promoção da saúde, sobre como fazer a prevenção ao uso/consumo de álcool, tabaco e outras drogas, bem como sobre suas respectivas consequências nas esferas biopsicossociais, de forma bastante didática, clara, objetiva e em linguagem fácil e atraente.

Como se pode perceber, o público-alvo desta obra é amplo. Então, este é um livro que "serve" para todos? Sim, este é um livro que tem a pretensão de atingir um vasto público, porque é só assim que se espera que a prevenção aconteça de fato e funcione de forma eficaz, já que estamos tratando de uma tarefa que tem de ser de responsabilidade coletiva, ou seja, de todos nós.

Em nossa trajetória pela área de prevenção, deparamo-nos com vários profissionais, familiares, religiosos, educadores e conselheiros interessados na causa, mas com noções muito mais voltadas para o tratamento do que para a prevenção propriamente dita – fato esse esperado, em virtude da mentalidade sociocultural meramente curativa e com pouco ou, por que não dizer, quase nenhum investimento suficiente, dada a extensão de nosso país. Tal fato possibilita a boa vontade em se fazer a prevenção, mas por si só não garante sua efetividade e sua durabilidade.

Outro fator, não menos importante, é o afeto envolvido nessa temática. O que faz a diferença nas intervenções preventivas é o quanto existe de mobilização da família, dos professores, dos vários setores e atores envolvidos com o tema. Personagens da nossa sociedade que passaram por experiências relacionadas ao consumo de substâncias psicoativas e que não desejam mais passar por essas experiências negativas, aviltantes e de dor também não querem que outros passem pelo mesmo sofrimento. Um exemplo que retrata bem essa realidade afetiva é o grupo Mothers Against Drunk Driving (MADD), fundada em 1980, na Califórnia, após uma mãe perder sua filha de 13 anos atropelada por um motorista intoxicado. Trata-se de uma organização não governamental (ONG), sem fins lucrativos, situada nos Estados Unidos, que visa acabar com o hábito de "dirigir intoxicado", apoiar vítimas de acidentes de trânsito que envolvem bebidas alcoólicas, proibir o consumo dessas bebidas por parte de menores e lutar por políticas públicas mais rigorosas no que tange ao beber e dirigir.

Este livro está dividido em quatro seções. A primeira aborda os fundamentos que envolvem uma intervenção preventiva, abarcando definições sobre prevenção; fatores de risco e fatores de proteção; informações sobre as variadas substâncias psicoativas, bem como tipos de consumo; principais quadros clínicos, psicológicos e psiquiátricos da infância, da adolescência e de adultos que predispõem ao uso de álcool, tabaco e outras drogas; promoção da saúde; políticas públicas. A segunda seção mostra a aplicabilidade da prevenção nos ambientes escolar, comunitário, do trabalho e na justiça e como planejar um projeto de prevenção. A terceira seção apresenta e discute a prática preventiva e suas interfaces com outras conexões importantes relacionadas à prevenção, tais como resiliência, *bullying* e violência, o desafio das dependências não químicas, a importância dos limites e da mídia, a relação entre a sexualidade e o uso de drogas na promoção da prevenção e a importância da família nesse processo. Por fim, a última seção traz a prevenção por meio de boas práticas nacionais e internacionais, ilustrando de forma simples e objetiva algumas iniciativas de sucesso na área (capítulos disponíveis *online*).

Esperamos que com este livro possamos responder à necessidade de obras nacionais sobre o tema, oferecendo ao leitor uma gama de ferramentas teórico-práticas, garantindo a oportunidade de ampliar sua capacitação profissional. Também desejamos auxiliar na reflexão sobre o tema para que a nossa cultura deixe de ser tão curativa e possa ser mais preventiva, proporcionando uma realidade mais protetora e saudável para nossas crianças e adolescentes.

O célebre Charles Chaplin disse: "A persistência é a chave do êxito". Acreditamos que esse ensinamento deva estar presente nas intenções daqueles que desejam praticar a prevenção, por se tratar de um terreno árido e com recursos extremamente escassos, mas com um solo fértil e sedento por ser explorado. Aqui, oferecemos ao leitor uma pequena contribuição, com votos de uma boa leitura e prática!

As organizadoras

SUMÁRIO

SEÇÃO I FUNDAMENTOS NA PREVENÇÃO AO USO DE ÁLCOOL, TABACO E OUTRAS SUBSTÂNCIAS PSICOATIVAS

1 O que é prevenção? 23
Neliana Buzi Figlie, Alessandra Diehl

2 Fatores de risco e fatores de proteção 39
Alessandra Diehl, Neliana Buzi Figlie

3 Drogas, álcool e tabaco: que barato é esse? 50
Ana Carolina Schmidt de Oliveira, Alessandra Diehl, Daniel Cruz Cordeiro

4 Tipos de consumo 85
Cláudio Jerônimo da Silva

5 Principais quadros clínicos, psicológicos e psiquiátricos da infância e adolescência que predispõem ao uso de álcool, tabaco e outras drogas 95
Miguel Angelo Boarati, Gabriel Magalhães Lopes, Sandra Scivoletto

6 Principais quadros psiquiátricos do adulto que predispõem ao uso de álcool, tabaco e outras drogas 117
Maria Carolina Pedalino Pinheiro, Ísis Marafanti

7 Promoção da saúde 139
Alessandra Diehl, Luca Santoro Gomes

8 Prevenção como responsabilidade coletiva: a importância de políticas públicas e a redução de danos 150
Telmo Mota Ronzani, Eroy Aparecida da Silva

9 Como planejar um projeto de prevenção 167
Geraldo Mendes de Campos, Edilaine Moraes

SEÇÃO II PREVENÇÃO EM DIFERENTES CONTEXTOS

10 Prevenção na área da justiça 185
Flávio Fontes, Gilberto Lucio da Silva

11 Prevenção no ambiente de trabalho 205
Selene Franco Barreto, José Mauro Braz de Lima, Hosana Maria Siqueira

12 Prevenção no ambiente comunitário 221
Alessandra Diehl, Neliana Buzi Figlie, Denise Leite Vieira, Joel W. Grube

13 Prevenção nos ambientes escolar e universitário 234
Thaís dos Reis Vilela, Camila Garcia de Grandi, Neliana Buzi Figlie

SEÇÃO III OUTRAS CONEXÕES RELACIONADAS À PREVENÇÃO

14 O desafio da nova era: prevenção das dependências não químicas 259
Renata Cruz Soares de Azevedo, Bruna Antunes de Aguiar Ximenes Pereira

15 Prevenção e famílias: realidades antagônicas ou complementares? 270
Roberta Payá

16 A interface da sexualidade e do uso de álcool e outras drogas na promoção da prevenção 289
Alessandra Diehl, Ana Cristina Canosa Gonçalves, Oswaldo M. Rodrigues Jr., Denise Leite Vieira

17 Mídia: coadjuvante ou vilã na prevenção? 314
Cesar Pazinatto, Ilana Pinsky

18 Limites para a geração ilimitada 328
Beatriz Franck Tavares, Catherine Lapolli, Pedro Felipe Portella Deroza

19 Resiliência 338
Neide A. Zanelatto, Raquel Zanelatto

20 *Bullying* e violência 353
Simone de Sá Munhoz

SEÇÃO IV BOAS PRÁTICAS: APRENDA COM QUEM FAZ
(CAPÍTULOS DISPONÍVEIS *ONLINE*)

21 O Projeto Northland (acesse em www.grupoa.com.br)
Livia Pires Guimarães, Moisés de Andrade Júnior

22 Abordagem multidisciplinar no tratamento de crianças e adolescentes em situação de risco e vulnerabilidade social: enfoque no uso de substâncias psicoativas (acesse em www.grupoa.com.br)
Sandra Scivoletto, Anaiza de Sousa, Christian César Cândido de Oliveira

23 Programa Independência e Projeto de Atitude: prevenção do uso de substâncias psicoativas em escolas (acesse em www.grupoa.com.br)
Neliana Buzi Figlie, Julio Franco, Felipe Hansen

24 PERAE – SHAHRP Brasil – redução de riscos associados ao álcool (acesse em www.grupoa.com.br)
Ana Regina Noto, Tatiana de Castro Amato

25 Centro Utilitário de Intervenção e Apoio a Filhos de Dependentes de Drogas e Álcool (CUIDA): prevenção com filhos de dependentes químicos (acesse em www.grupoa.com.br)
Daniele da Silva Gonçalves Pompeu de Camargo, Neliana Buzi Figlie

26 Prevenção Também se Ensina: a saber (acesse em www.grupoa.com.br)
Edison de Almeida, Silvani Arruda

SEÇÃO I

FUNDAMENTOS NA PREVENÇÃO AO USO DE ÁLCOOL, TABACO E OUTRAS SUBSTÂNCIAS PSICOATIVAS

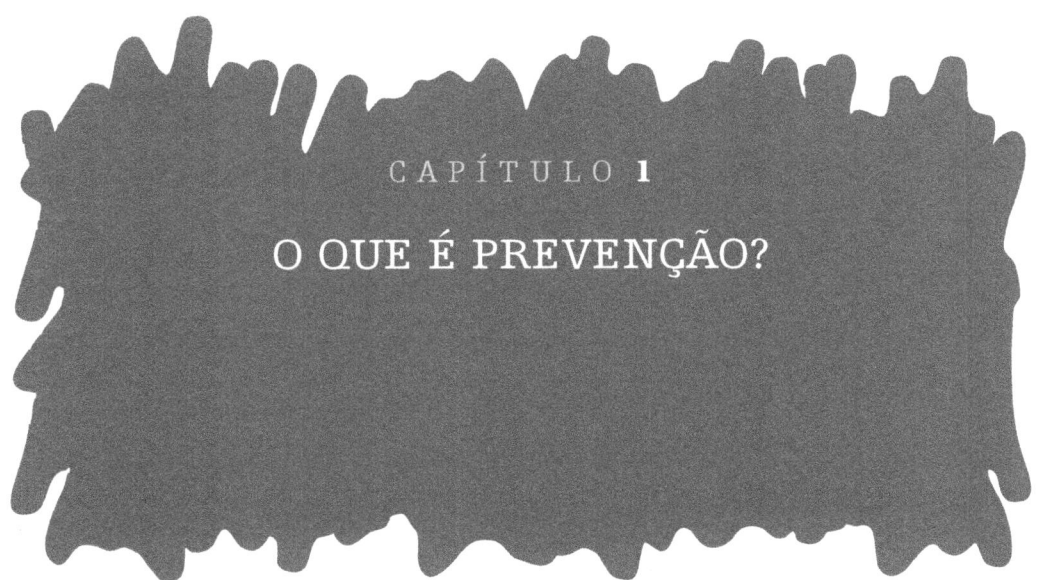

CAPÍTULO 1
O QUE É PREVENÇÃO?

Neliana Buzi Figlie
Alessandra Diehl

O uso nocivo de substâncias tem-se mostrado um grande desafio nas áreas da saúde, social e da justiça em decorrência dos problemas acarretados não apenas para o usuário como também para o meio em que ele está inserido. Nesse contexto, a prevenção se faz fundamental, e a proposta deste capítulo é compartilhar o conceito de prevenção, sua origem, os tipos de prevenção existentes, a complexidade envolvida na atuação, os fatores de risco e de proteção, bem como a importância de se terem nítidas as metas a serem prevenidas e o público-alvo, com suas especificidades.

CONCEITO

A prevenção ao uso de álcool, tabaco e outras drogas deve ter como meta diminuir ou evitar os problemas causados pelas substâncias antes que eles surjam, oferecendo possibilidades de mudança efetiva na comunidade ao estimular comportamentos e hábitos saudáveis. A prevenção promove a saúde, e seu alcance é ampliado quando está alinhada a políticas públicas e utiliza estratégias redutoras de danos, uma vez que o público-alvo deste tipo de intervenção não apresenta diagnóstico de síndrome da dependência de substâncias.

Uma estratégia preventiva atua conscientizando o público-alvo, enfatizando a autoestima e a autoconfiança, trabalhando habilidades de resolução de problemas e necessidades definidas no contexto sociocultural e contando com a mobilização de recursos comunitários e redes sociais.

Segundo a Mentor Foundation,[1] prevenção é uma intervenção que almeja mudanças de fatores pessoais, sociais e ambientais que podem contribuir para retardar ou atrasar o consumo de drogas e/ou evitar que esse consumo se torne danoso ou problemático. É o comprometimento com uma ação que diminuirá o consumo de drogas e auxiliará na promoção da saúde e do bem-estar.

Sloboda e Bukoski[2] discorreram sobre o desenvolvimento do conceito de prevenção. Um marco nesse conceito foi o estudo de Hawkins[3] sobre fatores de risco e de proteção para o abuso de álcool e drogas em adolescentes, ao estabelecer a validade científica no conceito de prevenção. O autor concluiu, em seus estudos, que as intervenções preventivas necessitariam de metas duplas: reduzir os efeitos dos fatores de risco e fortalecer os processos protetores, promovendo uma sinergia necessária para potencializar os efeitos de múltiplos riscos em intervenções preventivas.

Um segundo marco advém do estudo de Coie e colaboradores[4] que sustenta que um dos principais aspectos de pesquisa em prevenção é testar teorias de risco e de proteção antes de especificar os eventos que se tornam alvos da prevenção. Por meio de estudos longitudinais prospectivos, os autores estudaram a eficácia de intervenções preventivas no desenvolvimento do curso da psicopatologia. Esse estudo explora as generalizações sobre a relação entre fatores de risco e de proteção para transtornos em saúde mental em associação com um conjunto de princípios que pode ser identificado como a ciência da prevenção, concluído com um conjunto de recomendações para a prática da prevenção.

Outro marco se deu com a publicação do Institute of Medicine (IOM),[5] que revelou a existência de uma substancial base biológica e de fatores psicossociais de risco e de proteção associados com uma variedade de problemas de saúde, incluindo doença de Alzheimer, esquizofrenia, dependência de álcool, depressão e transtorno da conduta. Essa iniciativa[5] proporcionou um avanço na base conceitual da prevenção introduzindo o espectro da saúde mental, pois, uma vez que o modelo de prevenção médica (primária, secundária e terciária) adapta-se aos quadros médicos, e não aos problemas de saúde mental. Por exemplo, a dificuldade de se diagnosticar um caso em saúde mental é muito superior comparada à encontrada em um quadro clínico/médico, uma vez que, em saúde mental, nem sempre todos os critérios diagnósticos se fazem presentes; na maioria dos casos, não existem exames para a realização do diagnóstico; a anamnese é o instrumento principal de que o avaliador dispõe, sendo importante a informação de familiares e cuidadores; e, em crianças abaixo de 5 anos, é muito difícil diagnosticar um caso psiquiátrico, uma vez que os problemas oriundos da saúde mental estão mais relacionados ao prejuízo psicossocial e ao funcionamento cognitivo. A partir daí, os autores propõem um espectro da intervenção na saúde mental com três níveis de atuação: universal, seletiva e indicada. Essa publicação aglutinou a importância científica dos fatores de risco e de proteção na prevenção, mostrando que as intervenções foram eficazes em diminuir o risco de vários transtornos mentais, assegurando a importância de uma série de intervenções preventivas, da universal à indicada, com vistas a diminuir a vulnerabilidade para o transtorno enquanto ele não é clinicamente diagnosticado.

Por fim, um marco relevante é a publicação do National Institute on Drug Abuse (NIDA)[6] que estabelece as principais evidências científicas na área de prevenção mediante ensaios clínicos em escolas, com famílias, em locais de trabalho e em comunidades por meio de princípios na implementação de programas e políticas públicas na prevenção do abuso de substâncias.

PRINCÍPIOS EM PREVENÇÃO

O National Institute on Drug Abuse[6] listou os princípios da prevenção com o objetivo de auxiliar pais, educadores e líderes comunitários a refletir, planejar e introduzir programas preventivos diante do uso de substâncias psicoativas com base em evidências científicas. Tais princípios são descritos a seguir, em suas respectivas áreas de atuação.

Princípios para fatores de risco e de proteção

Princípio 1. Os programas de prevenção almejam aumentar os fatores de proteção e reverter ou reduzir os fatores de risco:

- O risco de tornar-se usuário de drogas envolve a relação entre o número e o tipo de fatores de risco (p. ex., atitudes e comportamentos desviantes) e os fatores de proteção (p. ex., apoio familiar).
- O impacto potencial de fatores de risco específicos e de fatores de proteção sofre mudanças com a idade. Por exemplo, os fatores de risco familiares têm um impacto maior sobre a criança mais nova, enquanto a associação com pares que abusam de drogas pode ser um importante fator de risco na adolescência.
- A intervenção precoce com fatores de risco (p. ex., comportamento agressivo e baixo autocontrole) muitas vezes tem um impacto maior do que uma intervenção que visa mudar a trajetória de vida da criança afastando-a dos problemas e expondo-a a comportamentos positivos.
- Embora os fatores de risco e de proteção possam afetar pessoas de todas as faixas etárias, podem ter um efeito diferente dependendo da idade, do gênero, da raça, da cultura e do meio ambiente em que a pessoa vive.

Princípio 2. Os programas de prevenção devem abordar todas as formas de abuso de substâncias psicoativas, isoladamente ou em combinação, incluindo o consumo de drogas lícitas (p. ex., tabaco, álcool), o uso de drogas ilícitas (p. ex., maconha, cocaína, *crack*, drogas sintéticas) e o uso inadequado de substâncias legalmente obtidas (p. ex., alguns tipos de solventes e medicamentos, como anfetaminas e calmantes com venda sem prescrição).

Princípio 3. Os programas de prevenção devem abordar o tipo de problema concernente ao abuso de drogas na comunidade local e os fatores de risco que podem ser modificados e fortalecer os fatores de proteção que são conhecidos.

Princípio 4. Os programas de prevenção devem ser adaptados para enfrentar riscos específicos de acordo com as características da população ou do público-alvo, como idade, gênero e cultura, com vistas a melhorar sua eficácia.

Princípios para o planejamento da prevenção com familiares

Princípio 5. Programas de prevenção para famílias devem fortalecer os laços familiares, bem como seu relacionamento, incluindo competências parentais, discussão sobre as práticas familiares, discussão sobre a postura da família em relação ao abuso de substâncias, informação e educação. O vínculo familiar é o alicerce da relação entre pais e filhos. O fortalecimento do vínculo pode se dar por meio de treinamento de habilidades, melhora da capacidade de comunicação e envolvimento parental entre pais e filhos.

- O acompanhamento e a supervisão dos pais são essenciais para prevenir o abuso de drogas. Essas habilidades podem ser melhoradas com treinamento,

técnicas para monitoramento, elogios para o comportamento adequado e disciplina moderada e consistente que reforce as regras familiares.
- A informação sobre a educação em relação a substâncias psicoativas para os pais e/ou cuidadores reforça o que as crianças estão aprendendo sobre os efeitos nocivos dessas substâncias e abre oportunidades para discussões em família sobre o tema.
- Intervenções breves voltadas para a família e para a população em geral podem alterar positivamente o comportamento dos pais, podendo, em consequência, reduzir os riscos do uso nocivo de substâncias na família.

Princípios para programas escolares

Princípio 6. Programas de prevenção podem ser desenhados para intervir o mais cedo possível, como, por exemplo, na pré-escola, ao abordar fatores de risco como comportamento agressivo, habilidades sociais empobrecidas e dificuldades escolares.

Princípio 7. Os programas de prevenção para crianças do ensino fundamental devem ser direcionados à melhora da aprendizagem pedagógica e a aspectos sociais e emocionais para lidar com fatores de risco para o abuso de substâncias, como agressão precoce e insucesso e abandono escolares. A educação deve centrar-se nas seguintes habilidades: autocontrole, consciência emocional, comunicação, solução de problemas sociais e reforço escolar, especialmente na leitura.

Princípio 8. Programas de prevenção para alunos do ensino médio devem aumentar a competência pedagógica e social, com as seguintes competências: hábitos de estudo e de reforço escolar, comunicação, relacionamento com os colegas, autoeficácia e assertividade, habilidades de resistência às drogas, fortalecimento das atitudes de vida saudável sem o uso de substâncias e fortalecimento dos compromissos pessoais contrários ao uso nocivo de substâncias.

Princípios para programas comunitários

Princípio 9. Os programas de prevenção destinados à população em geral almejam alguns temas-chave, como a transição para o ensino médio, que pode produzir efeitos benéficos, mesmo entre as famílias e as crianças que estão em situação de risco. Esse tipo de intervenção não tem como alvo populações em risco, mas atua reduzindo estereótipos e promovendo fortes laços entre escola e comunidade. Exemplos: intensidade do uso de bebidas alcoólicas no ensino médio com a maioridade, famílias que mudam de escola e de moradia com frequência.

Princípio 10. Programas de prevenção comunitários que combinam dois ou mais domínios, como a família e a escola, podem ser mais eficientes do que uma intervenção que almeja apenas o indivíduo.

Princípio 11. Programas de prevenção comunitários que atingem populações em vários ambientes, como, por exemplo, escolas, clubes, organizações religiosas, por meios de comunicação são mais eficazes quando comparados àqueles que apresentam mensagens consistentes em cada ambiente de forma particularizada.

Princípios para a Introdução de programas preventivos

Princípio 12. Quando os programas preventivos são adaptados culturalmente às necessidades e às normas da comunidade, faz-se necessário manter elementos centrais da intervenção original, com base em evidências, a saber:

- estrutura (como é organizado e construído o programa)
- conteúdo (informações, habilidades e estratégias do programa)
- implantação (como o programa é adaptado, implementado e avaliado)

Princípio 13. Os programas de prevenção devem ser de longa duração e com intervenções repetidas que reforcem os objetivos almejados. Estudos mostram que os benefícios dos programas de prevenção realizados com o ensino fundamental diminuem mediante a ausência de seguimento no ensino médio.

Princípio 14. Os programas de prevenção devem incluir a formação de professores para o bom gerenciamento de práticas positivas em sala de aula, como reforçar o bom comportamento do aluno. Essas técnicas ajudam a incentivar o comportamento positivo, o desempenho escolar, a motivação acadêmica e o estabelecimento de fortes laços com a escola.

Princípio 15. Os programas de prevenção são mais eficazes quando empregam técnicas interativas, como grupos de discussão entre pares e *role-play* familiar, permitindo uma participação ativa na aprendizagem sobre o uso nocivo de substâncias psicoativas e o reforço de habilidades.

Princípio 16. Estudos mostram a relação custo-benefício de programas preventivos. Estimativas evidenciam que para cada 1 dólar investido em prevenção ocorre uma economia de até 10 dólares em tratamento para abuso de álcool ou outras substâncias.[7-10]

TIPOS DE PREVENÇÃO

Nem todas as pessoas ou populações têm o mesmo risco de desenvolver problemas relacionados ao uso de substâncias. Intervenções preventivas são mais eficazes quando devidamente combinadas com o nível de risco da população-alvo em questão.

O Institute of Medicine[5] propôs um novo sistema classificatório, que tem como base o modelo de classificação de prevenção de doença proposto por Gordon.[11] Esse modelo propõe a divisão do *continuum* de cuidados em três partes: prevenção, tratamento e manutenção. A categoria da prevenção é subdividida em prevenção universal, seletiva e indicada, em substituição aos conceitos de prevenção primária, secundária e terciária.

Segundo o sistema de classificação do IOM,[5] os programas de prevenção são organizados de acordo com a possibilidade de cada pessoa estar mais ou menos inserida em grupos de alto risco para o uso de substâncias.

- As estratégias de prevenção universal dirigem-se à população em geral (comunidade local, nacional, escolar, etc.), fornecendo mensagens e programas

que procuram prevenir ou retardar o uso nocivo de álcool, tabaco e outras drogas.
- As estratégias de prevenção seletiva dirigem-se a subgrupos da população em geral que fazem parte da população de risco para o uso de drogas – por exemplo, filhos de dependentes químicos, escolas com altos índices de evasão, adolescentes em conflito com a lei.
- Estratégias de prevenção indicadas são criadas para prevenir o início do uso nocivo de substâncias em indivíduos que não são dependentes, mas mostram indicativos iniciais perigosos, como, por exemplo, insucesso escolar, comportamento delinquente e consumo de álcool, tabaco ou outras drogas.

Esses três tipos de prevenção procuram reduzir o espaço de tempo do desenvolvimento dos sinais iniciais do uso nocivo de substâncias, bem como interromper a gravidade e a intensidade dessa progressão. O objetivo geral é reduzir o número de novos casos de dependência, ao intervir diretamente sobre os indivíduos de alto risco, antes que a gravidade e a intensidade de seus problemas preencham critérios para dependência.[6]

A seguir, são apresentadas definições de cada tipo de estratégia preventiva.[12,13]

Estratégias de prevenção universal: adotam uma ampla abordagem, visando ao público em geral ou toda uma população que ainda não foi identificada com base no risco individual. Intervenções de prevenção universal podem atingir escolas, comunidades inteiras ou locais de trabalho. Como exemplo, podem-se citar as políticas comunitárias que promovem o acesso à educação infantil, a implementação e a execução de políticas *antibullying* nas escolas, a educação para os médicos sobre a utilização abusiva de medicamentos.

Uma estratégia de prevenção universal é a que se dirige a todos os membros de determinada população. A meta da prevenção universal é impedir o início do uso nocivo de substâncias, oferecendo a todos os indivíduos as informações e habilidades necessárias para a prevenção. Parte do pressuposto de que todos os membros da população dividem o mesmo risco geral de uso nocivo de substâncias, ainda que ele varie enormemente entre os indivíduos.[5]

Os fatores de risco e de proteção envolvidos em programas de prevenção universal podem refletir algumas características individuais ou de subgrupos, mas refletem primeiramente as influências ambientais: valores comunitários, apoio escolar, estabilidade econômica, empregabilidade, e assim por diante. Alguns adolescentes de uma determinada comunidade podem ter boas notas na escola, estar envolvidos em diversas atividades extracurriculares, manter um bom nível de relacionamento com a família, ter boa autoestima e estar de bem com a vida. Eles terão vários fatores de proteção que os afastam do uso de drogas. Outros podem ter problemas na escola ou na família e, assim, estar mais propensos ao uso de drogas. Esses dois grupos podem viver em um mesmo local onde as taxas de criminalidade são extremamente altas e onde os problemas relativos ao uso de drogas determinam a deterioração dessa comunidade. Os programas de prevenção universal atingem todos esses jovens e a população em geral da comunidade independentemente do maior ou menor risco individual em relação ao uso nocivo de drogas, sem diferenciar os subgrupos existentes.

Campanhas de prevenção universal ao uso de álcool, tabaco e outras drogas incluem educação escolar sobre o uso nocivo dessas substâncias, campanhas na mídia e de conscientização pública e mudanças no policiamento das escolas para

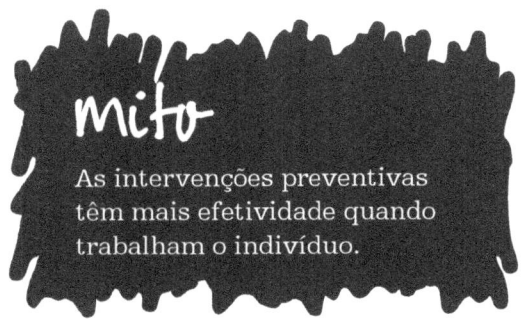

Mito
As intervenções preventivas têm mais efetividade quando trabalham o indivíduo.

garantir áreas livres de drogas. Entretanto, os programas universais com melhores resultados são os que visam à diminuição do acesso às drogas mediante, por exemplo, políticas públicas de taxação, restrição do uso pela idade e plano de licença para abertura e manutenção de locais que vendem álcool.

Estratégias de prevenção seletiva: os programas de prevenção seletivos dirigem-se a subgrupos específicos que estão expostos a maiores riscos de uso de substâncias do que a população em geral. Os grupos de alto risco são identificados pela presença de fatores de risco ambientais, biológicos, sociais, psicológicos que tornam os indivíduos daquele grupo mais suscetíveis ao uso nocivo de substâncias psicoativas. Os subgrupos-alvo devem ser definidos por idade, gênero, etnia, história familiar, lugar de residência (onde o uso de substâncias é alto ou a renda *per capita* é baixa), vitimização física e abuso sexual. A prevenção seletiva dirige-se ao subgrupo inteiro, independentemente do grau de risco individual de cada um. O risco individual não é avaliado nem definido, mas presumido pelo risco do subgrupo em que o indivíduo está inserido.

Essas intervenções focam no biológico, no psicológico, no social ou em fatores de risco que são mais proeminentes entre os grupos de alto risco do que entre a população em geral. Como exemplo, pode-se citar a educação de famílias de imigrantes com crianças que vivem na pobreza, bem como grupos de apoio para adultos com história de doença mental e/ou abuso de substâncias na família.

Verdade
Devido ao fato de o abuso de substâncias e a violência serem comportamentos humanos complexos, geralmente associados a outros fatores da vida familiar ou comunitária e em sociedade, a prevenção é mais frequentemente bem-sucedida quando esforços direcionados para alterar o comportamento individual são aliados àqueles dirigidos para alterar o meio ambiente.

Estratégias de prevenção indicadas: abordam indivíduos de alto risco que são identificados como tendo sinais ou sintomas mínimos, que podem ser um prenúncio de um transtorno mental, emocional ou comportamental, antes do diagnóstico de um transtorno.[5] Essas intervenções focam no risco imediato e em fatores de proteção presentes nos ambientes em que esses indivíduos estão inseridos. Como exemplo, pode-se citar o fornecimento de informações e o encaminhamento de jovens adultos que violam as normas do uso de álcool e drogas na comunidade, bem como triagem, consulta e referência para as famílias dos idosos assistidos em pronto-atendimento hospitalar com possíveis traumas relacionados ao uso de bebidas alcoólicas.

Os programas de prevenção indicados procuram identificar pessoas que estejam apresentando sinais prematuros do uso nocivo de substâncias e outros comportamentos problemáticos que sugerem uso ou risco de uso de substâncias, tentando atingi-las com programas especiais, individualizados e voltados à necessidade específica daquele indivíduo-alvo do programa. Esses programas são criados para prevenir o uso nocivo de substâncias em pessoas que não apresentam os critérios para dependência química determinados pelo *Manual diagnóstico e estatístico de transtornos mentais* (DSM-5), da American Psychiatric Association (APA),[14] ou pela *Classificação internacional de doenças e problemas relacionados à saúde* (CID-10), da Organização Mundial da Saúde (OMS),[15] mas que mostram indicativos iniciais para a dependência química. Nesse tipo de programa, será dada menor ênfase aos fatores ambientais, como os valores comunitários. O objetivo dos programas indicados não é apenas a redução da experimentação da substância, mas também a redução da duração dos sinais associados ao seu uso, o protelamento do uso nocivo de substâncias e/ou a redução no grau de gravidade da dependência que pode se desenvolver. Os indivíduos que participam desses programas de prevenção podem ser indicados pelos pais, enfermeiros da escola, professores, coordenadores das escolas, amigos, ambulatórios de saúde, serviços de pronto-atendimento, etc., sendo, portanto, recrutados para esses programas.

Alguns programas de prevenção indicados ao uso nocivo de substâncias incluem iniciativas para estudantes do ensino médio ou universitários que experimentam uma grande variedade de problemas de comportamento, como alto índice de repetência escolar, delinquência, comportamentos antissociais ou problemas psicológicos, como depressão e comportamento suicida, baixa autoestima, transtornos da conduta, problemas de relacionamento, distanciamento familiar, da escola ou de grupos de amigos.

O Quadro 1.1 mostra as principais características de cada tipo de estratégia preventiva.[5,16]

A classificação em universal, seletiva e indicada depende da atuação da intervenção preventiva, bem como dos objetivos que se almeja alcançar. Em geral, recomenda-se ter como referência o sistema social mais amplo (com suas leis, atitudes, políticas). Ao desenhar ações que atinjam todos igualmente, falamos em prevenção universal (p. ex., uma campanha na televisão ou uma mudança na lei). Se as ações objetivam prevenir o uso de bebida pelos motoristas, estamos falando em prevenção seletiva. Já ações voltadas para adolescentes em liberdade assistida seriam consideradas indicadas.

FATORES DE RISCO E DE PROTEÇÃO E SEUS RESPECTIVOS DOMÍNIOS

Apesar de a decisão de experimentar uma substância psicoativa ser geralmente pessoal, a exposição ao uso repetitivo desenvolve a dependência, que é resultado de uma combinação complexa de fatores genéticos, fisiológicos e ambientais.

É muito difícil apontar exatamente quando uma pessoa se torna dependente de uma substância, independentemente de seu *status* legal. Há evidências de que a dependência não é um fenômeno claramente demarcado, mas que se desenvolve ao longo de um *continuum* que vai desde problemas iniciais sem dependência significativa a dependência grave, com consequências físicas, mentais e socioeconômicas.[17]

O que é importante ressaltar é que o uso nocivo ou o abuso de drogas por uma pessoa ou por um grupo raramente é causado por um único fator. Trata-se da interação entre um grande número de condições e fatores individuais, sociais e

Quadro 1.1
Tipos de estratégias preventivas

TIPO	PRINCIPAIS CARACTERÍSTICAS
ESTRATÉGIAS DE PREVENÇÃO UNIVERSAL	• Visam atingir a população inteira, sem se limitar a fatores de risco individuais, e são normalmente desenhadas para um público-alvo amplo. • Objetivam prevenir ou retardar o uso nocivo de substâncias psicoativas. • Os participantes não são recrutados para participar do programa. • O grau de risco individual para o uso nocivo de substâncias psicoativas dos participantes do programa não é avaliado – o programa é oferecido a qualquer um na população, independentemente de estar ou não em situação de risco. • Requer menor número de profissionais envolvidos e menos tempo de desenvolvimento. • A equipe pode ser constituída por profissionais de outras áreas, como professores ou conselheiros escolares, que tenham sido treinados para desenvolver o programa. • Os custos são estendidos a um público-alvo grande; com isso, os custos por pessoa tendem a ser menores do que nos programas seletivo ou indicado.
ESTRATÉGIAS DE PREVENÇÃO SELETIVAS	• O programa destina-se a subgrupos da população em geral que estão em situação de risco quanto ao uso nocivo de substâncias. • São desenhadas para atrasar ou prevenir o uso nocivo de substâncias. • Os receptores da prevenção seletiva são conhecidos por apresentar riscos específicos para uso nocivo de substâncias e são recrutados para participar na tentativa de prevenção, devido ao perfil de risco do grupo. • O grau de vulnerabilidade ou risco pessoal dos membros do subgrupo-alvo normalmente não é a meta principal da prevenção, mas o grau de vulnerabilidade suposta como base a ser considerado como risco. • O conhecimento de fatores de risco específicos dentro do público-alvo permite que os criadores do programa estabeleçam objetivos de redução de risco compatíveis. • Os programas de prevenção seletiva acontecem por um longo período e requerem mais tempo e esforço dos participantes do que o programa universal. • Necessitam de profissionais mais habilitados, pois abordam problemas de adolescentes, familiares e pessoas da comunidade que estão em situação de risco para o uso nocivo de substâncias. • Os programas têm um custo por pessoa mais alto do que os programas universais. • As atividades dos programas estão normalmente relacionados ao dia a dia dos participantes e procuram trabalhar de formas específicas suas habilidades de comunicação e habilidades sociais, fortalecendo, assim, seus recursos individuais para resistir ao uso de substâncias.

→

Quadro 1.1 (continuação)
Tipos de estratégias preventivas

TIPO	PRINCIPAIS CARACTERÍSTICAS
ESTRATÉGIAS DE PREVENÇÃO INDICADAS	• Dirigem-se àqueles que experimentam sinais iniciais de uso nocivo de substâncias e outros comportamentos problemáticos relacionados (fatores de risco). • Visam interromper a progressão do uso nocivo de substâncias e outros transtornos associados. • Podem atingir vários comportamentos simultaneamente. • Os indivíduos são recrutados para a intervenção preventiva. • O programa necessita de uma avaliação precisa do risco individual e dos problemas relacionados ao uso de substâncias. • São frequentemente extensos e intensivos, com atuação por longos períodos (meses), com grande frequência, e necessitam de mais esforços por parte dos participantes do que os programas seletivo ou universal. • Ajudam na modificação de comportamento dos participantes. • Necessitam de profissionais altamente qualificados com treinamento clínico em aconselhamento, além de outras habilidades clínicas interventivas. • O custo dos programas por pessoa é maior do que o dos programas universais ou seletivos.

ambientais que coloca as pessoas em risco e que vai variar de comunidade para comunidade e de pessoa para pessoa. A maior contribuição da prevenção baseada em riscos centra-se em seu valor preditivo, que possibilita adequar o desenho da intervenção. O Quadro 1.2 ilustra os fatores de risco e de proteção.[17,18] O Capítulo 2 deste livro aborda o tema com mais detalhes.

Nesse sentido, existem fatores que aumentam o risco de abuso de drogas e fatores que atuam de forma protetora. Por exemplo, o tipo de droga utilizada por uma pessoa ou por um grupo dependerá de seu preço, de sua disponibilidade e de sua acessibilidade. O ambiente social, o grupo, a função dentro desse contexto, bem como os determinantes econômicos, desempenham um papel nos padrões de uso de substâncias. A identificação da natureza e do tipo de uso de drogas em uma comunidade ou entre um determinado grupo-alvo deve preceder qualquer iniciativa de prevenção.

Domínios

Além de avaliar os fatores de risco e de proteção, faz-se necessário avaliar os domínios nos quais os fatores, sejam eles de risco ou de proteção, serão processados, interpretados e sofrerão influência da pessoa mediante as situações. Os principais domínios são:[17,18] individual, pares, familiar, escolar, comunitário e sociedade. A Figura 1.1 mostra a rede de influências que uma pessoa sofre quando se trata do uso nocivo de substâncias. Esse modelo propõe uma interação entre os fatores de

Quadro 1.2
Fatores de risco e fatores de proteção para o uso de substâncias psicoativas[15,16]

FATORES DE RISCO
- Fatores de risco familiares (rompimento da família, criminalidade e abuso de drogas na família, supervisão ineficaz)
- Redes de pares (amigos e colegas que apoiam o comportamento de uso são importantes na criação de oportunidades)
- Fatores sociais (baixa frequência escolar, desempenho escolar insuficiente, evasão e abandono dos estudos)
- Influências ambientais (disponibilidade de substâncias, regras sociais, valores e normas que estimulem o consumo de tabaco, álcool e uso de drogas ilícitas)
- Fatores individuais (baixa autoestima, baixo autocontrole, habilidades sociais de enfrentamento inadequadas, busca de emoções, ansiedade, depressão e eventos estressantes)

FATORES DE PROTEÇÃO
- Fatores familiares (relações positivas com pelo menos um familiar, supervisão dos pais de forma consistente e frequente)
- Fatores educacionais (aspirações de ensino elevadas, bom relacionamento professor-aluno)
- Características individuais (autoestima elevada, baixa impulsividade, alto grau de motivação)
- Competência pessoal e social (sensação de sentir-se no controle de sua vida, otimismo, desejo de busca ativa de apoio e suporte)

Fonte: Brounstein e Zweig[17] e ODCCP Studies on Drugs and Crime Guidelines.[18]

risco e de proteção nos domínios, oferecendo um guia de atuação para a elaboração de programas preventivos.

A rede de influência afeta o uso de substâncias e os problemas de comportamento. Ela vem sendo utilizada para a detecção de populações de alto risco para o uso

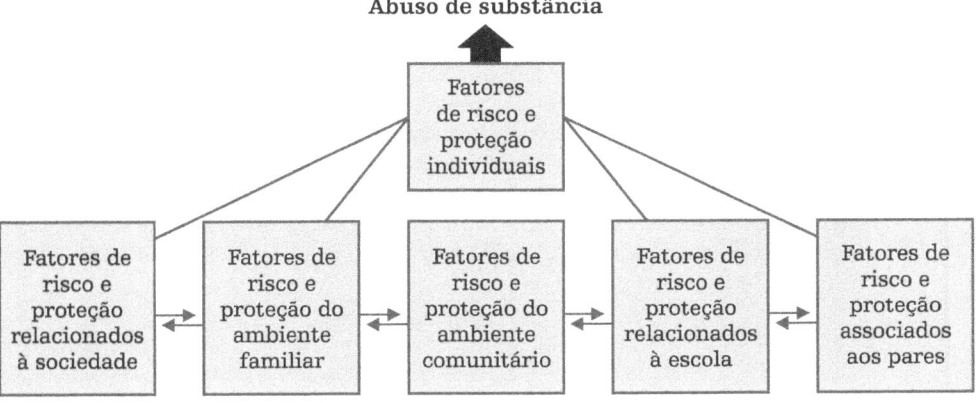

Figura 1.1
Rede de influência no uso de substâncias psicoativas.[15] Fonte: Brounstein e Zweig.[17]

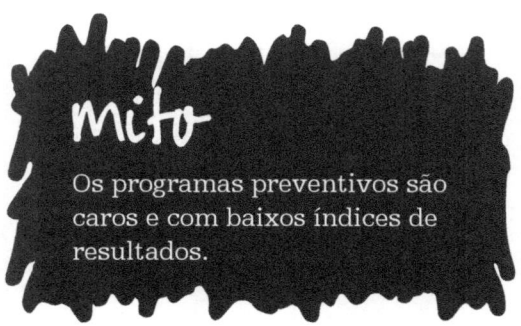

mito
Os programas preventivos são caros e com baixos índices de resultados.

nocivo de substâncias com programas preventivos desenhados para gerar mudanças positivas em um ou mais domínios, aumentando a resiliência e fortalecendo fatores de proteção. Vale ressaltar que, nesse contexto, os domínios que serão descritos a seguir são peças-chave para compreender os desfechos dos programas preventivos.[17]

Domínio pessoal/individual

Trata-se de um dos domínios mais importantes e contém variáveis incontroláveis, como, por exemplo, predisposições genéticas. Vale salientar, nesse domínio, características como idade e gênero, pois se sabe que os mais jovens, em especial os adolescentes, mostram-se mais vulneráveis ao uso de substâncias psicoativas e que, quanto mais cedo ocorre o uso, maior a probabilidade de problemas relacionados.

A percepção de risco também é altamente relacionada ao uso ou não de substâncias, com destaque a altos índices de impulsividade, hostilidade, desinibição e alienação ante valores sociais dominantes e altos índices de rebeldia.

A atuação preventiva almejaria fatores protetivos, como habilidades sociais, cooperação, estabilidade emocional, autoconceito positivo, flexibilidade, habilidade em resolução de problemas e baixos níveis de defesa. Na área emocional e parental, inclui atenção parental aos interesses dos filhos, vínculo familiar, relacionamentos estruturados e participação dos pais nas atividades escolares dos filhos. Na área social, compromisso escolar, identificação familiar e satisfação, envolvimento religioso e crença em valores.

Neste domínio, faz-se necessária competência social, que inclui habilidades de comunicação, responsividade, empatia, senso de humor, apoio e cuidado e senso de comportamento social, com habilidades em resolução de problemas, autonomia, independência e perspectiva de futuro.

Domínio familiar

A família é uma das influências cruciais no desenvolvimento de crianças e adolescentes. Alguns fatores de risco, como privação econômica, supervisão e monitoramentos reduzidos ou inexistentes, ausência de apoio social, residir em regiões com altas taxas de crimes e roubos, empobrecimento em disciplina, resolução de problemas e gerenciamento familiar, bem como uso de álcool e/ou drogas por parte de familiares e atitudes permissivas e positivas em relação a esses comportamentos, mostram-se como importantes preditores de uso na vida adulta.

Uma intervenção preventiva almeja estreitar os vínculos familiares, aumentar níveis de afeto e diminuir críticas severas, criar senso de confiança e expectativas parentais realistas e positivas, com regras familiares claras e participação em conjunto nas decisões familiares.

Domínio escolar

Um dos mais fortes preditores do uso de substâncias é o insucesso escolar. Apesar de o insucesso escolar ser influenciado pelas experiências da pessoa na primeira infância, no ambiente familiar e durante os anos pré-escolares, alguns fatores relacionados com a escola podem exacerbar problemas e disposições preexistentes,

> **Verdade**
> Estimativas evidenciam que para cada 1 dólar investido em prevenção ocorre uma economia de até 10 dólares em tratamento para abuso de álcool ou outras substâncias.

destacando-se, entre eles: ambiente escolar negativo, desordenado e inseguro; baixas expectativas dos professores em relação ao aluno; e ausência de políticas escolares relacionadas ao uso de substâncias.

Os principais fatores de proteção na escola são: ambiente com carinho e apoio, expectativas positivas e realistas, normas claras e regras para o comportamento adequado, participação, responsabilidade e envolvimento dos jovens nas tarefas e decisões escolares.

Domínio do grupo de pares

A influência negativa dos pares é bem estabelecida como um dos fatores no início do uso de drogas e álcool entre os jovens e continua a ser importante até a idade adulta. A importância dessa influência aumenta na adolescência. No entanto, vale ressaltar que nem todos os jovens são igualmente suscetíveis à pressão dos pares.

Em geral, jovens que são altamente influenciados por seus pares apresentam uma visão negativa de si mesmos, mostram-se menos confiáveis e mais hostis, com maior probabilidade de desobedecer adultos, menos interessados nos estudos e menos orientados para o futuro.

Dada a importância crucial dos pares na adolescência, um dos mais fortes fatores de proteção nessa faixa etária é a habilidade de resistir às influências negativas, com envolvimento positivo de pares em atividades de grupo, em competências sociais, resolução de problemas, assertividade e comunicação interpessoal.

Domínio comunitário

Evidências constataram que os fatores de risco listados a seguir parecem ter influência direta sobre o abuso de substâncias na comunidade:

- normas comunitárias que promovem ou permitem o uso de substâncias
- pobreza/falta de capacitação
- falta de união e desorganização na comunidade (comunidade fortemente relacionada com a pobreza e sem participação ativa)
- alienação cultural: percepção entre os jovens de que a cultura dominante não é relevante; de que eles podem ser discriminados devido a essa cultura, raça ou etnia ou de que pouco valor será agregado ao grupo
- políticas de incentivo ao uso de substâncias entre jovens – por exemplo, tolerância das vendas de tabaco e álcool para menores
- mensagens na mídia que estimulam o uso de substâncias entre jovens – por exemplo, programas de televisão e música popular
- mensagens que estimulam o uso de substâncias entre jovens, especificamente em publicidade (distinta de outras mídias) – por exemplo, publicidade de bebidas alcoólicas orientadas para a juventude

Já os fatores de proteção dentro da comunidade e sociedade são semelhantes àqueles da família e da escola, que envolvem autossuficiência e desenvolvimento de características individuais e sociais, competências, responsabilidade e resiliência, englobando:

- carinho e suporte de redes sociais e sistemas de suporte que podem promover e manter a coesão social na comunidade
- altas expectativas da juventude: normas que estabelecem altos padrões culturais de comportamento para os jovens, incluindo normas claras relativas ao uso de álcool e drogas na comunidade
- oportunidades de participação: alternativa para a juventude atuar de forma ativa e contribuindo com os membros da comunidade na participação, na aprendizagem cooperativa e nas tomadas de decisão – por exemplo, criação de grêmios e associações, participação no conselho deliberativo da escola ou no local de trabalho

Domínio da sociedade

Os riscos na esfera social são relevantes porque todos os sistemas anteriormente mencionados, indivíduos, grupo de pares, famílias, escolas e comunidades, existem dentro da sociedade. Alguns fatores de risco social estão relacionados a economia nacional, empregabilidade, condições financeiras, discriminação e marginalização de grupos, empobrecimento, empregos e subempregos e, consequentemente, discriminação, os quais contribuem para uma sociedade que pode marginalizar grupos de pessoas, aumentando, assim, o risco para o uso/abuso de substâncias.

Políticas sociais podem trabalhar na proteção do início do uso de substâncias entre jovens. Mensagens na mídia que promovem o uso de substâncias podem perder seu impacto se as crianças são ensinadas a enxergá-las de forma crítica. Propagandas preventivas, que descrevem os efeitos nocivos do uso de substâncias, as quais são alvo de críticas, podem, com a compreensão e a reinterpretação do conteúdo, garantir que a mensagem seja compreendida entre os jovens. Ademais, a diminuição da acessibilidade à substância também pode proteger a juventude do início do uso. A acessibilidade à substância pode ser reduzida mediante variadas estratégias de prevenção, tais como aumento dos preços, por meio da tributação; aumento da idade de compra, com a aplicação de leis mais rigorosas; e orientação às famílias para diminuir o acesso às chamadas "farmácias domésticas", onde existem variados medicamentos, produtos de higiene/beleza e outros produtos de limpeza que podem ser utilizados de maneira indevida. Tal ênfase promove o desenvolvimento saudável de crianças e adolescentes, famílias e comunidades.

PREVENÇÃO NA PRÁTICA: RISCO INDIVIDUAL *VERSUS* RISCO POPULACIONAL

Uma estratégia preventiva prioriza um alcance populacional. No entanto, para melhor exemplificar esse alcance, é mais simples pensar no risco na esfera individual, com vistas a compreender uma estratégia preventiva populacional.[20] Veja os exemplos apresentados a seguir.

> Sandra é uma menina de 12 anos de idade, com história familiar de alcoolismo e doença mental. A mãe de Sandra é dependente de álcool, e seu pai sofre de depressão não diagnosticada. Ao longo dos últimos cinco anos, sua família mudou-se quatro vezes: ela agora vive em um bairro de baixa renda, com alto índice de criminalidade e muitos imóveis abandonados. À noite, os jovens da vizinhança utilizam o parque do bairro para beber e usar drogas. Sandra atravessa a cidade para ir à escola, mas vive perto de

seus avós, com quem tem uma relação bem próxima. Ela participa de uma atividade extra curricular em sua escola, destacando-se como a melhor marcadora em sua equipe de basquete.

- Qual é o nível de risco de Sandra?
- Quais são os fatores de risco e de proteção em sua vida?
- Quais desses fatores são fixos e quais são variáveis?

Jorge é um universitário do primeiro ano de Arquitetura, tem 18 anos de idade. Filho único de pais separados, presenciou agressão física e verbal de seu pai contra sua mãe. A mãe de Jorge ficou paraplégica em um episódio de violência doméstica, em que o pai havia consumido grande quantidade de bebida alcoólica, fato este que faz Jorge evitar o consumo da substância. Após a separação, ele assiste a mãe, que é filha única de mãe solteira falecida.

Com os novos colegas de universidade, Jorge começa a sair mais e conhece a maconha, utilizada pelo grupo de amigos para relaxar. Uma vez que se sente sobrecarregado com os cuidados para com a mãe, acha-se merecedor de momentos de descanso e passa a consumir maconha para espairecer.

- Qual é o nível de risco de Jorge?
- Quais são os fatores de risco e de proteção em sua vida?
- Quais desses fatores são fixos e quais são variáveis?

É importante perceber que cada comunidade tem muitas "Sandras" e "Jorges", adolescentes que vivem experiências e em condições que combinam fatores de risco e de proteção em relação ao abuso de substâncias e outros problemas de saúde e comportamentais. Na prática de prevenção, é preciso concentrar os esforços não apenas em indivíduos, mas em populações inteiras, à procura de maneiras de lidar com os fatores de risco e de proteção que contribuem para os problemas na esfera populacional.[20]

CONSIDERAÇÕES FINAIS

Os programas de prevenção necessitam:

- reforçar os "fatores de proteção" e reduzir ou reverter os "fatores de risco" conhecidos
- evitar formas de uso de drogas, incluindo o uso de tabaco e álcool
- incluir o desenvolvimento de habilidades para resistir ao uso de drogas, fortalecer o compromisso pessoal de evitação do uso de substâncias e reforçar a competência pessoal (p. ex., habilidades de comunicação, relacionamento entre colegas, autoeficácia e assertividade)
- incluir um componente familiar que reforce o que os filhos estão aprendendo e abra oportunidades para discussões em família sobre uso de substâncias lícitas e ilícitas

- ter extensa duração, com intervenções repetidas, para reforçar as metas de prevenção originais
- ser dirigidos à natureza específica do problema de abuso de drogas na comunidade local
- envolver maior esforço preventivo e mais precoce quanto maior for o risco de o público-alvo de usar substâncias
- ser elaborados de maneira específica, com adequação à faixa etária e ao público-alvo (cultura)
- ser aplicados prematuramente para que sejam mais efetivos
- contar com uma equipe simpática, calorosa, competente e que não abusa de substâncias psicoativas para serem mais efetivos

REFERÊNCIAS

1. Mentor International. Prevention (drug or substance) [Internet]. London: Mentor Foundation;c2013 [capturado em 30 abr. 2014]. Disponível em: http://preventionhub.org/training/glossary/prevention-drug-or-substance.

2. Sloboda Z, Bukowski WJ, editors. Handbook of drug abuse prevention: theory, science and pratice. New York: Kluwer; 2003.

3. Hawkins JD, Catalano RF, Miller JY. Risk and protective factors for alcohol and other drugs problems in adolescence abd early adulthood: implications for substance abuse prevention. Psychol Bull. 1992;112(1):64-105.

4. Coie JD1, Watt NF, West SG, Hawkins JD, Asarnow JR, Markman HJ, et al. The Science of prevention: a conceptual framework and some directions for a national research program. Am Psychol. 1993;48(10):1013-22.

5. Mrazek PJ, Haggerty RJ, editors. Reducing risks for mental disorders: frontiers for preventive intervention research. Washington: National Academies; 1994.

6. National Institute on Drug Abuse. Preventing drug use among children and adolescents: a research-based guide. Rockville: NIDA; 1997. (NIH Publication no. 97-4212).

7. Aos S, Phipps P, Barnoski R, Lieb R. The comparative costs and benefits of programs to reduce crime version 4.0. Olympia: WSIPP; 2001.

8. Hawkins JD, Catalano RF, Kosterman R, Abbott R, Hill KG. Preventing adolescent health-risk behaviors by strengthening protection during childhood. Arch Pediatr Adolesc Med. 1999;153(3):226-34.

9. Pentz MA. Costs, benefits, and cost-effectiveness of comprehensive drug abuse prevention. In: Bukoski WJ, Evans RI, editores. Cost-benefit/cost-effectiveness research of drug abuse prevention: implications for programming and policy. Rockville: NIDA; 1998. p. 111-29. (NIDA Research Monogr 176).

10. Spoth RL, Guyll M, Day SX. Universal family-focused interventions in alcohol-use disorder prevention: cost effectiveness and cost-benefit analyses of two interventions. J Stud Alcohol. 2002;63(2):219-28.

11. Gordon R. An operational classification of disease prevention. In: Steinberg JA, Silverman MM, editors. Preventing mental disorders. Rockville: U.S. Department of Health and Human Services; 1987. p. 20-6.

12. O'Connell ME, Boat T, Warner KE, editors. Preventing mental, emotional, and behavioral disorders among young people: progress and possibilities. Washington: National Academies; 2009.

13. Substance Abuse and Mental Health Services Administration. Leading change: a plan for SAMHSA's roles and actions 2011-2014. Rockville: SAMHSA; 2011.

14. American Psychiatric Association. Diagnostic and statistical manual of mental disorders: DSM-5. 5th ed. Washington: APA; 2013.

15. Organização Mundial da Saúde. Classificação de transtornos mentais e de comportamento da CID-10: descrições clínicas e diretrizes diagnósticas. Porto Alegre: Artmed; 1993.

16. Pereira CA, Campos GM, Bordin S, Figlie NB. Prevenção ao abuso de álcool e outras drogas. In: Figlie NB, Bordin S, Laranjeira R, organizadores. Aconselhamento em dependência química. 2. ed. São Paulo: Roca; 2012.

17. Brounstein PJ, Zweig JM. Understanding substance abuse prevention - toward the 21st century: a primer on effective programs. Washington: DHHS; 1999.

18. ODCCP Studies on Drugs and Crime Guidelines. Demand reduction: a glossary of terms. New York: UNODCCP; 2000.

19. Evans RG, Barer ML, Marmor TR, editors. Why are some people healthy and others not? The determinants of health of populations. New York: Aldine Transaction; 1994.

20. Substance Abuse and Mental Health Services Administration. Prevention and behavioral health: levels of risk, levels of intervention [Internet]. Rockville: SAMHSA; 2012 [capturado em 30 abr. 2014]. Disponível em: http://captus.samhsa.gov/prevention-practice/prevention-and-behavioral-health/levels-risk-levels-intervention/2.

CAPÍTULO **2**

FATORES DE RISCO E FATORES DE PROTEÇÃO

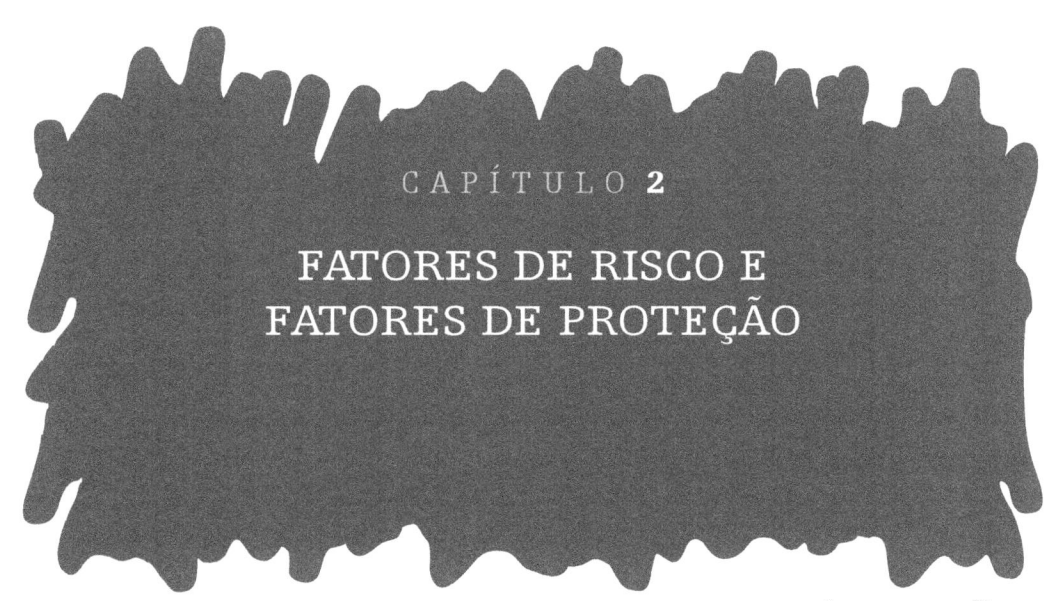

ALESSANDRA DIEHL
NELIANA BUZI FIGLIE

Evitar ou reduzir o início do consumo de álcool, tabaco e outras drogas pelos jovens continua sendo um desafio em muitos países, inclusive nos mais ricos e desenvolvidos, como os Estados Unidos, a Inglaterra e a Austrália. Em que nossa sociedade está falhando com os jovens? No Brasil, particularmente, vivemos em uma cultura que "bombardeia" a todo instante a ideia de que a cerveja está associada à felicidade, à sensualidade, a propriedades refrescantes e, sobretudo, vinculada as nossas "paixões nacionais", como o futebol, a música e o carnaval.[1]

Décadas de pesquisa têm identificado padrões de risco e fatores de proteção relacionados com a experimentação, o uso e o abuso de álcool, tabaco e outras drogas entre crianças, adolescentes e jovens adultos.[2-4]

Alguns desses fatores têm ajudado a responder à inquietante pergunta que pais, educadores e líderes comunitários se fazem: Afinal, como o problema com drogas, de fato, começa?[5]

Considerando essas questões, o objetivo deste capítulo é apresentar e discutir alguns dos principais fatores de risco e de proteção para o uso de drogas entre crianças e adolescentes.

O QUE SÃO FATORES DE RISCO E FATORES DE PROTEÇÃO?

São chamados "fatores de risco" aquelas situações ou eventos que afetam negativamente o indivíduo, colocando-o em uma situação de maior vulnerabilidade à experimentação e ao abuso de drogas. Por sua vez, fatores relacionados com a redução do potencial de abuso e que aumentam a resistência à experimentação são chamados de "fatores de proteção".[5,6]

A presença e o impacto desses fatores, bem como suas interações, podem variar de acordo com a população, assim como de um indivíduo para outro, o que deve ser considerado ao se planejar intervenções de prevenção. Acredita-se que, limitando os fatores de risco e reforçando e aumentando a disponibilidade de recursos de proteção, se estará ajudando a reduzir o uso de álcool, tabaco e outras

> **Mito**
> O problema do consumo de substâncias psicoativas não é dos mais relevantes.

drogas, e criando indivíduos e comunidades mais saudáveis, capazes de fazer escolhas mais assertivas.[7]

Assim, um importante objetivo na perspectiva da prevenção é aumentar os fatores de proteção e diminuir ou minimizar os fatores de risco, de modo que, na balança fatores de risco *versus* fatores de proteção, tenhamos maior proporção de fatores de proteção, ou pelo menos proporções próximas, entre ambos, conforme ilustra a Figura 2.1.

O potencial impacto de fatores de risco e de proteção muda também conforme a faixa etária. É importante notar que os fatores de proteção não são, simplesmente, o oposto dos fatores de risco. Os fatores de risco e de proteção podem afetar crianças e adolescentes em trajetórias diferentes de seu desenvolvimento. Fatores de risco em idades muito precoces, como, por exemplo, o comportamento agressivo fora de controle observado em algumas crianças muito pequenas, podem, se não forem avaliados, tratados e corrigidos nessa etapa do desenvolvimento, predispor ao uso de substâncias quando a criança iniciar a vida escolar. Por sua vez, o comportamento agressivo em idade escolar pode levar a rejeição de colegas ou pares, punição dos professores e prejuízo pedagógico, predispondo à associação com colegas que usam drogas, o que invariavelmente também levará ao uso de substâncias.[5]

O gênero também pode determinar como um indivíduo responde a determinados fatores de risco. Pesquisas sobre comportamentos de risco precoce no ambiente escolar mostram que comportamentos agressivos em meninos e dificuldades de aprendizagem em meninas são causas primárias de relacionamentos empobrecidos entre os colegas. Esses relacionamentos, por sua vez, podem levar a rejeição social,

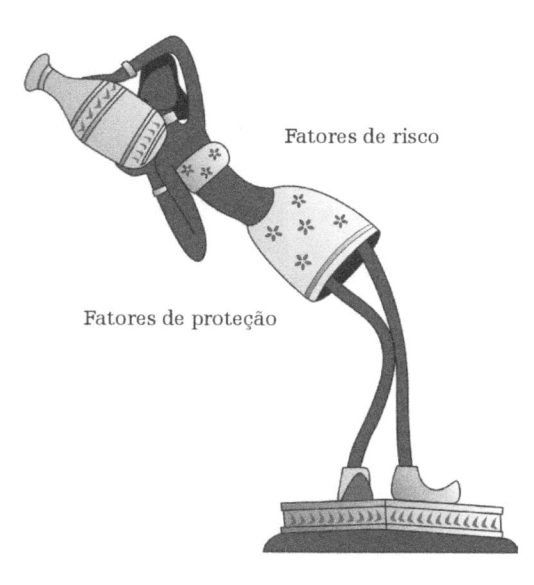

Figura 2.1
O impacto dos fatores na prevenção: fatores de proteção *versus* fatores de risco.

experiências escolares negativas e problemas comportamentais, incluindo o abuso de substâncias psicoativas.[5]

Alguns fatores de risco e de proteção são independentes uns dos outros. Fatores de risco para o abuso de substâncias psicoativas representam um desafio para o desenvolvimento emocional, social e acadêmico do indivíduo e podem produzir diferentes efeitos, dependendo dos traços de personalidade, da fase do desenvolvimento e do ambiente. Por exemplo, muitos riscos graves, como o comportamento agressivo em idades muito jovens e o baixo rendimento escolar, podem indicar que a criança está em um modelo de comando de desenvolvimento negativo para um comportamento problemático.

Para crianças que já exibem sérios fatores de risco, o atraso de intervenções até a adolescência tornará mais difícil a superação de riscos. Na adolescência, atitudes e comportamentos adquiridos e bem estabelecidos na infância não são facilmente mudados.

Fatores de risco podem influenciar o abuso de drogas de diversas maneiras. Eles podem ser somatórios: quanto maiores os riscos a que a criança está exposta, maior a probabilidade de abusar de substâncias psicoativas. Alguns fatores de risco são particularmente potentes, mas podem não influenciar o abuso de drogas, a menos que certas condições prevaleçam. Ter uma história familiar de abuso de álcool e drogas, por exemplo, coloca a criança em risco para o uso dessas substâncias. Entretanto, a presença de vários fatores de proteção pode diminuir o impacto de alguns poucos fatores de risco; por exemplo, em um ambiente com colegas que abusam de substâncias psicoativas, mas em que há fortes normas antidrogas, a criança está menos propensa a fazer a experimentação dessas substâncias.

QUAL É O PERÍODO DE MAIOR RISCO DE USO NOCIVO DE DROGAS ENTRE OS JOVENS?

As pesquisas têm mostrado que o maior risco para experimentação e abuso de substâncias psicoativas ocorre em períodos chamados de transição da vida das crianças. Essas transições incluem mudanças significativas no desenvolvimento físico (como a puberdade) ou em situações sociais (como mudança de cidade, de escola, ou separação e divórcio dos pais), quando as crianças experimentam uma alta vulnerabilidade para problemas comportamentais.[5]

> Períodos de transição são de risco para o uso de drogas. A prevenção deve ter mais ênfase nesses períodos.[5]

A primeira grande transição da criança é quando ela deixa o ambiente da família e entra na escola. Mais tarde, ocorre outra transição, quando avança da escola fundamental para o ensino médio, ao experimentar novas situações acadêmicas e sociais, como ter de conviver com um grande grupo de colegas e ter altas expectativas de atuação escolar. Em geral, é no início da adolescência (período variável que pode compreender dos 10 aos 20 anos), por volta dos 12 anos, que os jovens estão mais propensos a encontrar a droga pela primeira vez.[5]

É importante notar que as novas descobertas científicas têm anunciado diferentes perspectivas de compreensão ou de entendimento do chamado "comportamento adolescente".[8] Até bem pouco tempo os pesquisadores acreditavam que o cérebro estaria completamente amadurecido até o final da adolescência, sendo este

> ## Verdade
>
> O consumo de substâncias psicoativas é um problema global de proporções imensas. Seu valor financeiro, em termos de comércio ilegal de drogas, é apenas seguido pelo comércio de armas. O uso do tabaco vem aumentando sobretudo entre mulheres jovens e em países em desenvolvimento. O álcool ainda é a droga mais usada, com potencial de danos e uso indevido. Estima-se em 180 milhões o número de usuários de drogas ilegais no mundo, a maioria são usuários de maconha (144 milhões). Mais de 40% dos relatórios dos países mostram um aumento na tendência de uso de substâncias psicoativas, 32% mostram uma tendência estável, e apenas 27% relatam diminuição do uso.

um período de intenso processo de desenvolvimento cerebral. A novidade, no entanto, aponta para o fato de que o cérebro sofre um processo de maturação até os 25 anos de idade.[1,9]

De modo geral, podemos afirmar que, durante a adolescência, as regiões cerebrais que nos dizem "vá em frente" (representadas pela região límbica, localizada no lobo temporal) amadurecem mais rapidamente do que aquelas que nos dizem "não faça isso" (representadas pelo córtex pré-frontal no lobo frontal) (Figura 2.2).[1]

Assim, o comportamento dos adolescentes deve ser compreendido nesse contexto de processo de desenvolvimento cerebral. A adolescência, mais do que mera etapa da transição entre a infância e a idade adulta, é uma etapa evolutiva peculiar ao ser humano, na qual culmina o processo de maturação biopsicossocial do indivíduo. Os aspectos biológicos, psicológicos, sociais, sexuais e culturais do adolescente são indissociáveis, e é o conjunto dessas características que dá unidade ao fenômeno da adolescência. A principal tarefa do adolescente é a construção da identidade própria, de sua imagem e seu papel social. É uma fase na qual ocorre o desenvolvimento de várias habilidades e, para tanto, é preciso que o jovem tenha oportunidade e seja estimulado. Portanto, é natural que enfrente novas situações, que sinta insegurança e, naturalmente, se depare com a necessidade de fazer escolhas. Assim, o jovem experimenta diversos contatos sociais e atividades de lazer diferentes, e começa a treinar papéis visando a sua escolha profissional.[1]

A partir disso, não é difícil observar que, quando o uso de bebidas alcoólicas e outras drogas ocorre durante essa fase de amadurecimento cerebral e de processo de identificação, em que intensas mudanças corporais e de humor acontecem, também estão presentes consequências que podem comprometer o funcionamento cerebral. Em última instância, essa agressão ao cérebro poderá afetar a capacidade cognitiva e de aprendizagem, assim como o comportamento de controle dos impulsos e emoções nos adolescentes.[1]

O cérebro imaturo dessa etapa da vida pode não somente explicar por que os adolescentes são propensos a tomar decisões com baixa assertividade, mas também colocá-los em elevado risco de sofrerem os efeitos danosos de substâncias psicoativas.[9,10]

É sabido que o uso de drogas, especialmente durante a adolescência, predispõe a uma série de riscos, como:

- violência interpessoal
- brigas e argumentações negativas com os pais

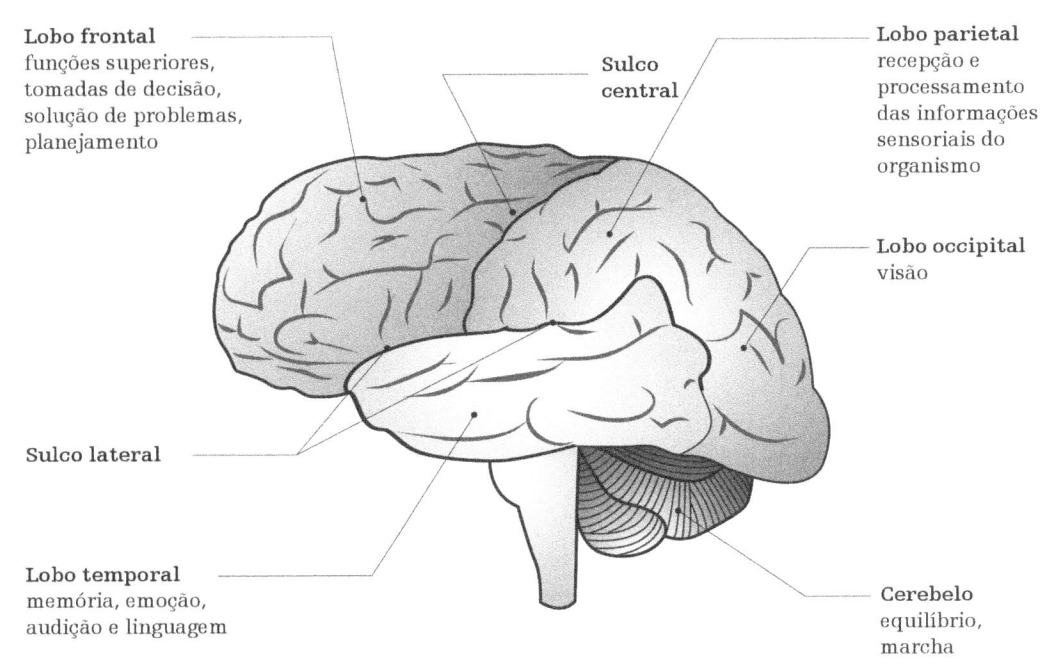

Lobo frontal
funções superiores,
tomadas de decisão,
solução de problemas,
planejamento

Sulco central

Lobo parietal
recepção e
processamento
das informações
sensoriais do
organismo

Lobo occipital
visão

Sulco lateral

Lobo temporal
memória, emoção,
audição e linguagem

Cerebelo
equilíbrio,
marcha

Figura 2.2
Regiões cerebrais humanas e suas respectivas funções.

- problemas na escola
- iniciação sexual e gravidez precoces, com arrependimento posterior
- acidentes de trânsito
- traumatismos
- quedas
- suicídio
- diminuição do desempenho escolar
- envolvimento em atividades criminais e
- risco aumentado de desenvolver um padrão de dependência

Jovens que começam a beber antes dos 15 anos, por exemplo, têm quatro vezes mais chances de desenvolver dependência de álcool na vida adulta e duas vezes e meia mais chances de se tornar abusadores de álcool do que aqueles que começam a beber após os 21 anos.[11]

No ensino médio, novos desafios sociais, psicológicos e educacionais põem os jovens à prova. Ao mesmo tempo, os adolescentes podem estar expostos a uma grande disponibilidade de álcool, tabaco e diversos tipos de drogas, assim como a pessoas que fazem uso delas ou situações sociais em que a droga pode estar presente. Isso pode aumentar os riscos de abuso de substâncias.[5]

Uma situação particularmente desafiadora é o final da adolescência, quando em geral ocorre a entrada na faculdade, havendo progressivamente uma diminuição da supervisão dos pais. O consumo de substâncias no ambiente universitário

> **mito**
> Podemos vencer a "guerra às drogas".

segue sendo um grande problema de saúde pública em muitos países do mundo, não sendo diferente no Brasil.[12] Muitos desses adolescentes que concluem o ensino médio mantêm ou agravam o padrão de beber ao ingressar na faculdade. São demasiadamente conhecidas as inúmeras "chopadas" em diversos *campus* espalhados pelo País afora, festas regadas a muita bebida e, sobretudo, bebida barata.[1]

Quando o jovem adulto entra no ambiente de trabalho ou se casa, novos desafios, diversos fatores estressores e mudanças, como namoro, casamento, separação conjugal, filhos, ingresso e demandas do mercado de trabalho, entre outros, os colocam em risco de abuso de drogas.[5]

PRINCIPAIS FATORES DE PROTEÇÃO E DE RISCO

> ... familiares que apresentavam consistentemente comportamento de consumo de álcool são um forte preditor de uso de álcool na adolescência, sendo que o início do consumo de álcool ocorre mais frequentemente durante as reuniões de família.[5]

O Quadro 2.1 fornece uma lista de fatores de risco e de proteção em seis domínios (individual, familiar, grupal, escolar, comunitário, político/ambiental).[6]
Vejamos alguns desses fatores:

- **Pais ou irmãos mais velhos que fazem uso de substâncias (ou a percepção de uso):** familiares que apresentam consistentemente comportamento de consumo de álcool são um forte preditor de uso de álcool na adolescência, sendo que o início do consumo de álcool ocorre mais frequentemente durante reuniões de família. Além disso, uma história familiar de alcoolismo representa um fator de risco significativo para o desenvolvimento do problema do adolescente com a bebida.[13]
- **Busca precoce por sensações e riscos com problemas de comportamento persistentes:** agressividade ou comportamentos antissociais precoces (como roubos, furtos, agressividade para com animais, desrespeito para com os mais velhos com baixo arrependimento) ou importante presença de comportamentos e a frequente busca por sensações diferentes a todo custo e toda prova (como desejo de dirigir em velocidade máxima, pular de paraquedas, arriscar-se em relações sexuais sem preservativo), que persistem na adolescência, são preditores de agressividade mais tarde na adolescência, abuso de drogas e problemas com álcool.
- **Colegas envolvidos em problemas de uso de substâncias psicoativas e de comportamento:** associar-se com colegas que fazem uso de drogas ou álcool pode acarretar problemas de comportamento e mudanças de atitude mediante o uso de substâncias psicoativas. Aqueles que bebem em um ambiente social, ou que têm colegas que fazem isso, são mais propensos a abusar de álcool no futuro.[14]

Quadro 2.1
Principais fatores de risco e de proteção nos diferentes domínios da vida dos jovens

FATORES DE RISCO	FATORES DE PROTEÇÃO
DOMÍNIO INDIVIDUAL	
• Falta de habilidades, ou habilidades deficitárias – relacionadas ao consumo de álcool e drogas • Falta de autocontrole, assertividade e habilidade de recusa • Autoestima e autoconfiança baixas • Atitudes favoráveis em relação ao uso de substâncias • Predisposições biológicas e psicológicas • Fracasso ou dificuldade escolar • Comportamento antissocial prematuro, como mentiras, furtos, roubos e agressividade, em particular em meninos, que normalmente apresentam vergonha ou hiperatividade • Rejeição a valores religiosos ou ateísmo	• Características pessoais positivas (habilidades sociais; alta autoestima, senso de cooperação, flexibilidade, habilidades para a solução de problemas e baixos níveis de atitudes excessivamente defensivas) • Fortes vínculos com instituições sociais (ligação com os pais e com a família em geral, compromisso com a escola, envolvimento regular com instituições religiosas e crença nos valores sociais) • Competência social e emocional (receptividade, boas habilidades sociais, empatia, bom humor, cuidado/responsabilidade por alguém, comportamentos sociais adequados, senso de autonomia, metas claras e objetivas e autodisciplina)
DOMÍNIO FAMILIAR	
• Uso de substâncias e aprovação do uso por pais ou irmãos • Disfunção familiar • Falta de envolvimento dos pais na vida dos filhos • Expectativas irreais a respeito do desenvolvimento • Falta de coesão familiar e baixa ligação entre seus membros • Falta de regras ou ambiguidade em relação ao uso de substâncias • Falta de supervisão ou disciplina	• Ligação positiva entre os membros da família • Altos níveis de acolhimento familiar • Relacionamento familiar que evite críticas severas e desmedidas • Senso de confiança básica • Regras consistentes e claras, inclusive sobre sexualidade e consumo de substâncias • Encorajamento à participação das crianças nas decisões e responsabilidades da família e dos familiares • Ambiente de sustentação emocional: atenção dos pais aos interesses dos filhos; relacionamento entre pais e filhos estruturado e envolvimento dos pais nas atividades relacionadas à escola
DOMÍNIO GRUPAL	
• Ligação a grupos que usam ou valorizam o uso de substâncias	• Ligação a grupos que estejam envolvidos com atividades organizadas por instituições como escola, igreja, clubes, etc.

→

Quadro 2.1 (continuação)
Principais fatores de risco e de proteção nos diferentes domínios da vida dos jovens

FATORES DE RISCO	FATORES DE PROTEÇÃO
• Ligação a grupos que rejeitam atividades e ocupações socialmente esperadas • Controle externo rígido • Suscetibilidade à pressão negativa do grupo	• Senso de autoeficácia e controle interno forte
DOMÍNIO ESCOLAR	
• Falta de "senso comunitário" na escola • Atitudes favoráveis de profissionais e estudantes em relação ao uso de drogas ou à conduta dos estudantes • Regras e punições ambíguas ou inconscientes em relação ao uso de drogas ou à conduta dos estudantes • Disponibilidade de substâncias psicoativas na escola ou nas redondezas	• Ambiente escolar que ofereça apoio e cuidado • Altas expectativas de funcionários, professores e direção da escola em relação aos alunos • Padrões claros e consistentes para comportamentos apropriados • Participação, responsabilidade e envolvimento dos jovens nas tarefas e decisões escolares
DOMÍNIO COMUNITÁRIO	
• Falta de entrosamento/ ligação com a comunidade • Normas favoráveis em relação ao uso de substâncias • Falta de recursos para trabalhos preventivos • Falta de consciência ou conhecimento da comunidade em relação ao problema das drogas • Serviços inadequados para jovens e falta de oportunidades para atividades sociais, esportivas e comunitárias • Desvalorização em relação à própria cultura • Aumento da disponibilidade de drogas	• Ambiente comunitário que ofereça apoio e cuidado • Oportunidade de atuação dos jovens nas atividades da comunidade • Consciência de comunidade e mobilização para obtenção de recursos necessários
DOMÍNIO AMBIENTAL/POLÍTICO	
• Normas tolerantes quanto ao uso/abuso de substâncias • Não cumprimento de leis desenvolvidas para prevenir o uso nocivo de drogas • Inexistência, na mídia, de mensagens sobre as vantagens de não usar drogas • Desemprego ou subempregos • Discriminação de várias espécies	• Informações na mídia, baseadas em evidências e não apenas em ideologias • Diminuição do acesso às drogas • Maior taxação de impostos sobre as substâncias, para aumento do preço • Políticas públicas e leis severas associadas ao uso de substâncias e condução de veículos

Fonte: Pereira e colaboradores.[6]

- **O fracasso ou o baixo rendimento escolar:** as crianças e os adolescentes que têm um baixo comprometimento para com a escola, ou que a abandonam precocemente, estão mais propensos a se envolver com álcool, tabaco e outras drogas.[5]
- **Monitoramento dos pais (ou percepção de monitoramento):** estilo parental positivo e acompanhamento de perto pelos pais são, comprovadamente, fatores de proteção para o uso de álcool e outras drogas na adolescência. Saber com quem o filho está, onde está, com quem vai, buscá-lo e levá-lo aos lugares, acompanhar suas tarefas escolares, saber de sua vida escolar são fatores que aumentam o monitoramento.[15]
- **Baixa percepção de dano/prejuízos:** baixa percepção de danos/prejuízos relacionados ao uso de álcool e drogas é um fator de risco para o consumo. Indivíduos com atitudes ou valores favoráveis ao uso de álcool ou drogas são mais propensos a iniciar o uso da substância.
- **Percepção dos jovens de que os pais aprovam o seu uso de álcool ou drogas:** um dos fatores de risco mais consistentes para o uso de álcool na adolescência é a percepção de que há aprovação dos pais para esse consumo. Estudos têm apontado que o chamado "uso supervisionado", em que os pais ensinam o "beber responsável e com moderação" durante a adolescência, dentro de suas casas, ou beber junto com os pais, por exemplo, traz importantes riscos de evolução para o uso em um padrão nocivo, e até mesmo dependente, quando os jovens vão para a faculdade. O chamado uso supervisionado parece não transmitir uma mensagem de "beber seguro". Por sua vez, indivíduos que não bebem dessa forma "supervisionada" e postergam o início do uso de álcool para além da adolescência têm menos chances de desenvolver alcoolismo ou de vir a beber de forma perigosa e nociva à saúde no futuro.[1,7]
- **Relação entre pais e adolescentes com forte coesão familiar:** os adolescentes que têm uma relação estreita de afeto e respeito com seus pais são menos propensos a se envolver com álcool e drogas. Medidas de prevenção de uso, abuso e dependência de álcool e drogas entre os adolescentes têm adotado o lema "comece a falar antes que eles comecem a beber". Cabe notar que pais e mães necessitam falar a mesma linguagem em casa com seus filhos a respeito de muitas questões que envolvem a vida das crianças, mas principalmente sobre o uso de substâncias.[1,16]
- **Fácil acesso e disponibilidade das substâncias:** a maioria das bebidas alcoólicas consumidas por jovens é obtida a partir de fontes sociais, como os pais e os amigos, em festas para menores ou mesmo em casa. A fácil disponibilidade de álcool ou drogas ilegais leva a maior utilização.[7] Vale lembrar das chamadas "farmácias domésticas", que também podem representar uma fonte de uso, com disponibilidade de medicamentos psicotrópicos utilizados por membros da família, como benzodiazepínicos ou estimulantes e moderadores de apetite, assim como uma série de inalantes, como removedores de esmalte, *sprays* e aerossóis diversos e gás de isqueiro. Outros exemplos são o cloridrato de benzidamina (Benflogin®), um anti-inflamatório que, em superdosagem, causa alteração da percepção da realidade e, consequentemente, alucinações visuais; a efedrina, um broncodilatador usado no tratamento de afecções respiratórias, mas que também melhora de forma ilegal a *performance* de atletas; laxantes, cujo uso e abuso entre mulheres adolescentes têm aumentado em função da crescente imposição da sociedade por padrões de beleza rígidos, que levam a tentativas constantes de perder peso a fim de alcançar o sonhado corpo escultural.[17]

CONSIDERAÇÕES FINAIS

Diminuir os fatores de risco e aumentar os fatores de proteção é, sem dúvida, um problema complexo e um desafio que não demanda uma solução simples. Modificar essa cultura que ameaça o bem-estar imediato e em longo prazo de muitos jovens e daqueles ao seu redor trata-se de uma responsabilidade coletiva, que requer o envolvimento e a parceria entre as autoridades governamentais, as famílias, as instituições de ensino e a comunidade como um todo.

Entretanto, poucos de nós tem consciência do elevado custo financeiro do uso de álcool e drogas durante a adolescência, assim como de outros tantos custos associados à dor e ao sofrimento de muitos adolescentes e suas famílias, algo que não é facilmente mensurável em números.

Nos Estados Unidos, por exemplo, o custo associado ao beber entre menores foi de 62 bilhões de dólares em 2010; destes, 1.307 milhão foi gasto devido à síndrome alcoólica fetal (SAF) em bebês de grávidas adolescentes; 9.995 milhões devido a acidentes de carro (já que a idade mínima para dirigir naquele país é 16 anos), e 2.574 milhões de dólares foram gastos no tratamento de jovens devido a transtornos relacionados ao uso de álcool.[18]

Infelizmente não dispomos de números sobre a realidade brasileira, mas podemos imaginar que, se esse dinheiro fosse poupado, seria possível direcioná-lo para outras tantas atividades voltadas à formação e ao fortalecimento de várias habilidades e fatores protetores dos nossos jovens. Na verdade, para cada dólar investido em atividades de prevenção, 10 dólares são economizados em tratamento no futuro, o que demonstra que prevenção segue valendo a pena do ponto de vista custo/benefício.[1,19]

> **Verdade**
>
> Existem argumentos que defendem que a analogia da "guerra às drogas" não é útil. No entanto, precisamos nos comprometer com a prevenção e a promoção da saúde e do bem-estar de crianças e jovens, seja em nosso papel de professores, profissionais da saúde, da justiça e da mídia, seja como políticos e cidadãos. Esse compromisso significa necessariamente investimento de tempo e dinheiro.

REFERÊNCIAS

1. Diehl A, Coutinho GR. Álcool e adolescência. Revista Pátio Ensino Médio. 2012;4(1):34-6.

2. Cleveland MJ, Collins LM, Lanza ST, Greenberg MT, Feinberg ME. Does individual risk moderate the effect of contextual-level protective factors? A latent class analysis of substance use. J Prev Interv Community. 2010;38(3):213-28.

3. Morales BN, Plazas M, Sanchez R, Ventura CA. Risk and protection factors related to the consumption of psychoactive substances in undergraduate nursing students. Rev Lat Am Enfermagem. 2011;19 Spec No:673-83.

4. Kopak AM, Chen AC, Haas SA, Gillmore MR. The importance of family factors to protect against substance use related problems among Mexican heritage and White youth. Drug Alcohol Depend. 2012;124(1-2):34-41.

5. National Institute on Drug Abuse. Preventing Drug Use among Children and Adolescents. A research-based guide for parents, educators, and community leaders. 2nd ed. Bethesda: NIDA; 2003.

6. Pereira CA, Campos GM, Bordin S, Figlie NB. Prevenção ao abuso de álcool e outras drogas. In: Figlie NB, Bordin S, Laranjeira R, organizadores. Aconselhamento em dependência química. 2. ed. São Paulo: Roca; 2010.

7. Substance Abuse and Mental Health Services Administration. Common risk and protective factors for alcohol and drug use [Internet]. Rockville: SAMHSA; 2012 [capturado em 31 dez. 2012].

Disponível em: http://captus.samhsa.gov/access-resources/common-risk-and-protective-factors-alcohol-and-drug-use.

8. Silva EA, Micheli D. Adolescência: uso e abuso de drogas: uma visão integrativa. São Paulo: FAP-UNIFESP; 2011.

9. Breyer J, Winters KC. Adolescent brain development: implications for drug prevention [Internet]. Minnesota: Center for Substance Abuse Research; [2000?] [capturado em 31 dez. 2012]. Disponível em: http://www.mentorfoundation.org/pdfs/prevention_perspectives/19.pdf.

10. Gogtay N, Giedd JN, Lusk L, Hayashi KM, Greenstein D, Vaituzis AC, et al. Dynamic mapping of human cortical development during childhood through early adulthood. Proc Natl Acad Sci U S A. 2004;101(21):8174-9.

11. Underage Drinking Enforcement Training Center [Internet]. Calverton: UDETC; 2012 [capturado em 6 dez. 2012]. Disponível em: http://www.udetc.org/index.asp.

12. Wagner GA, Andrade AG. Uso de álcool, tabaco e outras drogas entre estudantes universitários brasileiros. Rev Psiquiatr Clín. 2008;35 suppl. 1:48-54.

13. Syvertsen AK, Cleveland MJ, Gayles JG, Tibbits MK, Faulk MT. Profiles of protection from substance use among adolescents. Prev Sci. 2010;11(2):185-96.

14. Mason MJ, Mennis J, Schmidt CD. A social operational model of urban adolescents' tobacco and substance use: a mediational analysis. J Adolesc. 2011;34(5):1055-63.

15. Bargiel-Matusiewicz K, Grzelak S, Weglinska M. Factors protecting against risk behavior concerning the psychoactive substances used by adolescents. Int J Adolesc Med Health. 2010;22(4):503-10.

16. Cleveland MJ, Feinberg ME, Greenberg MT. Protective families in high- and low-risk environments: implications for adolescent substance use. J Youth Adolesc. 2010;39(2):114-26.

17. Diehl A. Outras drogas de abuso. In: Figlie NB, Bordin S, Laranjeira R, organizadores. Aconselhamento em dependência química. 2. ed. São Paulo: Roca; 2010.

18. Pacific Institute for Research and Evaluation; Office of Juvenile Justice and Delinquency Prevention. Underage drinking costs: problems and costs associated with underage drinking in the United States [Internet]. Calverton: Underage Drinking Enforcement Training Center; 2011 [capturado em 8 abr. 2013]. Disponível em: http://www.udetc.org/UnderageDrinkingCosts.asp.

19. Robertson EB, David SL, Rao SA. Applying prevention principles to drug abuse prevention programs. In: Robertson EB, David SL, Rao SA. Preventing drug abuse among children and adolescents: a research-based guide for parents, educators, and community leaders. 2 nd ed. Bethesda: National Institute on Drug Abuse; 2003. Chapter 3, p. 18-25.

CAPÍTULO 3

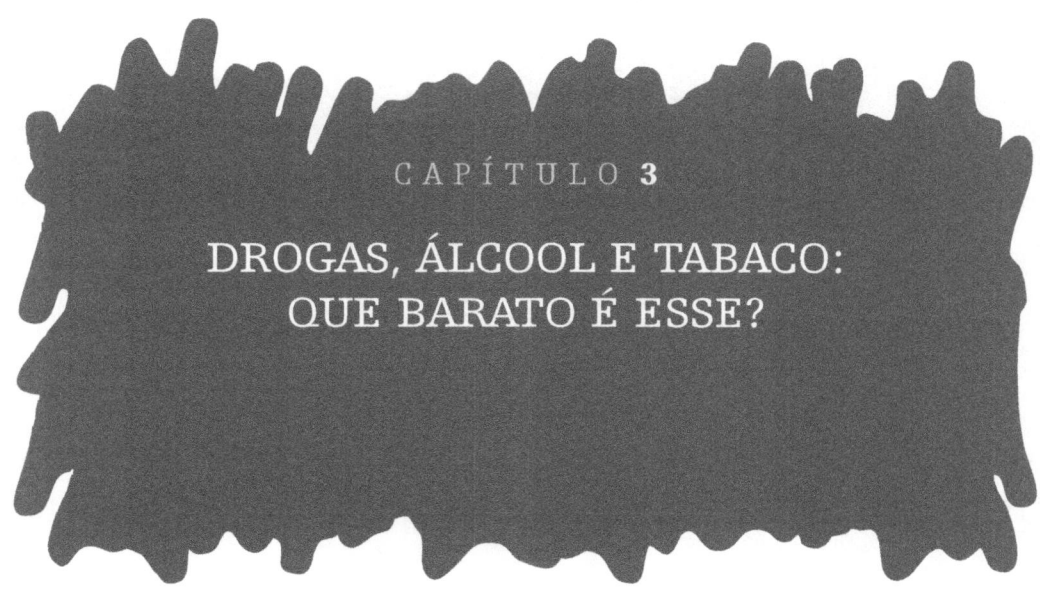

DROGAS, ÁLCOOL E TABACO: QUE BARATO É ESSE?

Ana Carolina Schmidt de Oliveira
Alessandra Diehl
Daniel Cruz Cordeiro

Hoje já se sabe que uma das ferramentas contra o uso/experimentação de substâncias psicoativas é a informação. Todas as pessoas sabem o nome de pelo menos alguma droga; inclusive crianças e adolescentes conhecem ou já ouviram falar sobre elas. A cada dia, porém, surge uma droga diferente, ou uma nova versão de uma antiga, e sempre há dúvidas sobre o que são e como agem no organismo. Pais sentem necessidade de saber mais sobre o tema "drogas" para melhor abordá-lo com seus filhos e, sobretudo, sentirem-se seguros na maneira de lidar com a ameaça dessas substâncias com informações confiáveis e sérias sobre elas. Educadores se deparam cotidianamente com o uso de drogas entre seus alunos, ou entre familiares e amigos de seus alunos, muitas vezes sentindo-se limitados em como ajudar. Líderes comunitários percebem a problemática das drogas em seus contextos sociais e também precisam de ferramentas para pensar a luta contra o consumo dessas substâncias. Portanto, o "saber" sobre as drogas é o primeiro passo para pensar a prevenção em ambientes escolares, familiares e comunitários.

Substâncias psicoativas (SPAs) são aquelas que, quando usadas por um indivíduo, afetam seus processos mentais, como a cognição ou o afeto. O termo "SPA" corresponde a todas as classes de substâncias, lícitas e ilícitas, não implicando necessariamente dependência.[1]

Este capítulo objetiva apresentar, de forma sucinta, os principais efeitos de uso agudo e crônico das substâncias psicoativas mais utilizadas, os sintomas da síndrome de abstinência relacionados a cada uma dessas drogas e suas formas de apresentação e de consumo.

ÁLCOOL

O álcool é um depressor do sistema nervoso central (SNC) e é a SPA mais consumida no Brasil. Por ser uma substância lícita, seu fácil acesso e seu baixo preço são grandes fatores que facilitam o consumo.

> **mito**
> Drogas não dão prazer.

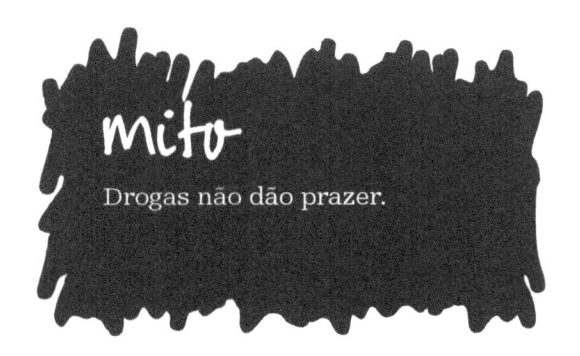

Dados do II Levantamento Nacional de Álcool e Drogas (LENAD), de 2013, que contou com uma amostra de 4.607 indivíduos de 14 anos de idade ou mais, entrevistados em suas casas entre novembro de 2011 e março de 2012, revelaram que, apesar de o número de pessoas não consumidoras de álcool continuar o mesmo (a diferença não foi estatisticamente relevante, sendo 52% em 2012), houve aumento do comportamento de uso nocivo. Foi observada elevação de 20% de bebedores frequentes, principalmente entre o gênero feminino, que teve aumento de 34,5%. O beber em *binge*, aquele em que o indivíduo ingere grandes quantidades de álcool em um curto espaço de tempo (5 doses para os homens e 4 doses para as mulheres em uma única ocasião), também apresentou aumento: 31,1% de 2006 a 2012. Em relação aos padrões de consumo, 32% dos indivíduos apresentaram beber moderado, e 16%, uso nocivo. No II LENAD, a dependência de álcool encontrada na população foi de 6,8%, sendo 10,5% entre os homens e 3,6% entre as mulheres.[2]

Apesar de no Brasil a compra de álcool ser proibida para menores de 18 anos, pode-se observar, no VI Levantamento Nacional sobre o Consumo de Drogas Psicotrópicas entre Estudantes do Ensino Fundamental e Médio das Redes Pública e Privada de Ensino nas 27 Capitais Brasileiras, de 2010, que 60,5% dos jovens já fizeram o consumo dessa SPA, sendo que 1,6% deles relataram fazer uso pesado do álcool.[3] Vale ressaltar que, apesar de lícito, não há quantidade considerada segura para o consumo do álcool – mesmo com pequenas doses, pode-se experimentar consequências desagradáveis e até graves.[4]

O álcool está presente em bebidas fermentadas, como cervejas e vinhos, e em destiladas, como cachaça e vodca. O consumo de bebidas alcoólicas faz parte de diversas culturas e de diversos contextos, como o uso do vinho em rituais religiosos ou o da cerveja em festas, muito comum na cultura brasileira, por exemplo.[4]

Segundo a Organização Mundial da Saúde (OMS),[5] o uso prejudicial do álcool resulta em 2,5 milhões de mortes a cada ano, sendo que 320 mil jovens com idade entre 15 e 29 anos morrem por causas relacionadas ao álcool, resultando em 9% das mortes nessa faixa etária. O Quadro 3.1 mostra os efeitos agudos do álcool, e o Quadro 3.2, as principais consequências de seu uso crônico.

A partir de uma visão biopsicossocial, pode-se classificar dois níveis de gravidade da síndrome de abstinência do álcool (SAA): leve/moderado e grave. É a partir dessa classificação que os profissionais da saúde avaliam o local de tratamento mais adequado e a terapêutica medicamentosa a ser seguida. O Quadro 3.3 ilustra os níveis da SAA.[6]

TABACO

A nicotina é a principal substância psicoativa do tabaco e apresenta ação estimulante no SNC. Segundo o VI Levantamento Nacional sobre o Consumo de Drogas Psicotrópicas entre Estudantes do Ensino Fundamental e Médio das Redes Pública e Privada de Ensino nas 27 Capitais Brasileiras, o consumo de tabaco entre essa

Quadro 3.1
Efeitos do uso agudo do álcool

EFEITOS ESTIMULANTES (PRIMEIROS MOMENTOS)	OUTROS EFEITOS
• Euforia • Desinibição • Loquacidade (maior facilidade para falar) **EFEITOS DEPRESSORES (APÓS FASE ESTIMULANTE)** • Falta de coordenação motora • Descontrole da marcha • Sono • Possível evolução para coma	• Enrubescimento da face • Dor de cabeça • Tontura • Dificuldade de concentração e de atenção • Prejuízo nos reflexos • Mal-estar geral • Fala pastosa • Dificuldade da marcha • Hálito etílico

Fonte: Carlini e colaboradores.[3]

Quadro 3.2
Efeitos do uso crônico do álcool

DOENÇAS RELACIONADAS AO FÍGADO	DOENÇAS DO SISTEMA CARDIOVASCULAR
• Esteatose hepática • Hepatite alcoólica • Cirrose • Câncer de fígado **DOENÇAS DO SISTEMA DIGESTÓRIO** • Gastrite • Hemorroidas • Hemorragias intestinais • Síndrome de má absorção • Pancreatite	• Hipertensão • Insuficiência cardíaca **OUTRAS** • Polineurite alcoólica • Prejuízo de memória • Demência alcoólica • Convulsões • Dependência de álcool • Síndrome de abstinência • *Delirium tremens* (complicação grave da síndrome de abstinência do álcool) • Alucinose alcoólica

Fonte: Carlini e colaboradores.[3]

população foi de 16,9% na vida, de 9,6% no ano e de 5,5% no mês; 0,8% fazia consumo frequente, e 1,1%, pesado.[3]

A OMS estima que um terço da população mundial seja tabagista. O tabagismo é considerado uma pandemia, ou seja, não há lugar no mundo onde não existam tabagistas. Além disso, ele é responsável pela segunda maior causa de morte no mundo e pela morte de 1 entre 10 adultos.[7]

Segundo a OMS,[8] o tabaco mata cerca de 6 milhões de pessoas a cada ano, sendo que mais de 5 milhões dessas mortes são resultado do uso direto da substância, enquanto mais de 600 mil, resultado do fumo passivo (inalação da fumaça do tabaco por não fumantes). Entre as doenças mentais, o tabagismo é a mais preva-

Quadro 3.3
Síndrome de abstinência ao álcool

	NÍVEL I – LEVE/MODERADO	NÍVEL II – GRAVE
ASPECTOS FÍSICOS	Leve agitação psicomotora; tremores finos de extremidades; sudorese facial discreta; episódios de cefaleia; náuseas sem vômitos; sensibilidade visual, sem alteração da percepção auditiva e tátil.	Agitação psicomotora intensa; tremores generalizados; sudorese profusa; cefaleia; náuseas com vômitos; sensibilidade visual intensa; quadros epileptiformes agudos ou relatados na história pregressa.
ASPECTOS PSICOLÓGICOS	O contato com o profissional da saúde está íntegro; o paciente encontra-se orientado temporoespacialmente; o juízo crítico da realidade está mantido; apresenta-se com ansiedade leve; sem relato de episódio de violência auto ou heterodirigida.	O contato com o profissional da saúde está prejudicado; o paciente encontra-se desorientado temporoespacialmente; o juízo crítico da realidade está comprometido; apresenta-se com ansiedade intensa; refere história de violência auto ou heterodirigida; o pensamento está descontínuo, rápido e com conteúdo desagradável e delirante; observam-se alucinações auditivas, táteis ou visuais.
ASPECTOS SOCIAIS	Mora com familiares ou amigos, e essa convivência está regular ou boa; sua atividade produtiva vem sendo desenvolvida, mesmo que atualmente esteja desempregado/afastado; a rede social está mantida.	O relacionamento com familiares ou amigos está ruim; tem estado desempregado, sem desenvolver qualquer atividade produtiva; a rede social de apoio é inexistente ou restrita ao ritual de uso do álcool; não conta com familiares auxiliando no tratamento.
ASPECTOS COMÓRBIDOS	Sem complicações e/ou comorbidades clínicas e/ou psiquiátricas graves detectadas ao exame clinicopsiquiátrico geral.	Com complicações e/ou comorbidades clínicas e/ou psiquiátricas graves detectadas ao exame geral.

Fonte: Laranjeira e colaboradores.[6]

> **Verdade**
>
> As substâncias psicoativas atuam no chamado "centro do prazer cerebral", inicialmente causando bem-estar, uma das particularidades que levam os indivíduos a buscar essas substâncias.

lente e a mais passível de prevenção. Assim, é a principal causa de morte evitável no mundo. Segundo o Global Burden of Disease Study, de 2010, o maior fator de risco para a saúde é a hipertensão e, em segundo lugar, o tabagismo.[9]

Ainda de acordo com a OMS,[8] o tabaco sozinho causa 71% das mortes por câncer de pulmão no mundo e é responsável por 18% das mortes em países de alta renda. É responsável também pela morte de 12% dos homens e de 6% das mulheres no mundo (OMS).[8]

O consumo de produtos de tabaco vem aumentando no mundo todo, embora esteja diminuindo em alguns países de renda média-alta e alta.[10] O Quadro 3.4 mostra os principais efeitos do uso agudo de tabaco, e o Quadro 3.5 ilustra os efeitos mais importantes de seu uso crônico.

Alguns dos efeitos sociais do tabagismo podem ser visualizados no Quadro 3.6.

A síndrome de abstinência do tabaco pode durar de 1 a 2 semanas, e os sintomas observados podem ser vistos no Quadro 3.7.

Quadro 3.4
Efeitos do uso do tabaco

- Elevação leve no humor
- Diminuição do apetite
- Diminuição do tônus muscular
- Dificuldade respiratória
- Tosse e espirros
- Aumento dos batimentos cardíacos
- Aumento da pressão arterial
- Aumento da frequência respiratória
- Aumento da atividade motora
- Aumento da concentração
- Diminuição da necessidade de sono

Fonte: Carlini e colaboradores,[3] Marques e Ribeiro[11] e Instituto Nacional do Câncer.[12]

Quadro 3.5
Efeitos do uso crônico do tabaco

DOENÇAS CARDIOVASCULARES
- Ataques cardíacos, arteriosclerose, aneurisma da aorta, ataques de angina, doenças coronarianas, acidente vascular cerebral

CÂNCER
- Pulmão, laringe, cavidade uterina, esôfago, bexiga, boca, faringe, baço, estômago, pâncreas, rins

DOENÇAS PULMONARES
- Enfisema, bronquite crônica, pneumonia, infecções respiratórias, asma

OUTRAS
- Úlcera digestiva, náuseas, dores abdominais, diarreia, vômitos, cefaleia, tontura, impotência sexual, aceleração do envelhecimento da pele e formação de rugas

Fonte: Carlini e colaboradores,[3] Marques e Ribeiro[11] e Instituto Nacional do Câncer.[12]

Quadro 3.6
Efeitos sociais do tabaco

- Imagem do tabagista na sociedade atual não mais com glamorização
- Incômodo entre os não fumantes
- Prejuízos na economia familiar
- Perda de horas de trabalho
- Dificuldades em ambientes livres de tabaco
- Fumo passivo
- Fumo de "terceira mão" (toxinas do tabaco deixadas no ambiente e no próprio fumante)
- Prejuízos ao meio ambiente (queimadas, poluição, uso de agrotóxicos, entre outros)
- Aumento de câncer nos cônjuges
- Aumento de problemas de saúde nos agricultores do tabaco
- Taxas altas de filhos que fumarão
- Complicações para filhos de mulheres tabagistas gestantes (baixo peso ao nascer)
- Crianças fumantes passivas (doenças da orelha média e doenças respiratórias)

Fonte: Carlini e colaboradores,[3] Marques e Ribeiro[11] e Instituto Nacional do Câncer.[12]

Quadro 3.7
Sintomas da síndrome de abstinência do tabaco

EFEITOS FÍSICOS	EFEITOS PSICOLÓGICOS E PSIQUIÁTRICOS
• Prisão de ventre • Sudorese • Tontura • Dor de cabeça • Frequência cardíaca diminuída • Aumento do apetite ou ganho de peso	• Irritabilidade • Agitação • Fissura (desejo incontrolável de fumar), dificuldade de concentração • Humor disfórico (irritabilidade) ou deprimido • Insônia • Frustração ou raiva • Ansiedade • Certa agitação psicomotora • Inquietude

Fonte: Carlini e colaboradores,[3] Marques e Ribeiro[11] e Instituto Nacional do Câncer.[12]

MACONHA

Desde os anos de 1960, sabe-se que a principal substância responsável pelos efeitos psicoativos da maconha é o Δ9-tetra-hidrocanabinol (Δ9-THC), um perturbador do SNC. A maconha pode ser fumada em cigarros (popularmente conhecidos como *becks* ou "baseados") e cachimbos; ingerida em bolos, brigadeiros, *brownies*, entre outras formas; ou mesmo absorvida na forma de óleo (óleo de *hash*).[13]

A potência dos efeitos produzidos pela concentração de THC pode variar:[13,14]

- Maconha: é a menos potente, com em média 4% de THC
- *Skunk*: produzido por meio do cultivo de dois tipos de *Cannabis*, a *sativa* e a *indica*, sendo a concentração de THC de 6 a 20%
- Haxixe: composto pela resina que recobre as flores femininas da planta da maconha, com 20 a 40% de concentração de THC

- Óleo de *hash*: é o mais potente, com concentração de 15 a 50% de THC

> **Mito**
> A maconha é "erva natural" e, portanto, não faz mal.

Segundo o II LENAD, 7% da população adulta brasileira já experimentou maconha na vida. Já o uso frequente no último ano foi presente em 3% da população adulta, e a dependência, em 40% dos usuários. Além disso, também foi detectado que um terço dos adultos usuários já tentou parar e não conseguiu, enquanto 27% já apresentaram sintomas de abstinência ao tentar parar. Vale ressaltar que 60% dos indivíduos que consomem maconha experimentaram-na antes dos 18 anos.[15]

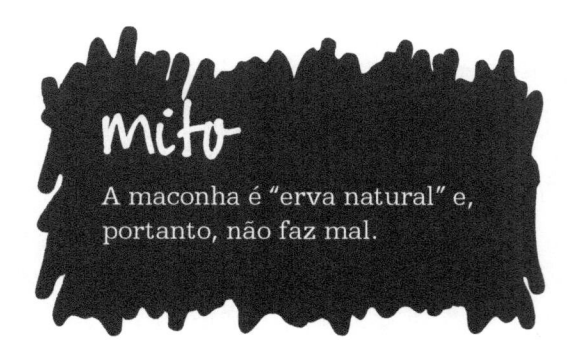

O mesmo levantamento mostrou que, entre os adolescentes, o uso na vida foi de 4% e, no último ano, de 3%, e entre estes, 17% conseguiram a substância na escola. O índice de dependência entre os jovens foi de 10%. O estudo destacou que 1,5 milhão de pessoas fazem consumo diário de maconha, ou seja, mais de metade dos usuários adultos e adolescentes.[15]

Quanto ao gênero, o estudo ainda revelou que, entre os usuários de maconha, os homens usam três vezes mais que as mulheres. Um dado interessante do estudo diante das recentes polêmicas acerca da descriminalização do consumo da maconha foi de que 75% da população não concorda com sua legalização.[15]

Os efeitos físicos e psicológicos da maconha são apresentados nos Quadros 3.8 e 3.9.

Os sintomas de abstinência iniciam geralmente 24 horas após o último uso e atingem o pico em 2 a 3 dias. Podem ser agrupados em dois fatores, conforme ilustrado no Quadro 3.10.

COCAÍNA E *CRACK*

A cocaína e o *crack* provêm da mesma substância retirada da folha da coca, porém de momentos diferentes do processo de fabricação. Ambos são estimulantes do SNC. As vias de administração da cocaína podem ser: oral (folha de coca, mascada), intranasal (cocaína em pó, cheirada), injetável, pulmonar (*crack*, merla, óxi ou pasta-base, fumados). No Brasil, a forma em pó, cheirada, era a mais popular até a década de 1980, quando a forma injetável passou a ser mais consumida. Na década de 1990, o *crack*, forma fumada da cocaína, passou a predominar em vários centros urbanos, atingindo atualmente também as zonas rurais e indígenas do nosso país.[17]

> **Verdade**
> Maconha é uma planta, mas o fato de ser "natural" não a isenta de vários prejuízos à saúde, a contar pela capacidade de causar dependência e por estar associada ao desenvolvimento de sintomas psicóticos.

A pasta-base, composta por sulfato de cocaína, foi a primeira forma da droga fumada; chamou a atenção de estudiosos por seus efei-

Quadro 3.8
Efeitos do uso agudo da maconha

EFEITOS FÍSICOS
- Olhos avermelhados
- Boca seca
- Taquicardia
- Aumento da pressão arterial

EFEITOS PSICOLÓGICOS E PSIQUIÁTRICOS
- Sensação de bem-estar
- Calma e relaxamento
- Vontade de rir (hilaridade)
- Angústia, medo de perder o controle mental
- Prejuízo de memória e da atenção
- Delírios e/ou alucinações
- Leve euforia
- Intensificação de experiências sensoriais (ouvir músicas ou ver imagens)
- Alterações na percepção (p. ex., "tempo passa mais lentamente")
- Sintomas similares aos do transtorno de pânico

Fonte: World Health Organization.[16]

Quadro 3.9
Efeitos do uso crônico de maconha

EFEITOS FÍSICOS
- Lesão da traqueia
- Lesões das vias aéreas
- Inflamação pulmonar
- Infecção pulmonar
- Bronquite aguda ou crônica
- Câncer de pulmão
- Infertilidade
- Alterações no desenvolvimento fetal
- Disfunção sexual

EFEITOS PSICOLÓGICOS E PSIQUIÁTRICOS
- Transtornos de ansiedade
- Prejuízo cognitivo (memória, atenção, funções executivas e controle inibitório de respostas)
- Agravo de sintomas psicóticos em indivíduos que já os apresentam
- Síndrome amotivacional (caracterizada por desinteresse em várias atividades da vida diária e por diminuição da capacidade de tomada de iniciativa)
- Atraso escolar
- Dificuldade de aprendizagem
- Porta de entrada para outras drogas ilícitas de abuso

Fonte: World Health Organization.[16]

Quadro 3.10
Síndrome de abstinência da maconha

FATOR 1	FATOR 2
• Fraqueza • Hipersonia (aumento da necessidade de sono) • Retardo psicomotor	• Ansiedade • Inquietação • Depressão • Insônia

Fonte: Zuardi e Crippa.[13]

> **mito**
> A preocupação maior dos pais deve estar voltada para as chamadas "drogas de rua", ou ilícitas.

tos rápidos e intensos de euforia. Seu preço é menor que o da cocaína refinada, sendo muito comum o consumo nas regiões Centro-Oeste e Norte do Brasil. É também conhecida como "pasta de coca", "pasta crua", e recentemente uma versão que leva adição de oxidantes (p. ex., gasolina e querosene) e outros reagentes que removem as impurezas do processo de fabricação da pasta recebeu o nome de "óxi", muito comentada na mídia como uma nova forma de apresentação da cocaína.[18]

A merla é uma versão de pasta-base preparada com barrilha (carbonato de sódio), dissolvida em solução aquosa aquecida, podendo haver diversas formas de preparo, com diferentes ingredientes (como carbonato, bicarbonato de sódio, pó de mármore, entre outros) e concentrações de cocaína.[18]

O *crack* (nome dado devido ao ruído que faz quando aquecido, chamado de *cracking*) pode ser obtido tanto da cocaína refinada (adicionando água quente e amônia ou bicarbonato de sódio e retirando a camada de diluentes no fim do processo) como da pasta-base (aquecendo-a diretamente com bicarbonato de sódio) e é fumado, em geral, em cachimbos ou misturado à maconha, no chamado "mesclado".[18]

Segundo dados do II LENAD, quase 6 milhões de brasileiros (4% da população adulta) já experimentaram alguma apresentação de cocaína na vida. Esse índice foi de 3% entre adolescentes, representando 442 mil jovens. No último ano, a prevalência de uso dessa droga atingiu 2,2% dos adultos e 2% dos adolescentes. Em relação ao gênero, o índice foi de 3,7% entre os homens e de 0,7% entre as mulheres. A prevalência da dependência de cocaína foi de 0,6% na população e de 41,4% entre os usuários.[15,19] A cocaína usada pela via intranasal (cheirada) foi a mais consumida, sendo o uso na vida presente em 4% dos adultos e, no último ano, em 2,9% entre os homens e em 0,6% entre as mulheres. Entre os adolescentes, o uso foi menor, sendo de menos de 2% tanto na vida quanto no último ano. Foi verificado que 45% dos usuários experimentaram cocaína pela primeira vez antes dos 18 anos de idade.[15,19] A cocaína fumada (*crack*, merla e óxi) foi usada pelo menos uma vez na vida por 1,4% dos adultos e 1% dos jovens brasileiros. No último ano, 0,8% dos adultos consumiram *crack*. O uso de cocaína fumada na adolescência foi de 1% na vida e de 0,2% no último ano.[15,19]

Ainda de acordo com dados do II LENAD, o Brasil é o segundo maior mercado de cocaína do mundo em relação ao número absoluto de usuários (atrás apenas dos Estados Unidos), sendo que o País representa 20% do consumo mundial e é o maior mercado de *crack* do mundo.[15,19] O Quadro 3.11 ilustra os principais efeitos agudos da cocaína, e o Quadro 3.12 os principais efeitos de seu uso crônico.

A síndrome de abstinência de cocaína/*crack* apresenta três fases, conforme ilustra o Quadro 3.13.

Quadro 3.11
Efeitos do uso agudo de cocaína

EFEITOS FÍSICOS
- Aumento do tamanho das pupilas; sudorese; diminuição do apetite; diminuição da irrigação sanguínea nos órgãos; tiques; coordenação motora diminuída; acidente vascular cerebral; convulsão; dor de cabeça; desmaio; tontura; tremores; tinido no ouvido; visão embaçada; aumento dos batimentos cardíacos; batimento cardíaco irregular; aumento da pressão arterial; parada respiratória; tosse.

EFEITOS PSICOLÓGICOS E PSIQUIÁTRICOS
- Euforia; sensação de bem-estar; estimulação mental e motora; aumento da autoestima; agressividade; irritabilidade; inquietação; sensação de anestesia; desconfiança e sentimento de perseguição; depressão como efeito rebote da intensa excitação.

EFEITOS SOCIAIS
- Isolamento; falar muito; desinibição, aumento das chances de comportamentos sexuais sem uso de preservativo.

Fonte: Bordim e colaboradores.[17]

QUADRO 3.12
Efeitos do uso crônico de cocaína

EFEITOS FÍSICOS
- Cardiovasculares: hipertensão; arritmias; miocardiopatia e miocardite; infarto do miocárdio; endocardite.
- Sistema nervoso central: dores de cabeça; convulsões; hemorragia cerebral; infarto cerebral; edema cerebral; atrofia cerebral; encefalopatia/coma; tiques, reações distônicas, coreias; encefalites fúngicas; abcessos cerebrais.
- Gastrintestinais: náuseas, vômitos e diarreias; anorexia; má nutrição, isquemia intestinal; perfuração do duodeno.
- Sistema renal: falha aguda renal.
- Sistema endócrino: diminuição dos níveis de prolactina; elevação dos níveis de tirosina.
- Sistema respiratório: tosse crônica; dores torácicas; hemoptise; pneumotórax; hemopneumotórax; pneumomediastino; pneumopericárdio; piora da asma; lesões nas vias aéreas; deterioração das funções pulmonares; bronquiolite obliterante; edema pulmonar; hemorragia pulmonar; rinite alérgica e/ou vasomotora crônica; ulceração e perfuração do septo nasal; sinusite; colapso nasal; alteração olfativa.
- Infecções: HIV; hepatite B ou C; tétano; contaminação por bactérias que se instalam no coração e nas válvulas.
- Outros: ulceração da gengiva; erosão do esmalte dentário; midríase; hipertermia; morte súbita; disfunções sexuais; diminuição da vitamina B6; desnutrição.

EFEITOS PSICOLÓGICOS E PSIQUIÁTRICOS
- Irritabilidade; agressividade; inquietação; irresponsabilidade; mentiras; segredos; medo, paranoia, diminuição do autocuidado; perda de valores morais e sociais; diminuição da libido; depressão; ansiedade; insônia; psicose; estados confusionais; suicídio.

EFEITOS SOCIAIS
- Isolamento social; dificuldades profissionais, familiares; comportamento sexual de risco; comportamento violento; atividade criminosa; prostituição; violência doméstica; gastos com tratamentos.

Fonte: Bordim e colaboradores.[17]

Quadro 3.13
As três fases da síndrome de abstinência de cocaína/*crack*

CRASH	Inicia entre 15 e 30 minutos após o último uso. O indivíduo vivencia uma drástica redução no humor e na energia, tornando-se lentificado e fatigado. Os principais sintomas são fissura (vontade intensa de usar), humor deprimido, ansiedade e paranoia. Após a fissura, que tende a diminuir em até 4 horas, a pessoa sente um forte desejo de dormir. Por volta de 8 dias depois, a hipersonolência e o humor normalizam.
ABSTINÊNCIA	Tem início entre 12 e 96 horas após o *crash* e pode durar de 2 a 12 semanas. Os sinais e sintomas são: anedonia (falta de motivação), fissura, ansiedade, hiper/hipossonia, hiperfagia e alterações psicomotoras (tremores, dores musculares, movimentos involuntários).
EXTINÇÃO	Os sinais e sintomas físicos da síndrome de abstinência são normalizados, apesar de a fissura apresentar-se eventualmente a partir de lembranças relacionadas ao consumo da substância, diminuindo aos poucos no decorrer dos meses e anos.

Fonte: Bordim e colaboradores.[17]

ANFETAMINAS

As anfetaminas são estimulantes do SNC. Há diversas formas de apresentação dessa substância, sendo que o *ecstasy* e o *crystal* serão abordados mais especificamente adiante neste capítulo.

As anfetaminas mais conhecidas são as "bolinhas" utilizadas inadequadamente por estudantes que desejam ficar acordados até mais tarde e por pessoas que querem emagrecer rapidamente, sem acompanhamento profissional adequado. Também é conhecido o "rebite", utilizado por motoristas de caminhão que fazem longas jornadas, com a intenção de afastar o sono. Ainda há as anfetaminas presentes em festas, baladas e *raves*, como o *ecstasy* (metilenodioximetanfetamina – MDMA), em forma de tablete ou cápsula, e a metanfetamina (*crystal*), fumada em cachimbos, podendo também ser injetada ou inalada.

Apesar de a motivação da busca pelas anfetaminas estar relacionada também a seu efeito de ficar "ligado", quando este é finalizado, a pessoa tende a sentir-se cansada, sem energia e com o humor deprimido, dificultando a execução de suas tarefas.[3]

No caso das anfetaminas, devem ser ressaltadas as complicações decorrentes da *overdose*, que podem levar a hipertermia, hipertensão, convulsões, colapso cardiovascular, traumas e morte.[20] O Quadro 3.14 ilustra os principais efeitos agudos das anfetaminas; o Quadro 3.15, os efeitos crônicos; e o Quadro 3.16, a síndrome de abstinência de anfetaminas.

Ecstasy

O *ecstasy* (MDMA) é uma anfetamina estimulante do SNC encontrada na forma de tabletes ou cápsulas.[20] Em geral, seu nome popular é "bala", sendo vendido em

Quadro 3.14
Efeitos do uso agudo de anfetaminas

EFEITOS FÍSICOS	EFEITOS PSICOLÓGICOS E PSIQUIÁTRICOS
• Redução do sono e do apetite • Diminuição da fadiga • Midríase • Taquicardia • Elevação da pressão arterial • Exaustão decorrente de atividades excessivas	• Aceleração do curso do pensamento • Verborragia • Euforia • Irritabilidade **EFEITOS SOCIAIS** • Sensação de melhora no desempenho social

Fonte: Marques e Ribeiro.[20]

Quadro 3.15
Efeitos do uso crônico de anfetaminas

EFEITOS FÍSICOS	EFEITOS PSICOLÓGICOS E PSIQUIÁTRICOS
• Desnutrição • Infarto agudo do miocárdio • Cegueira cortical transitória • Cardiopatias irreversíveis • Vasoespasmos sistêmicos • Edema agudo de pulmão	• Sentir-se distante da realidade • Irritabilidade • Paranoia • Impulsividade • Suicídio • Sintomas psicóticos, delírios persecutórios e autorreferentes • Alucinações auditivas e visuais

Fonte: Marques e Ribeiro.[20]

Quadro 3.16
Sintomas da síndrome de abstinência de anfetaminas

EFEITOS FÍSICOS	EFEITOS PSICOLÓGICOS E PSIQUIÁTRICOS
• Redução da energia • Lentificação	• Fissura • Ansiedade • Agitação • Humor depressivo • Pesadelos

Fonte: Carlini e colaboradores[3] e Marques e Ribeiro.[20]

diversas cores e com apresentação de diferentes logos com apelo para ícones e símbolos do público jovem. O Quadro 3.17 ilustra os efeitos agudos e crônicos do consumo de *ecstasy*.

Entre os efeitos sociais do *ecstasy*, está o comportamento sexual de risco, com aumento do número de parceiros sexuais e de atividade sexual desprotegida (sem uso de preservativo), além da elevação da sociabilidade.[21]

Metanfetamina

A metanfetamina (4-metilaminorex) é encontrada na forma de pó branco, podendo, às vezes, ser de coloração marrom, devido ao grau de impureza da substância produzida clandestinamente, ou na forma de pedras translúcidas. Seus nomes popularmente conhecidos são *ice glass*, *tina* ou *crystal meth*, e sua via de consumo é a pulmonar, fumada.[22] Os efeitos agudos de prazer intenso duram cerca de 60 minutos. O Quadro 3.18 mostra os principais efeitos agudos e crônicos dessa substância, e o Quadro 3.19, os principais efeitos da síndrome de abstinência.

METILFENIDATO

O metilfenidato, cujo nome comercial é Ritalina® (Novartis), é um estimulante do SNC, derivado da piperidina e estruturalmente similar à anfetamina. Tem sua in-

Quadro 3.17
Efeitos agudos e crônicos do consumo de *ecstasy*

	EFEITOS AGUDOS	EFEITOS CRÔNICOS
EFEITOS FÍSICOS	• Taquicardia • Sudorese • Tensão maxilar • Bruxismo • Anorexia • Aumento do estado de alerta • Desidratação • Hipertermia	• Síndrome de abstinência • Dependência
EFEITOS PSICOLÓGICOS E PSIQUIÁTRICOS	• Euforia e bem-estar • Aumento da percepção para sons e cores e para as sensações táteis • Aumento da autoconfiança, da compreensão e da empatia • Aumento do interesse sexual • Aumento da sensação de proximidade com terceiros • Psicoses	• Prejuízo cognitivo • Dificuldade em tarefas executivas • Diminuição do desempenho global da memória

Fonte: Diehl.[21]

QUADRO 3.18
Efeitos agudos e crônicos do consumo de metanfetamina

	EFEITOS AGUDOS	EFEITOS CRÔNICOS
EFEITOS FÍSICOS	- Diminuição do sono - Diminuição do apetite, inquietação - Aumento do estado de alerta - Infarto agudo do miocárdio - Convulsões	- Dependência - Síndrome de abstinência
EFEITOS PSICOLÓGICOS E PSIQUIÁTRICOS E SOCIAIS	- Alteração do humor (euforia ou disforia)	- Prejuízo cognitivo - Depressão - Agressividade - Isolamento social

Fonte: Homer e colaboradores.[23]

Quadro 3.19
Sinais e sintomas da síndrome de abstinência de metanfetamina

- Ansiedade
- Agitação
- Fissura
- Letargia
- Humor depressivo

Fonte: Homer e colaboradores.[23]

dicação terapêutica bastante comprovada no tratamento do transtorno de déficit de atenção/hiperatividade (TDAH).[24] Vale ressaltar que o medicamento é vendido nas farmácias somente com receituário amarelo (controlado) e com extremo rigor. No entanto, existem notícias, principalmente da mídia virtual, de adolescentes que conseguem de uma forma ou de outra burlar regras para adquirir o medicamento. Jovens trocam experiências, via *blogs* ou salas de bate-papo, tanto sobre como potencializar seus efeitos com álcool quanto sobre os efeitos estimulantes que a substância produz.[25]

Existe também notícia, na mídia informal, de que muitos jovens chamados de "concurseiros" têm buscado o medicamento com a finalidade de ficarem "mais inteligentes" e assim obter êxito nas provas de vestibulares e outros concursos diversos. Vale lembrar que a substância não é capaz de tornar nenhum indivíduo mais inteligente, e sim de melhorar estados de atenção em indivíduos com TDAH, finalidade para a qual o medicamento é indicado. O Quadro 3.20 apresenta os efeitos agudos e crônicos do metilfenidato.

QUADRO 3.20
Efeitos agudos e crônicos do consumo de metilfenidato

	EFEITOS AGUDOS	EFEITOS CRÔNICOS
EFEITOS FÍSICOS	• Aumento do estado de alerta • Diminuição do apetite	• Dependência • Supressão do apetite • Aumento da pressão arterial
EFEITOS PSICOLÓGICOS E PSIQUIÁTRICOS	• Euforia	• Distúrbios do sono • Ansiedade

Fonte: Cordioli[24] e Organização Mundial da Saúde.[26]

EFEDRINA

Trata-se de uma amina simpatomática similar aos derivados sintéticos da anfetamina. Atua como broncodilatadora no tratamento de afecções respiratórias, mas também melhora de forma ilegal o desempenho de atletas. A substância é considerada *doping* há muitos anos e já denegriu a imagem de muitos atletas internacionalmente famosos.[21]

É largamente comercializada em suplementos alimentares na maioria das cidades brasileiras. Os jovens adquirem facilmente as cápsulas em academias, lojas especializadas, farmácias e até mesmo pela internet.[21]

A *overdose* de efedrina pode causar alucinações, alterações de humor, obnubilação, vertigem, taquicardia, hipertensão e morte.[27] Entre os principais efeitos adversos advindos do uso indiscriminado, estão crises convulsivas e complicações cardíacas.[28] O Quadro 3.21 ilustra os principais efeitos agudos e crônicos dessa substância.

Verdade

O álcool e o tabaco, mesmo sendo drogas lícitas, causam inúmeros problemas para o indivíduo e para a população. Há de se atentar para as chamadas "farmácias domésticas", que em geral contêm inalantes e calmantes que igualmente podem levar a uso/abuso e dependência.

LSD

LSD é o acrônimo de dietilamida do ácido lisérgico, um perturbador do SNC. É uma substância sintética, alucinógena, utilizada via oral, mas que também pode ser fumada misturada ao tabaco.[29]

Assim como com outras drogas alucinógenas, os delírios e as alucinações provocados podem ter conteúdo mais positivo ("boa viagem") ou mais negativo ("má viagem"). Devido a essas perturbações, o indivíduo perde a capacidade de avaliar adequadamente a realidade, o que pode ter graves consequências, como exposição a acidentes ou a violência.[29]

QUADRO 3.21
Efeitos agudos e crônicos do consumo de efedrina

	EFEITOS AGUDOS	EFEITOS CRÔNICOS
EFEITOS FÍSICOS	- *Overdose* - Vertigem - Taquicardia - Hipertensão - Morte	- Crises convulsivas - Complicações cardíacas
EFEITOS PSICOLÓGICOS E PSIQUIÁTRICOS	- Alucinações - Alterações de humor - Obnubilação	

Fonte: Focchi e Scivoletto[27] e Sampaio.[28]

Outro ponto de destaque é o *flashback*, em que o indivíduo, depois de semanas ou meses, vivencia os mesmos efeitos do LSD, sem, contudo, ter consumido a substância.[3] O Quadro 3.22 mostra seus principais efeitos agudos.

Entre os efeitos do uso crônico de LSD estão a ansiedade, a depressão e os sintomas psicóticos, além do desenvolvimento de dependência.[3]

Quadro 3.22
Efeitos do uso agudo de LSD

EFEITOS FÍSICOS	
- Aumento da temperatura - Aumento da pressão arterial - Aumento dos batimentos cardíacos - Aumento dos níveis glicêmicos - Dilatação das pupilas - Vertigem - Náuseas - Sensação de frio e calor	- Delírios (persecutório e de grandeza) - Alucinações (como cores intensificadas, alterações nas formas de objetos e sinestesia) - Alteração na percepção da passagem do tempo - Confusão mental - Pânico - Quadros psicóticos
EFEITOS PSICOLÓGICOS E PSIQUIÁTRICOS	**EFEITOS SOCIAIS**
- Excitação - Euforia - Relaxamento - Ansiedade	- Comportamento violento - Acidentes - Isolamento alternado com proximidade social

Fonte: Carlini e colaboradores[3] e Cordeiro.[29]

GAMA-HIDROXIBUTIRATO (GHB)

O GHB é conhecido como uma das *club drugs* por estar inserido nos contextos de festas, baladas e *raves*, e também como "droga do estupro", uma vez que vem sendo utilizado com essa finalidade por predadores sexuais. Em geral, sua apresentação é na forma líquida. Vale ressaltar que a associação GHB e álcool pode ser fatal.[21] O Quadro 3.23 mostra os principais efeitos agudos dessa substância.

> **mito**
> "Preocupo-me mais com a maconha e a cocaína, mas acho uma cervejinha de vez em quando tudo bem."

CETAMINA

Conhecida popularmente pelos nomes K e *special* K, a cetamina é um anestésico utilizado atualmente mais no meio veterinário. A droga é primeiramente obtida na forma líquida e transformada em pó após ter sido aquecida, sendo, então, administrada por via aspirada. Outras apresentações incluem a forma líquida solúvel, utilizada via intramuscular (injetável), ou oral, na forma de tabletes. Tem meia-vida de eliminação curta. A "viagem" com a cetamina é descrita como curta, mas extremamente intensa.[30] O Quadro 3.24 mostra seus principais efeitos agudos e crônicos.

COGUMELOS E OUTROS ALUCINÓGENOS

Os cogumelos alucinógenos são perturbadores do SNC. Essas substâncias são utilizadas historicamente e ainda hoje estão presentes em rituais religiosos. Um dos

Quadro 3.23
Efeitos do uso agudo de GHB

EFEITOS FÍSICOS	EFEITOS PSICOLÓGICOS E PSIQUIÁTRICOS
• Sedação	• Desinibição
• Tonturas	• Sensação de embriaguez
• Pouca coordenação motora	• Euforia
• Náuseas	• Aumento do desejo e do desempenho sexual
• Vômitos	• Rebaixamento do nível de consciência
• Fala incoerente	• Confusão mental
• Incontinência fecal	
• Amnésia	**EFEITOS SOCIAIS**
• *Overdose*	• Sociabilidade
	• Comportamento sexual de risco
	• Risco de estupro

Fonte: Gable.[30]

Quadro 3.24
Efeitos agudos e crônicos do consumo de cetamina

	EFEITOS AGUDOS	EFEITOS CRÔNICOS
EFEITOS FÍSICOS	- Náuseas - Vômitos - Morte	- Alteração da função hepática - Alteração da função renal - Cistite - Ulcerações gástricas
EFEITOS PSICOLÓGICOS E PSIQUIÁTRICOS	- Relaxamento - Sensações hedonísticas, "sair do corpo" - Efeitos oníricos e psicodélicos, audiovisuais e alucinatórios - Riscos imotivados - Aumento da intensidade da perda do controle - Sentir-se *high* ("alto") - Distorção de tempo e espaço - Sintomatologia psicótica - Danos cognitivos - Reações depressivas e ansiosas	- Prejuízos da psicomotricidade - Prejuízos cognitivos (principalmente de memória) - Alteração das emoções e do humor
EFEITOS SOCIAIS	- Risco de traumas - Risco de acidentes - Sensação de sociabilidade	

Fonte: Muetzelfeldt e colaboradores.[31]

mais conhecidos é o Psilocybe, de onde é extraída a psilocibina. Os cogumelos podem ser utilizados via ingestão oral ou em forma de chás.[3] Seus efeitos iniciam entre 20 e 30 minutos após a ingestão, com duração média de duas horas; podem ter conteúdos positivos ("boa viagem"), ou negativos ("má viagem").[29] O Quadro 3.25 apresenta os efeitos agudos da psilocibina.

SALVIA

A Salvia é uma erva psicoativa comum na América do Sul, na América Central e no México, tendo sido amplamente utilizada pelos índios Mazatec em seus rituais de adivinhação e cura. Pode ser consumida pela mastigação de suas folhas frescas, pela ingestão do suco extraído das folhas e pelo fumo das folhas secas; também é possível consumi-la via vaporização e inalação.[32]

Verdade

Cerveja também é droga! A experimentação precoce aumenta as chances de dependência e de problemas associados ao consumo de álcool.

Quadro 3.25
Efeitos do uso agudo da psilocibina

EFEITOS FÍSICOS	
• Taquicardia	• Desprendimento
• Tontura	• Ilusões visuais e auditivas prazerosas
• Náuseas	• Sinestesia (p. ex., cor com cheiro, som com gosto)
• Vômitos	• Distorções na percepção de faces
• Dores epigástricas	• Alterações da percepção da imagem corpórea
• Pupilas dilatadas e fotorreagentes	• Ansiedade
EFEITOS PSICOLÓGICOS E PSIQUIÁTRICOS	• Quadros confusionais
• Euforia	• Sintomas psicóticos
• Relaxamento muscular	

Fonte: Carlini e colaboradores.[3]

Outros termos utilizados para denominar a Salvia são: Maria Pastora, *Sage of the Seers*, *Diviner's Sage*, *Sally-D*, *Magic Mint*.[33]

Os efeitos são intensos, porém de curta duração, tendo início em menos de um minuto e com duração de menos de meia hora. Os efeitos psíquicos incluem percepções de luzes brilhantes, cores vivas e formas, além de distorções dos movimentos do corpo ou de objetos. Também pode ocorrer riso descontrolado, disforia, sentimento de perda do corpo, realidades que se sobrepõem (Quadro 3.26).[33]

Os efeitos do uso crônico de Salvia ainda carecem de mais estudos cientificamente sistematizados.

KHAT

O Khat é uma droga estimulante derivada do arbusto *Catha edulis*, nativo da África Oriental e do sul da Arábia.[34]

Seus principais ingredientes psicoativos são a catina e a catinona, estimulantes do SNC. Os níveis de catinona são mais elevados na planta recém-cortada. Ao

Quadro 3.26
Efeitos do uso agudo da Salvia

EFEITOS FÍSICOS	
• Diminuição da coordenação	• Mudanças de humor e nas sensações corporais
• Vertigem	• Sentimentos de isolamento
• Fala arrastada	
EFEITOS PSICOLÓGICOS E PSIQUIÁTRICOS	**EFEITOS SOCIAIS**
• Alucinações	• Diminuição da capacidade de interagir com o ambiente

Fonte: National Institute on Drug Abuse[32] e Drug Enforcement Administration.[33]

mascar as folhas de Khat, o usuário é induzido a um estado de euforia. Os efeitos começam a diminuir após uma hora e meia a três horas, mas podem durar até 24 horas. Ao fim de uma sessão de Khat, o usuário pode experimentar um estado depressivo, irritabilidade, perda de apetite e dificuldade para dormir.[34] O Quadro 3.27 ilustra os principais efeitos agudos e crônicos do Khat.

CATINONAS SINTÉTICAS

As catinonas sintéticas são relacionadas ao principal princípio ativo da planta Khat, a catinona. As catinonas sintéticas mais encontradas são a mefedrona e a metilona. Seus efeitos psicoativos são similares aos da cocaína, do MDMA e da anfetamina. São utilizados diversos nomes na venda desses produtos, e em geral eles são comercializados pela internet ou em casas especializadas como nutriente ou fertilizante para plantas ou como sais de banho, com o aviso no rótulo de "uso não apropriado para consumo humano".[35]

A mefedrona (4-metilmetcatinona) é o mais popular derivado sintético da catinona, conhecida também como *Drone*, *Meph*, *Meow Meow*, *M-Cat*.[35,36]

Quadro 3.27
Efeitos agudos e crônicos do consumo de Khat

	EFEITOS AGUDOS	EFEITOS CRÔNICOS
EFEITOS FÍSICOS	• Sentimento de alerta • Aumento de energia • Hiperatividade • Falta de apetite • Fadiga • Relaxamento • Aumento da fala • Elevação da pressão arterial • Dilatação das pupilas • Hipertermia • Arritmias • Respiração aumentada	• Cárie dentária e prejuízos periodontais • Distúrbios gastrintestinais (prisão de ventre, úlceras, inflamação do estômago e aumento do risco de tumores no trato gastrintestinal superior) • Distúrbios cardiovasculares (batimento cardíaco irregular, diminuição do fluxo sanguíneo e infarto do miocárdio) • Disfunções sexuais • Hemorroidas
EFEITOS PSICOLÓGICOS E PSIQUIÁTRICOS	• Euforia	• Comportamento maníaco com delírios de grandeza • Depressão suicida • Psicose esquizofreniforme
EFEITOS SOCIAIS		• Violência

Fonte: Drug Enforcement Administration[34] e National Institute on Drug Abuse.[37]

> **mito**
> "Eu paro de usar *ecstasy* quando quiser. Esse papo de dependência é furado."

Os "sais de banho" referem-se a uma nova classe de drogas que contém uma ou mais catinonas sintéticas. Não se deve confundir sais de banho comuns com os de catinonas sintéticas, pois sais comuns não contêm substâncias psicoativas.[36]

As catinonas sintéticas encontradas comumente nos "sais de banho" são a metilenodioxipirovalerona (MDPV), a mefedrona e a metilona, entre outras. Ainda pouco se sabe sobre como essas substâncias afetam o cérebro, inclusive pelo fato de as propriedades entre um sal e outro variarem.[36]

Os "sais de banho" geralmente se apresentam na forma de um pó branco cristalino ou marrom e são vendidos pela internet ou em lojas especializadas em recipientes de plástico ou pacotes de papel alumínio. Mais recentemente, têm sido vendidos como "limpadores de joias" ou "limpadores de tela de telefone". Em geral, são consumidos via oral, inalados ou injetados.[36]

São conhecidos pelos termos: onda de marfim, *red dove*, seda azul, sétimo céu, *vanilla sky*, *ivory wave*, *bloom*, *cloud nine*, *lunar wave*, *white lightning* e *scarface*.[36] O Quadro 3.28 apresenta os principais efeitos agudos e crônicos da mefedrona e dos "sais de banho".

CLORIDRATO DE BENZIDAMINA (BENFLOGIN®)

O cloridrato de benzidamina (Benflogin®) é um anti-inflamatório indicado principalmente para tratamento de afecções da orofaringe e patologias periodontais, e pós-cirurgias ortopédicas.[21]

A dose máxima diária recomendada é de 200 mg. Alguns estudos apontam que a ingestão de 500 mg de Benflogin® pode levar ao surgimento de alucinações visuais. A utilização desse medicamento em altas dosagens tem sido muito comum entre adolescentes e jovens, principalmente antes de sair para a "balada". O medicamento é incrementado com bebidas alcoólicas. Os atrativos estão no efeito psicoativo provocado, somado ao fato de ser muito barato e de fácil acesso, visto que o receituário não precisa ser controlado.[38] O Quadro 3.29 apresenta os principais efeitos agudos e crônicos desse medicamento.

NITRATOS (*POPPER*)

O óxido nitroso (N_2O) foi preparado pela primeira vez em 1772. Também chamado de "gás hilariante", é um gás incolor, não inflamável e de odor ligeiramente doce.[39] Está classificado entre os solventes voláteis. Pode ser encontrado em frascos ou na forma de ampolas, sendo, em geral, consumido por inalação.[26]

Popularmente conhecido como *popper*, *rush* e *liquid gold*, o nitrato (óxido nitroso) é uma substância que emergiu em ambientes de *sexshops*, associado à suposta capacidade de aumentar o desejo e o desempenho sexuais.[21,39] Seu uso crônico pode levar a diminuição da função cognitiva.[26] O Quadro 3.30 mostra os principais efeitos agudos dos nitratos.

Quadro 3.28
Efeitos agudos e crônicos do consumo de mefedrona e dos "sais de banho"

	MEFEDRONA	SAIS DE BANHO
EFEITOS AGUDOS	- Euforia - Aumento do estado de alerta - Aumento da inquietação - Desinibição social - Empatia - Aumento da libido - Morte	- Euforia - Aumento da sociabilidade - Aumento do desejo sexual - Paranoia - Agitação - Delírio alucinatório - Ataque de pânico - Comportamento violento - Sintomas cardíacos (batimentos acelerados, aumento da pressão arterial e dores no peito) - Mortes
EFEITOS CRÔNICOS	- Efeitos adversos cardiovasculares - Efeitos adversos gastrintestinais - Efeitos adversos neurológicos - Efeitos adversos psiquiátricos - Dependência - Tolerância	- Dependência - Tolerância - Síndrome de abstinência

Fonte: Europan Monitoring Centre for Drugs and Drug Addiction[35] e Antúnez e Navarro.[36]

Quadro 3.29
Efeitos agudos e crônicos do consumo de cloridrato de benzidamina

	EFEITOS AGUDOS	EFEITOS CRÔNICOS
EFEITOS FÍSICOS	- *Overdose* - Cansaço - Sonolência - Tonturas - Epigastralgia - Falta de apetite	- Gastrite - Úlcera - Sangramento intestinal - Diminuição da função renal - Convulsões
EFEITOS PSICOLÓGICOS E PSIQUIÁTRICOS	- Alucinações visuais - Irritação	

Fonte: DEF 2007/08.[40]

Quadro 3.30
Efeitos do uso agudo dos nitratos

EFEITOS FÍSICOS	EFEITOS PSICOLÓGICOS E PSIQUIÁTRICOS
• Agitação	• Sedação
• Aumento da frequência cardíaca	• Riscos imotivados
• Relaxamento muscular	• Euforia
• Tontura	• Desorientação
• Aumento da suscetibilidade a convulsões	• Ansiedade

Fonte: Organização Mundial da Saúde.[26]

"CHÁ DE FITA"

A literatura científica sobre o tema é ainda escassa, porém, encontram-se várias menções ao "chá de fita" em salas de bate-papo e fóruns virtuais em que adolescentes trocam receitas de drogas já experimentadas, falam sobre suas experiências com essas drogas e anunciam quais serão as próximas da lista a serem experimentadas.[21]

Entre as descrições de preparo do chamado "chá de fita" está o uso de metais pesados extraídos de pilhas, baterias velhas de celulares, baterias comuns, fitas cassete ou de vídeo. Esses materiais são fervidos e, muitas vezes, cozidos em panelas de pressão até que liberem uma alta quantidade de ácidos e metais pesados. Essa água é, então, misturada a refrigerantes e estimulantes à base de guaraná, para melhorar seu sabor, sendo, depois, ingerida. O resultado é uma droga que contém componentes altamente tóxicos.[21] O Quadro 3.31 mostra as principais características associadas a intoxicações por metais pesados.

BENZODIAZEPÍNICOS

Os benzodiazepínicos (BZDs) são depressores do SNC. São utilizados terapeuticamente para o tratamento de transtornos de ansiedade e transtornos do sono e como coadjuvantes nos transtornos do humor e psicóticos, entre outros. Apresentam propriedades ansiolíticas, sedativas, hipnóticas, amnésticas e de relaxamento muscular. Estão entre os medicamentos mais prescritos no mundo.[41]

Os principais BZDs são: diazepam, bromazepam, clobazam, clorazepam, estazolam, flurazepam, flunitrazepam, lorazepam, nitrazepam, entre outros. Esses medicamentos podem ser encontrados sob os seguintes nomes comerciais: Noan®, Valium®, Calmociteno®, Dienpax®, Psicosedin®, Frontal®, Frisium®, Kiatrium®, Lexotan®, Lorax®, Urbanil®, Somalium®.[41]

Vale ressaltar a questão da interação dos BZDs com o álcool, que pode levar ao coma.[3] O uso crônico pode provocar dependência e efeitos de prejuízo de memória e outras alterações da função cognitiva. Os Quadros 3.32 e 3.33 mostram, respectivamente, os efeitos agudos dos BZDs e a síndrome de abstinência a eles associada.

Quadro 3.31
Intoxicação por metais pesados

INTOXICAÇÃO POR CHUMBO	INTOXICAÇÃO POR MANGANÊS	INTOXICAÇÃO POR MERCÚRIO
- Falta de apetite - Gosto metálico na boca - Desconforto muscular - Mal-estar - Cefaleia - Cólicas abdominais	- Anorexia - Fraqueza - Apatia - Insônia - Excitabilidade mental - Comportamento alterado - Dores musculares - Quadro neurológico (tremores simulando a doença de Parkinson) - "Loucura mangânica", caracterizada por comportamento violento associado a períodos de mania e depressão	- Dor abdominal - Gosto metálico na boca - Salivação excessiva - Náuseas - Cólicas intestinais - Gengivite - Prejuízo de memória - Cefaleia - Formigamentos - Insônia - Tremores - Sonolência - Alteração da grafia - Cãibras - Gritos noturnos - Alteração do equilíbrio, tontura, vertigem - Dificuldade escolar - Irritabilidade - Tristeza - Diminuição da atenção - Depressão - Agressividade - Insegurança - Irritação nos olhos - Fraqueza muscular - Espasmos musculares - Borramento visual - Zumbido - Irritação nasal - Diminuição da acuidade visual e auditiva

Fonte: Associação Brasileira de Medicina.[42]

SOLVENTES E INALANTES

Os solventes e os inalantes são produtos comuns do dia a dia, como a cola de sapateiro, o esmalte, o lança-perfume, o tíner, o verniz, entre outros. Essas substâncias são consumidas por aspiração, e seus efeitos são rápidos, com duração de 15 a 40 minutos. São drogas frequentemente abusadas por crianças e adolescentes, sobretudo aqueles em situação de maior vulnerabilidade, como crianças de rua.[43]

Para esse tipo de droga, uma das graves consequências é a morte pela intoxicação, causada por aqueles que não conseguem afastar o saco com a substância para longe do nariz.[3]

Quadro 3.32
Efeitos do uso agudo dos benzodiazepínicos

EFEITOS FÍSICOS	EFEITOS PSICOLÓGICOS E PSIQUIÁTRICOS
• Hipotonia muscular • Grande dificuldade para ficar em pé e andar • Baixa pressão sanguínea • Desmaios	• Diminuição de ansiedade • Indução de sono • Relaxamento muscular • Redução do estado de alerta • Diminuição dos processos de aprendizagem e memória • Prejuízo, em parte, das funções psicomotoras

Fonte: Nastasy-Alves e colaboradores.[44]

Quadro 3.33
Sintomas da síndrome de abstinência de benzodiazepínicos

EFEITOS FÍSICOS	EFEITOS PSICOLÓGICOS E PSIQUIÁTRICOS
• Tremores • Sudorese • Palpitações • Letargia • Náuseas • Vômitos • Anorexia • Sintomas gripais • Cefaleia • Dores musculares • Convulsões	• Insônia • Irritabilidade • Dificuldade de concentração • Inquietação • Agitação • Pesadelos • Disforia • Prejuízo da memória • Despersonalização/desrealização • Alucinações

Fonte: Nastasy-Alves e colaboradores.[44]

Os efeitos agudos dos solventes e inalantes ocorrem em quatro fases, ilustradas no Quadro 3.34, e os efeitos do uso crônico estão listados no Quadro 3.35.

A síndrome de abstinência de solventes e inalantes envolve tremores, cãibras nas pernas, ansiedade, agitação e insônia.[43]

ANABOLIZANTES

São substâncias utilizadas com a finalidade de aumentar a massa muscular de forma rápida. Os efeitos agudos dessas substâncias são apresentados no Quadro 3.36. Alguns efeitos do uso crônico estão relacionados especificamente com gênero e idade: em os homens, por exemplo, observam-se encolhimento dos testículos (atrofia testicular), redução da contagem de espermatozoides ou infertilidade, calvície, desenvolvimento de mamas (ginecomastia), aumento do risco de câncer de

Quadro 3.34
Efeitos do uso agudo de solventes e inalantes

PRIMEIRA FASE	Fase de excitação, em que o indivíduo sente euforia, excitação, tonturas, perturbações auditivas e visuais. Pode gerar efeitos como náuseas, espirros, tosse, salivação e faces avermelhadas.
SEGUNDA FASE	Ocorre a depressão do SNC, com efeitos de confusão, desorientação, voz pastosa, visão embaçada, perda do autocontrole, dor de cabeça, palidez, alucinações visuais e auditivas.
TERCEIRA FASE	Redução acentuada do estado de alerta, incoordenação ocular, incoordenação motora, fala enrolada, reflexos deprimidos, alucinações.
QUARTA FASE	Estados depressivos tardios; podem ocorrer queda da pressão, sonhos estranhos, inconsciência e surtos de convulsões.

Fonte: Carlini e colaboradores.[3]

Quadro 3.35
Efeitos do uso crônico de solventes e inalantes

- Destruição de neurônios cerebrais
- Apatia
- Dificuldade de concentração
- Déficit de memória
- Lesões na medula óssea, nos rins, no fígado e nos nervos periféricos que controlam os músculos
- Arritmia cardíaca

Fonte: Carlini e colaboradores[3] e Associação Médica Brasileira.[43]

próstata. Já nas mulheres, observam-se crescimento do pelo facial, calvície de padrão masculino, alteração ou interrupção do ciclo menstrual, aumento do clitóris e voz mais grave. Para adolescentes, a maturação esquelética prematura e a puberdade acelerada provocam mudanças cujos riscos incluem o fato de não conseguirem atingir a altura esperada no caso de o uso de esteroides preceder o típico surto de crescimento adolescente.[37]

Além disso, pessoas que injetam esteroides têm risco aumentado de contrair ou transmitir HIV/aids ou hepatite se compartilharem seringas.[37] Os Quadro 3.36 e 3.37 ilustram os principais efeitos agudos e crônicos dos esteroides.

XAROPES (CODEÍNA)

Os xaropes para tosse são compostos pela codeína, um opiáceo antitussígeno. Alguns exemplos de nomes comerciais desses xaropes são: Belacodid®, Belpar®, Codelasa®, Gotas Binelli®, Pambenyl®, Setux®, Tussaveto®, os quais podem ser utilizados como

Quadro 3.36
Efeitos do uso agudo de esteroides e anabolizantes

- Sentir-se bem consigo mesmo
- Oscilações extremas de humor
- Sintomas maníacos
- Raiva
- Ciúme
- Irritabilidade extrema
- Delírios
- Comportamento agressivo

Fonte: National Institute on Drug Abuse.[37]

Quadro 3.37
Efeitos do uso crônico de esteroides e anabolizantes

- Insuficiência ou falência renal
- Danos ao fígado
- Problemas cardiovasculares: alargamento do coração, pressão alta, mudanças nos níveis de colesterol no sangue, acidente vascular cerebral e infarto agudo do miocárdio
- Retenção de fluido
- Acne grave

Fonte: National Institute on Drug Abuse.[37]

droga de abuso.[3] Os Quadros 3.38 e 3.39 apresentam os principais efeitos agudos e os sintomas da síndrome de abstinência dessas substâncias, respectivamente.

CAFEÍNA E ENERGÉTICOS

A cafeína é encontrada em mais de 60 espécies de plantas, como mate, nozes-de-cola, café, cacau e guaraná.[45] Quanto à intoxicação por cafeína, a quinta edição do *Manual diagnóstico e estatístico de transtornos mentais*[46] afirma que, para o diagnóstico, o indivíduo deve consumir mais de 250 mg de cafeína (2 ou 3 xícaras de café) e apresentar cinco ou mais dos sintomas apresentados no Quadro 3.40.[47]

A síndrome de abstinência de cafeína apenas recentemente foi incluída no DSM-5. Para a identificação do quadro, o indivíduo que diminui ou interrompe o consumo de cafeína deve apresentar, após 24 horas, ao menos três dos sintomas apresentados no Quadro 3.41.[46]

Os energéticos são bebidas estimulantes que geralmente apresentam em sua fórmula cafeína, taurina, carboidratos, glucoronolactona, inositol e vitaminas do complexo B.[47]

A quantidade de cafeína presente nessas bebidas costuma ser três vezes maior do que em uma xícara de café. Ainda, muitos desses produtos adicionam outros ingredientes, como guaraná, açaí, ginseng, creatina, inositol, ginkgo biloba, entre outros, os quais podem aumentar os riscos à saúde se consumidos em excesso.[45]

Quadro 3.38
Efeitos físicos do uso agudo de xaropes

- Menos dor (analgesia)
- Sonolência
- Diminuição da pressão sanguínea
- Respiração fraca
- Contração da pupila
- Sensação de má digestão
- Prisão de ventre
- Apatia

Fonte: Carlini e colaboradores.[3]

Quadro 3.39
Sintomas da síndrome de abstinência de xaropes

- Calafrios
- Cãibras
- Cólicas
- Coriza
- Lacrimejamento
- Inquietação
- Irritabilidade
- Insônia

Fonte: Carlini e colaboradores.[3]

Quadro 3.40
Efeitos do uso em altas doses de cafeína

- Inquietação
- Nervosismo
- Excitação
- Insônia
- Rubor facial
- Diurese
- Distúrbio gastrintestinal
- Espasmos musculares
- Prejuízo no fluxo de pensamentos e da linguagem
- Taquicardia ou arritmia cardíaca
- Períodos de inesgotabilidade ou agitação psicomotora

Fonte: American Psychiatric Association.[46]

Quadro 3.41
Sinais e sintomas da síndrome de abstinência de cafeína

- Dor de cabeça
- Fadiga ou sonolência
- Humor deprimido ou irritabilidade
- Dificuldade de concentração
- Sintomas semelhantes aos da gripe, como náusea e dores musculares

Fonte: American Psychiatric Association.[46]

> **Verdade**
>
> Apesar de a progressão da dependência ser um processo individual e multifatorial, existem drogas, como o *crack*, por exemplo, que têm maior poder de causar dependência do que outras, por suas características de rapidez de ação.

A indústria de produtos energéticos divulga suas bebidas como geradoras de um *boom* de energia. Os efeitos positivos buscados nos energéticos por atletas, estudantes e adolescentes, em festas, estão relacionados ao aumento do desempenho em atividades físicas, à melhora do desempenho mental e da atenção, à diminuição do cansaço e ao mascaramento dos sintomas provocados pelo consumo de álcool.[45]

O tema da mistura do álcool com energéticos merece destaque devido aos mitos que existem relacionados a essa associação. Diferentemente do que muitos pensam, o energético não diminui os efeitos do álcool, ou seja, apesar de a pessoa não sentir seus efeitos, eles estão presentes e podem causar prejuízos. Em alguns países, o consumo de energéticos junto com o álcool está proibido. Nos Estados Unidos, após mortes relacionadas ao consumo de energéticos, passaram a ser realizadas investigações quanto a sua segurança.[48]

Os riscos do consumo excessivo de energéticos são apresentados no Quadro 3.42.

O consumo crônico de energéticos pode, ainda, gerar os sintomas relatados no Quadro 3.43.

Apesar de o café e os energéticos serem as formas mais consumidas de cafeína no mundo, ainda há outras formas de uso, como pílulas de cafeína, *shot* energéti-

Quadro 3.42
Riscos do consumo excessivo de energéticos

• Aumenta o estado de alerta	• Irritabilidade
• Diurese	• Agitação
• Insônia	• *Overdose*
• Aceleração ou irregularidade dos batimentos cardíacos	

Fonte: Vieira.[45]

Quadro 3.43
Efeitos do uso crônico de energéticos

- Alterações psiquiátricas: ansiedade, insônia e pensamentos vagos
- Alterações cardiovasculares: arritmias e hipertensão
- Outros: aceleração da mobilização de cálcio dos ossos

Fonte: Vieira.[45]

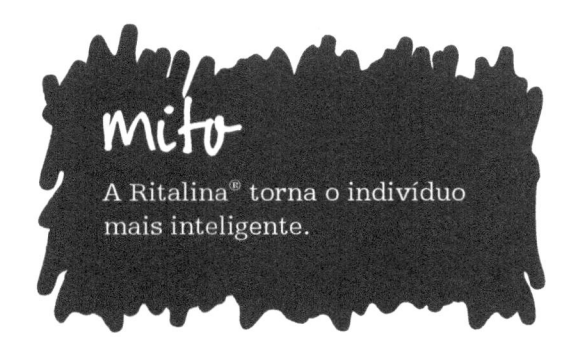

> **mito**
> A Ritalina® torna o indivíduo mais inteligente.

co, pastilha energética, cápsulas de cafeína, entre outras, que prometem energia imediata. O consumo concomitante desses produtos pode potencializar os riscos já descritos.[21]

CHÁ DE SANTO-DAIME (AYAHUASCA)

As plantas das quais deriva o popularmente conhecido chá de santo-daime são o cipó *Banisteriopsis caapi* e as folhas do arbusto *Psychotria viridis*. Seus princípios ativos são as β-carbolinas harmina, harmalina e tetra-hidro-harmina e a N,N-dimetiltriptamina (DMT).[29]

A Ayahuasca é utilizada há milênios por populações indígenas da Amazônia ocidental em práticas religiosas e medicinais. O termo "ayahuasca" pertence à língua quíchua: *aya* significa espírito, alma, morto, e *waska*, cipó, corda ou vinho, podendo-se traduzir como cipó dos espíritos, ou corda dos mortos, ou vinho dos mortos. A bebida é utilizada em religiões cristãs, kardecistas, indígenas e afro-brasileiras e, mais recentemente, a partir da década de 1930, nas religiões Santo-daime, Barquinha e União do Vegetal.[29]

Seus efeitos alucinógenos muitas vezes estão ligados a alucinações visuais com animais, seres místicos, sensação de levitação ou de voo, de transformação em animal ou outra pessoa.[29]

Em um estudo que investigou os estados alterados de consciência e os efeitos psicológicos de curto prazo no primeiro consumo ritualístico da Ayahuasca em contextos religiosos da União dos Vegetais e do Santo-daime[49] verificaram que, entre os 28 sujeitos avaliados, os efeitos relatados aproximavam-se aos de outros alucinógenos, com algumas particularidades, como: fenômenos visuais, luminosos, tranquilidade e ocorrência de *insights* autobiográficos e religiosos, além de mudanças comportamentais, como assertividade, serenidade e ânimo/alegria. Os pesquisadores concluíram que os efeitos da Ayahuasca são influenciados pelo ambiente e pelo contexto.[49] O Quadro 3.44 apresenta os principais efeitos agudos do chá de santo-daime.

Apesar de seu consumo já ter sido proibido em outros momentos, hoje o uso da Ayahuasca encontra-se liberado para o contexto religioso, tendo em vista o respeito às crenças e às manifestações culturais populares. Ainda assim, a DMT está na lista de substâncias controladas pela Vigilância Sanitária. Os questionamentos do meio científico envolvem o uso da Ayahuasca por crianças, gestantes e pessoas com história pessoal ou prévia de transtornos psicóticos (uma vez que o quadro pode ser precipitado ou exacerbado pela substância).[29]

OPIOIDES E HEROÍNA

Os opioides são SPAs depressoras do SNC utilizados no tratamento da dor (analgésicos), sendo também antitussígenos e antidiarreicos.[50] Ópio significa "suco" em sua origem grega, e o nome é relacionado ao fato de a substância ser obtida ao se cortar a papoula e retirando-se a seiva leitosa, que é colocada para secar.[51]

Quadro 3.44
Efeitos do uso agudo de Ayahuasca

EFEITOS FÍSICOS	
• Vertigens	• Midríase
• Náusea	• Desidratação
• Vômito	
• Diarreia	**EFEITOS PSICOLÓGICOS E PSIQUIÁTRICOS**
• Palpitação	• Alucinações
• Taquicardia	• Euforia
• Tremores	• Excitação agressiva

Fonte: Bordin e colaboradores.[51]

Os opioides podem ser classificados entre naturais (ópio, morfina, codeína, entre outros), semissintéticos (heroína, oxicodona, hidrocodona, entre outros) e sintéticos (meperidina, metadona, entre outros).[50]

Apesar de o consumo de heroína ser alarmante em países como os Estados Unidos, mas baixo no Brasil, chama a atenção que o nosso país vem se apresentando como o maior consumidor de analgésicos opioides da América do Sul, com destaque para os profissionais médicos e da saúde, com 22% deles apresentando dependência dessa SPA.[50,52]

A heroína pode ser aspirada, sendo os efeitos sentidos 10 a 15 minutos depois; fumada; ou injetada – de forma intravenosa, com efeitos mais rápidos e mais intensos, em 7 a 8 segundos, e de forma intramuscular, com efeitos de 5 a 8 minutos. Uma vez absorvida no sangue, a maior parte se concentra nos pulmões, no fígado e no baço, com uma grande parte ligando-se às proteínas do sangue. Apesar de os opioides em geral serem pouco solúveis em gorduras e, por isso, penetrarem de forma lenta no cérebro, a heroína é altamente solúvel em gordura e penetra com muita rapidez no cérebro, sendo transformada em metabólitos (morfina e monoacetilmorfina) e ficando 10 vezes mais potente que a morfina.[51]

A codeína também desencadeia efeitos cerebrais via seus metabólitos, principalmente a morfina. A meia-vida da codeína é de 3 a 6 horas. A morfina é rapidamente metabolizada pelo fígado, e seus efeitos são de 4 a 5 horas. Cerca de 10% da substância é excretada de forma inalterada, e o restante é transformado em metabólitos, excretados pela urina e pelas fezes em 24 horas. A meia-vida da morfina é de 2 horas. Quanto à metadona, cerca de 10% é excretada inalterada pela urina, e apresenta uma meia-vida longa, de 10 a 25 horas, o que é ideal para seu uso terapêutico.[51]

Em geral, os efeitos agudos são descritos como sensação de euforia, de contentamento e de bem-estar, ausência de preocupações e sensibilidade auditiva e visual que gera prazer. Em altas doses, os opioides podem ocasionar uma espécie de "transe", em que os usuários

> **Verdade**
> A Ritalina® não é capaz de tornar ninguém mais inteligente, mas melhora estados de atenção em indivíduos com transtorno de déficit de atenção/hiperatividade (TDAH).

têm sonhos ou visões, fazendo-os acreditar que a droga ajuda no processo criativo. Alguns chegam a relatar que a droga traz a sensação de orgasmo no estômago ou no corpo todo,[51] entre outros efeitos descritos no Quadro 3.45. O uso crônico de opioides gera os efeitos descritos do Quadro 3.46.

A síndrome de abstinência de opioides foi muito retratada no cinema. A imagem drástica provavelmente se deve à época dos anos de 1920 e 1930, em que os usuários dessa substância tinham mais oportunidades de consumo de grandes quantidades. A síndrome de abstinência tem início após 12 a 18 horas, podendo durar de 10 a 15 dias (Quadro 3.47).[50]

Quadro 3.45
Efeitos do uso agudo de opioides

EFEITOS FÍSICOS	EFEITOS PSICOLÓGICOS E PSIQUIÁTRICOS
• Náuseas e/ou vômitos	• Sensação de euforia
• Cãibras	• Sensação de contentamento
• Constipação intestinal	• Sensação de bem-estar
• Sensação de calor	• Ausência de preocupações
• *Overdose* (depressão respiratória, coma)	• Sensibilidade auditiva e visual prazerosa
• Miose (estreitamento pupilar)	• Insônia

Fonte: Castro[50] e Bordin e colaboradores.[51]

Quadro 3.46
Efeitos do uso crônico de opioides

- Estados de humor desagradáveis
- Aumento de sintomas psiquiátricos
- Isolamento
- Agressividade
- Gastos financeiros com o uso
- Sintomas da síndrome de abstinência
- Risco de contaminação por HIV e hepatites (compartilhamento de seringas)
- Falta de apetite
- Desnutrição
- Apreensão policial por atividades criminosas

Fonte: Bordin e colaboradores.[51]

Quadro 3.47
Sintomas da síndrome de abstinência de opioides

- Fissura
- Rinorreia ou espirros
- Lacrimejamento
- Dilatação da pupila
- Piloereção
- Calafrios
- Taquicardia ou hipertensão
- Insônia
- Bocejos
- Mialgias
- Artralgias
- Anorexia
- Diarreia
- Náuseas e/ou vômitos
- Dores ou cãibras
- Cólicas intestinais
- Sono agitado
- Febre
- Humor disfórico

Fonte: Castro,[50] Organização Mundial da Saúde[53] e American Psychiatric Association.[54]

CONSIDERAÇÕES FINAIS

Muitas são as drogas disponíveis, que causam as mais diversas consequências biopsicossociais, existindo, ainda, uma variedade de outras drogas que aqui não foram descritas por questões de prevalência e relevância de saúde pública. É possível verificar que, apesar dos efeitos prazerosos buscados, as consequências são danosas para o indivíduo e para seu entorno.

A família e os educadores são, em geral, pouco informados sobre a questão das substâncias psicoativas, em especial as drogas ilícitas. A pouca informação pode estar associada à forma como a comunicação sobre álcool e outras drogas se dá pelos diversos meios de informação: ora distorcida, ora sensacionalista, ora desprovida de evidência científica, ora retratada de forma assustadora e temerosa. Assim, é importante que a família e os educadores possam se informar primeiro, ou seja, de preferência antes que seus entes queridos tenham contato com esse universo, pois isso tende a diminuir a distância de um diálogo assertivo e a aproximar pais e/ou educadores do contexto que o jovem ou qualquer outro usuário possa estar vivenciando ou pense em vivenciar. Conhecer os efeitos agudos e crônicos e as formas de apresentação das substâncias psicoativas pode ajudar pais, professores, líderes comunitários, profissionais da saúde, de assistência, do direito e outros interessados a lidar com a prevenção do uso de drogas em todos os segmentos da população.

REFERÊNCIAS

1. World Health Organization. Psychoactive substances [Internet]. Geneva: WHO; 2013 [capturado em 30 abr. 2014]. Disponível em: http://www.who.int/substance_abuse/terminology/psychoactive_substances/en/.

2. Laranjeira R, organizador. II Levantamento Nacional de Álcool e Drogas (LENAD): consumo de álcool no Brasil: tendências entre 2006 e 2012 [Internet]. São Paulo: INPAD; 2013 [capturado em 30 abr. 2014]. Disponível em: http://inpad.org.br/wp-content/uploads/2013/04/LENAD_PressRelease_Alcohol_RVW.pdf.

3. Carlini EA, Noto AR, van der Meer ZS, Carlini CMA, Locatteli DP, Abeid LR, et al. VI levantamento nacional sobre o consumo de drogas psicotrópicas entre estudantes do ensino fundamental e médio das redes pública e privada de ensino nas 27 capitais brasileiras – 2010. São Paulo: CEBRID; 2010.

4. Presman S, Gigliotti A. Álcool. In: Diehl A, Cordeiro DC, Laranjeira R, organizadores. Dependência química: prevenção, tratamento e políticas públicas. Porto Alegre: Artmed; 2011.

5. World Health Organization. Alcohol [Internet]. Geneva: WHO; 2013 [capturado em 30 abr. 2014]. Disponível em: http://www.who.int/mediacentre/factsheets/fs349/en/.

6. Laranjeira R, Nicastri S, Jerônimo C, Marques AC. Consenso sobre a Síndrome de Abstinência do Álcool (SAA) e o seu tratamento. Rev Bras Psiquiatr. 2000;22(2):62-71.

7. Silva CJ, Laranjeira R. Neurobiologia da dependência química. In: Figlie NB, Bordin S, Laranjeira R, organizadores. Aconselhamento em dependência química. 2 ed. São Paulo: Roca; 2010.

8. World Health Organization. Report on the global tobacco epidemic 2013 [Internet]. Geneva: WHO; 2013c [capturado em 30 abr. 2014]. Disponível em: 1http://www.who.int/tobacco/global_report/2013/en/.

9. Lim SS, Vos T, Flaxman AD, Danaei G, Shibuya K, Adair-Rohani H, et al. A comparative risk assessment of burden of disease and injury attributable to 67 risk factors and risk factor clusters in 21 regions, 1990-2010: a systematic analysis for the Global Burden of Disease Study 2010. Lancet. 2012;380(9859):2224-60.

10. World Health Organization. Media centre: tobbaco [Internet]. Geneva: WHO; 2013d [capturado em 30 abr. 2014]. Disponível em: http://www.who.int/mediacentre/factsheets/fs339/en/.

11. Marques ACPR, Ribeiro M. Projeto diretrizes: abuso e dependência da nicotina. São Paulo: AMB; 2002.

12. Instituto Nacional do Câncer. Perguntas e respostas: quais os danos ao meio ambiente? [Internet]. Rio de Janeiro: INCA; 2013[capturado em 30 abr. 2014]. Disponível em: http://www.inca.gov.br/tabagismo/frameset.asp?item=faq.

13. Zuardi AW, Crippa JAS. Maconha. In: Diehl A, Cordeiro DC, Laranjeira R, organizadores. Dependência química: prevenção, tratamento e políticas públicas. Porto Alegre: Artmed; 2011.

14. Bordin S, Jungerman PS, Figlie NB, Laranjeira R. Maconha. In: Figlie NB, Bordin S, Laranjeira R, organizadores. Aconselhamento em dependência química. 2. ed. São Paulo: Roca, 2010 a. p. 119-31.

15. Instituto Nacional de Políticas Públicas do Álcool e Outras Drogas. II Levantamento Nacional de Álcool e Drogas (LENAD). São Paulo: INPAD; 2012.

16. World Health Organization. Management of substance abuse: Cannabis. [Internet]. Geneva: WHO; 2013e [capturado em 30 abr. 2014]. Disponível em: http://www.who.int/substance_abuse/facts/cannabis/en/.

17. Bordim S, Figlie N, Laranjeira R. Cocaína e crack. In: Figlie NB, Bordin S, Laranjeira R, organizadores. Aconselhamento em dependência química. 2. ed. São Paulo: Roca, 2010.

18. Ribeiro M. Nudelman ED, Rezende EP, Yamauchi R. Farmacologia do consumo de crack. In: Ribeiro M, Laranjeira RO, organizadires. Tratamento do usuário de crack. Porto Alegre: Artmed; 2012.

19. Abdalla RR, Madruga CS, Ribeiro M, Pinsky I, Caetano R, Laranjeira R. Prevalence of cocaine use in Brazil: data from the II Brazilian National Alcohol and Drugs Survey (BNADS). Addict Behav. 2014;39(1):297-301.

20. Marques ACPR, Ribeiro M. Projeto diretrizes: abuso e dependência anfetamina. São Paulo: AMB; 2002.

21. Diehl A. Outras drogas de abuso. In: Figlie NB, Bordin S, Laranjeira R, organizadores. Aconselhamento em dependência química. 2. ed. São Paulo: Roca; 2010.

22. Smith KM, Larive LL, Romanelli F. Club drugs: methylenedioxymethamphetamine, flunitrazepam, ketamine hydrochloride, and gamma-hydroxybutyrate. Am J Health Syst Pharm. 2002;59(11):1067-76.

23. Homer BD, Solomon TM, Moeller RW, Mascia A, DeRaleau L, Halkitis PN. Methamphetamine abuse and impairment of social functioning: a review of the underlying neurophysiological causes and behavioral implications. Psychol Bull. 2008;134(2):301-10.

24. Cordioli AV, editor. Psicofármacos: consulta rápida. 3. ed. Porto Alegre: Artmed; 2005. p. 133-6.

25. Garbin L, Iwasso S. Jovens usam ritalina na balada [Internet]. 2007 [capturado em 30 abr. 2014]. Disponível em: http://ritalinanempensar.blogspot.com/2007/08/jovens-usam-ritalina-na-balada.html.

26. Organização Mundial de Saúde. Neurociência do uso e da dependência de substâncias psicoativas. São Paulo: Roca; 2006.

27. Focchi GRA, Scivoletto S. Drogas desenhadas: novas drogas de abuso?/Designer drugs: new drugs of abuse. J Bras Psiquiatr. 2000;49(10/12):383-6.

28. Sampaio C. Jovens abusam da efedrina vendida indiscriminadamente no Brasil [Internet]. 2008 [capturado em 30 abr. 2014]. Disponível em: http://www.saudeemmovimento.com.br/reportagem/noticia_exibe.asp?cod_noticia = 1159.

29. Cordeiro DC. Alucinógenos. In: Diehl A, Cordeiro DC, Laranjeira R, organizadores. Dependência química: prevenção, tratamento e políticas públicas. Porto Alegre: Artmed; 2011.

30. Gable RS. Acute toxic effects of club drugs. J Psychoactive Drugs. 2004;36(3):303-13.

31. Muetzelfeldt L, Kamboj SK, Rees H, Taylor J, Morgan CJ, Curran HV. Journey through the K-hole: phenomenological aspects of ketamine use. Drug Alcohol Depend. 2008;95(3):219-29.

32. National Institute on Drug Abuse. DrugFacts: la salvia [Internet]. Bethesda: NIH; 2012 [capturado em 30 abr. 2014]. Disponível em: http://www.drugabuse.gov/es/publicaciones/drugfacts/la-salvia.

33. Drug Enforcement Administration. Salvia divinorum and salvinorin A [Internet]. Springfield: Office of Diversion Control; 2012 [capturado em 30 abr. 2014]. Disponível em: http://www.deadiversion.usdoj.gov/drugs_concern/salvia_d.pdf.

34. Drug Enforcement Administration. Khat [Internet]. Springfield: Office of Diversion Control; 2011 [capturado em 30

abr. 2014]. Disponível em: http://www.deadiversion.usdoj.gov/drugs_concern/khat.pdf.

35. European Monitoring Centre for Drugs and Drug Addiction. Synthetic cathinones [Internet]. Lisbon: EMCDDA; 2012 [capturado em 30 abr. 2014]. Disponível em: http://www.emcdda.europa.eu/publications/drug-profiles/synthetic-cathinones.

36. Antúnez, JM, Navarroo, JF. Drogas emergentes: mefedrona. Rev Psiquiatria.com. 2012;16(21):1-9.

37. National Institute on Drug Abuse. DrugFacts: anabolic steroids [Internet]. Bethesda: NIH; 2012 [capturado em 30 abr. 2014]. Disponível em: http://www.drugabuse.gov/publications/drugfacts/anabolic-steroids

38. Souza JFR, Marinho CLC, Guilam MCR. Consumo de medicamentos e internet: análise crítica de uma comunidade virtual. Rev Assoc Med Bras. 2008;54(3):225-31.

39. Petermann H. Laughing gas: pleasure gas and inhalation anesthetic: experience and action as decisive factors in the history of anesthesia. Sudhoffs Arch Z Wissenschaftsgesch Beih. 2004;(54):227-37.

40. DEF 2007/08: dicionário de especialidades farmacêuticas. 36. ed. Petrópolis: Epub; 2007. p. 898.

41. Sordi AO, Roduiguez VCR, Kessler F. Benzodiazepínicos, hipnóticos e ansiolíticos. In: Diehl A, Cordeiro, DC, Laranjeira, R. Dependência química: prevenção, tratamento e políticas públicas. Porto Alegre: Artmed; 2011.

42. Associação Brasileira de Medicina Complementar. Biblioteca de intoxicações [Internet]. São Paulo: ABMC; c2008 [capturado em 30 abr. 2014]. Disponível em: http://www.medicinacomplementar.com.br/Biblioteca_de_Intoxicacoes.asp.

43. Associação Médica Brasileira. Projeto diretrizes: abuso e dependência de inalantes [Internet] São Paulo: AMB; 2012 [capturado em 30 abr. 2014]. Disponível em: http://www.uniad.org.br/desenvolvimento/index.php/noticias/16884-projeto-diretrizes-abuso-e-dependencia-de-inalantes.

44. Nastasy H, Ribeiro M, Marques ACPR. Projeto diretrizes: abuso e dependência dos benzodiazepínicos. São Paulo: AMB; 2008.

45. Vieira JLF. Cafeína em suplementos energéticos consumidos em Belém, Pará. Rev. Pará Med. 2008;22(4).

46. American Psychiatric Association. Diagnostic and statistical manual of mental disorders: DSM-5. 5th ed. Washington: APA; 2013.

47. Agnol TD, Souza PFA. Efeitos fisiológicos agudos da taurina contida em uma bebida energética em indivíduos fisicamente ativos. Rev Bras Med Esporte. 2009;15(2):123-6.

48. Reissig CJ, Strain EC, Griffiths RR. Caffeinated energy drinks: a growing problem. Drug Alcohol Depend. 2009;99(1-3):1-10.

49. Dalgalarrondo P, Barbosa PCR. O uso ritual de um alucinógeno no contexto urbano: estados alterados de consciência e efeitos em curto prazo induzidos pela primeira experiência com a ayahuasca. J Bras Psiquiatr. 2003;52(3):181-90.

50. Castro LAPG. Opioides. In: Diehl A, Cordeiro DC, Laranjeira R, organizadores. Dependência química: prevenção, tratamento e políticas públicas. Porto Alegre: Artmed; 2011.

51. Bordin S, Figlie N, Laranjeira R. Opioides. In: Figlie NB, Bordin S, Laranjeira R, organizadores. Aconselhamento em dependência química. 2. ed. São Paulo: Roca, 2010.

52. Carlini EA, Galduróz JCF. II Levantamento domiciliar sobre o uso de drogas psicotrópicas no Brasil. São Paulo: CEBRID; 2005.

53. Organização Mundial de Saúde. Classificação internacional de transtornos mentais e de comportamento: CID 10. Porto Alegre: Artmed; 1993.

54. American Psychiatric Association: Diagnostic and statistical manual of mental disorders: DSM-IV. 4th ed. Washington: APA; 2002.

Quer saber mais?

Em www.grupoa.com.br, acesse a página deste livro por meio do campo de busca e clique em Conteúdo Online para ter acesso a uma lista de outras obras sobre o assunto deste capítulo.

CAPÍTULO 4

TIPOS DE CONSUMO

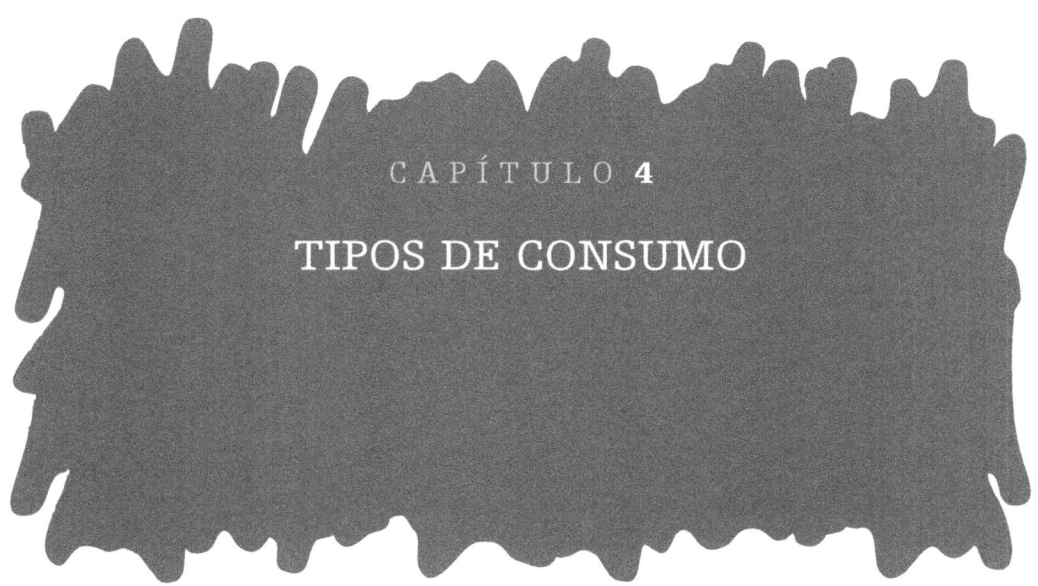

Cláudio Jerônimo da Silva

Qual seria o momento exato em que uma pessoa deixa de ser usuária recreacional de droga e passa a ser usuária nociva ou dependente? Como evolui a dependência química? A história natural da dependência química ainda não foi totalmente elucidada, sendo um desafio para a ciência entendê-la.

Mesmo que os limites entre uso recreacional e nocivo estejam estabelecidos do ponto de vista teórico, determiná-los na prática não é uma tarefa fácil. Ainda assim, essas questões precisam ser debatidas e adequadamente compreendidas, porque a resposta a elas vai determinar em que momento uma ou outra intervenção será necessária e eficaz.

Sendo o uso de droga, pelo menos inicialmente, um comportamento como outro qualquer, ele está sujeito às mesmas variáveis de interferência que os demais comportamentos e se distribui ao longo de um *continuum* cujos limites entre o normal e o patológico são de difícil localização e de certo modo imprecisos.

Categorizar qualquer comportamento é sempre um risco, porque entre o branco e o preto existe uma área cinza em que está localizado um grande número de indivíduos. E é preciso salientar que estabelecer se o uso de droga atingiu o limite do nocivo ou da dependência é, na verdade, um diagnóstico clínico, e, como tal, deve estar sujeito ao mesmo cuidado extremo que qualquer diagnóstico médico.

Antes do uso nocivo e da dependência, no entanto, há um consumo que precisa ser entendido para que se possa investir na prevenção. Mas como tipificar esse consumo? A fim de responder a essa questão, este capítulo busca descrever os aspectos teóricos e empíricos que embasam a construção e a descrição dos tipos de consumo de drogas.

TIPOS DE CONSUMO

Delimitar o comportamento de consumo de droga (motivos pelos quais as pessoas buscam a droga, quantidade em que ela é consumida, frequência de consumo), como vimos, é uma tarefa complexa. Entretanto, reconhecer os problemas decorrentes do uso é um pouco mais simples. É relativamente fácil saber se existe alteração hepática por uso de álcool, se houve problemas familiares devido ao consumo de droga, ou se houve prejuízo no desempenho escolar, por exemplo.

Assim, para tipificar o consumo de droga é preciso avaliar o indivíduo que a consome em vários eixos: o do consumo propriamente dito, o dos sintomas da dependência, e o de problemas relacionados ao uso.[4,6]

A pesquisa sobre a estrutura dimensional do comportamento de beber entre adolescentes encontrou, desde cedo, pelo menos duas dimensões distintas: a intensidade do uso e os problemas relacionados ao uso.[3]

Assim, os tipos de consumo discutidos aqui se assentam em princípios teóricos e estudos experimentais nesses dois eixos. Griffith[5] já havia descrito que, no primeiro eixo de avaliação, está localizado o consumo e seu impacto nos aspectos psicológicos (comportamento, cognições e emoções) e neurológicos centrais (neuroadaptações, desenvolvimento de tolerância). No eixo vertical, as consequências do consumo nos aspectos social, familiar, ocupacional e para a saúde física (alterações hepáticas, doenças mentais, neurológicas, etc.).

A evolução do consumo dependerá das características psicológicas, genéticas e ambientais. Quanto maior for a quantidade de fatores de risco em cada um desses domínios da vida, maiores as chances de ocorrência de problemas e mais rápida sua evolução.

O tipo de droga consumida e a via de administração também interferem na evolução. Assim, controlados os fatores individuais e ambientais, a partir do primeiro consumo, um usuário de álcool levará muito mais tempo para desenvolver dependência do que um usuário de *crack*. Isso se deve, em parte, à ação da droga no sistema nervoso central (SNC) e, em parte, à via de administração. Drogas inaladas têm absorção muito mais rápida e distribuição sanguínea até o SNC muito mais eficiente.

Outra consideração a ser feita é que tanto o consumo quanto suas consequências variam ao longo de um *continuum*, e a relação entre eles não obedece uma função linear.

Uso experimental

É a primeira vez em que uma pessoa tem contato com a droga e a utiliza. Quanto mais cedo for a experimentação e mais imaturo for o SNC, maiores as chances de problemas relacionados.

Uso recreacional ou de baixo risco

O conceito de uso de baixo risco ou uso recreacional* se assenta na ausência de problemas em função do consumo. Se uma pessoa usa alguma droga e não desenvolveu nenhum problema demonstrável relacionado a esse uso, nem no eixo do consumo (ou seja, não apresentou nenhum dos sintomas da síndrome de dependência) e nem no eixo de problemas (ou seja, não desenvolveu nenhum problema físico, social, familiar ou ocupacional em função do uso), ela teoricamente é usuária de

---

*O termo uso de baixo risco parece ser mais preciso do que uso recreacional, pois, do ponto de vista teórico, qualquer uso de droga, em qualquer quantidade, oferece um risco potencial que não se pode mensurar *a priori*. Em geral, o dano potencial só é inferido depois de instalado.

> **mito**
> Só existe uso recreacional de álcool. Para as demais drogas, todo uso pode ser considerado nocivo.

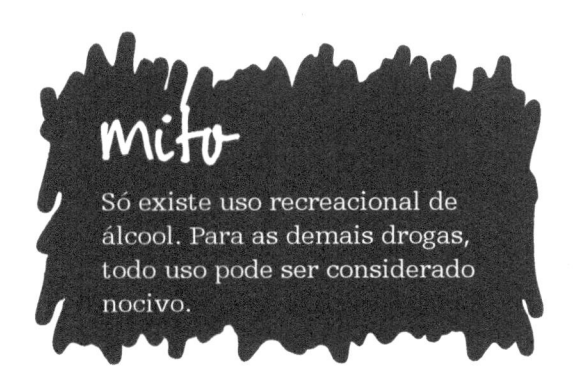

baixo risco. Não é, portanto, a quantidade, tampouco a frequência, que define o uso de baixo risco, pois, exceto para o álcool, faltam pesquisas que permitam estabelecer a frequência e a quantidade de consumo em que a probabilidade de desenvolvimento de problemas seja tão baixa a ponto de o uso ser considerado de baixo risco.

Especificamente para o álcool, o consumo que indica baixo risco é diferente para homens (21 unidades ao longo da semana) e para mulheres (14 unidades ao longo da semana) (ver Figura 4.1).

No Brasil há uma grande diversidade de bebidas com concentrações alcoólicas e medidas de vasilhames muito variados. Entretanto, podemos padronizar as concentrações alcoólicas das bebidas como mostra a Figura 4.2. Por exemplo, uma pessoa que bebe três doses de uísque ao dia estaria ingerindo 150 mL de uma bebida alcoólica destilada cuja concentração é de aproximadamente 40%. Isso equivale a 60 g de álcool (150 × 0,4) e 6,0 unidades (cada 10 g = 1 unidade). Ao longo da semana, essa pessoa estaria ingerindo 42 unidades, ultrapassando em grande escala a faixa do beber seguro.

Esse consumo pode ser avaliado de maneira um pouco menos precisa em termos de doses. Um homem adulto sem nenhum problema de saúde que contraindique o uso de bebida alcoólica pode beber até duas doses por dia, e uma mulher adulta, até uma dose. Uma dose é o equivalente a uma lata de cerveja de 350 mL, uma dose de destilado de 50 mL ou uma dose de vinho de 150 mL.

Para as demais drogas de abuso, não existem pesquisas suficientes sobre o uso de baixo risco. Portanto, com os conhecimentos que se tem hoje, não é possível saber qual seria a quantidade segura que uma pessoa poderia consumir de maconha, cocaína e outras drogas.

Uso nocivo

Como discutido anteriormente, Edwards Griffith e Gross[5] avaliaram o consumo em duas dimensões distintas: de um lado, a psicopatologia do beber, que seria a dependência propriamente dita; e de outro, uma dimensão enfocando todos os problemas que decorrem do uso ou da dependência do álcool. A Figura 4.3 ilustra essas duas dimensões: no eixo horizontal, a dependência e, no vertical, os problemas variando ao longo de um *continuum*. No quadrante I estariam os indivíduos que não apresentam nem problemas nem dependência – são os indivíduos que fazem um uso de bebida alcoólica considerado consumo de baixo risco. No quadrante II, teríamos a condição em que o indivíduo, embora não seja dependente, pode apresentar problemas decorrentes do uso de bebidas alcoólicas – por exemplo, beber e dirigir, beber e fazer sexo desprotegido, beber e

> **Verdade**
> O uso de qualquer droga de forma eventual, em contextos específicos e que não resulte em problemas, pode ser considerado recreacional.

Homens

Beber de baixo risco	Uso nocivo	Dependência
0	21 U	50 U

Mulheres

0	14 U	35 U
Beber de baixo risco	Uso nocivo	Dependência

Figura 4.1
Uso de baixo risco para homens e mulheres em unidades de álcool consumidas.[9]
Nota: Vale ressaltar que o consumo de baixo risco de álcool não se aplica a mulheres gestantes.

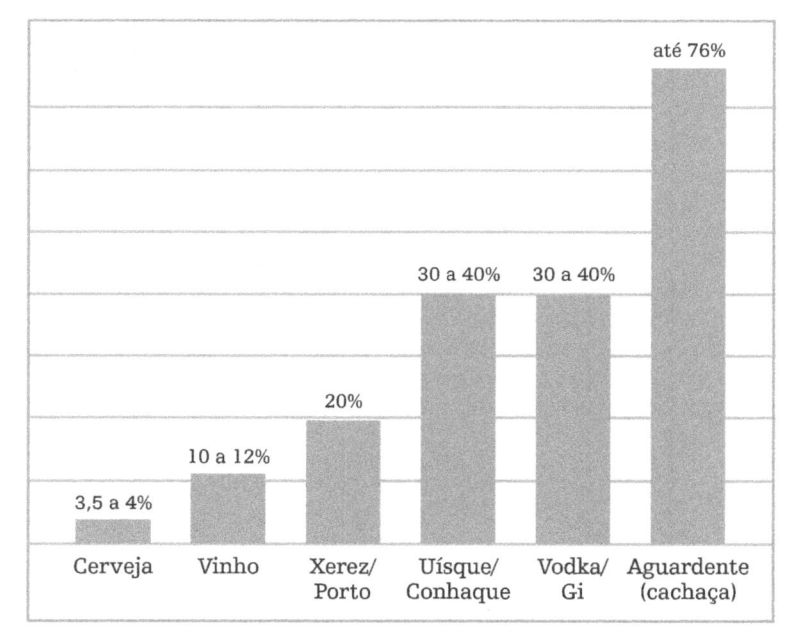

Figura 4.2
Concentrações alcoólicas.

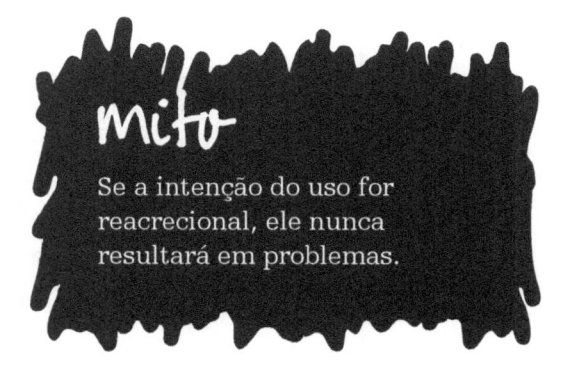

(Cerveja: 3,5 a 4%; Vinho: 10 a 12%; Xerez/Porto: 20%; Uísque/Conhaque: 30 a 40%; Vodka/Gi: 30 a 40%; Aguardente (cachaça): até 76%)

mito
Se a intenção do uso for recreacional, ele nunca resultará em problemas.

envolver-se em brigas, por exemplo. Estes seriam considerados os usuários que fazem um uso nocivo. No quadrante III estariam localizados os indivíduos em que, à medida que aumenta a gravidade da dependência, aumenta o desenvolvimento de problemas dos mais diversos. O quadrante IV inexiste uma vez que não existe o consumo de álcool em altas quantidades e baixa incidência de problemas associados.

```
                    Problemas relacionados ao consumo de álcool

         Uso nocivo                              Dependência
         Quadrante II                            Quadrante III

      Consumo eventual                    Consumo em altas quantidades
   Alta incidência de problemas            Alta incidência de problemas
                                                                          ▶ Dependência

         Quadrante I                             Quadrante IV
   Consumo em baixas quantidades          Consumo em altas quantidades

    Baixa incidência de problemas          Baixa incidência de problemas
       Consumo de baixo risco                   Situação inexistente
```

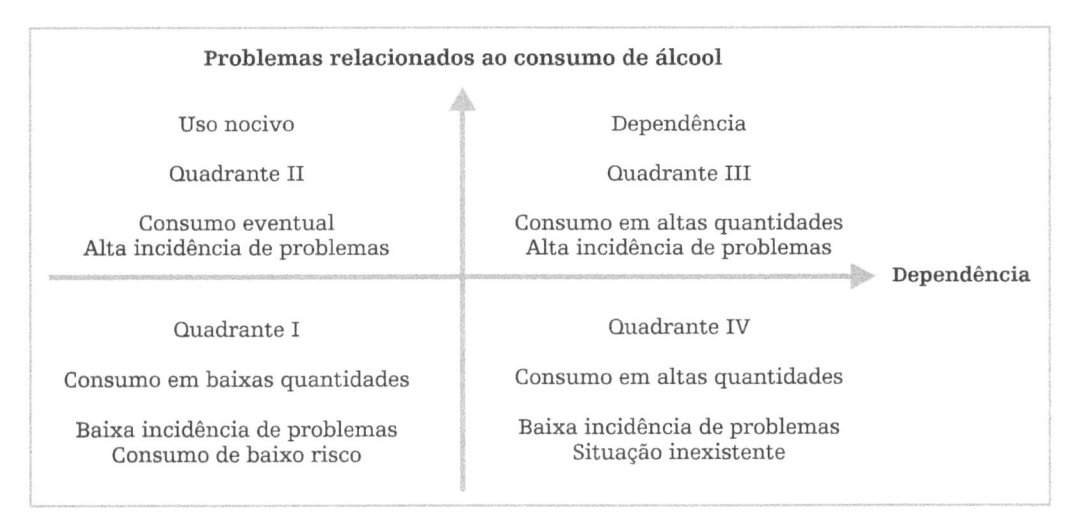

Figura 4.3
Desenho esquemático da relação entre dependência e problemas associados ao uso de álcool.

A quarta edição do *Manual diagnóstico e estatístico de transtornos mentais* (DSM-IV)[1] e a décima edição da *Classificação internacional de doenças* (CID-10) também foram influenciadas por esse conceito. O DSM-IV fala em abuso de substâncias, cujos critérios se assemelham aos de uso nocivo da CID-10, como descrito no Quadro 4.1.

A quinta edição do DSM[2] aboliu o termo abuso, assim como o termo dependência, ou *addiction,* por causa de sua "definição incerta e sua potencial conotação negativa".

O DSM-5[1] usa o termo transtorno por uso de substância, descrevendo-o em grupos de critérios que englobam: prejuízos do controle (critérios 1-4); prejuízo social (critérios 5-7); uso de risco (critérios 8 e 9) e critérios farmacológicos (critérios 10 e 11).

Do ponto de vista conceitual, entretanto, não há diferenças entre o DSM-IV e o DSM-5. Ambos continuam considerando o eixo de problemas relacionados ao uso de substância (social, familiar, no trabalho, ou físicos) e o eixo do impacto do uso no comportamento e no SNC (tolerância, síndrome de abstinência, estreitamento de repertório, perda do controle sobre o uso).

Do ponto de vista clínico e de prevenção, os conceitos desenvolvidos por Griffith são ainda de grande valor no momento de desenhar e parear estratégias de prevenção e/ou tratamento com o diagnóstico. Por exemplo, o uso nocivo ou abusivo pode ser pareado com es-

> **Verdade**
>
> Mesmo o uso eventual de uma droga, com objetivo apenas recreacional, pode resultar em danos, porque não é possível saber *a priori* se há ou não predisposição individual para o desenvolvimento de problemas.

Quadro 4.1
Critérios para o diagnóstico do uso nocivo segundo a CID-10[8]

Alterações comportamentais e do julgamento	Deve haver clara evidência de que o uso da substância foi responsável por dano físico ou psicológico, incluindo julgamento comprometido ou disfunção do comportamento, podendo levar a uma incapacidade ou ter consequências adversas para os relacionamentos interpessoais
Problemas legais	Não especifica
Alterações físicas	Incluídas no critério[1]
Relação do dano com a droga	A natureza do dano deve ser claramente identificável (e especificada)
Duração	O padrão do uso tem persistido por pelo menos um mês ou tem ocorrido repetidamente dentro de um período de um ano
Exclusão de outros diagnósticos	O transtorno não satisfaz os critérios para qualquer outro transtorno mental ou de comportamento relacionado à mesma droga durante o período (exceto para intoxicação aguda)

tratégias de intervenção breve aplicada na rede primária de saúde por profissionais não especialistas, enquanto a síndrome de dependência seria pareada com estratégias de intervenção mais complexas e especializadas.[10]

SÍNDROME DE DEPENDÊNCIA

A síndrome de dependência do álcool (SDA)[5] é uma síndrome clínica caracterizada por sinais e sintomas comportamentais, fisiológicos e cognitivos.

A partir desse conceito, Grifith Edwards e Milton Gross[5] propunham: a) um diagnóstico dimensional, avaliando a frequência e a intensidade dos sintomas ao longo de um *continuum*; b) uma validação clínica, embasada em pesquisas empíricas; c) uma distinção entre uso nocivo, dependência e problemas associados ao uso de álcool; d) o envolvimento de processos de aprendizagem (aprendizagem social, condicionamento operante e clássico) no desenvolvimento e manutenção da dependência; e) a consideração da influência de fatores plásticos (p. ex., cultura e personalidade) na expressão clínica da dependência do álcool.

Os sinais e sintomas clínicos que compõem a SDA compreendem:[5]

Estreitamento do repertório do beber. É caracterizado pela tendência a ingerir bebidas alcoólicas da mesma forma, isto é, o paciente passará a beber a mesma

> **mito**
> "Preocupo-me mais com a maconha e a cocaína. Acho que uma cervejinha de vez em quando tudo bem".

quantidade de álcool, quer esteja sozinho ou acompanhado, quer seja em dias úteis ou fins de semana, apesar das restrições sociais. À medida que a dependência avança, o padrão de beber torna-se cada vez mais rígido, estreitado e estereotipado, já que os dias de abstinência ou de consumo baixo vão se tornando mais raros. Inicialmente, o consumo de álcool é influenciado por fatores sociais e psicológicos. Posteriormente, o paciente dependente grave passa a beber o dia inteiro a fim de manter um nível alcoólico no sangue que previna a instalação de uma síndrome de abstinência. As influências sociais e psicológicas que o fariam beber começam a não ser levadas em consideração.

Tolerância. É a perda ou diminuição da sensibilidade aos efeitos iniciais do álcool. Nessas ocasiões, os pacientes aumentam a quantidade ingerida de álcool para compensar a tolerância que se estabelece aos efeitos agradáveis da substância. Outra definição comumente utilizada é a necessidade de usar o álcool em quantidade cada vez maior para atingir os mesmos efeitos desejados. Ocorre, ao longo do tempo, uma diminuição dos efeitos agradáveis quando se consome a mesma quantidade de álcool. Na prática clínica, a tolerância é identificada quando o paciente consegue exercer – mesmo com prejuízo do desempenho – várias atividades (p. ex., dirigir automóveis) com uma concentração sanguínea de álcool tão elevada que incapacitaria o bebedor normal.

Síndrome de abstinência. São sinais e sintomas físicos e psíquicos decorrentes da diminuição ou interrupção do uso do álcool. Inicialmente, os sintomas de abstinência são leves e intermitentes. Posteriormente, com o agravamento da síndrome de dependência, a frequência e a gravidade dos sintomas aumentam, tornando-se persistentes.

Saliência do comportamento de uso. Caracteriza-se clinicamente (1) pela perda do controle sobre o próprio consumo (p. ex., uso em maiores quantidades ou por tempo mais prolongado do que se pretendia inicialmente), (2) pelo desejo persistente e por tentativas frustradas para controlar, interromper ou diminuir o consumo. Nesse tipo de padrão de consumo, os pacientes gastam grande parte do seu tempo procurando bebidas alcoólicas, ingerindo álcool e recuperando-se dos seus efeitos, apesar das consequências psíquicas e físicas adversas. Todas as suas atividades passam a girar em torno da procura, do consumo e da recuperação dos efeitos do álcool. As atividades sociais, profissionais e recreativas são abandonadas em prol do uso da substância. Apesar dos problemas psicológicos, médicos e psicossociais, os pacientes per-

> **Verdade**
> Álcool e tabaco, por serem drogas lícitas, são as substâncias mais consumidas entre os jovens e em alguns casos podem ser a porta de entrada para as drogas ilícitas.

> **mito**
> Experimentou droga uma vez fatalmente se tornará dependente químico."

sistem com o consumo, o que caracteriza a prioridade que a substância passa a assumir na vida dos usuários. Na prática clínica, pode-se identificar a saliência do comportamento de busca do álcool investigando-se sua ingestão em situações socialmente inaceitáveis (p. ex., no trabalho; quando está doente; quando falta dinheiro; ao dirigir automóveis, etc.). Os pacientes abandonam progressivamente os prazeres e/ou interesses diversos em favor do uso do álcool; aumentam a quantidade de tempo necessário para obter, ingerir e se recuperar dos efeitos do álcool e persistem no consumo apesar das consequências nocivas, como problemas médicos e psicossociais. Além disso, têm dificuldade para controlar o início, o término e o nível de consumo da substância.

Alívio ou evitação dos sintomas de abstinência pelo uso do álcool. Envolve a ingestão de álcool apesar das consequências psíquicas e físicas adversas. Na história clínica, devem ser valorizados os seguintes aspectos: a) início da relação entre o beber e o alívio dos sintomas de abstinência; b) tempo entre o despertar e a primeira dose de álcool do dia; c) cultura do paciente; d) personalidade do paciente.

Sensação subjetiva de necessidade de beber. É o desejo subjetivo e intenso de fazer uso do álcool, *craving* ou fissura.

Reinstalação da síndrome após abstinência. É a retomada rápida do padrão mal-adaptativo de consumo de álcool após um período de abstinência.

Como descrito anteriormente, esses conceitos são utilizados em todos os manuais de classificação diagnóstica. Eles apenas são agrupados de forma diferente. No DSM-5, todos eles são agrupados sob o termo transtornos por uso de substâncias. Na classificação anterior, todos eram agrupados sob o termo dependência de substância. Na CID-10, por sua vez, eles são agrupados sob o termo síndrome de dependência (Quadro 4.2).

CONSIDERAÇÕES FINAIS

O comportamento de uso de substâncias psicoativas é complexo e envolve muito mais fatores do que simplesmente a quantidade de drogas e a frequência do consumo. Existe um outro eixo de avaliação que são os problemas relacionados ao uso. Além disso, esses dois eixos variam ao longo de um *continuum* cujos limites entre o normal e o patológico são de difícil localização e de certa forma imprecisos.

Ressalvada essa complexidade, entretanto, é preciso estabelecer alguns critérios para

> **Verdade**
> Se ingerida regularmente e de forma abusiva qualquer droga pode levar à dependência, uma vez que esta se estabelece em um *continuum* de problemas e sinais e sintomas.

Quadro 4.2
Critérios da síndrome de dependência segundo a CID-10[8]

	CID-10
Critérios	Três ou mais das seguintes manifestações ocorridas conjuntamente por pelo menos um mês ou, se persistirem por períodos menores do que um mês, devem ter ocorrido juntas de forma repetida durante um período de 12 meses.
Tolerância	(1) Evidência de tolerância aos efeitos da substância, de forma que há necessidade de quantidades significativamente crescentes da substância para obter intoxicação ou o efeito desejado ou efeito marcadamente reduzido com o uso continuado da mesma quantidade da substância.
Abstinência e alívio dos sintomas pelo uso	(2) Um estado fisiológico de abstinência quando o uso da substância é reduzido ou interrompido, como evidenciado pela síndrome de abstinência característica da substância ou pelo uso da mesma substância (ou similar) com a intenção de aliviar ou evitar sintomas de abstinência.
Craving e falta de controle	(3) Um forte desejo ou compulsão de consumir a substância. (2) Comprometimento da capacidade de controlar o comportamento de uso da substância em termos do seu início, término ou níveis.
Saliência do comportamento	(3) Preocupação com o uso da substância, manifestada pela redução ou abandono de importantes prazeres ou interesses alternativos por causa de seu uso ou pelo gasto de uma grande quantidade de tempo em atividades necessárias para obter, consumir ou recuperar-se dos efeitos da substância. (4) Uso persistente a despeito de evidências claras de consequências nocivas, evidenciadas pelo uso continuado quando o indivíduo está efetivamente consciente (ou espera-se que esteja) da natureza e da extensão dos efeitos nocivos.
Dependência fisiológica	Não diferencia dependência fisiológica de não fisiológica.
Sintomas atuais	(1) Atualmente abstinente (remissão precoce, parcial ou completa). (2) Abstinente em ambiente protegido. (3) Em regime de manutenção ou substituição clínica supervisionada. (4) Abstinente em tratamento com drogas aversivas. (5) Atualmente usando a substância (sem sintomas físicos ou com sintomas físicos).

que se possa uniformizar a linguagem entre os profissionais e estabelecer pareamento entre os diagnósticos e as intervenções.

O uso experimental de drogas pode ser definido como o primeiro contato que uma pessoa tem com a substância psicoativa. A partir daí, ela pode fazer um uso esporádico e não desenvolver nenhum prejuízo para sua saúde física, mental, social ou familiar. Nesse caso, o indivíduo faz um uso de baixo risco. Para o álcool, existem pesquisas que mostram a quantidade e a frequência de uso que poderiam ser consideradas de baixo risco. Para as outras drogas de abuso, ainda não há pesquisas conclusivas. O termo uso de baixo risco parece ser mais preciso do que o termo uso recreacional, porque a intenção de recreação não isenta a pessoa de alguns riscos inerentes ao uso de qualquer substância com ação no SNC.

Quando começam a ocorrer problemas relacionados ao uso, o consumo pode ser classificado como: nocivo, segundo a CID-10, da Organização Mundial da Saúde; uso abusivo, segundo a classificação da American Psychiatric Association (DSM-IV) e transtorno relacionado ao uso, segundo a atual classificação do DSM-5.

Quando o impacto do uso, além de problemas de saúde, familiares, sociais e ocupacionais, atinge o comportamento, provocando saliência do uso, estreitamento do repertório, fissura, e o SNC, provocando alterações como tolerância, síndrome de abstinência e reinstalação da síndrome de dependência após período de abstinência, o consumo pode ser classificado como dependência pela CID-10 e pelo DSM-IV, e como transtorno relacionado ao uso pelo DSM-5.

Essa classificação pode ser útil para parear o diagnóstico com o tipo de intervenção (prevenção primária, secundária, terciária ou prevenção universal, seletiva, indicada ou, ainda, técnicas de tratamento, como intervenção breve ou intervenções mais especializadas).

REFERÊNCIAS

1. Budney AJ Are specific dependence criteria necessary for different substance: how can research on cannabis inform this issue? Addiction. 2006;101 Suppl 1:125-33.

2. Goldberg D. Should our major classifications of mental disorders be revised ? Br J Psychiatry. 2010;196(4):255-6.

3. Babor TF, Caetano R. Subtypes of substance dependence and abuse: implications for diagnostic classification and empirical research. Addiction. 2006;101 Suppl 1:104-10.

4. Edward G, Gross M. Alcohol dependence: provisional description of a clinical syndrome. Br Med J. 1976;1(6017):1058-61.

5. Lima JMB. Álcool e gravidez. Rio de Janeiro: Medbook; 2008.

6. Lima JMB. Síndrome Alcoólica Fetal (SAF): uma doença prevalente e subestimada. Consensus. 2013;(8).

7. Laranjeira R, organizador. Usuários de substâncias psicoativas: abordagem, diagnóstico e tratamento. 2. ed. São Paulo: CREMESP; 2003.

8. American Psychiatric Association. Diagnostic and statistical manual of mental disorders: DSM-5. 5th ed. Washington: APA; 2013.

9. Organização Mundial da Saúde. Classificação estatística internacional de doenças e problemas relacionados à saúde: CID-10. Genebra: WHO; 2008

10. American Psychiatric Association. Manual diagnóstico e estatístico de transtornos mentais: DSM-IV-TR. 4. ed. rev. Porto Alegre: Artmed; 2002.

11. Silva CJ. Impacto de um curso em diagnóstico e tratamento do uso nocivo e dependência do álcool sobre a atitude e conhecimento de profissionais da rede de atenção primária à saúde [tese]. São Paulo: UNIFESP; 2005.

Quer saber mais?
Em www.grupoa.com.br, acesse a página deste livro por meio do campo de busca e clique em Conteúdo Online para ter acesso a uma lista de outras obras sobre o assunto deste capítulo.

CAPÍTULO 5

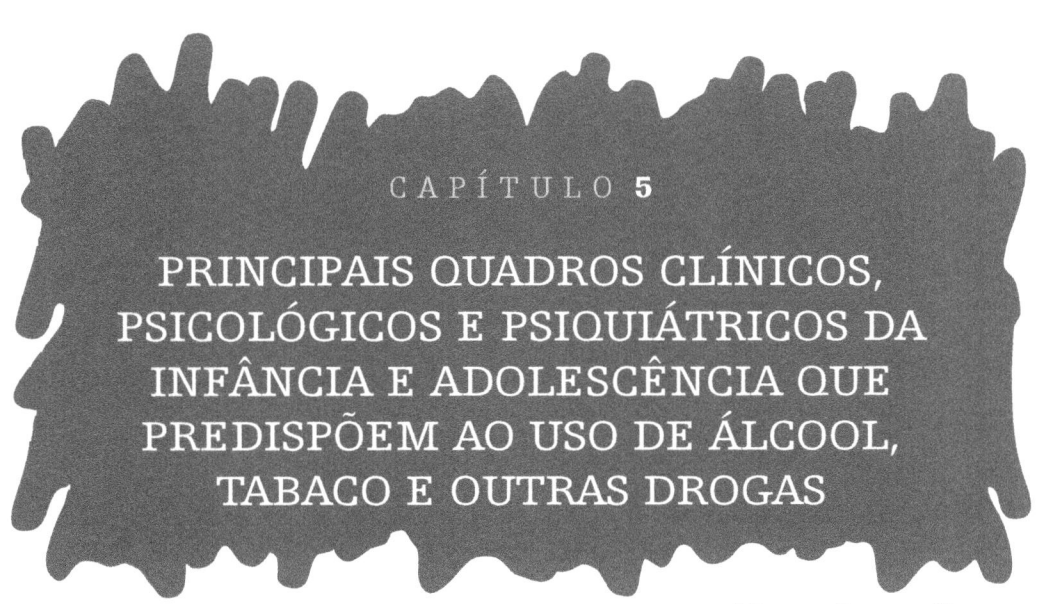

PRINCIPAIS QUADROS CLÍNICOS, PSICOLÓGICOS E PSIQUIÁTRICOS DA INFÂNCIA E ADOLESCÊNCIA QUE PREDISPÕEM AO USO DE ÁLCOOL, TABACO E OUTRAS DROGAS

MIGUEL ANGELO BOARATI
GABRIEL MAGALHÃES LOPES
SANDRA SCIVOLETTO

A infância e a adolescência constituem um período particular na vida do indivíduo, em que o processo de desenvolvimento e amadurecimento ocorre. Quando comparado a outros mamíferos superiores, o tempo necessário para se completar o amadurecimento cerebral no ser humano é significativamente maior. O processo de neurodesenvolvimento completa-se aos 25 anos de idade, o que se reflete em amadurecimento emocional e social.[1] Durante esse período da vida, o indivíduo gradualmente desenvolve independência física e autonomia, o que o habilita a prover seu sustento, resolver problemas, estabelecer-se no mercado de trabalho e ter relações duradouras, além de constituir novos núcleos familiares. Essa fase de transição entre infância e vida adulta é também de grande instabilidade e intensas mudanças. É justamente por esse cenário que o jovem enfrenta um risco maior de experimentação e desenvolvimento de dependência de drogas. Como descrito no Capítulo 2, fatores de risco e de proteção presentes na infância e na adolescência estão fortemente associados a maior ou menor possibilidade para o desenvolvimento desse quadro. A adolescência também é o período de maior vulnerabilidade a lesões orgânicas causadas pelas drogas, assim como aos seus efeitos sociais.

O desenvolvimento cerebral durante a adolescência é afetado por diferentes fatores. Entre eles, podemos considerar fatores biológicos intrínsecos (hereditariedade, ação hormonal) e extrínsecos (estado nutricional, traumas perinatais, infecções e procedimentos cirúrgicos, uso de medicações), psicológicos (traumas infantis, modelos educacionais) e psicossociais (violência, nível sociocultural e educacional), além, obviamente, do uso e abuso de drogas lícitas e ilícitas.[1]

Entretanto, esse amadurecimento é desigual entre as regiões do cérebro, de forma que as áreas cerebrais relacionadas à impulsividade e à obtenção de prazer imediato amadurecem primeiro, enquanto outras regiões, relacionadas com autocontrole e previsão de consequências, demoram mais para amadurecer. Esse descompasso influencia o padrão comportamental típico entre adolescentes: menor autocontrole, alta impulsividade e pouca capacidade de previsão de consequências. A neuroplasticidade cerebral na juventude é fundamental para o desenvolvimento de habilidades, talentos e capacidade de resolução de problemas.[1] Esse processo é

> **mito**
>
> Em crianças e adolescentes com TDAH, o uso de medicação psicoestimulante, como metilfenidato, aumenta o risco para o uso de drogas.

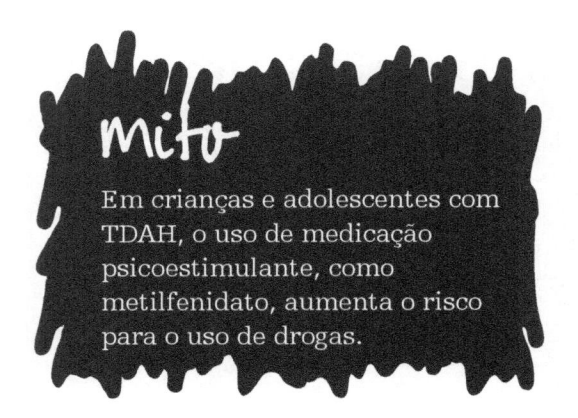

muito importante na construção da identidade e na autoafirmação do jovem, e o contato com as drogas surge nesse contexto. Contudo, o contato precoce com essas substâncias de ação no sistema nervoso central (SNC) em desenvolvimento e seu uso abusivo podem causar prejuízos muitas vezes extensos, comprometendo esse desenvolvimento de maneira permanente.

Há cada vez mais evidências, em modelos animais, de modificações neurofisiológicas de longa duração que podem ocorrer após a exposição ao etanol durante a adolescência.[2] Considerando que o álcool, apesar de seu uso proibido para menores de 18 anos, é uma substância de consumo liberado e que a exposição a ele tem ação neurotóxica para o cérebro em desenvolvimento, sua utilização pelos jovens torna-se um grande problema de saúde pública.[1,2] Mesmo o tabaco, bastante utilizado entre os adolescentes, provoca alterações importantes, envolvendo a transmissão dopaminérgica e centros relacionados à motivação e ao prazer. Indivíduos que experimentam tabaco na adolescência apresentam risco maior de se tornarem dependentes dele na vida adulta.[3]

A maconha, ou *Cannabis*, é a droga mais utilizada entre os adolescentes, depois do álcool e do tabaco, e seu uso crônico pode afetar a maturação do cérebro por interferir no papel regulador do sistema endocanabinoide.[3,4] O sistema endocanabinoide é formado por receptores celulares localizados no cérebro para substâncias produzidas pelo próprio corpo que são semelhantes à maconha. Elas têm diversas funções no organismo, atuando tanto na regulação do equilíbrio energético, no metabolismo de *lípides* e carboidratos, como na sensação de ansiedade e em reações diante do desconhecido.

A adolescência representa um período fundamental para o desenvolvimento cerebral, e o sistema endocanabinoide desempenha um papel na regulação neuronal fina (principalmente no controle motor e na regulação do comportamento). Também em modelos animais, a exposição à *Cannabis* na adolescência causou prejuízo no longo prazo em componentes específicos de aprendizagem e memória, afetando a reatividade emocional, com efeitos mais brandos sobre o comportamento de ansiedade e efeitos mais pronunciados no comportamento depressivo.[4] Estudos epidemiológicos sugerem que o abuso de *Cannabis* na adolescência pode aumentar o risco do desenvolvimento de alterações cognitivas, transtornos psicóticos, transtornos do humor e o uso e abuso de outras substâncias ilícitas no futuro.[5]

O uso de álcool e outras drogas durante a adolescência afeta o desenvolvimento cerebral, podendo ser mensurado de forma objetiva por meio da avaliação do perfil cognitivo, apresentando impactos sobre várias funções, como habilidades visuoespaciais e de memória, em que o uso prolongado dessas substâncias pode levar a prejuízo cognitivo permanente na vida adulta.[6]

Alterações no desenvolvimento, ou mesmo a existência de transtornos mentais no fim da infância e no início da adolescência, podem ser os facilitadores e agravantes para o início precoce do contato com as drogas – como se os adolescentes buscassem alívio aos seus sofrimentos por meio do uso dessas substâncias. Os quadros psiquiátricos coexistentes com o uso de drogas podem também contribuir para a manutenção do uso ou ser dificultadores de seu tratamento nos casos de abuso ou dependência.

É essencial que, diante de um caso de transtorno por uso de substâncias (TUS) em crianças e adolescentes, seja feita a avaliação da coexistência de um ou mais transtornos mentais. É importante também diferenciar se a existência desse outro quadro é prévia ao TUS ou se este foi o responsável pelo início desse transtorno. O foco deste capítulo é discutir a comorbidade entre o TUS e as diferentes psicopatologias na infância e na adolescência.

AS COMORBIDADES NOS TRANSTORNOS MENTAIS EM CRIANÇAS E ADOLESCENTES E SUA RELAÇÃO COM O USO E ABUSO DE ÁLCOOL E OUTRAS DROGAS

Comorbidade, em psiquiatria, é definida como a presença simultânea de um ou mais transtornos mentais no mesmo indivíduo. Numerosos estudos epidemiológicos e clínicos com adultos encontraram alta incidência de comorbidade (até 60%), em especial na depressão, no transtorno da personalidade e no abuso de substâncias. Entre a população de crianças e adolescentes, os transtornos mentais que frequentemente surgem em comorbidade entre si são os transtornos depressivos e ansiosos, seguidos pelos transtornos hipercinéticos, transtornos do comportamento, de leitura (dislexia) e antissocial.[7] O TUS, como será descrito de maneira mais detalhada ao longo deste capítulo, pode estar associado a diversos transtornos mentais que se iniciam na infância e na adolescência, seja àqueles de maior prevalência nessa faixa etária, como os transtornos internalizantes (TIs) (ansiedade e depressão) e os transtornos externalizantes (transtorno da conduta [TC], de oposição desafiante [TOD], de déficit de atenção/hiperatividade [TDAH]), seja àqueles cuja prevalência é menor, como os transtornos alimentares ou o transtorno de Tourette.[7]

A associação entre o TUS e outros transtornos mentais pode ocorrer de três formas:

- transtornos mentais prévios acarretando o uso de substâncias como tentativa de diminuir o sofrimento (TUS secundário ao quadro anterior, e, teoricamente, tratando-se o quadro de base o uso de drogas também cessaria)
- transtornos mentais secundários ao TUS (cessando o uso de drogas, os outros quadros remitiriam)
- associação independente entre outros transtornos mentais e TUS, sendo que ambos demandam tratamento específico

Tão importante quanto diagnosticar corretamente os transtornos mentais que ocorrem de forma comórbida é também identificar a forma como essa associação se dá.

Em adolescentes, a presença prévia de alterações de comportamento, de traços de personalidade *borderline* e de transtornos depressivos aumenta os riscos para o desenvolvimento de TUS posterior. Nesses casos, o uso das substâncias pode ser utilizado como estratégia para amenizar sintomas, como forma de enfrentamento de dificuldades ou oposição a regras sociais preestabelecidas.[7] Internações psiquiátricas são mais frequentes quando o transtorno psiquiátrico está associado ao TUS.[8]

Em crianças com idade entre 7 e 10 anos, as principais substâncias utilizadas são o álcool e a maconha, e as comorbidades que estão mais relacionadas ao TUS são os transtornos de ansiedade, de adaptação, TC e TDAH.[8] Já entre os adolescentes, as substâncias mais utilizadas também são a maconha e o álcool, porém com aumento no uso de cocaína por parte dos adolescentes que necessitam de internação. Os adolescentes usuários de drogas apresentam, de maneira geral, comorbidade com transtornos psicóticos, temperamento emocionalmente instável e transtornos alimentares. Adolescentes do sexo feminino apresentam maior associação com transtornos de ansiedade, depressão, traços de personalidade *borderline* e transtorno alimentar, enquanto os do sexo masculino apresentam maiores taxas de TDAH, transtorno do controle dos impulsos e transtornos psicóticos.[8]

A comorbidade com o TUS torna o diagnóstico do outro transtorno mental mais difícil, pois muitos sintomas que estão presentes entre os critérios diagnósticos de um quadro psicopatológico podem ser devidos tão somente ao uso da substância. Isso é particularmente verdadeiro nos transtornos com comportamento disruptivo, como o TOD, o TC e o TDAH.

A seguir, serão descritas as principais comorbidades psiquiátricas em crianças e adolescentes, sua relação com os TUS e alguns aspectos clinicodiagnósticos e terapêuticos.

Os transtornos externalizantes e outros fatores ambientais

Os transtornos externalizantes são um conjunto de diagnósticos que têm em comum o fato de as crianças e os adolescentes apresentarem alterações do comportamento que são evidentes para outras pessoas, geralmente na forma de impulsividade, desrespeito, dificuldade em esperar, agressividade, oposição ou hostilidade. São chamados dessa forma porque o diagnóstico é feito principalmente pela observação externa dos comportamentos, e, nesse sentido, diferenciam-se dos chamados transtornos internalizantes, em que os diagnósticos são feitos principalmente com base nos relatos do paciente em relação aos seus sentimentos e emoções.

Os chamados transtornos externalizantes e alguns outros fatores ambientais estão intimamente relacionados ao aumento do risco de uso de substâncias em crianças e adolescentes. Dos adolescentes usuários de substâncias, 78% apresentam pelo menos uma comorbidade psiquiátrica, sendo que 68% deles preenchem os critérios para pelo menos um dos transtornos externalizantes.[9]

Geralmente, os transtornos externalizantes são estudados em conjunto devido às suas características em comum. Quando presentes na infância, predispõem a maior risco de experimentação e uso abusivo de substâncias no fim da adolescência e na idade adulta. Os transtornos externalizantes são: TOD, TC e TDAH. Esses transtornos têm maior destaque como fatores de risco para o desenvolvimento de TUS, sendo o principal grupo de comorbidades psiquiátricas na infância e adolescência associado ao maior risco para uso e abuso de drogas e com piora no prognóstico, sendo, por isso, mais estudado.

Entretanto, os sintomas relacionados a esses transtornos normalmente surgem após o início do uso de substâncias, em geral relacionados com sintomas de agressividade e impulsividade presentes nos quadros de intoxicação

> **Verdade**
> Inúmeros estudos têm demonstrado que o tratamento medicamentoso do TDAH com psicoestimulantes reduz de maneira significativa o risco de uso de drogas ao longo da vida, funcionando como fator de proteção.

ou abstinência, enquanto os transtornos internalizantes costumam surgir antes do uso, sendo este, provavelmente, uma forma de aliviar os sintomas desses transtornos.[9,10]

Além desses três diagnósticos, serão ainda explorados alguns aspectos ambientais relevantes em termos de fatores de risco e proteção para crianças e adolescentes: situações de abuso ou negligência infantil, aspectos familiares, relacionamento com irmãos e com amigos, desempenho escolar, envolvimento com esportes, fatores socioeconômicos e a influência da região de moradia.

Transtorno de oposição desafiante

O TOD consiste em um diagnóstico independente, mas é frequentemente estudado em conjunto com o TDAH ou com o TC nos artigos científicos. O diagnóstico é feito por critérios que incluem um padrão global de desobediência, desafio a pessoas em posição de autoridade e comportamento hostil e muitas vezes agressivo. Tende a ocorrer cedo na vida, antes dos 8 anos de idade, e raramente persiste na adolescência. Cerca de 50% desses pacientes evoluem para TC na adolescência, de forma que estes diagnósticos parecem bastante relacionados no tempo. Os outros 50% evoluem de forma mais satisfatória e com menos prejuízos.[11]

Os sintomas de oposição, quando persistem, tendem a piorar sem acompanhamento psiquiátrico e/ou psicoterapêutico ao longo do tempo, e a chance de evoluir para TC aumenta. Antes da puberdade, ocorre mais comumente em meninos do que em meninas, mas as taxas são iguais após esse período da vida. Os sintomas, em geral, são semelhantes em ambos os gêneros, à exceção do fato de que os meninos podem apresentar mais comportamentos de confrontação e sintomas mais persistentes do que as meninas.[9] Segundo o *Manual diagnóstico e estatístico de transtornos mentais* (DSM-5),[12] cerca de 2 a 16% da população infantil tem TOD, dependendo da natureza da amostra populacional e dos métodos de determinação.

As principais características do TOD incluem discutir excessivamente com adultos (p. ex., com os pais e professores), não aceitar responsabilidade por sua má conduta, incomodar deliberadamente as demais pessoas a sua volta, ter dificuldade em aceitar regras e limites impostos pelos outros e perder facilmente o controle quando contrariados em suas vontades. O quadro leva a importante comprometimento social, e, muitas vezes, outras crianças isolam aquelas com o TOD e ficam amedrontadas por elas serem agressivas e briguentas.

Crianças com diagnóstico de TOD na infância apresentam até duas vezes mais chance de envolvimento com substâncias psicoativas durante a adolescência, e não é difícil entender o motivo. Normalmente, pais de crianças com TOD são bastante rígidos e impõem muitas regras para o convívio familiar. Entretanto, muitas vezes, tais regras são inconsistentes, e as consequências de segui-las ou não são pouco claras. Dessa forma, a criança acaba por não saber distinguir as regras de conduta necessárias em sua vida das que são mais dispensáveis e tende a enfrentar todas, mesmo as mais importantes, como alimentar-se, tomar banho ou estudar. Nesse contexto, o comportamento opositor surge como forma de a criança tentar fugir do controle exercido pelos pais, que é sentido por ela como opressor.

A tendência natural dos pais e autoridades é aumentar as regras e impor castigos para lidar com esses comportamentos, o que acaba por agravá-los. Na realidade, o que ajudaria, de fato, seria a priorização das regras mais importantes, oferecendo consequências consistentes e naturais aos atos da criança, em vez de conversas ou castigos que não tenham a ver com o comportamento errado.

O uso de substâncias surge, muitas vezes, devido à falta de discriminação, por parte da criança, de suas próprias regras individuais, visto que, ao se opor a todos, acaba por ter dificuldade em estabelecer suas próprias regras de moral, abrindo portas para a experimentação. Contribui para isso o fato de crianças com TOD serem mais sensíveis à opinião dos outros e à identificação com os pares, que não impõem regras rígidas ao grupo. Além disso, por não terem desenvolvido adequadamente habilidades para lidar com frustração, podem recorrer ao uso de drogas "para acalmar" em momentos de intensa raiva ou frustração. O Quadro 5.1 resume os critérios diagnósticos para o TOD.

Transtorno da conduta

O TC acomete de 2 a 30% da população de púberes e adolescentes, dependendo dos métodos de pesquisa. Os sintomas geralmente incluem mentiras patológicas, violações mais graves das regras sociais do que visto no TOD e comportamentos mais explosivos, como roubo, agressão e crueldade com pessoas e animais. Episódios de agressividade planejada são mais frequentes do que em outros transtornos mentais. Em geral, são crianças ou adolescentes que se machucam mais, têm problemas legais por conta de atos ilícitos e sem suporte social adequado.

Segundo o DSM-5,[12] os seguintes fatores podem predispor o indivíduo ao desenvolvimento do TC: rejeição e negligência parental; temperamento difícil quando bebê; práticas inconsistentes de criação dos filhos, com disciplina rígida; abuso físico ou sexual; falta de supervisão; institucionalização nos primeiros anos de vida; mudanças frequentes dos responsáveis pela criança; família muito numerosa;

Quadro 5.1
Critérios diagnósticos para transtorno de oposição desafiante

1. Presença de comportamento marcadamente desafiador, desobediente e provocativo e ausência de atos antissociais mais graves
2. Comportamento persistentemente negativista, hostil, desafiador, provocativo e destrutivo
3. Claramente fora da faixa normal de conduta para uma criança da mesma idade e no mesmo contexto sociocultural
4. Frequentemente desafia os pedidos e normas dos adultos e deliberadamente aborrece outras pessoas que com ela convivem
5. Tende a ser colérica, ressentida e facilmente se entedia com outras pessoas
6. Culpa os outros por seus erros e dificuldades
7. Baixa tolerância a frustrações, perde a paciência facilmente
8. Desafio com qualidade provocativa, de modo que inicia confrontações e, em geral, exibe níveis excessivos de grosseria, falta de cooperação e resistência à autoridade
9. Normalmente, ocorre na relação com adultos que a criança conhece bem, não sendo evidente durante uma entrevista clínica
10. Causa turbulências familiares e escolares
11. Frequentemente provoca as pessoas de forma deliberada
12. O distúrbio do comportamento causa prejuízo clinicamente significativo no funcionamento social e/ou escolar
13. O comportamento pode ser transitório, mas, ao persistir na adolescência e na juventude com atos antissociais, passa a ser diagnosticado como transtorno da conduta

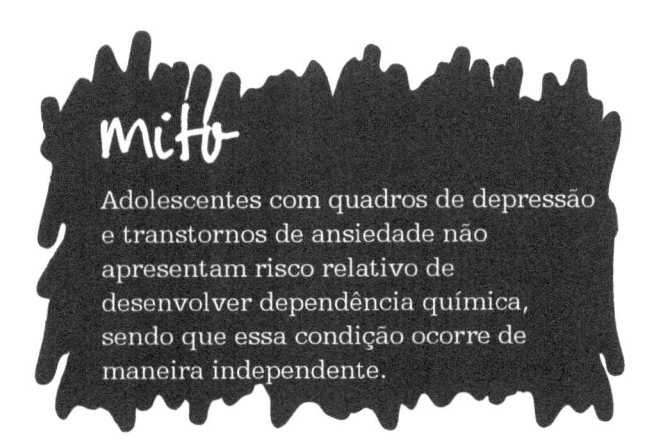

> **mito**
>
> Adolescentes com quadros de depressão e transtornos de ansiedade não apresentam risco relativo de desenvolver dependência química, sendo que essa condição ocorre de maneira independente.

associação com grupo de pares delinquentes; e certas espécies de psicopatologia na família.[12]

O TC parece ter aumentado em frequência na população nas últimas décadas, provavelmente mais em áreas urbanas em comparação com áreas rurais. As prevalências variam muito dependendo na natureza da população estudada e dos métodos de determinação: para os homens com menos de 18 anos, as taxas variam de 6 a 30%; para as mulheres, de 2 a 9%. O TC é uma das condições mais frequentemente diagnosticadas em instituições de atendimento de saúde mental ambulatorial e de internação para crianças.[12]

O diagnóstico de TC envolve comportamentos muito graves de agressão e desrespeito, de forma que antes de se pensar nesse diagnóstico é importante ter em mente outras causas ambientais e de história pessoal que poderiam levar a um comportamento que se assemelha ao de um adolescente com TC, mas que são reativas a alguma coisa que esteja acontecendo em seu contexto social – isso porque, diante de um ambiente ameaçador, o comportamento natural esperado para a sobrevivência envolve uma agressividade importante, como em situações de extrema marginalização social. Nesses casos, não é feito esse diagnóstico. Assim, é necessário considerar o contexto socioeconômico no qual os comportamentos indesejáveis ocorreram para evitar um diagnóstico precipitado e inadequado. Esses aspectos precisam ser pesquisados na história, principalmente em condições muito hostis de crescimento e desenvolvimento.[9] Os sintomas do transtorno mudam com a idade, à medida que o indivíduo se desenvolve fisicamente, adquire maior força física, capacidades cognitivas e maturidade sexual. Comportamentos menos severos (p. ex., mentir, furtar em lojas, fugir de casa, entrar em lutas corporais) tendem a emergir primeiro, enquanto os mais graves (p. ex., violência física e sexual) tendem a manifestar-se mais tarde. O TC com início precoce, na infância, é muito mais comum no sexo masculino. No TC, mais do que no TOD ou no TDAH, as diferenças entre gêneros são mais importantes.

Os homens frequentemente apresentam lutas, furtos, vandalismo e problemas de disciplina na escola, enquanto as mulheres tendem mais a apresentar mentiras, confusões na escola, fugas, uso de substâncias e prostituição. Enquanto a agressão com confronto é mais comum entre os homens, as mulheres tendem mais a usar comportamentos sem confronto, podendo apresentar agressividade dissimulada ou autodestrutiva.[9] Intuitivamente, o risco para o uso de substâncias psicoativas parece maior nesse grupo, e, de fato, é o que acontece. Entretanto, é importante observar que, durante o uso pesado de substâncias na adolescência, quase a totalidade dos usuários apresenta sintomas de TC, mesmo que esses sintomas não estejam presentes antes do início do uso. Roubar, traficar e mentir são comportamentos presentes nos quadros de dependência de drogas, e, sem sinais prévios de TC, esse diagnóstico não deve ser feito na vigência de quadro de dependência química. Geralmente, quando essas alterações de comportamento são secundárias ao uso de drogas, tendem a desaparecer sem necessidade de intervenção específica, bastando a promoção de abstinência. Portanto, é muito importante obter a história de comportamento detalhada da criança antes do uso de drogas.

Também deve ser observado que, entre aquelas crianças e adolescentes com TC, o maior risco de uso de drogas ilícitas está nas com menor condição socioeconômica, cujas mães usam cigarros de nicotina ou maconha e com início muito precoce dos sintomas de TC, o que chama a atenção para a relevância dos fatores ambientais nesse transtorno.[13]

Existe um subtipo de TC chamado de *callous-unemotional*, que pode ser traduzido por insensível/sem emoção. Esse subtipo normalmente surge mais cedo na vida, com curso mais grave e pior prognóstico. São crianças que não apresentam empatia e parecem frias, sem emoção, além de apresentarem todas as características de TC. Elas, por sua vez, apresentam risco maior de uso de substâncias e de outras comorbidades psiquiátricas.[12] O Quadro 5.2 resume os critérios diagnósticos para o TC.

Transtorno de déficit de atenção/hiperatividade

O TDAH é um transtorno que acomete cerca de 5% das crianças e 2,5% dos adultos. Estão envolvidos fatores neurobiológicos, genéticos e ambientais, com alta taxa de transmissão genética. Aparece na infância e, em cerca de 40 a 50% dos indivíduos, perdura por toda a vida.[14] Caracteriza-se por dois domínios principais de sintomas: hiperatividade/impulsividade e déficit de atenção.

Os sintomas de desatenção são: falta de atenção em detalhes ou descuido com as coisas, falta de atenção sustentada, dificuldade em prestar atenção quando lhe é dirigida a palavra, grande dificuldade em fazer as coisas até o fim, falta de organização, evitação de atividades que exijam esforço mental, perda frequente de objetos, distração com facilidade, esquecimento de objetos.

Os sintomas de hiperatividade/impulsividade são: inquietação motora, aborrecimento fácil, incapacidade de permanecer sentado, estar sempre correndo ou "esca-

---

Quadro 5.2
Critérios diagnósticos para transtorno da conduta

Padrão repetitivo e persistente de comportamento no qual são violados os direitos individuais dos outros ou regras sociais importantes para a idade. Normalmente afeta crianças mais velhas e adolescentes e envolve a apresentação de pelo menos três dos sintomas a seguir por pelo menos 12 meses:

1. Provocações, ameaças e intimidações
2. Lutas corporais frequentes
3. Uso de armas capazes de causar lesões corporais
4. Crueldade física com animais ou crianças menores
5. Roubo em confronto com a vítima
6. Atividade sexual sob coação
7. Destruição de patrimônio (incêndio, destruição de patrimônio público deliberadamente)
8. Roubo ou furto (arrombamento de residências)
9. Mentiras frequentes para obter favores ou se livrar de obrigações legais
10. Graves violações de regras (ficar na rua, gazetear aulas)

lando" móveis ou outros locais, dificuldade em fazer atividades tranquilas ou de ficar quieto, fala excessiva, respostas impensadas ou precipitadas, comportamento impaciente, invasivo e sem respeitar os limites colocados por outras pessoas, o que pode acarretar comportamentos agressivos quando confrontados de forma mais contundente. A comorbidade com outros transtornos externalizantes é frequente.

O Quadro 5.3 resume os critérios diagnósticos para o TDAH.

Existem três subtipos de TDAH: o predominantemente hiperativo/impulsivo, o desatento e o misto, ou seja, que apresenta sintomas tanto de hiperatividade/impulsividade como de desatenção. Todos apresentam, em maior ou menor grau, diferentes níveis de prejuízos que necessitam ser adequadamente avaliados e tratados.

Quando o TDAH não é tratado de modo adequado, existe risco maior de essas crianças e adolescentes experimentarem e abusarem de substâncias psicoativas, sendo que vários fatores contribuem para isso. Uma criança com TDAH naturalmente terá mais dificuldades na escola e no relacionamento com colegas, seja pela desatenção, que causa prejuízo acadêmico, possibilidade de *bullying* e diminuição da autoestima e da autoconfiança, seja pela impulsividade/hiperatividade, que gera conflitos com colegas devido à dificuldade em controlar os impulsos e provoca comportamentos agressivos e hostis, que diminuem o número de amigos e isolam

Quadro 5.3
Critérios diagnósticos para o transtorno de déficit de atenção/hiperatividade

Para que a criança ou o adolescente tenha o diagnóstico de TDAH, é necessário que apresente pelo menos seis sintomas dos descritos a seguir, em pelo menos dois ambientes distintos, com prejuízos marcantes, sendo a idade máxima de início de 12 anos:

HIPERATIVIDADE
1. Agita pés e mãos, mexendo-se na cadeira
2. Abandona a carteira em sala de aula
3. Corre ou escala em demasia, em situações impróprias
4. Tem dificuldade em brincar silenciosamente
5. Apresenta-se "a mil por hora", "a todo o vapor"
6. Fala demais

IMPULSIVIDADE
1. Dá respostas precipitadas
2. Apresenta dificuldade em aguardar a vez
3. Interrompe a vez ou se intromete em assuntos alheios

DESATENÇÃO
1. Não presta atenção a detalhes
2. Apresenta dificuldade em prestar atenção
3. Parece não ouvir quando lhe é dirigida a palavra
4. Não segue instruções, não termina tarefas
5. Tem dificuldade em se organizar
6. Procrastina atividades que exigem esforço mental

a criança. Dentro desse quadro, é fácil imaginar que uma criança ou um adolescente fragilizado, com baixa autoestima e autoconfiança, poderá mais facilmente experimentar drogas para ser aceito no grupo. Entretanto, trabalhos mostram que o TDAH predispõe aos diagnósticos de TOD e TC, que aumentam o risco de uso de substâncias, mas, quando não há comorbidade, o risco é igual ao da população sem TDAH.

Em relação à manutenção do uso, é importante salientar que todas as drogas de abuso levam a uma consequência final comum, que consiste no aumento da dopamina cerebral. É interessante pensar que as medicações que controlam o TDAH também apresentam esse mecanismo de ação, porém em menor intensidade e maior duração. Assim, o uso crônico de cigarros de nicotina, por exemplo, aumenta a atenção e diminui sintomas de hiperatividade/impulsividade. Outro fator que muitas vezes facilita a manutenção do uso de maconha é o fato de que ela leva a um estado de relaxamento muito desejado pelos hiperativos/impulsivos, facilitando seu autocontrole, porém agrava os sintomas de desatenção. Já alguns adolescentes com déficit de atenção referem melhora da capacidade de concentração quando usam cocaína, provavelmente pelo efeito estimulante. Esse efeito, contudo, perde-se com o desenvolvimento da tolerância.

Outros fatores ambientais

Em relação ao uso de substâncias na infância e na adolescência, o fator de maior influência é a família. Em segundo lugar, está o grupo social, que inclui os pares (outros adolescentes) e seus familiares.[15] Inúmeros trabalhos apontam para a importância central da família na prevenção do uso de substâncias por adolescentes e para a importância de fatores como boa comunicação entre os pais e o adolescente, um bom modelo de comportamento dos pais, figura paterna presente na educação dos filhos, regras bem definidas e estáveis, com consequências claras, religiosidade, valorização de hábitos de vida saudáveis e ligação com instituições pró-sociais.[9]

Em relação aos amigos e conhecidos, o impacto é muito grande. Dessa forma, estes são não usuários, trata-se de um importante fator de proteção; o risco aumenta de forma considerável quando eles são usuários. Do mesmo modo, a família também pode ser um importante fator de risco para o uso de substâncias. Os fatores de risco mais importantes são: abuso físico ou sexual na infância, condição socioeconômica ruim, negligência emocional, uso de substâncias lícitas ou ilícitas por um dos pais, irmão usuário, colegas de escola usuários, vizinhança com grande incidência de usuários de substâncias ilícitas, comorbidade psiquiátrica em um dos pais, pais separados litigiosamente, conflitos familiares frequentes, jovens institucionalizados.[9] Portanto, trabalhar com a estru-

---

Verdade

A existência de quadros depressivos e ansiosos em crianças e adolescentes constitui um importante fator de risco para uso e abuso de álcool e outras drogas ainda nessa faixa etária. Muitos adolescentes fazem uso dessas substâncias como forma de alívio dos sintomas que apresentam. Por essa razão, é fundamental que se façam o diagnóstico e o tratamento precoces de transtornos depressivos e de ansiedade, como forma de prevenção de futuras complicações com o uso de substâncias psicoativas.

tura de apoio do adolescente, especialmente família e amigos, é fundamental tanto no desenvolvimento de programas de prevenção como no tratamento.

Os transtornos internalizantes

Os transtornos de ansiedade e depressivos compõem o grupo chamado de "transtornos internalizantes" (TIs) e, juntos, são os transtornos mentais mais prevalentes entre crianças e adolescentes.[7,8,16] O diagnóstico e o tratamento correto desses quadros são fundamentais sob dois aspectos principais. Primeiro, são de tratamento mais fácil e eficaz, com respostas satisfatórias aos tratamentos padronizados quando comparados com outros diagnósticos de maior gravidade, como esquizofrenia, transtorno bipolar (TB) e transtorno do espectro autista. Em segundo, o não diagnóstico e a falta de tratamento correto acarretam graves consequências, como o aumento das taxas de suicídio, prejuízos no funcionamento global, cronificação, importante sofrimento psíquico e altas taxas de comorbidades psiquiátricas, com destaque ao uso e abuso de álcool e outras drogas.

Estudos relacionando a existência de quadros de depressão e ansiedade prévios ao uso de drogas têm sido realizados nos últimos anos e apontado a correlação entre causa-efeito e risco relativo.[16-18] O Quadro 5.4 resume os principais subtipos e características dos TIs na infância e na adolescência.

Os TIs costumam surgir antes do uso de substâncias. Pesquisas recentes têm demonstrado que sintomas depressivos e ansiosos aumentam o risco para o uso precoce de drogas, muitas vezes como forma de "automedicação" para o alívio dos sintomas de humor e ansiedade.[8,10] Por exemplo, adolescentes com quadros de fobia social estão mais propensos a utilizar álcool para redução dos sintomas de ansiedade no curto prazo. Além disso, o álcool está normalmente presente em situações sociais dos jovens, como festas e "baladas", funcionando como um facilitador do contato social, levando o jovem a desenvolver a crença, no longo prazo, de que necessitará sempre desse recurso para conseguir lidar com a incômoda situação fóbica, podendo desenvolver dependência do álcool.[8,10]

Uma revisão feita por O'Neil e colaboradores[16] analisou publicações que mostravam a relação entre os TIs e os TUS na adolescência. Os autores concluíram que as taxas de comorbidade entre essas condições variavam entre 9 e 47,9%, sendo que os TIs precediam temporalmente a ocorrência dos TUS na maioria dos casos, aumentando seu risco de maneira significativa, com impacto direto nas modalidades terapêuticas de escolha e na resposta a esses tratamentos.

A depressão é o segundo diagnóstico mais prevalente em adolescentes portadores de TUS, atrás apenas dos transtornos externalizantes. As taxas variam entre 11,1 e 32%. Esses achados foram replicados por vários estudos. A Tabela 5.1 mostra o resumo dos principais estudos que avaliaram as taxas de comorbidade entre os TIs e os TUS em adolescentes.

É possível verificar, na Tabela 5.1, que a associação entre TIs e TUS é bastante significativa, de forma que deve ser investigada a presença desse quadro em crianças e adolescentes com problemas com álcool e drogas.

Quanto a definir a ordem temporal de aparecimento (se foi o transtorno depressivo unipolar ou algum transtorno de ansiedade que levou ao desenvolvimento dos TUS ou o contrário), Wolitzky-Taylor e colaboradores[10] realizaram um estudo longitudinal com adolescentes (média de idade de 16 anos e predominância do sexo feminino) que apresentavam simultaneamente algum TI e TUS. Nesse estudo, foi demonstrado que são os TIs que aumentam o risco para o desenvolvimento do

Quadro 5.4
Subtipos e características dos transtornos internalizantes na infância e na adolescência

DEPRESSÃO
1. Tristeza sem motivo ou cujo motivo não se justifica totalmente
2. Desinteresse em brincar ou divertir-se
3. Irritar-se facilmente
4. Isolar-se dos amigos e da família, não sair do quarto
5. Queda no rendimento escolar, recusa a fazer tarefas e a ir para a escola
6. Sentir-se pouco atraente e acreditar que não é benquisto por ninguém
7. Pensar em morrer ou tentar isso de diferentes formas
8. Não conseguir dormir, ou dormir em excesso, sentindo-se sempre cansado
9. Não querer se alimentar, ou comer sem vontade
10. Queixar-se de dores físicas, cansaço e mal-estar

Existem dois tipos básicos de transtorno depressivo: a depressão maior, cujos sintomas são mais proeminentes e de evolução mais rápida, e a distimia, com curso crônico e mais leve, mas também bastante incapacitante.

ANSIEDADE
1. Preocupação excessiva
2. Medos injustificáveis ou exagerados
3. Tensão física, incapacidade de relaxar
4. Sintomas físicos relacionados, como tremores, falta de ar, dor abdominal, sensação de fadiga, aceleração do coração, suor frio, sensação de perda de consciência
5. Temer afastar-se dos pais ou ir para a escola
6. Medo de se expor em público ou de fazer novos amigos
7. Medo de ficar sozinho ou dormir no escuro
8. Dificuldade de concentração devido à tensão
9. Incapacidade de realizar tarefas por medo do fracasso e das críticas
10. Medo de animais, lugares ou situações inofensivas

De acordo com as características dos sintomas predominantes, podem-se ter os seguintes quadros:

a) transtorno de ansiedade generalizada
b) fobia social
c) fobia específica
d) ansiedade de separação
e) transtorno de estresse pós-traumático

TUS, e não o contrário (exceção que ocorria com o transtorno obsessivo-compulsivo [TOC], em que o uso de álcool aumentava a chance de seu início ainda na adolescência). Outros estudos que avaliaram a temporalidade do aparecimento de algum TI e o TUS também confirmam, em sua maioria, que as crianças e os adolescentes com TUS já apresentavam algum transtorno de ansiedade ou depressão antes de iniciarem o uso de álcool ou drogas. Existem algumas controvérsias sobre tal relação temporal, porém, é possível que o início precoce de algum TI aumente o risco de contato com as drogas no médio e longo prazos, comprometendo seu tratamento e

Tabela 5.1
Estudos das taxas de comorbidades entre transtornos internalizantes e transtornos do uso de substâncias em adolescentes

ESTUDO	TIPO DE AMOSTRA	N	FAIXA ETÁRIA (ANOS)	TAXA DE COMORBIDADE
Clark et al. (1997)	Clínica	133	14-18	DP em 69% das meninas e 37% dos meninos
Deykin et al. (1992)	Clínica	223	15-19	DP ao longo da vida em 24,7%
Kandel et al. (1999)	Comunitária	401	14-17	DP em 32%, e TAs em 20%
Lubman et al. (2007)	Clínica	100	16-22	DP em 27%, TEPT em 27%, e TP em 10%
Rohde et al. (1996)	Comunitária	1507	14-18	DP em 47,9%, e TAs em 17%
Roberts et al. (2007)	Comunitária	4175	11-17	Risco relativo de 6,3 para AS/DP, de 5,1 para DS/DP, de 0,7 para AS/TAs e de 2,2 para DS/TAs

DP: depressão, TAs: transtornos de ansiedade, TEPT: transtorno de estresse pós-traumático, TP: transtorno de pânico, AS: abuso de substâncias, DS: dependência de substâncias.
Fonte: Adaptada de O'Neil e colaboradores.[16]

também dificultando a abordagem sobre o uso de drogas. A Tabela 5.2 resume os principais estudos que confirmam esses achados.

Considerando que depressão e ansiedade são altamente prevalentes em crianças e adolescentes, e que é alta a comorbidade entre essas doenças e o TUS, precedendo, em muitos casos, o início do uso de álcool e drogas, torna-se essencial o diagnóstico precoce e o tratamento correto desses transtornos, evitando o risco de desenvolvimento de uso ou abuso de álcool ou drogas como complicação do TUS. Isso significa dizer que é prioritário que o diagnóstico seja feito o mais rápido possível e que é necessária a atenção tanto de pais como de educadores ante indícios precoces de qualquer TI.

É possível verificar que a inter-relação entre transtornos depressivos e de ansiedade e o TUS na infância e adolescência é bastante estreita. A presença de sintomas depressivos e ansiosos mais graves aumenta a chance de que o uso e o abuso de substâncias sejam também mais graves.[19] Em contrapartida, o uso de álcool e drogas na adolescência aumenta a chance da ocorrência de depressão e transtornos de ansiedade ao longo da vida.[17,18] Essa relação também é vista no que se refere à resposta aos tratamentos; tratamentos para o TUS (como terapias familiares específicas para dependência química) reduzem sintomas depressivos e ansiosos presentes antes do início do uso da substância psicoativa,[19] e a persistência do uso

TABELA 5.2
Estudos que avaliaram a ordem temporal de aparecimento dos transtornos internalizantes e dos transtornos do uso de substâncias

ESTUDO	TIPO DE AMOSTRA	N	FAIXA ETÁRIA	GÊNERO	ORDEM TEMPORAL DE SURGIMENTO DO TRANSTORNO
Clark et al. (1997)	Clínica	133	14-18	Ambos	Em meninas não está claro, mas em meninos o TUS precede a DP
Costello et al.	Comunitária	1.420	9-16	Ambos	DP e TAs precedem o TUS
Deas-Nesmith et al. (1998)	Clínica	90	12-18	Ambos	TAs precedem o TUS
Deykin et al. (1992)	Clínica	223	15-19	Ambos	Em meninas, a DP precede o TUS; em meninos, ocorre o contrário
Kessler et al. (1996)	Comunitária	5.877	15-24	Ambos	DP e TAs precedem o TUS
Rohde et al. (1991)	Comunitária	1.710	14-18	Ambos	TUS precede a DP
Rohde et al. (1996)	Comunitária	1.507	14-18	Ambos	DP e TAs precedem o TUS

TUS: transtorno do uso de substâncias, DP: depressão, TAs: transtornos de ansiedade.
Fonte: Adaptada de O'Neil e colaboradores.[16]

dessas substâncias, mesmo em quantidades menores, predispõe a uma resposta parcial ao tratamento dos TIs, em especial a depressão, levando a quadros de maior refratariedade.[20] Isso significa que a abordagem terapêutica deverá contemplar o tratamento tanto do TI (ansiedade e depressão) quanto do TUS e que a resposta ao tratamento será tanto melhor quanto mais integrada for essa abordagem. Questões relacionadas à terapêutica serão discutidas sumariamente na parte final deste capítulo.

O diagnóstico e o tratamento precoces de transtornos depressivos e de ansiedade em crianças e adolescentes são fundamentais para a prevenção do uso de substâncias psicoativas ainda nessa fase. Diante de crianças e adolescentes com critérios para TUS, deve-se investigar obrigatoriamente a existência de depressão e ansiedade, para que tratamentos específicos, inclusive o uso de medicação antidepressiva, possam ser utilizados.

Transtorno bipolar

O TB de início na infância e adolescência é mais raro. Porém, mesmo em pacientes cujo quadro se estabeleceu na vida adulta, os primeiros sintomas de alteração de humor ocorreram ainda na adolescência. O quadro é semelhante ao apresentado na vida adulta, porém com marcadores de maior gravidade clínica, como sintomas

> **mito**
> O uso de álcool e drogas na infância e na adolescência não interfere de maneira importante no amadurecimento cerebral.

psicóticos, ciclagem rápida, fases mistas, comorbidades psiquiátricas e tentativas de suicídio.[21] Comparado a outros transtornos mentais, o TB apresenta maiores taxas de uso de substâncias psicoativas, e essa comorbidade apresenta relação direta com significativo aumento da morbimortalidade.[20]

Alguns estudos têm demonstrado que o uso de substâncias psicoativas em pacientes com TB está associado com o início precoce da doença bipolar e com o gênero masculino.[22] A prevalência de TUS secundário em pacientes com TB de início precoce é de 43,1%, não diferindo se o TB se iniciou na infância ou na adolescência.[22]

O uso de drogas por adolescentes bipolares, assim como observado em indivíduos com outras comorbidades psiquiátricas, visa ao alívio sintomático, em especial das constantes mudanças de humor observadas nesses pacientes. Mesmo com drogas lícitas, como o tabaco e o álcool, o uso por parte de adolescentes bipolares é significativamente maior em comparação a adolescentes sem TB, justamente com a finalidade de "automedicação".[23] Apesar disso, não é comum o uso de drogas para obtenção de efeito euforizante.[24]

O adolescente em fase de mania ou hipomania apresenta comprometimento da crítica, mesmo que parcialmente, apresentando sintomas de onipotência, grandiosidade e busca de sensações prazerosas ou arriscadas. É um momento de bastante vulnerabilidade para o uso de álcool e outras drogas, seja como desafio, seja para quebrar regras preestabelecidas. Esse também é um momento bastante delicado para o envolvimento com o tráfico e outras práticas delituosas.

O uso concomitante de drogas por parte de crianças e adolescentes com TB, ou que apresentam fatores de risco para o desenvolvimento desse transtorno, aumenta as chances do desenvolvimento de episódios de mania por ação direta das substâncias sobre o SNC. Isso torna o diagnóstico do TB mais difícil, principalmente quando as alterações de humor passaram a ocorrer após o início do uso das drogas. Nesse caso, é fundamental que se faça o diagnóstico diferencial entre fase da doença bipolar ou efeito das drogas, ou seja, saber se os sintomas de oscilação do humor presentes são decorrentes de alguma fase (maníaca, depressiva ou fase mista) ou se são secundários à própria substância em uso, ou ambos. Isso fará diferença na estratégia de tratamento a ser adotada, uma vez que o tratamento do TB preconiza o uso de medicações estabilizadoras do humor e que o tratamento do TUS é basicamente a promoção e a manutenção da abstinência das drogas, não havendo nenhum tratamento farmacológico comprovadamente eficaz.

Transtornos psicóticos

A esquizofrenia e outros transtornos psicóticos apresentam os primeiros sintomas clínicos já na adolescência, sendo bastante frequente a ocorrência do primeiro surto psicótico nessa fase da vida.[25] O uso de substâncias psicoativas, em especial maconha, cocaína e drogas sintéticas, pode desencadear o primeiro surto esquizofrênico ainda na adolescência.[26]

Quadros psicóticos podem surgir após o uso de substâncias psicoativas, sendo que esse diagnóstico sempre deverá ser considerado diante de um adolescente que apresenta sintomas psicóticos pela primeira vez. Somente após 30 dias de abstinência total da droga que estava em uso é que se pode concluir se os sintomas psicóticos são devidos exclusivamente ao uso da substância ou se a substância fora apenas o desencadeador/facilitador de um processo que estava em desenvolvimento, e o diagnóstico de um transtorno psicótico de base poderá ser feito.[12] A exceção são os quadros delirantes desencadeados pelo uso crônico de anfetamina, que podem permanecer por meses mesmo após a cessação do consumo. Isso não descarta que, na vigência do quadro esquizofrênico já estabelecido, o adolescente venha a fazer uso abusivo de álcool ou de outras drogas a fim aliviar sintomas de estranheza e perplexidade decorrentes da quebra egoica e, consequentemente, apresente um diagnóstico de TUS em comorbidade com o de esquizofrenia.[25,26]

Mesmo no caso de drogas com menor impacto nas funções cognitivas, como o tabaco, seu uso é proporcionalmente maior em adolescentes com esquizofrenia quando comparado com a população em geral, produzindo problemas de saúde relacionados ao uso de cigarros.

Entre a população com maior risco para o desenvolvimento de TUS comórbido a esquizofrenia ou outro transtorno psicótico, estão os adolescentes do sexo masculino.[8] Essa população precisa de intervenção mais incisiva diante da presença de sintomas psicóticos após o uso de substâncias psicoativas, com o uso de medicação antipsicótica (por vezes de depósito, em virtude do risco de não adesão ou de recaídas) e de internações psiquiátricas.

Quando comparada a outros diagnósticos, como os transtornos externalizantes e os internalizantes, a comorbidade entre TUS e os transtornos psicóticos é menos prevalente, provavelmente porque a prevalência de transtornos psicóticos, em geral, é menor quando comparada à de outros transtornos. Todavia, a comorbidade entre TUS e transtornos psicóticos acarreta quadros mais graves, que demandam medidas protetivas, um plano de tratamento de longo prazo e o uso de estruturas primária, secundária e terciária do sistema de saúde, não somente na crise ou na vigência do uso da substância como também no seguimento ao longo da vida, visto que é uma doença que compromete a crítica, dificulta a adesão ao tratamento e apresenta períodos de agudização que independem do uso de substâncias psicoativas, de estressores ambientais ou do uso ou não da medicação adequada (muitas crises são desencadeadas como evolução própria da doença psicótica). O uso de drogas associado a quadros psicóticos gera um estresse familiar adicional, sendo fundamentais o acolhimento e a orientação familiar para esses casos.

Transtornos alimentares

Fazem parte dos transtornos alimentares (TAlim) a anorexia nervosa (AN), a bulimia nervosa (BN) e os transtornos alimentares não especificados (TANE). Os TAlim constituem um grupo psicopatológico bastante grave, com alta morbimortalidade em decorrência de déficits nutricionais severos (no caso da AN) ou descompensações hidreletrolíticas (no caso da BN), cujo início do quadro geralmente ocorre na adolescência (mais raramente na infância). O Quadro 5.5 apresenta as características de cada um desses transtornos.

> **Verdade**
> Estudos demonstram que o uso precoce de álcool e drogas interfere na maturação neural, facilitando o desenvolvimento de alterações cognitivas (temporárias e permanentes), além de transtornos mentais, durante a adolescência e também na vida adulta.

Quadro 5.5
Características dos transtornos alimentares

ANOREXIA NERVOSA
1. Recusa em manter o peso mínimo normal para sua faixa etária e sua altura
2. Medo intenso de ganhar peso ou de tornar-se gordo, mesmo quando está com peso inferior
3. Perturbação no modo de vivenciar o peso, o tamanho ou a forma corporal, negando a gravidade do baixo peso
4. No caso das adolescentes que já menstruaram, perda de pelo menos três ciclos menstruais consecutivos
5. Apresenta-se de dois tipos, o purgativo (uso de substâncias laxativas ou diuréticas e vômitos autoinduzidos) e o restritivo, em que há a restrição da ingesta

BULIMIA NERVOSA
1. Episódios recorrentes de consumo alimentar compulsivo (episódios bulímicos), com as seguintes características:
    a. ingerir em pouco tempo (por volta de 2 horas) quantidade excessiva de alimento que a maioria das pessoas não consumiria
    b. sensação de perda de controle sobre o padrão alimentar durante os episódios
2. Comportamento compensatório inadequado com o intuito de não ganhar peso
3. Os episódios bulímicos precisam ocorrer pelo menos duas vezes por semana, durante três meses
4. Observação das formas de seu corpo de maneira indevida
5. Tipo purgativo (uso de laxantes, diuréticos e vômitos) e não purgativo (exercícios físicos intensos) na fase de compensação

    Poucos estudos descrevem a associação entre TAlim e TUS, restringindo-se a alguns relatos de casos ou estudos com amostras pequenas, pois, quando comparados com outras comorbidades, como os transtornos externalizantes e os internalizantes, os TAlim apresentam baixa incidência e prevalência na população infantojuvenil.

    A prevalência de uso de drogas é de 0,5% em pessoas anoréxicas e de 5 a 30% em bulímicas,[27,28] podendo haver diferenças em alguns grupos de drogas utilizadas e no padrão de uso. As mais utilizadas tanto por aqueles indivíduos com AN como pelos com BN são o álcool, o tabaco e a maconha, sendo que os primeiros tendem a utilizar significativamente menos do que os últimos. Em contrapartida, pessoas com bulimia utilizam mais alucinógenos, cocaína, tranquilizantes, psicoestimulantes e *ecstasy*.[28]

    O paradigma presente em cada quadro também é bastante distinto. Enquanto na bulimia as pessoas tendem a utilizar drogas para relaxar, extravasar a raiva ou fugir dos problemas,[28] na anorexia, temem prejuízos à saúde ou experimentam mal-estar com o uso, não utilizam com tanta frequência drogas ilícitas, mas tendem a abusar de substâncias laxativas. Quando utilizam alguma substância ilícita, geralmente procuram a cocaína, pelo efeito redutor do apetite e visando à perda de peso, mais até do que o efeito estimulante. Além disso, na bulimia, há a tendência a apresentar mais comportamentos de risco, com maiores taxas de ideação e tentativas de suicídio.[28] Essa diferença é fundamental ao se traçarem estratégias terapêu-

> **mito**
> Transtornos mentais na infância e na adolescência são um fenômeno raro.

ticas, especialmente na terapia cognitivo-comportamental (TCC) para se abordar o TAlim e o TUS, dependendo de se tratar de um caso de AN ou de BN.

Transtornos de aprendizagem

Por fim, quando se pensa em outros fatores de risco para dependência química na infância e na adolescência, é útil lembrar de todas as situações que podem ter como consequência algum dos transtornos internalizantes ou externalizantes já mencionados. Uma delas é quando ocorrem dificuldades de aprendizagem em crianças e adolescentes. Quando se fala em dificuldades de aprendizagem, é importante deixar claro que nem toda dificuldade em aprender é necessariamente um problema da criança ou do adolescente. Entre as causas que podem provocar uma dificuldade para aprender, podemos citar privações fisiológicas, ambiente familiar desestruturado, local para o estudo desorganizado, didática inadequada do professor e planejamento pedagógico ruim. Além dessas, alguns transtornos psiquiátricos também podem cursar com diminuição da motivação, da cognição e da interação social, como muitos dos transtornos mentais anteriormente citados.

A dificuldade de aprendizagem em si, portanto, pode ter inúmeras causas, entre elas ambientais, secundárias a algum transtorno psiquiátrico ou a um transtorno específico de aprendizagem (dislexia, disgrafia e discalculia). Independentemente da causa, todos esses problemas que resultam em dificuldade para aprender o conteúdo escolar acabam tendo consequências semelhantes. O Quadro 5.6 descreve de forma sucinta esses transtornos.

Uma criança ou um adolescente, quando tem dificuldade para aprender o conteúdo escolar, está predisposto a situações que levam a fatores de risco conhecidos para experimentação e abuso de substâncias, como baixa autoconfiança e baixa autoestima, vergonha perante os colegas, isolamento, transtornos de ansiedade e depressivos, *bullying*, piora na relação com os familiares, entre outros. É de imaginar que um adolescente nessa situação possa encontrar no uso de drogas uma forma de aliviar as angústias de sua baixa autoestima ou de tentar desempenhar um papel social na escola e integrar-se com uma turma. Alguns poucos estudos confirmam essa hipótese, com a ressalva de que, com a identificação precoce de dificuldades de aprendizagem, é possível reduzir esse risco. Nos casos em que já há uma situação de abuso de substâncias por um jovem com história prévia de dificuldades escolares, é imprescindível abordar os dois problemas em seu tratamento.[29]

ABORDAGEM INTEGRADA MULTIPROFISSIONAL

O principal objetivo deste capítulo é apresentar os transtornos psiquiátricos que mais acometem crianças e adolescentes associados ao risco de uso de álcool, tabaco e outras drogas, visando facilitar o diagnóstico precoce para auxiliar na redução dos fatores de risco. Discutir modalidades terapêuticas não é o foco principal, o que será abordado em profundidade nos capítulos seguintes; no entanto, é importante salientar alguns aspectos gerais e particularidades do tratamento de crianças

Quadro 5.6
Transtornos específicos de aprendizagem

1. TRANSTORNOS ESPECÍFICOS DE LEITURA – DISLEXIA
a. Comprometimento específico e significativo no desenvolvimento das habilidades de leitura
b. Não se justifica por idade mental, escolaridade inadequada ou problema de acuidade visual
c. Afeta todas as tarefas que envolvem leitura
d. Dificuldade em reconhecer o fonema (menor unidade fonética significativa para uma língua, p. ex., "r" e "rr")
e. Dificuldade em analisar conteúdos
f. Presença de omissões, substituições, adições e distorções de palavras ou parte de palavras
g. Inversão de letras dentro da mesma palavra ou de palavras dentro da frase
h. Falsas partidas, hesitações longas ou perda do lugar, perda da linha ou da palavra dentro do texto
i. Falta de compreensão da leitura
j. Incapacidade de lembrar o conteúdo lido
k. Incapacidade de tirar conclusões ou fazer inferência a respeito da matéria lida
l. Dificuldade em informar sobre questões a respeito da matéria lida
m. A apresentação clínica varia conforme o idioma

2. TRANSTORNOS ESPECÍFICOS DE EXPRESSÃO ESCRITA – DISGRAFIAS E DISORTOGRAFIAS
Escrever significativamente abaixo do nível esperado

a. Disgrafias: dificuldades em caligrafia, em escrever a linguagem cursiva, podendo escrever garranchos em lugar de letras que, após um tempo, nem o próprio autor consegue entender; escreve mal e inverte as letras em imagem especular, da esquerda para a direita ou de cima para baixo
b. Disortografias: dificuldades em seguir as regras gramaticais elementares da língua, confundindo plural, tempo verbal, acentuação, colocação de vírgulas ou pontos

3. TRANSTORNOS ESPECÍFICOS DE HABILIDADES ARITMÉTICAS – DISCALCULIAS
a. Dificuldade nas habilidades aritméticas básicas, como reconhecimento numérico, formação de números em dezenas, centenas e milhares, além de dificuldades em operações aritméticas simples
b. Confusão dos símbolos matemáticos
c. Não colocação adequada dos números
d. Não considerar dificuldades em funções mais complexas, como geometria, álgebra ou trigonometria

e adolescentes em uso de álcool, tabaco e outras drogas quando existem comorbidades psiquiátricas.

O modelo ideal de tratamento para adolescentes com dependência química ainda não foi estabelecido. As intervenções podem variar desde tratamento em regime de internação até ambulatorial, passando por centros de atendimento na comunidade, hospital-dia e comunidades terapêuticas abertas e fechadas. Entretanto, mesmo dentro de cada modalidade de tratamento, são muitos os meios de se atuar com um adolescente, mas todos envolvem a necessidade de equipes multi ou interdisciplinares, constituídas por profissionais como psiquiatra, psicólogo, tera-

> **Verdade**
>
> Estudos epidemiológicos demonstram que 20% das crianças e adolescentes apresentam algum transtorno mental, constituindo um importante fator de risco para o uso e abuso de drogas e para a redução da expectativa e da qualidade de vida.

peuta ocupacional, assistente social, enfermeiro, fonoaudiólogo, pedagogo, entre outros.

A determinação do tipo de tratamento mais apropriado a partir de uma avaliação individualizada do adolescente permite-lhe mobilidade nas etapas do tratamento de acordo com sua evolução ante as intervenções feitas inicialmente. A identificação de quadros comórbidos e o tratamento adequado desses quadros são essenciais para o prognóstico do adolescente, conforme visto anteriormente. Quanto maior o número de comorbidades, mais limitado será o prognóstico para esses indivíduos.[9]

O tratamento ambulatorial é a primeira abordagem terapêutica a ser empregada, principalmente quando o adolescente ainda mantém atividades produtivas – escolares, de lazer e sociais. Nele são abordadas técnicas para obtenção de abstinência e resolução de conflitos, e o adolescente é estimulado a desenvolver novas atividades não relacionadas ao uso de drogas sem ser retirado de seu ambiente. Entretanto, com frequência, os adolescentes subestimam a gravidade de seu quadro e mostram-se pouco engajados com o tratamento. Nesses casos, ou quando o adolescente está colocando em risco sua integridade física, seja pelo uso descontrolado de drogas, seja pelo envolvimento em atividades ilegais, a internação torna-se um recurso necessário. Para os usuários de *crack* ou outras drogas cuja obtenção da abstinência é reconhecidamente mais difícil, a internação pode ser o primeiro recurso terapêutico a ser empregado.[9] Quando existe suspeita de comorbidade, muitas vezes pode ser difícil realizar o diagnóstico diferencial adequado ambulatorialmente, pois é preciso garantir a abstinência total de drogas para avaliar os sintomas, sobretudo quando há sintomas psicóticos presentes.

As indicações de internação são:

- risco de comportamentos auto ou heteroagressivos ou comportamento suicida
- risco de desenvolver síndrome de abstinência ou outras complicações clínicas
- dificuldade na avaliação diagnóstica de comorbidades psiquiátricas e no planejamento do tratamento desses quadros
- falência da tentativa de tratamento ambulatorial

Entretanto, até o momento, não há evidências científicas que comprovem a maior efetividade de uma ou outra intervenção. As comparações entre as pesquisas realizadas com diferentes modelos apresentam divergências na metodologia, o que impede análises comparativas eficazes.[9] Porém, o tratamento adequado das comorbidades é essencial para o sucesso no tratamento do TUS e a promoção do desenvolvimento global da criança e do adolescente.

CONSIDERAÇÕES FINAIS

O uso e o abuso de álcool, tabaco e outras drogas na infância e na adolescência constituem um problema de saúde pública, que afeta de maneira significativa o desenvolvimento físico, psíquico e social durante uma fase importante da vida, na qual não está completa a maturação cerebral desse indivíduo. Fatores psicossociais e a presença de outros transtornos mentais contribuem para o aumento do risco do desenvolvimento do TUS, agravando o transtorno de base e dificultando o tratamento de ambos.

Na adolescência, a prevalência de comorbidades com o TUS é tão alta que pode ser considerada regra, não exceção. É fundamental a realização de avaliação multidisciplinar e multiaxial para o diagnóstico de todas as comorbidades, além da identificação dos fatores de risco e mantenedores do uso de drogas. Após a avaliação inicial cuidadosa, deve-se instituir tratamento adequado para todas as comorbidades, sem o qual se compromete o prognóstico da criança e do adolescente, com maior risco para a cronificação de todas as comorbidades existentes e, eventualmente, desenvolvimento de outras no futuro.

REFERÊNCIAS

1. Arain M, Haque M, Johal L, Mathur P, Nel W, Rais A, et al. Maturation of the adolescent brain. Neuropsychiatr Dis Treat. 2013;9:449-61.

2. Ehlers CL, Criado JR. Adolescent ethanol exposure: does it produce long-lasting electrophysiological effects? Alcohol. 2010;44(1):27-37.

3. Palmer RH, Young SE, Hopfer CJ, Corley RP, Stallings MC, Crowley TJ, et al. Developmental epidemiology of drug use and abuse in adolescence and young adulthood: evidence of generalized risk. Drug Alcohol Depend. 2009;102(1-3):78-87.

4. Bossong NG, Niesink RJ. Adolescent brain maturation, the endogenous cannabinoid system and the neurobiology of cannabis-induced schizophrenia. Prog Neurobiol. 2010;92(3):370–385.

5. Rubino T, Zamberletti E, Parolaro D. Adolescent exposure to cannabis as a risk factor for psychiatric disorders. J Psychopharmacol. 2012;26(1):177-88.

6. Hanson KL, Medina KL, Padula CB, Tapert SF, Brown SA. Impact of adolescent alcohol and drug use on neuropsychological functioning in young adulthood: 10-year outcomes. J Child Adolesc Subst Abuse. 2011;20(2):135-54.

7. Burgiæ-Radmanoviæ M, Burgiæ S. Comorbidity in children and adolescent psychiatry. Psychiatr Danub. 2010;22(2):298-300.

8. Wu LT, Gersing K, Burchett B, Woody GE, Blazer DG. Substance use disorders and comorbid Axis I and II psychiatric disorders among young psychiatric patients: findings from a large electronic health records database. J Psychiatr Res. 2011;45(11):1453-62.

9. Lopes GM, Del Prette G, Nóbrega BA, Scivoletto S. Uso de substâncias psicoativas por adolescentes: panorama atual. Rev Bras Psiquiatr. No prelo 2013.

10. Wolitzky-Taylor K, Bobova L, Zinbarg RE, Mineka S, Craske MG. Longitudinal investigation of the impact of anxiety and mood disorders in adolescence on subsequent substance use disorder onset and vice versa. Addict Behav. 2012;37(8):982-5.

11. Witkiewitz K, King K, McMahon RJ, Wu J, Luk J, Bierman KL, et al. Evidence for a multi-dimensional latent structural model of externalizing disorders. J Abnorm Child Psychol. 2013;41(2):223-37.

12. American Psychiatric Association. Diagnostic and statistical manual of mental disorders: DSM-5. 5th ed. Washington: APA; 2013.

13. Murray J, Anselmi L, Gallo EA, Fleitlich-Bilyk B, Bordin IA. Epidemiology of childhood conduct problems in Brazil: systematic review and meta-analysis. Soc Psychiatry Psychiatr Epidemiol. 2013;48(10):1527-38.

14. Polanczyk G, Laranjeira R, Zaleski M, Pinsky I, Caetano R, Rohde LA. ADHD in a representative sample of the Brazilian population: estimated prevalence and comparative adequacy of criteria between adolescents and adults according to the item response theory. Int J Methods Psychiatr Res. 2010;19(3):177-84.

15. Cleveland MJ1, Feinberg ME, Osgood DW, Moody J. Do peers' parents matter? A new link between positive parenting and adolescent substance use. J Stud Alcohol Drugs. 2012;73(3):423-33.

16. O'Neil KA, Conner BT, Kendall PC. Internalizing disorders and substance use disorders in youth: comorbidity, risk, temporal order, and implications for intervention. Clin Psychol Rev. 2011;31(1):104-12.

17. Marmorstein NR. Longitudinal associations between alcohol problems and depressive symptoms: early adolescence through early adulthood. Alcohol Clin Exp Res. 2009;33(1):49-59.

18. Marmorstein NR, Iacono WG, Malone SM. Longitudinal associations between depression and substance dependence from adolescence through early adulthood. Drug Alcohol Depend. 2010;107(2-3):154-60.

19. Horigian VE, Weems CF, Robbins MS, Feaster DJ, Ucha J, Miller M, et al. Reductions in anxiety and depression symptoms in youth receiving substance use treatment. Am J Addict. 2013;22(4):329-37.

20. Goldstein BI, Shamseddeen W, Spirito A, Emslie G, Clarke G, Wagner KD, et al. Substance use and the treatment of resistant depression in adolescents. J Am Acad Child Adolesc Psychiatry. 2009;48(12):1182-92.

21. Youngstrom EA, Birmaher B, Findling RL. Pediatric bipolar disorder: validity, phenomenology, and recommendations for diagnosis. Bipolar Disord. 2008;10(1 Pt 2):194-214.

22. Kenneson A, Funderburk JS, Maisto SA. Risk factors for secondary substance use disorders in people with childhood and adolescent-onset bipolar disorder: opportunities for prevention. Compr Psychiatry. 2013;54(5):439-46.

23. Lagerberg TV, Sundet K, Aminoff SR, Berg AO, Ringen PA, Andreassen OA, et al. Excessive cannabis use is associated with earlier age at onset in bipolar disorder. Eur Arch Psychiatry Clin Neurosci 2011;261(6):397-405.

24. Lorberg B, Wilens TE, Martelon M, Wong P, Parcell T. Reasons for substance use among adolescents with bipolar disorder. Am J Addict. 2010;19(6):474-80.

25. Mazzoni P, Kimhy D, Khan S, Posner K, Maayan L, Eilenberg M, et al. Childhood onset diagnoses in a case series of teens at clinical high risk for psychosis. J Child Adolesc Psychopharmacol. 2009;19(6):771-6.

26. Compton MT, Kelley ME, Ramsay CE, Pringle M, Goulding SM, Esterberg ML, et al. Association of pre-onset cannabis, alcohol, and tobacco use with age at onset of prodrome and age at onset of psychosis in first-episode patients. Am J Psychiatry 2009;166(11):1251-7.

27. Stock SL, Goldberg E, Corbett S, Katzman DK. Substance use in female adolescents with eating disorders. J Adolesc Health. 2002;31(2):176-82.

28. Fischer S, le Grange D. Comorbidity and high-risk behaviors in treatment-seeking adolescents with bulimia nervosa. Int J Eat Disord. 2007;40(8):751-3.

29. Califano JA, Bush C, Chenault KI, Dimon J, Fisher M, Fraser DA, et al. Substance abuse and learning disabilities: peas in a pod or apples and oranges? New York: CASAColumbia; 2000.

CAPÍTULO 6

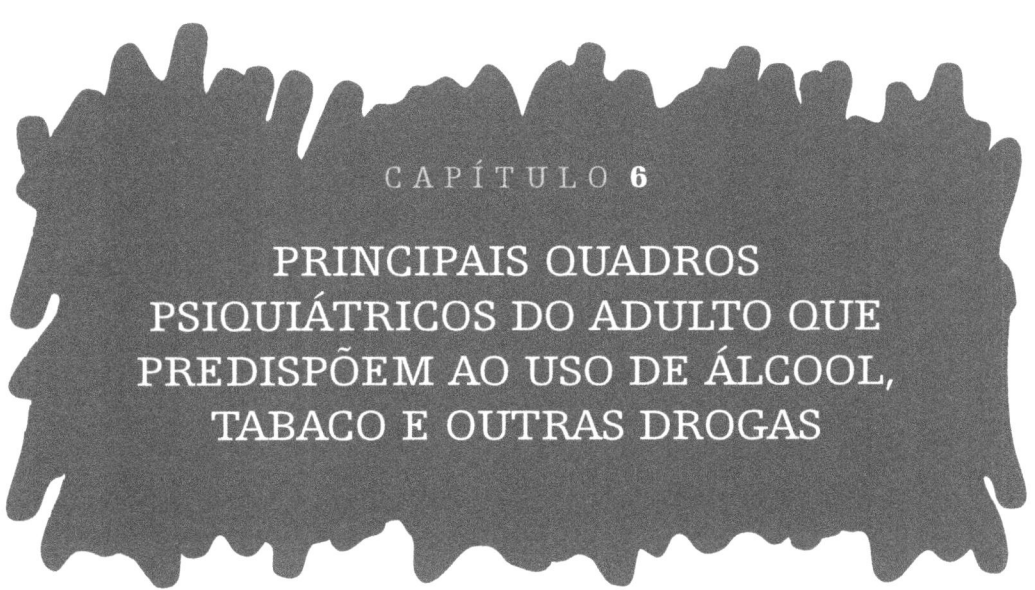

PRINCIPAIS QUADROS PSIQUIÁTRICOS DO ADULTO QUE PREDISPÕEM AO USO DE ÁLCOOL, TABACO E OUTRAS DROGAS

Maria Carolina Pedalino Pinheiro
Ísis Marafanti

Há algum tempo, ficou popular, pela publicidade, um questionamento que se fazia a respeito de um biscoito: se este era mais fresquinho porque vendia mais ou se vendia mais justamente porque era mais fresquinho. É inevitável pensar nesse paradoxo de causa e efeito quando se relacionam as doenças mentais e o uso de drogas. Isso porque a alta prevalência de doenças mentais e o uso de drogas suscitam a dúvida: quem usa se torna mais vulnerável ao surgimento de transtornos psiquiátricos, ou quem tem alguma doença mental fica mais propenso a consumir drogas? Provavelmente, as duas afirmativas são verdadeiras e complementares.[1-3] Quando se estuda essa relação, observa-se que inúmeros estudos já demonstraram que existe uma associação muito forte entre as doenças mentais e o uso de álcool, tabaco e outras drogas.[1-6]

Há diversas complicações psiquiátricas decorrentes do uso de substâncias psicoativas (SPAs) que podem aparecer de forma aguda ou com o uso prolongado dessas drogas.[7,8] Entretanto, quando o indivíduo está abstinente já há pelo menos quatro semanas e apresenta outro transtorno mental, isso quer dizer, em termos práticos, que esse transtorno, embora possa ter sido influenciado pelo uso da droga, é um transtorno independente, ou seja, uma comorbidade.[7,9,10]

Desde a década de 1980, as manifestações de transtornos mentais e de alterações de comportamento decorrentes do uso de drogas vêm sendo estudadas mais profundamente pela comunidade científica.[1,2,5,11] Desses transtornos, os mais comuns são a depressão, o transtorno bipolar e os transtornos de ansiedade (como a fobia social, o transtorno de pânico, o transtorno obsessivo-compulsivo, o transtorno de ansiedade generalizada). A esquizofrenia e os transtornos da personalidade também estão ligados a uma grande chance de uso de drogas. O transtorno de déficit de atenção/hiperatividade e os transtornos alimentares, que começam geralmente na infância e na adolescência, também apresentam altas prevalências com comorbidades relacionadas ao uso de substâncias. Neste capítulo, todos esses transtornos serão mais bem explicados, assim como sua associação com o uso de drogas.

Ao observar a associação entre transtornos relacionados a substâncias e outras doenças mentais, algumas hipóteses podem ser aventadas em relação à presença

> **mito**
> "Não existe relação entre doenças psiquiátricas e uso de drogas."

dessa concomitância de doenças. Existem quatro modelos teóricos citados a seguir.[3,12,13]

- o transtorno por uso de substâncias ter gerando o quadro psiquiátrico comórbido[14]
- o transtorno psiquiátrico ter aumentado a vulnerabilidade ao abuso e à dependência da substância, também conhecida como hipótese de "automedicação"[15]
- fatores comuns desencadeando ambos os quadros[16-18]
- fatores biodirecionais[3,12,18]

Independentemente de quem vem antes, o uso de droga ou a outra doença psiquiátrica, o fato é que qualquer doença mental que tem associado o uso/abuso ou a dependência de alguma substância tem um efeito negativo em vários aspectos clínicos da doença, piorando o diagnóstico, o tratamento e o prognóstico.[9,19] É sabido, ainda, que pacientes usuários de substâncias com comorbidade psiquiátrica, especialmente aqueles com transtornos psiquiátricos graves, apresentam maiores taxas de internações, episódios de agressividade, detenção por atos ilegais, suicídio, recaídas e falta de moradia.[19]

A seguir, são apresentados os transtornos psiquiátricos mais comumente relacionados ao abuso e à dependência de substâncias.

TRANSTORNOS DE ANSIEDADE

A ansiedade pode ser descrita como um sentimento impreciso e incômodo de medo e nervosismo derivado da antecipação de alguma ameaça, seja real, seja imaginada, de algo ignorado ou alheio.[20] Passa a ser reconhecida como patológica quando é desproporcional em relação ao estímulo e quando interfere na qualidade de vida e no desempenho diário do indivíduo.[20]

A maneira mais prática de diferenciar ansiedade normal de ansiedade patológica é avaliar se a reação é de curta duração, autolimitada e relacionada ao estímulo do momento ou não. Se for, é uma função humana normal e útil à sobrevivência; se for demorada, abrangente e não relacionada aos estímulos daquele momento, pode ser considerada uma ansiedade patológica.[20]

Os transtornos de ansiedade são os quadros psiquiátricos mais comuns na população, com prevalência estimada durante o período de vida que varia de 15 a 25%.[21,22]

Aqui, é importante notar que há uma diferença entre sintomas ansiosos, que, aliás, são muito frequentes na população em geral e em outros transtornos psiquiátricos, e os transtornos de ansiedade propriamente ditos. Transtornos de ansiedade referem-se a um conjunto de sintomas específicos e determinados por critérios diagnósticos próprios que caracterizam determinada doença, como, por exemplo, fobia social, transtorno de pânico, transtorno de ansiedade generalizada e transtorno obsessivo-compulsivo.

Quadro 6.1
Transtornos psiquiátricos mais comuns

1. Transtornos geralmente diagnosticados na infância e na adolescência, como retardos mentais e transtornos de aprendizagem
2. *Delirium* (confusão mental provocada por alteração orgânica, geralmente em idosos)
3. Transtornos mentais devidos à condição clínica geral
4. Transtornos mentais e comportamentais devidos ao uso de substâncias psicoativas
5. Esquizofrenia e outros transtornos psicóticos
6. Transtornos do humor, como depressão ou transtorno bipolar
7. Transtornos de ansiedade, como fobias, transtorno de estresse pós-traumático, transtorno de ansiedade generalizada, transtorno de pânico e transtorno obsessivo-compulsivo
8. Transtornos somatoformes, como transtornos conversivos e transtornos dismórficos corporais
9. Transtornos factícios
10. Transtornos dissociativos
11. Transtornos sexuais e de identidade de gênero
12. Transtornos alimentares, como anorexia nervosa e bulimia nervosa
13. Transtornos do sono, como insônia ou terror noturno
14. Transtornos do controle dos impulsos, como cleptomania ou piromania
15. Transtornos da personalidade, como personalidade paranoica ou personalidade obsessivo-compulsiva
16. Demências

Fonte: World Health Organization.[7]

É muito comum os transtornos de ansiedade ocorrerem em comorbidade com transtornos relacionados ao uso de substâncias.[4,23]

Em um estudo de revisão de 2012 sobre a relação entre transtornos de ansiedade e tabagismo, observou-se que alguns transtornos de ansiedade são um fator de risco para a iniciação do tabagismo e a dependência da nicotina, assim como o tabagismo e a dependência da nicotina parecem ser um fator de risco para o desenvolvimento de alguns transtornos de ansiedade (p. ex., transtorno de pânico e transtorno de ansiedade generalizada). O estudo, no entanto, ressalta que há limitada literatura científica sobre o assunto e que esta é muito heterogênea e não descarta a presença de outros transtornos por uso de substâncias como um fator confudidor desses achados.[24]

Existe a proposição de que os indivíduos ansiosos acabariam por usar o álcool como uma espécie de estratégia mal fundada de automedicação, o que acaba por agravar o transtorno de ansiedade primário.[25] Em uma revisão de estudos que examinaram transtornos por uso de álcool e transtornos de ansiedade, encontrou-se que os transtornos de ansiedade e os transtornos por uso de álcool parecem influenciar um ao outro, ou seja, um pode aumentar a vulnerabilidade de desenvolver o outro, bem como contribuir para a persistência da ansiedade e/ou o uso da substância.[26]

Verdade
Muitos estudos já demonstraram que existe uma associação muito forte entre as doenças mentais e o uso de álcool, tabaco e outras drogas.

mito
"Os deprimidos bebem mais."

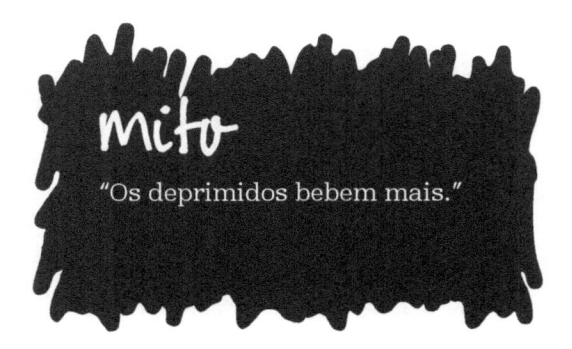

Tem-se, portanto, uma relação bidirecional entre os transtornos de ansiedade e o transtorno por uso de substâncias; dessa forma, os sintomas ansiosos aumentam o risco do uso de substâncias, especialmente as depressoras do sistema nervoso central (SNC), como álcool e sedativos, assim como o uso de substâncias pode intensificar a gravidade dos transtornos de ansiedade.[26]

A literatura científica tem demonstrado que indivíduos com transtornos de ansiedade têm maiores taxas de tabagismo.[24] Em geral, tem-se que 15% dos indivíduos com um transtorno de ansiedade têm algum transtorno por uso de substância concomitante. Dos transtornos de ansiedade, há maior prevalência de comorbidade com abuso ou dependência de substâncias com o transtorno de ansiedade generalizada, com 21%, seguido pelo transtorno de estresse pós-traumático, com 18%, e pela fobia social, com 17%.[5]

Quando se estuda especificamente a problemática com o álcool, os estudos clínicos mostram que, entre os dependentes da substância, de 23 a 70% têm como comorbidade transtornos de ansiedade,[4,5,27] enquanto em outros estudos com pacientes com transtornos de ansiedade, 20 a 45% relatam histórias de dependência de álcool.[28,29]

Outra questão envolvida na clínica é como diferenciar sintomas ansiosos presentes no próprio curso do transtorno por abuso de substâncias de um transtorno de ansiedade propriamente dito. Muitas vezes, na prática, essa questão torna-se bastante difícil de responder, já que os sintomas ficam sobrepostos; por isso, recomenda-se que na avaliação inicial e no acompanhamento do indivíduo sejam obtidos uma história detalhada sobre o princípio dos sintomas, possíveis fatores relacionados e fatores desencadeantes. O Quadro 6.2 apresenta os principais transtornos de ansiedade.

Transtorno de ansiedade generalizada

O transtorno de ansiedade generalizada (TAG) é um transtorno caracterizado por preocupação excessiva ou ansiedade acerca de diversos eventos e atividades associada a pelo menos três dos seguintes sintomas: inquietação, fatigabilidade, dificuldade em concentrar-se, irritabilidade, tensão muscular e perturbação do sono – na maior

Quadro 6.2
Principais transtornos de ansiedade

1. Transtorno de ansiedade generalizada
2. Transtorno de pânico
3. Fobia social
4. Transtorno obsessivo-compulsivo
5. Transtorno de estresse pós-traumático

parte dos dias por pelo menos seis meses. Além disso, o indivíduo considera difícil controlar essa preocupação.[7]

Para diferenciar o TAG de outras doenças psiquiátricas, o *Manual diagnóstico e estatístico de transtornos mentais*[30] afirma que é preciso que essas características ansiosas não estejam confinadas a aspectos de outro transtorno, como, por exemplo, ter um ataque de pânico (transtorno de pânico), sentir-se envergonhado em público (fobia social), ser contaminado (transtorno obsessivo-compulsivo), estar afastado de casa ou de parentes próximos (transtorno de ansiedade de separação), ganhar peso (anorexia nervosa), ter múltiplas queixas físicas (transtorno de somatização) ou ter uma doença grave (hipocondria), e a ansiedade e a preocupação não ocorrem exclusivamente durante o transtorno de estresse pós-traumático.[7]

Para se fazer o diagnóstico de TAG, deve-se descartar que a ansiedade seja consequência dos efeitos fisiológicos diretos de uma substância (droga de abuso, medicamento, exposição a uma toxina) ou de uma condição médica geral, assim como é preciso certificar-se de que ela não ocorre exclusivamente durante um transtorno do humor, transtorno psicótico ou transtorno invasivo do desenvolvimento.

O transtorno de ansiedade generalizada é bastante presente na população, acometendo cerca de 5% das pessoas.[31] Trata-se de uma doença crônica, associada a uma morbidade alta e a importante prejuízo biopsicossocial. O TAG acomete duas vezes mais mulheres do que homens[32,33] e é provavelmente o transtorno de ansiedade mais comum na população idosa.[32,34]

Uma revisão sobre os estudos epidemiológicos que mostram a prevalência entre problemas relacionados ao álcool e pacientes com TAG apresentou que esta varia de 8,3 a 52,6%.[28] Essa diferença tão grande reflete a dificuldade em se diagnosticar o transtorno no indivíduo que faz uso de drogas, justamente porque os sintomas de intoxicação aguda, assim como os de síndrome de abstinência, sobrepõem-se ao quadro, especialmente no caso do álcool.[28,35,36]

Um grande estudo epidemiológico norte-americano, representativo da população desse país, reforçou uma forte associação entre o uso de álcool e drogas e o TAG.[37] Outro estudo de grande porte mostrou uma relação significativa entre presença de TAG e uso durante a vida de estimulantes, cocaína, alucinógenos e heroína.[38]

A identificação precoce de problemas relacionados a drogas em indivíduos com TAG é fundamental, pois parece haver uma progressão mais rápida do início do uso para o desenvolvimento de um transtorno relacionado a substância.[39]

Transtorno de pânico

O transtorno de pânico (TP) caracteriza-se pela presença de ataques recorrentes e repentinos de ansiedade, seguidos de sintomas físicos e emocionais, além de medo de sofrer um novo ataque e evitação de situações que relembrem as vivências dos ataques de pânico ocorridos. É importante ressaltar que TP é, portanto, diferente de ataque de pânico; ou seja, não se trata de uma crise de ansiedade isolada, e sim de uma síndrome composta por crises de ansiedade repetidas acompanhadas de preocupações persistentes e modificações importantes de comportamento no intuito de evitar novos episódios.[7]

> **Verdade**
> Indivíduos com transtorno do humor apresentam alta prevalência de transtornos relacionados a substâncias.

> **mito**
> "O álcool melhora a ansiedade."

O TP costuma ocorrer em adultos jovens, na terceira década de vida, e é 2 a 3 vezes mais comum em mulheres do que em homens.[40] Sua prevalência é de 5% na população ao longo da vida e de 1% se considerado apenas o último ano.[40]

É muito comum o indivíduo com TP, antes de ser diagnosticado, procurar diversos atendimentos médicos em situações de emergência em busca de outra patologia que justifique seu sofrimento.[41] Estudos mostram, ainda, que é muito comum a presença de outro transtorno psiquiátrico em quem tem TP, especialmente outro transtorno de ansiedade, transtornos do humor, transtorno do controle de impulsos e dependência de substâncias.[5,40] Dados de estudos epidemiológicos mostram que, em média, um terço dos indivíduos com TP apresenta critérios para abuso ou dependência de substâncias.[5,40]

É importante lembrar que a intoxicação aguda por substâncias como o álcool, a cocaína e opioides, assim como suas síndromes de abstinência, pode precipitar sintomas muito similares a um ataque de pânico.[42] Assim, sugere-se esperar de 2 a 4 semanas da retirada da substância para confirmar se os sintomas de pânico se mantêm ou não.[43]

Fobia social

Fobia social é um transtorno caracterizado por medo acentuado e contínuo de situações sociais ou de desempenho, sendo que estas geram uma resposta imediata e desproporcional de ansiedade (muitas vezes, até mesmo como um ataque de pânico). O sofrimento é tamanho que esses indivíduos passam a evitar situações sociais ou então as suportam com pavor. O diagnóstico é apropriado apenas se a esquiva, o medo ou a antecipação ansiosa quanto a deparar-se com a situação social ou de desempenho interfere significativamente na rotina diária, no funcionamento ocupacional ou na vida social do indivíduo ou se a pessoa sofre acentuadamente por ter uma fobia.[44]

Nas situações sociais ou de desempenho temidas, os indivíduos com fobia social experimentam preocupações com sua vergonha e temem que outros os considerem ansiosos e incapazes. Podem ter medo de falar em público, de conversar com outras pessoas, de comer, beber ou escrever em público em virtude de sentirem embaraço caso os outros percebam suas mãos trêmulas e sua ansiedade. É comum, inclusive, que, em situações como essas, apresentem sintomas de pânico.[44]

Estima-se que 5 a 13% da população geral apresente sintomas fóbicos sociais.[45-47] O transtorno parece ser igualmente frequente entre homens e mulheres[48] e costuma ter início na infância e na adolescência, fazendo, muitas vezes, a pessoa estruturar toda a sua vida com as limitações da fobia.[48,49]

Estudos têm demonstrado que é muito comum a comorbidade entre problemas relacionados com o álcool e a fobia social.[28,37,38] Esses indivíduos parecem ser de 2 a 3 vezes mais propensos a se tornarem dependentes de álcool,[28] estimando-se que a prevalência de transtornos relacionados ao álcool possa acometer 48% dos fóbicos sociais.[37] Quanto ao uso de outras substâncias, observou-se associação com o uso de maconha, sendo que esses indivíduos parecem ter um risco sete vezes maior de se tornarem dependentes quando comparados à população em geral.[50] Um estudo norte-americano mostrou, ainda, associações modestamente aumentadas no uso de cocaína, alucinógenos e heroína por pessoas com fobia social em comparação àquelas sem o transtorno.[38]

Transtorno obsessivo-compulsivo

O transtorno obsessivo-compulsivo (TOC) é, como o próprio nome já refere, uma patologia na qual há a presença de obsessões e/ou compulsões. Obsessões são pensamentos, ideias, impulsos e imagens que são vivenciados como invasivos e incômodos. Compulsões, por sua vez, são definidas como comportamentos ou atos mentais repetitivos realizados para diminuir o incômodo ou a ansiedade causados pelas obsessões ou, ainda, para evitar que alguma situação temida (imaginada ou real) venha a ocorrer.[44]

A prevalência do TOC ao longo da vida na população em geral varia de 2 a 3%, e a prevalência anual é de 1,5%.[51] Os sintomas têm início na infância ou na adolescência em um terço até a metade dos casos. A distribuição entre os sexos é semelhante, sendo discretamente maior entre as mulheres.[51] Curiosamente, apesar de sabido que os transtornos de ansiedade estão ligados a transtornos relacionados a substâncias, pouco se sabe sobre a associação com o TOC.[52]

A partir de dados provenientes de uma grande pesquisa epidemiológica, observou-se que 24% dos indivíduos com TOC preencheram os critérios para um transtorno por uso de álcool, e 18%, um transtorno por uso de drogas durante a vida,[53] enquanto em outro estudo um quinto dos indivíduos com TOC apresentou problemas relacionados ao álcool.[54] Indivíduos portadores de TOC apresentam maior risco de desenvolver dependência de substâncias psicoativas do que a população em geral.[5]

Parece, ainda, que algumas substâncias, como a cocaína e a metanfetamina, podem exacerbar os sintomas do TOC, enquanto outras, como os opioides, podem potencialmente aliviar alguns sintomas do transtorno.[55-57] Os transtornos de abuso/dependência de substâncias em geral surgem após a instalação do TOC.[58]

Transtorno de estresse pós-traumático

O transtorno de estresse pós-traumático (TEPT) é um transtorno de ansiedade precipitado por um trauma. As características do transtorno podem ser divididas em três grupos: revivescência do trauma, esquiva e/ou entorpecimento emocional e hiperestimulação psíquica, ou seja, da vigilância, seja física, com aumento da pressão e da frequência cardíaca, por exemplo, seja emocional, com irritabilidade ou aumento da impulsividade. O TEPT é diagnosticado se esses sintomas persistirem por pelo menos quatro semanas após ocorrido o evento traumático e se eles ocasionarem comprometimento social e ocupacional significativo.[59]

A prevalência de TEPT na população em geral é de 7,8%, segundo um grande estudo norte-americano, acometendo 5% dos homens e 10,4% das mulheres.[46]

> **Verdade**
> Estudos demostram que há forte associação entre os dependentes de álcool e comorbidade com transtornos de ansiedade.

A presença de comorbidade psiquiátrica com TEPT é extremamente alta, chegando, em alguns estudos, a até 80% dos indivíduos. Essas pessoas teriam maior risco de apresentar comorbidades como TOC, depressão, distimia, transtorno bipolar e abuso e dependência de substâncias.[60]

Um grande estudo norte-americano encontrou uma prevalência de comorbidade com o TEPT de 88,3% nos homens e de 79% nas mulheres, sendo mais comuns dependência de álcool e abuso de outras substâncias, depressão, distimia, transtorno da conduta, transtornos de ansiedade e transtorno bipolar.[46]

TRANSTORNOS DO HUMOR (AFETIVOS)

Os transtornos do humor são os transtornos psiquiátricos mais prevalentes em todo o mundo. Têm-se como os principais quadros a chamada depressão unipolar, a distimia e o transtorno bipolar. Os fatores de risco para o desenvolvimento de transtornos do humor são múltiplos e incluem especialmente a vulnerabilidade genética e estressores psicossociais.[61]

Os indivíduos com transtorno do humor apresentam alta prevalência de transtornos relacionados a substâncias, chegando a até 32%.[3] O álcool é a substância mais consumida, seguido por maconha, estimulantes, cocaína e anfetaminas.[62] A comorbidade de abuso ou dependência de substâncias com o transtorno bipolar parece ser de 56%; de depressão unipolar, de 27%; e de distimia, de 31%.[5] O Quadro 6.3 lista os principais transtornos afetivos.

Transtorno depressivo maior

O transtorno depressivo maior é caracterizado por humor deprimido na maior parte do tempo, perda da capacidade de experimentar prazer pelas coisas, redução da energia, diminuição da atividade, perda de interesse e diminuição da capacidade de concentração associadas, geralmente, a fadiga substancial. Costumam ser observados, ainda, problemas relacionados ao sono e alteração do apetite.[7] Associadas a esses sintomas existem, com grande frequência, diminuição da autoestima e da autoconfiança e ideias de culpabilidade e/ou de indignidade.[7]

A depressão é uma doença com alta prevalência em todo o mundo, cuja tendência é aumentar ainda mais nos próximos anos.[63] Quando se compara a depressão entre os sexos, observa-se que ela é aproximadamente duas vezes maior em mulheres em comparação a homens.[64]

Diagnosticar um quadro depressivo em indivíduos com história de transtorno por uso de substâncias costuma ser, na prática clínica, um grande desafio, uma vez que é muito comum estarem associados ao uso de drogas sintomas de mudanças

Quadro 6.3
Principais transtornos afetivos (ou do humor)

1. Transtorno depressivo maior
2. Transtorno distímico
3. Transtorno afetivo bipolar

de humor, alteração de energia, alteração no padrão de sono e apetite.[65] Essas alterações podem aparecer tanto pelo uso crônico da substância como estarem circunscritas ao período de síndrome de abstinência. Assim, para diagnosticar a comorbidade, é necessário compreender essas complexas relações entre esses dois diagnósticos psiquiátricos, bem como obter uma anamnese detalhada.

A prevalência de depressão maior entre dependentes químicos varia de 30 a 50%. Diversos trabalhos demonstram que a presença dessas duas comorbidades é mais comum em mulheres do que em homens.[66-68] Entre as mulheres com diagnóstico de algum transtorno por uso de substâncias, 19% tiveram depressão em algum momento na vida, enquanto na população geral de mulheres essa prevalência é de aproximadamente 7%.[11,69]

Estudos epidemiológicos recentes têm mostrado, ainda, que não apenas há aumento do tabagismo entre indivíduos com depressão, como também que estes consomem mais cigarros diários.[70-73]

Uma questão interessante que se observa ao se comparar a história de homens e mulheres com essas comorbidades diz respeito ao início dos sintomas depressivos e ao surgimento do padrão de abuso da substância. Enquanto 78% dos homens apresentaram primeiro o quadro com as drogas e depois a depressão, 66% das mulheres apresentaram primeiro a depressão e depois o transtorno relacionado à substância.[11,69]

Distimia

A distimia é uma forma de depressão crônica, não episódica, de sintomatologia menos intensa do que as chamadas depressões maiores.[74]

É caracterizada por um humor cronicamente deprimido que ocorre na maior parte do dia, na maioria dos dias, por pelo menos dois anos, acompanhando pelo menos dois dos seguintes sintomas: apetite diminuído ou aumentado, insônia ou aumento do tempo de sono habitual, baixa energia ou fadiga, baixa autoestima, fraca concentração ou dificuldade em tomar decisões e sentimentos de desesperança – ocorrendo durante o período de dois anos, sendo que qualquer intervalo livre de sintomas não dura mais de que dois meses.

A prevalência da distimia durante a vida (com ou sem transtorno depressivo maior sobreposto) é de aproximadamente 6%. Tem, frequentemente, um curso precoce e insidioso, na maioria dos casos antes dos 25 anos.[75] Nos contextos clínicos, indivíduos com distimia, em geral, têm um transtorno depressivo maior sobreposto, o qual costuma ser a razão para a busca de tratamento.[44]

A dificuldade em diagnosticar distimia e transtornos por uso de substâncias parece ser ainda maior, pois os critérios diagnósticos para mania e episódio depressivo requerem estado de abstinência por 1 a 2 semanas, respectivamente, enquanto os sintomas para distimia *stricto sensu* devem estar presentes por pelo menos dois anos.[76,77]

Transtorno bipolar

Define-se transtorno bipolar como a alternância de episódios depressivos e de mania, sendo essencial para o diagnóstico a identificação de pelo menos um episódio de mania ou hipomania, diferenciando-se, assim, da depressão unipolar.

Os episódios maníacos ou hipomaníacos caracterizam-se por intenso aumento de energia, humor expansivo ou euforia, e aumento da atividade mental e física.

Além disso, costumam-se observar diminuição da necessidade de sono, aumento da autoestima, sensação de poder, inquietação, aumento das atividades prazerosas e do desejo sexual. A diferenciação entre o quadro de mania e o de hipomania se dá principalmente pelo grave prejuízo funcional e/ou social que o quadro maníaco apresenta, podendo, ainda, estar presentes sintomas psicóticos, com duração mínima de sete dias ou menos, podendo haver necessidade de internação psiquiátrica.

Também pode haver o chamado "episódio misto", que se caracteriza por ser um período de pelo menos uma semana em que tanto um episódio maníaco como um episódio depressivo maior ocorrem todos os dias.

O transtorno bipolar acomete cerca de 1% da população brasileira em geral,[78] sendo a patologia psiquiátrica mais associada ao uso indevido de substâncias psicoativas.[79] A comorbidade com uso indevido de álcool é encontrada em 60 a 85% dessa população ao longo da vida,[5,80] enquanto o consumo de outras substâncias psicoativas, com exceção do tabaco, atinge proporções de 20 a 45%.[81,82]

O motivo para a concordância entre o uso indevido de substâncias em indivíduos com transtorno bipolar ainda é desconhecido. Sabe-se que as relações etiológicas entre o consumo de álcool e drogas e os transtornos do humor são complexas, heterogêneas, bidirecionais e variáveis ao longo do tempo. As quatro principais hipóteses são:[79]

- hipótese da automedicação: sintomas depressivos poderiam predispor o uso de substâncias psicoativas
- hipótese socioeconômica: devido a dificuldades socioeconômicas, como, por exemplo, desemprego, separações afetivas, entre outras, ocorre um consumo mal-adaptado

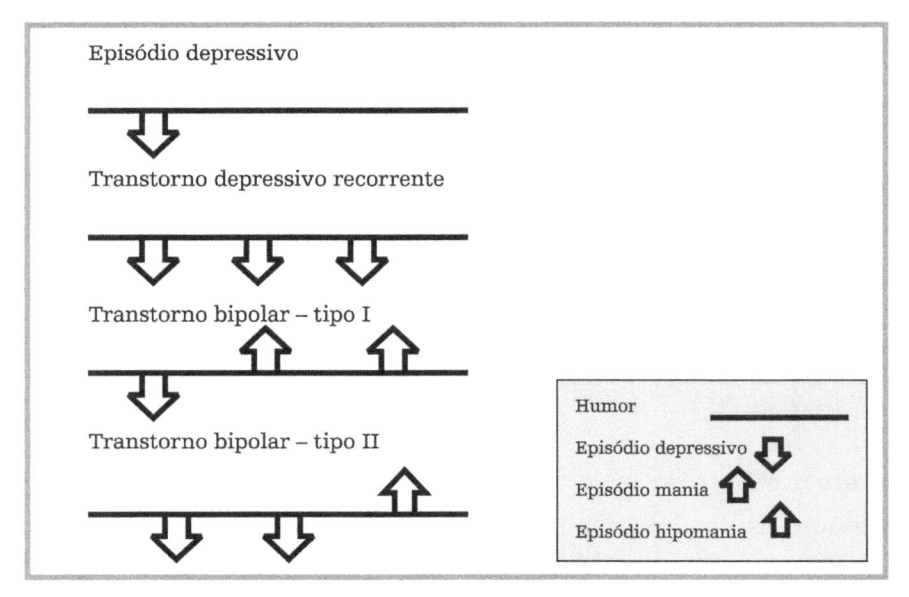

Figura 6.1
Diferenças entre os transtornos do humor.

- hipótese neurotóxica: o uso crônico ou a síndrome de abstinência pode causar alterações neuroquímicas e daí a neurotoxicidade
- hipótese genética: patologias independentes ocorrendo simultaneamente em um mesmo indivíduo

Em relação ao álcool, seu uso indevido é a comorbidade mais associada ao transtorno bipolar.[80] Essa condição pode ser até cinco vezes mais prevalente entre pacientes bipolares quando comparados à população em geral.[14] Tal associação pode ser muito perigosa, uma vez que o consumo de álcool entre pacientes bipolares aumenta o risco de episódios de humor, em especial a depressão, e também de internações e tentativas de suicídio.[83]

O consumo de substâncias também está relacionado ao impacto clínico, com maiores taxas de refratariedade, ciclagem rápida e desempenho prejudicado em testes cognitivos com função executiva.[84] O uso de cocaína pode acometer até um terço dos pacientes bipolares, podendo ser ainda maior quando há associação com um transtorno de ansiedade, como transtorno de pânico ou TOC, por exemplo.[85]

A cocaína pode ser utilizada tanto como automedicação nos casos de episódios depressivos quanto para a manutenção de um quadro maneiforme. Um estudo realizado por Crawford e colaboradores[86] demonstrou que a cocaína acaba sendo mais utilizada como forma de manutenção ou potencialização de um quadro de mania do que como forma de "automedicação" dos sintomas depressivos.

A relação entre o uso de maconha e o transtorno bipolar ainda é pouco conhecida. Estudos sugerem que o consumo de maconha possa aumentar o risco, a intensidade e a duração de uma crise de mania.[86] Outro estudo observou que pacientes bipolares usuários de maconha e álcool internados tiveram um tempo maior de remissão do quadro em comparação com pacientes bipolares não usuários de substâncias psicoativas.[85]

ESQUIZOFRENIA

Há relatos, desde a Antiguidade, de quadros psiquiátricos que iniciavam em adultos jovens e que levavam a uma deterioração cognitiva. Contudo, foi no início do século XIX que eles começaram a ser publicados na literatura médica, sendo, porém, descritos por Emil Kraeplin com o nome de *dementia praecox*.[87]

O termo "esquizofrenia" foi cunhado em 1908 por Eugen Bleuler, que, em seus estudos sobre a doença, buscou sintomas-chave que a identificassem. Tal termo foi escolhido pois significa as cisões (*shisms*) entre pensamento, emoção e comportamento. Kurt Schneider descreveu os chamados "sintomas de primeira ordem", como escutar vozes que comentam os atos, vozes que conversam entre si, sensação de roubo do pensamento e sonorização do pensamento, como sintomas importantes para o quadro.[87]

> **Verdade**
> "Ele é ansioso porque bebe e bebe porque é ansioso." Parece existir uma relação bidirecional entre as doenças psiquiátricas e o abuso de substâncias; ou seja, assim como alguns indivíduos acabam usando drogas com o intuito de reduzir determinados sintomas, tal uso costuma piorar o prognóstico das doenças.

> **mito**
> "A maconha, por ser uma erva, portanto, natural, não causa problemas de saúde."

A doença atinge cerca de 1% da população mundial e normalmente se inicia antes dos 25 anos. Seu diagnóstico baseia-se na história psiquiátrica e no exame do estado mental, uma vez que ainda não há exames laboratoriais que demonstrem tal condição.[87]

Sua causa ainda é desconhecida, porém, pesquisas realizadas na área demonstram cada vez mais a participação fisiopatológica de determinadas regiões do cérebro, como sistema límbico, córtex frontal, cerebelo e gânglios da base. Também há um componente genético na etiologia da doença, visto que gêmeos monozigóticos têm taxa mais alta de concordância do que a população em geral e que uma pessoa tem maior probabilidade de ter esquizofrenia se outros membros de sua família também a tiverem, sendo essa probabilidade diretamente proporcional ao grau de parentesco.

Os delírios caracterizam-se por serem crenças errôneas, muitas vezes envolvendo a interpretação equivocada de percepções ou experiências. Seu conteúdo pode incluir temas de caráter persecutório, referencial, místico, religioso ou grandioso, entre outros.[87]

As alucinações são alterações da sensopercepção que podem ser auditivas, visuais, olfativas, gustativas e táteis. A auditiva é a mais comum na esquizofrenia, sendo percebida como uma voz distinta do pensamento da própria pessoa.[87]

A desorganização do pensamento acontece quando a pessoa não consegue manter uma linha coerente de pensamento, muitas vezes saltando de um assunto para outro ou, ainda, em formas mais graves, tendo um discurso incompreensível. A desorganização do pensamento pode levar a uma desorganização do comportamento, que pode ser evidenciada como dificuldade no desempenho das atividades da vida diária, como preparar as refeições ou manter a própria higiene.[87]

Há muitos anos, é sabido, segundo a literatura médica, que o abuso de substâncias psicoativas é a comorbidade psiquiátrica mais prevalente na esquizofrenia.[88] Estudos mostram que a prevalência estimada entre as comorbidades varia de 47 a 59%, sendo que o consumo de múltiplas substâncias e a dependência são comuns.[5,13,89]

Em relação ao tipo de drogas, a nicotina é certamente a substância mais usada.[5] A prevalência de pessoas com esquizofrenia com dependência de nicotina varia, segundo estudos, entre 61 e 90%, ou seja, uma prevalência muito maior que a encontrada na população em geral.[5,90-92] Pessoas com a doença, ademais, fumam mais cigarros, com inalações mais numerosas e mais profundas.[93]

Depois da nicotina, a substância mais utilizada por pessoas com esquizofrenia é o álcool, com uma prevalência média de 34% desses indivíduos com quadros de transtornos relacionados ao álcool. Curiosamente, houve um aparente declínio nos transtornos por uso de álcool nesses pacientes com a implementação de critérios mais rigorosos para que se faça um diagnóstico de transtorno por uso de substância quando comparados o DSM-IV e o DSM-5.[8,90,91] Com essa queda, a maconha alcança o álcool como a próxima substância abusada mais frequentemente após a nicotina nessa população. Uma metanálise de 35 estudos, envolvendo 16 países, encontrou uma média de vida de 27% do consumo de *Cannabis* em pessoas com esquizofrenia.[91]

Pacientes com esquizofrenia têm risco aumentado para abuso de maconha em 10,1% quando comparados à população saudável.[94,95] A prevalência de uso na vida

> **Verdade**
> O abuso frequente de maconha, especialmente se usada por adolescentes, pode aumentar o risco para o desenvolvimento de esquizofrenia e sintomas psicóticos.

de maconha em indivíduos portadores de transtorno psicótico é de 42,1%, enquanto o abuso de maconha nestes mesmos indivíduos é de 22,5%.[94] O uso de *Cannabis* tem sido associado a um risco aumentado de esquizofrenia.[96]

Já quando se observa a questão da cocaína, tem-se que aproximadamente 15% dos indivíduos com esquizofrenia apresentam critérios para dependência da substância.[5] Parece que os transtornos de substância relacionados à cocaína fazem os indivíduos com esquizofrenia terem um funcionamento global ainda pior em comparação aos transtornos relacionados a outras substâncias.[97]

Indivíduos com esquizofrenia e dependência química apresentam quadros mais graves e com pior prognóstico do que os que não usam drogas.[98,99]

A prevalência de comorbidade entre abuso ou dependência de substâncias e transtornos mentais graves parece estar aumentando. Uma das explicações que se pode ter para esse fenômeno é o processo de desinstitucionalização e a priorização de cuidados de saúde na comunidade. Esses fatos, logicamente, tornaram mais fácil o acesso ao álcool e às drogas para aqueles indivíduos que eram mantidos antes permanentemente em hospitais psiquiátricos asilares.[100]

É importante ressaltar, também, que estudos indicam que o abuso de maconha pode aumentar o risco para o desenvolvimento de esquizofrenia e sintomas psicóticos crônicos.[95,101] Embora sejam encontrados com muita frequência na prática clínica, infelizmente pouquíssimos estudos avaliam pacientes com esses duplos diagnósticos.[3]

TRANSTORNOS DA PERSONALIDADE

O conceito de personalidade em psiquiatria é complexo, pois envolve a interação do indivíduo com a cultura e a sociedade em que vive. A personalidade apresenta um transtorno quando seu desenvolvimento se fixa em um padrão anormal permanente e que gera conflitos essenciais entre o indivíduo e a norma cultural, étnica e social. Ainda que algumas anormalidades possam ser observadas já na infância e na adolescência, por princípio categorial, somente quando o indivíduo completa 18 anos é que podemos caracterizar um transtorno da personalidade.[7]

Transtornos da personalidade são caracterizados como "um padrão de vida interna" ou comportamento que se desvia acentuadamente das expectativas culturais do indivíduo e se manifesta em duas (ou mais) das seguintes áreas: cognição (modo de perceber e interpretar a si mesmo, outras pessoas e eventos), afetividade (amplitude, intensidade, labilidade e adequação da resposta emocional), funcionamento interpessoal e controle dos impulsos.[31]

Os transtornos da personalidade são classificados em 10 categorias específicas e agrupados em três grupos, segundo características semelhantes:

- Grupo A: paranoides, esquizoides e esquizotípicos, o chamado grupo dos "excêntricos e esquisitos"
- Grupo B: antissocias, *borderline*, histriônicos e narcisísticos, o chamado grupo dos "dramáticos, emocionais e volúveis"

- Grupo C: evitativos, dependentes e obsessivo-compulsivos, o chamado grupo dos "ansiosos e temerosos"

É alta a prevalência de abuso de substâncias, em especial de álcool, em pessoas com transtorno da personalidade.[102-103] Essa comorbidade foi estimada em 88,2% nesses indivíduos.[103] Outro estudo estimou que 70% das pessoas com transtorno da personalidade teriam algum transtorno relacionado ao álcool, e 40% ao uso de outras drogas.[104] Entre os transtornos da personalidade, aqueles do Grupo B, especialmente o *borderline* e o antissocial, são os mais prevalentes.[105,106]

Um estudo conduzido por Grekin e colaboradores[107] que avaliou uma amostra de estudantes universitários quanto a comorbidade entre transtorno de personalidade e dependência química revelou que o fator antissociabilidade é determinante para o desenvolvimento de múltiplas dependências.

TRANSTORNOS ALIMENTARES

Os transtornos alimentares geralmente apresentam suas primeiras manifestações na infância e na adolescência e têm entre seus tipos mais frequentes a bulimia e a anorexia.[108]

A anorexia é muito mais prevalente em mulheres, com taxas de prevalência ao longo da vida oscilando entre 0,3 e 3,7% e uma prevalência pontual de 0,28%.[109,110]

Sabe-se que a anorexia está bastante relacionada a fatores culturais que valorizam de forma extrema a magreza,[109] tanto que profissionais de atividades que exigem leveza ou aspecto estético para melhor desempenho, como no caso de ginastas, bailarinas, modelos e atrizes, costumam ser grupos de risco para o transtorno.[109]

Os sintomas costumam iniciar-se com restrição dietética progressiva, em especial de alimentos calóricos, associada a alteração da imagem corporal, em que a pessoa passa a se sentir obesa quando já está muito magra. Esses indivíduos costumam ter perda de peso progressiva e continuada e um padrão alimentar restrito e muitas vezes até secreto. Em conjunto com esse quadro, as pessoas com anorexia têm um medo muito grande de engordar.

A bulimia nervosa, por sua vez, é caracterizada por episódios de compulsão alimentar, ou seja, pela ingestão de uma quantidade de alimentos considerada exagerada quando comparada à consumida por outras pessoas, associada a uma sensação de completa falta de controle sobre esse comportamento. Durante um episódio de compulsão alimentar, a quantidade de calorias ingerida pode variar bastante, mas costuma ser, em média, entre 2 e 5 mil calorias.[111] Comumente, esses episódios ocorrem de forma secreta e são acompanhados de sentimentos de intensa vergonha, culpa e desejos de autopunição.

Assim como na anorexia, na bulimia nervosa o paciente tem uma preocupação excessiva com a forma e o peso corporais, o que o faz procurar métodos compensatórios após um episódio de compulsão. Entre esses métodos, o mais usado é o vômito autoinduzido, mas a pessoa também pode recorrer a exercícios físicos exagerados, longos jejuns ou à ingestão exagerada de medicamentos laxativos, diuréticos, hormônios tireoidianos, agentes anorexígenos e enema.

Muitos estudos demonstram que a associação entre transtornos alimentares e transtornos relacionados ao uso de substâncias psicoativas é comum e que ambos apresentam as duas direções em sua apresentação: ou seja, tanto em mulheres dependentes de álcool e/ou drogas é comum a presença de transtornos alimentares como em mulheres primariamente com transtornos alimentares é comum o desenvolvimento de problemas com drogas.[11,112-116]

Observa-se que uma em cada quatro pessoas terá uma comorbidade entre dependência de álcool e algum transtorno alimentar, mais comumente em mulheres com bulimia. A comorbidade entre transtorno alimentar e dependência de substâncias psicoativas pode atingir até 40% de ocorrência. Um terço destas apresenta também uso de outras substâncias, como anfetamina e cocaína.[11]

TRANSTORNO DE DÉFICIT DE ATENÇÃO/HIPERATIVIDADE

Trata-se de um quadro composto por uma tríade sintomatológica: desatenção, hiperatividade e impulsividade. Esse quadro tem sua origem no indivíduo ainda criança e tende a ser facilmente reconhecido em clínicas, escolas e em casa, em virtude das características acentuadas dos sintomas (Quadro 6.4).

Quadro 6.4
Principais sintomas do transtorno de déficit de atenção/hiperatividade

DESATENÇÃO	HIPERATIVIDADE	IMPULSIVIDADE
Dificuldade em prestar atenção a detalhes ou erro por descuido em atividades escolares e de trabalho	Falar em demasia	Frequentemente dar respostas precipitadas antes de as perguntas terem sido concluídas
Parecer não escutar quando lhe é dirigida a palavra	Correr ou escalar em demasia em situações nas quais isso é inapropriado	Com frequência ter dificuldade em esperar sua vez
Dificuldade em organizar tarefas e atividades	Dificuldade em brincar ou de envolver-se silenciosamente em atividades de lazer	Frequentemente interromper ou "se meter" em assuntos de outros
Perder coisas necessárias para tarefas ou atividades	Estar frequentemente "a mil" ou muitas vezes agir como se estivesse "a todo o vapor"	Agir impulsivamente diante de situações emocionais intensas (acessos de raiva, por exemplo)
Ser facilmente distraído por estímulos alheios à tarefa e apresentar esquecimentos em atividades diárias	Abandonar seu lugar em sala de aula ou outras situações nas quais se espera que permaneça sentado	

→

Quadro 6.4 (continuação)
Principais sintomas do transtorno de déficit de atenção/hiperatividade

DESATENÇÃO	HIPERATIVIDADE	IMPULSIVIDADE
Não seguir instruções e não terminar tarefas escolares, domésticas ou deveres profissionais	Agitar as mãos ou os pés ou se remexer na cadeira frequentemente (como se não conseguisse ficar parado)	
Evitar, ou relutar, em envolver-se em tarefas que exijam esforço mental constante		

Fonte: Adaptado de American Psychiatric Association[31] e Rohde e colaboradores.[117]

Estudos nacionais e internacionais realizados, em sua maioria, com crianças em idade escolar, situam a prevalência do transtorno de déficit de atenção/hiperatividade (TDAH) entre 3 e 6%.[118,119] O TDAH, em torno de 60 a 70% dos casos, persiste na vida adulta.[120] Comumente, os sintomas mais intensos de hiperatividade tendem a diminuir durante a adolescência, restando principalmente os sintomas de impulsividade e desatenção.[117,121]

Quadro 6.5
Dados importantes acerca do transtorno de déficit de atenção/hiperatividade e sua associação com os transtornos de uso de substâncias

- O TDAH é um transtorno que se inicia na infância e que pode permanecer sintomático na vida adulta.[125]
- Pessoas com TDAH apresentam risco aumentado de desenvolver transtorno por uso de substâncias.[126-128]
- O tratamento adequado do TDAH, sobretudo se iniciado precocemente, parece ser protetor para o desenvolvimento de transtornos por uso de substâncias.[129,130]
- É comum a presença de comorbidades psiquiátricas nos indivíduos com TDAH, entre elas transtornos do humor, de ansiedade e da personalidade.[126,127]
- A presença de TDAH está associada a uma transição mais rápida da experimentação para o uso problemático de substâncias psicoativas.[131]
- A presença de TDAH entre sujeitos com transtorno por uso de substâncias está associada a maior número de recaídas, presença de fissura e menor adesão ao tratamento.[132-134]
- A falsa sensação de "melhora" dos sintomas do TDAH durante o uso da droga, como, por exemplo, a melhora da atenção com a nicotina, ou da impulsividade com a maconha, pode aumentar o risco de dependência.[130,135]

Pessoas com esse transtorno apresentam um risco aumentado de desenvolver outras doenças psiquiátricas na infância, na adolescência e na idade adulta.[122] Acredita-se que mais da metade dos pacientes com TDAH apresentará ao menos uma comorbidade, como transtornos do humor, de ansiedade, de aprendizagem e transtornos de uso de substâncias.[123]

Acredita-se que o TDAH será o diagnóstico de quase um a cada quatro pacientes com transtorno por uso de substâncias, sendo, portanto, um diagnóstico bastante frequente nesse grupo.[124]

Quando se observam os adultos com TDAH, tem-se que um terço deles apresenta problemas relacionados ao álcool, e cerca de um a cada cinco terá problemas com outras drogas, sendo as mais comuns a maconha, os estimulantes e a cocaína.[11,121]

CONSIDERAÇÕES FINAIS

Talvez uma das perguntas mais frequentes que se faz é: afinal de contas, por que uma pessoa se torna dependente de drogas? Quando se estuda a presença de outras doenças psiquiátricas associadas aos transtornos por uso de substâncias, pode-se observar com mais clareza que essas causas são múltiplas e que dependem essencialmente de fatores biológicos, psicológicos e sociais.[136]

Sendo as causas da dependência química multifatoriais, ao pensar em prevenção, é preciso estar atento à multiplicidade de ações preventivas necessárias.[137] A literatura científica acumulou, durante os últimos anos de estudos, um considerável número de artigos demonstrando fortes associações entre diversos transtornos mentais e abuso e dependência de substâncias.[1-6]

A presença de outras doenças psiquiátricas tem consequências negativas tanto para a persistência como para a gravidade do quadro[27] e é, portanto, um dos fatores que compromete a eficácia das diversas modalidades de intervenção terapêutica junto aos dependentes químicos. O diagnóstico adequado desses transtornos associados possibilita intervenções apropriadas que facilitam a interrupção do comportamento de uso da droga.[19] Dessa forma, a comorbidade deve ser tratada em conjunto com a dependência, caso contrário, a pessoa poderá voltar a usar álcool ou drogas com mais facilidade.[9] Sabe-se, ainda, que o vínculo terapêutico consistente é um dos pontos mais importantes para o sucesso do tratamento.[138]

Diante de todos os dados apresentados, reforça-se que nossa política de saúde pública em relação ao uso de drogas deve ser focada nos três âmbitos da prevenção, isto é, a prevenção primária, por meio da conscientização dos malefícios do uso das diversas substâncias; o diagnóstico precoce e a evitação das comorbidades; e, em última instância, a reabilitação dos pacientes.

REFERÊNCIAS

1. Kessler RC, Nelson CB, McGonagle KA, Edlund MJ, Frank RG, Leaf PJ. Epidemiology of co-occurring addictive and mental disorders: Implications for prevention and service utilization. Am J Orthopsychiatry. 1996;66(1):17-31.

2. Kushner MG, Krueger R, Frye B, Peterson J. Epidemiological perspectives on cooccurring anxiety disorder and substances use disorder. In: Stewart SH, Conrod PJ, editors. anxiety and substances use disorders. Minnesota: Springer Science; 2007. p. 3-18.

3. Thoma P, Daum I. Comorbid substance use disorder in schizophrenia: a selective overview of neurobiological and cognitive underpinnings. Psychiatry Clin Neurosci. 2013;67(6):367-83.

4. Kessler RC, Chiu WT, Demler O, Merikangas KR, Walters EE. Prevalence, severity, and comorbidity of 12-month DSM-IV disorders in the National Comorbidity Survey Replication. Arch Gen Psychiatry. 2005;62(6):617-27.

5. Regier DA, Farmer ME, Rae DS, Locke BZ, Keith SJ, Judd LL, et al. Comorbidity of mental disorders with alcohol and other drug abuse. Results from the Epidemiologic Catchment Area (ECA) Study. JAMA. 1990;264(19):2511-8.

6. Watkins KE, Burnam A, Kung FY, Paddock S. A national survey of care for persons with co-occurring mental and substance use disorders. Psychiatr Serv. 2001;52(8):1062-8.

7. World Health Organization. The ICD-10 classification of mental and behavioural disorders: clinical descriptions and diagnostic guidelines. Geneva: WHO; 1992.

8. American Psychiatric Association. Diagnostic and statistical manual of mental disorders: DSM-5. 5th ed. Washington: APA; 2013.

9. Alves H, Kessler F, Ratto LRC. Comorbidade: usos de álcool e outros transtornos psiquiátricos. Rev Bras Psiquiatr. 2004;26(Supl 1):51-3.

10. Ratto L, Cordeiro DC. Principais comorbidades psiquiátricas na dependência química. In: Figlie NB, Bordin S, Laranjeira R, organizadores. Aconselhamento em dependência química. 2. ed. São Paulo: Roca; 2010. p. 167-86.

11. Zaleski Ml, Laranjeira RR, Marques AC, Ratto L, Romano M, Alves HN, et al. Diretrizes da Associação Brasileira de Estudos do Álcool e outras Drogas (ABEAD) para o diagnóstico e tratamento de comorbidades psiquiátricas e dependência de álcool e outras substâncias. Rev Bras Psiquiatr. 2006;28(2):142-8.

12. Mueser KT, Drake RE, Wallach MA. Dual diagnosis: a review of etiological theories. Addict Behav. 1998;23(6):717-34.

13. Buckley PF. Prevalence and consequences of the dual diagnosis of substance abuse and severe mental illness. J Clin Psychiatry. 2006;67 Suppl 7:5-9.

14. Kessler RC. The epidemiology of dual diagnosis. Impact of substance abuse on the diagnosis, course, and treatment of mood disorders. Biol Psychiatry. 2004;56(10):738-48.

15. Lybrand J, Caroff S. Management of schizophrenia with substance use disorders. Psychiatr Clin North Am. 2009;32(4):821-33.

16. Chambers RA, Bickel WK, Potenza MN. A scale-free systems theory of motivation and addiction. Neurosci Biobehav Rev. 2007;31(7):1017-45.

17. Feng Y. Convergence and divergence in the etiology of myelin impairment in psychiatric disorders and drug addiction. Neurochem Res. 2008;33(10):1940-9.

18. Krystal JH, D'Souza DC, Gallinat J, Driesen N, Abi-Dargham A, Petrakis I, et al. The vulnerability to alcohol and substance abuse in individuals diagnosed with schizophrenia. Neurotox Res. 2006;10(3-4):235-52.

19. Silveira DX, Jorge MR. Comorbidade psiquiátrica em dependentes de substâncias psicoativas: resultados preliminares. Rev Bras Psiquiatr. 1999;21(3):145-51.

20. Castillo ARGL, Recondo R, Asbahr FR, Manfro GG. Transtornos de ansiedade. Rev Bras Psiquiatr. 2000;22(Supl 2): 20-3.

21. Bernstein GA, Borchardt CM, Perwien AR. Anxiety disorders in children and adolescents: a review of the past 10 years. J Am Acad Child Adolesc Psychiatry. 1996;35(9):1110-9.

22. Kessler RC, McGonagle KA, Zhao S, Nelson CB, Hughes M, Eshleman S, et al. Lifetime and 12-month prevalence of DSMIII-R psychiatric disorders in the United states. Arch Gen Psychiatry. 1994;51(1):8-19.

23. Compton WM, Thomas YF, Stinson FS, Grant BF. Prevalence, correlates, disability, and comorbidity of DSM-IV drug abuse and dependence in the United States: results from the national epidemiologic survey on alcohol and related conditions. Arch Gen Psychiatry. 2007;64(5):566-76.

24. Moylan S, Jacka FN, Pasco JA, Berk M. Cigarrete smoking nicotine dependence and anxiety disorders: a systematic review of population-based, epidemiological studies. BMC Med. 2012;10:123.

25. Kushner MG, Abrams K, Thuras P, Hanson KL, Brekke M, Sletten S. Follow-up study of anxiety disorder and alcohol dependence in comorbid alcoholism treatment patients. Alcohol Clin Exp Res. 2005;29(8):1432-43.

26. Merikangas KR, Mehta RL, Molnar BE, Walters EE, Swendsen JD, Aguilar-Gaziola S, et al. Comorbidity of substance use disorders with mood and anxiety disorders: results of the International Consortium in Psychiatric Epidemiology. Addict Behav. 1998;23(6):893-907.

27. Kranzler HR, Liebowitz NR. Anxiety and depression in substance abuse: Clinical implications. Med Clinics North Amer 1988;72(4):867-85.

28. Kushner MG, Sher KJ, Beitman BD. The relation between alcohol problems and the anxiety disorders. Am J Psychiatry. 1990;147(6):685-95.

29. Cox BJ, Norton GR, Swinson RP, Endler NS. Substance abuse and panic-related anxiety: a critical review. Behav Res Ther. 1990;28(5):385-93.

30. American Psychiatric Association. Diagnostic and statistical manual of mental disorders: DSM-5. 5th ed. Washington: APA; 2013.

31. American Psychiatric Association. Diagnostic and statistical manual of mental disorders: DSM-IV. 4th ed. Washington: APA; 1994.

32. Wittchen HU, Jacobi F, Rehm J, Gustavsson A, Svensson M, Jönsson B, et al. The size and burden of mental disorders and other disorders of the brain in Europe 2010. Eur Neuropsychopharmacol. 2011;21(9):655-79.

33. Kessler RC, Gruber M, Hettema JM, Hwang I, Sampson N, Yonkers KA. Comorbid major depression and generalized anxiety disorders in the National Comorbidity Survey follow-up. Psychol Med. 2008;38(3):365-74.

34. Lenze EJ. Anxiety disorders in the elderly. In: Stein DJ, Hollander E, Rothbaum BO, editors. Textbook of anxiety disorders. 2nd ed. Washington: APA; 2010. p. 651.

35. Chambless DL, Cherney J, Caputo GL. Anxiety and alcoholism: a study with inpatient alcoholics. J Anx Disorders. 1987;1:29-40

36. Massion AO, Warshaw MG, Keller MB.Quality of life and psychiatric morbidity in panic disorder and generalized anxiety disorder. Am J Psychiatry. 1993;150(4):600-7.

37. Grant BF, Hasin DS, Blanco C, Stinson FS, Chou SP, Goldstein RB, et al. The epidemiology of social anxiety disorder in the United States: results from the National Epidemiologic Survey on Alcohol and Related Conditions. J Clin Psychiatry. 2005;66(11):1351-61.

38. Sareen J, Chartier M, Paulus MP, Stein MB. Illicit drug use and anxiety disorders: findings from two community surveys. Psychiatry Res. 2006;142(1):11-7.

39. Sartor CE, Lynskey MT, Heath AC, et al. The role of childhood risk factors in initiation of alcohol use and progression to alcohol dependence. Addiction. 2007;102(2):216-25.

40. Kessler RC, Chiu WT, Jin R, Ruscio AM, Shear K, Walters EE. The epidemiology of panic attacks, panic disorder, and agoraphobia in the National Comorbidity Survey Replication. Arch Gen Psychiatry. 2006;63(4):415-24.

41. Simpson RJ, Kazmierczak T, Power KG, Sharp DM. Controlled comparison of the characteristics of patients with panic disorder. Br J Gen Pract. 1994;44(385):352-6.

42. Pallanti S, Mazzi D. MDMA (Ecstasy) precipitation of panic disorder. Biol Psychiatry. 1992;32(1):91-5.

43. Blankfield A. Psychiatric symptoms in alcohol dependence: diagnostic and treatment implications. J Subst Abuse Treat. 1986;3(4):275-8.

44. American Psychiatric Association Manual diagnóstico e estatístico de transtornos mentais: DSM-IV-TR. 4. ed. rev. Porto Alegre: Artmed; 2002.

45. Angst J, Dobler-Mikola A. The Zurich Study. V. Anxiety and phobia in young adults. Eur Arch Psychiatry Neurol Sci. 1985;235(3):171-8.

46. Kessler RC, McGonagle DK, Zhao S, Nelson CB, Hughes M, Eshleman S, et al. Lifetime and 12-month prevalence of DSM-III-R psychiatry disorders in the United States: Results from the National Comorbidity Survey. Arch Gen Psychiatry. 1994;51(1):8-19.

47. Davidson JR, George LK. The epidemiology of social phobia: findings from the Duke Epidemiological Catchment Area Study. Psychol Med. 1993;23(3):709-18.

48. Stein MB. Social phobia: clinical and research perspectives. Washington: APA; 1996.

49. Stein MB, Walker JR, Forde DR. Setting diagnostic thresholds for social phobia: Considerations from a community survey of social anxiety. Am J Psychiatry. 1994;151(3):408-12.

50. Agosti V, Nunes E, Levin F. Rates of psychiatric comorbidity among U.S. residents with lifetime cannabis dependence. Am J Drug Alcohol Abuse. 2002;28(4):643-52.

51. Gonzalez CH. Transtorno obsessivo-compulsivo. Rev Bras Psiquiatr. 1999;21 Suppl 2:31-4.

52. Mancebo MC, Grant JE, Pinto A, Eisen JL, Rasmussen SA. Substance use disorders in an obsessive compulsive disorder clinical sample. J Anxiety Disord. 2009;23(4):429-35.

53. Karno M, Golding I, Sorenson S, Burnam M. The epidemiology of obsessive-compulsive disorder in five US communities. Arch Gen Psychiatry. 1988;45(12):1094-9.

54. Torres AR, Prince MJ, Brugha T, Lewis G, Bhugra D, Jenkins R, et al. Obsessive compulsive disorder: prevalence, comorbidity, impact and help seeking in the UK National Psychiatric Morbidity Survey of 2000. In: 10th International Congress of the International Federation of Psychiatric Epidemiology, 2004. Bristol, England; 2004.

55. Koizumi HM. Obsessive-compulsive symptoms following stimulants. Biol Psychiatry. 1985;20(12):1332-3.

56. Koran LM, Aboujaoude E, Bullock KD, Franz B, Gamel N, Elliott M. Double-blind treatment with oral morphine in treatment-resistant obsessive-compulsive disorder. J Clin Psychiatry. 2005;66(3):353-9.

57. Satel SL, McDougle CJ. Obsessions and compulsions associated with cocaine abuse. Am J Psychiatry. 1991;148(7):947.

58. Miranda MA. Transtorno obsessivo-compulsivo e comorbidade: um estudo caso-controle [tese]. São Paulo: USP; 1999.

59. Figueira I, Mendlowicz M. Diagnóstico do transtorno de estresse pós-traumático. Rev Bras Psiquiatr. 2003;25 Suppl 1:12-6.

60. Helzer JE, Robins LN, McEvoy L. Post-traumatic stress disorder in the general population: Findings of the epidemiologic catchment area survey. N Eng J Med. 1987;317(26):1630-4.

61. Machado-Vieira R, Soares JC. Transtornos de humor refratários a tratamento. Rev Bras Psiquiatr. 2007;29 Suppl 2:S48-S54.

62. Sherwood Brown E, Suppes T, Adinoff B, Rajan Thomas N. Drug abuse and bipolar disorder: comorbidity or misdiagnosis? J Affect Disord. 2001;65(2):105-15.

63. Andrade L, Caraveo-Anduaga JJ, Berglund P, Bijl RV, De Graaf R, Vollebergh W, et al. The epidemiology of major depressive episodes: results from the International Consortium of Psychiatric Epidemiology (ICPE) Surveys. Int J Methods Psychiatr Res. 2003;12(1):3-21.

64. Hasin DS, Goodwin RD, Stinson FS, Grant BF. Epidemiology of major depressive disorder: results from the National Epidemiologic Survey on Alcoholism and Related Conditions. Arch Gen Psychiatry. 2005;62(10):1097-106.

65. Regier DA, Myers JK, Kramer M, Robins LN, Blazer DG, Hough RL, et al. The NIMH Epidemiologic Catchment Area program. Historical context, major objectives, and study population characteristics. Arch Gen Psychiatry. 1984;41(10):934-41.

66. Brienza RS, Stein MD. Alcohol use disorders in primary care: do gender-specific differences exist? J Gen Intern Med. 2002;17(5):387-97.

67. Johnson ME, Yep MJ, Brems C, Theno SA, Fisher DG. Relationship among gender, depression, and needle sharing in a

sample of injection drug users. Psychol Addict Behav. 2002;16(4):338-41.

68. King AC, Bernardy NC, Hauner K. Stressful events, personality, and mood disturbance: gender differences in alcoholics and problem drinkers. Addict Behav. 2003;28(1):171-87.

69. Hersh DF, Modesto-Lowe V. Drug abuse and mood disorders. In: Henry BK, Bruce J, Rounsaville MD, editors. Dual diagnosis and treatment: substance abuse and comorbid medical and psychiatric disorders. New York: Marcel Dekker; 1998. p. 177-201.

70. Breslau N, Novak SP, Kessler RC. Daily smoking and the subsequent onset of psychiatric disorders. Psychol Med. 2004;34(2):323-33.

71. Grant BF, Hasin DS, Chou SP, Stinson FS, Dawson DA. Nicotine dependence and psychiatric disorders in the United States: results from the national epidemiologic survey on alcohol and related conditions. Arch Gen Psychiatry. 2004;61(11):1107-15.

72. Lasser K, Boyd JW, Woolhandler S, Himmelstein DU, McCormick D, Bor DH. Smoking and mental illness: a population-based prevalence study. JAMA. 2000;284(20):2606-10.

73. McCabe RE, Chudzik SM, Antony MM, Young L, Swinson RP, Zolvensky MJ. Smoking behaviors across anxiety disorders. J Anxiety Disord. 2004;18(1):7-18.

74. Akiskal HS. Dysthymia and cyclothymia in psychiatric practice a century after Kraepelin. J Affect Disord. 2001;62(1-2):17-31.

75. Akiskal HS. Dysthymia: clinical and external validity. Acta Psychiatr Scand Suppl. 1994;383:19-23.

76. Powell BJ, Penick EC, Nickel EJ, Liskow BI, Riesenmy KD, Campion SL, et al. Outcomes of comorbid alcohol men: a 1-years follow-up. Alcohol Clin Exp Res. 1992;16(1):131-8.

77. Westermeyer J, Eames SL, Nugent S. Comorbid dysthymia and substance disorder: treatment history and cost. Am J Psychiatry. 1998;155(11):1556-60.

78. Almeida Filho N, Mari JJ, Coutinho E. Estudo multicêntrico de morbidade psiquiátrica em áreas urbanas brasileiras (Brasília, São Paulo, Porto Alegre). Rev ABP-APAL. 1992;14:93-104.

79. Ribeiro M, Laranjeira R, Cividanesi G. Transtorno bipolar do humor e uso indevido de substâncias psicoativas. Rev Psiquiatr Clín.2005;32; Suppl 1:78-88.

80. Vieta E, Colom F, Corbella B, Martínez-Arán A, Reinares M, Benabarre A, et al. Clinical correlates of psychiatric comorbidity in bipolar I patients. Bipolar Disord. 2001;3(5):253-8.

81. Strakowski SM, DelBello MP. The co-occurrence of bipolar and substance use disorders. Clin Psychol Rev. 2000;20(2):191-206.

82. Krishnan KR. Psychiatric and Medical Comorbidities of Bipolar Disorder. Psychosom Med. 2005;67(1):1-8.

83. Cividanes GC. Alcoolismo e transtorno bipolar do humor: um estudo de comorbidade [dissertação]. São Paulo: USP; 2001.

84. Nery FG, Hatch JP, Glahn DC, Nicoletti MA, Monkul ES, Najt P, et al. Temperament and character traits in patients with bipolar disorder and associations with comorbid alcoholism or anxiety disorders. J Psychiatr Res. 2008;42(7):569-77.

85. Goldberg JF, Garno JL, Leon AC, Kocsis JH, Portera L. A history of substance abuse complicates remission from acute mania in bipolar disorder. J Clin Psychiatry. 1999;60(11):733-40.

86. Crawford V, Crome IB, Clancy C. Co-existing problems of mental health and substance misuse (dual diagnosis): a literature review. Drugs Education Prev Policy. 2003;10(Suppl): S10-74.

87. Kaplan HI, Sadock BJ. Compêndio de psiquiatria dinâmica. 3.ed. São Paulo: Artes Médicas; 1994.

88. Boyd JH, Burke JD Jr, Gruenberg E, Holzer CE 3rd, Rae DS, George LK, et al. Exclusion criteria of DSM-III: a study of cooccurence of hierarcht-free symptoms. Arch Gen Psychiatry. 1984;41(10):983-9.

89. Kendler KS, Gallagher TJ, Abelson JM, Kessler RC. Lifetime prevalence, demographic risk factors, and diagnostic validity of nonaffective psychosis as assessed in a US community sample. The National Comorbidity Survey. Arch Gen Psychiatry. 1996;53(11):1022-31.

90. Koskinen J, Löhönen J, Koponen H, Isohanni M, Miettunen J. Prevalence of alcohol use disorders in schizophrenia—a systematic review and meta-analysis. Acta Psychiatr Scand. 2009;120(2):85-96.

91. Koskinen J, Löhönen J, Koponen H, Isohanni M, Miettunen J. Rate of cannabis use disorders in clinical samples of patients with schizophrenia: a meta-analysis. Schizophr Bull. 2010;36(6):1115-30.

92. Chapman S, Ragg M, McGeechan K. Citation bias in reported smoking prevalence in people with schizophrenia. Aust N Z J Psychiatry. 2009;43(3):277-82.

93. Ziedonis D, Williams JM, Smelson D. Serious mental illness and tobacco addiction: a model program to address this common but neglected issue. Am J Med Sci. 2003;326(4):223-30.

94. Zuardi AW, Crippa JAS, Guimarães FS. Cannabis e saúde mental: uma revisão sobre a droga de abuso e o medicamento. São Paulo: FUNPEC; 2008.

95. Leweke FM, Koethe D. Cannabis and psychiatric disorders: it is not only addiction. Addiction Biol. 2008;13(2):264-75.

96. Dubertret C, Bidard I, Adès J, Gorwood P. Lifetime positive symptoms in patients with schizophrenia and cannabis abuse are partially explained by comorbid addiction. Schizophr Res. 2006;86(1-3):284-90.

97. Swartz MS, Wagner HR, Swanson JW, Stroup TS, McEvoy JP, McGee M, et al. Substance use and psychosocial functioning in schizophrenia among new enrollees in the NIMH CATIE study. Psychiatr Serv. 2006;57(8):1110-6.

98. Brunette MF, Mueser KT. Psychosocial interventions for the long-term management of patients with severe mental illness and cooccurring substance use disorder. J Clin Psychiatry. 2006;67 Suppl 7:10-7.

99. Jones RM, Lichtenstein P, Grann M, Långström N, Fazel S. Alcohol use disorders in schizophrenia: a national cohort study of 12,653 patients. J Clin Psychiatry. 2011;72(6):775-9.

100. Pinheiro MCP, Ratto LRC. Hospital-dia. In: Diehl A, Cordeiro DC, Laranjeira R, organizadores. Dependência química: prevenção, tratamento e políticas públicas. Porto Alegre: Artmed; 2011.

101. Sewell RA, Ranganathan M, D'Souza DC. Cannabinoids and psychosis. Int Rev Psychiatry. 2009;21(2):152-62.

102. DeJong CAJ, van den Brink W, Harteveld FM, van der Wielen GM. Personality disorders in alcoholic and drug addicts. Compr Psychiatry. 1993;34(2):87-94.

103. Nadeau L, Landry M, Racine S.Prevalence of personality disorders among clients in treatment for addiction. Can J Psychiatry. 1999;44(6):592-6.

104. Stinson FS, Dawson DA, Goldstein RB, Chou P, Huang B, Smith SM, et al. Prevalence, correlates, disability, and comorbidity of DSM-IV narcissistic personality disorder: results from the wave 2 national epidemiologic survey on alcohol and related conditions. J Clin Psychiatry. 2008;69(7):1033-45.

105. Verheul R, van den Brink W, Hartgers C. The role of personality pathology in the etiology and treatment of substance ucse disorders. Addict Behav. 1998;23(6):869-82.

106. Chapman AL, Cellucci T. The role of antisocial and borderline personality features in substance dependence among incarcerated females. Addict Behav. 2007;32(6):1131-45.

107. Grekin ER, Sher KJ, Wood PK. Personality and substance dependence symptoms: modeling substance-specific traits. Psychol Addict Behav. 2006;20(4):415-24.

108. Bryant-Waugh R, Lask B. Childhood-onset eating disorders. In: Brownell KD, Fairburn CG, editors. Eating disorders and obesity: a comprenhensive handbook. New York: Guilford; 1995. p. 183-7.

109. Appolinario JC, Claudino AM. Transtornos alimentares. Rev Bras Psiquiatr. 2000;22 Supl 2:28-31.

110. Yager J, Andersen A, Devlin M, Egger H, Herzog D, Mitchell J, et al. Pratice guideline for the treatment of patients with eating disorders. Second edition. In: American Psychiatric Association. Practice guidelines for treatment of psychiatric disorders: compendium 2000. Washington: APA; 2000.

111. Azevedo AMC, Abuchaim ALG. Bulimia nervosa: classificação diagnóstica e quadro clínico. In: Nunes MA, Appolinário JC, Abuchaim ALA, Coutinho W. Transtornos alimentares e obesidade. São Paulo: Artes Médicas; 1998. p. 31-9.

112. Grilo CM, Becker DF, Levy KN, Walker ML, Edell WS, McGlashan TH. Eating disorders with and without substance use disorders: a comparative study of inpatients. Compr Psychiatry. 1995;36(4):312-7.

113. Grilo CM, Sinha R, O'Malley SS. Eating disorders and alcohol use disorders. Alcohol Res Health. 2002;26:151-60.

114. Sinha R, Robinson J, Merikangas K, Wilson GT, Rodin J, O'Malley S. Eating pathology among women with alcoholism and/or anxiety disorders. Alcohol Clin Exp Res. 1996;20(7):1184-91.

115. Center on Addiction and Substance Abuse. Food for thought: substance abuse and eating disorders. New York: CASAColumbia; 2003.

116. Holderness CC, Brooks-Gunn J, Warren MP. Co-morbidity of eating disorders and substance abuse review of the literature. Int J Eat Disord. 1994;16(1):1-34.

117. Rohde LA, Barbosa G, Tramontina S, Polanczyk G. Transtorno de déficit de atenção/hiperatividade. Rev Bras Psiquiatr. 2000;22 Suppl 2:7-11.

118. Rohde LA, Busnello EA, Chachamovich E, Vieira GM, Pinzon V, Ketzer CR. Transtorno de déficit de atenção/hiperatividade: revisando conhecimentos. Rev ABP-APAL. 1998;20(4):166-78.

119. Faraone SV1, Sergeant J, Gillberg C, Biederman J. The worldwide prevalence of ADHD: is it an American condition? World Psychiatry. 2003;2(2):104-13.

120. Barkley RA, Fischer M, Smallish L, Fletcher K. Does the treatment of attention-deficit/hyperactivity disorder with stimulants contribute to drug use/abuse? A 13-year prospective study. Pediatrics. 2003;111(1):97-109.

121. American Academy of Child and Adolescent Psychiatry (AACAP). Practice parameters for the assessment and treatment of children, adolescents and adults with attention deficit/hyperactivity disorder. J Am Acad Adolesc Psychiatry. 1997;36(10 Suppl):85S-121S.

122. Biederman J, Newcorn J, Sprich S. Comorbidity of attention deficit hyperactivity disorder with conduct, depressive, anxiety, and other disorders. Am J Psychiatry. 1991;148(5):564-77.

123. Jensen PS, Martin D, Cantwell DP. Comorbidity in ADHD: implications for research, practice, and DSM-V. J Am Acad Child Adolesc Psychiatry. 1997;36(8):1065-79.

124. Van emmerik-van, Oortmerssen K, Van de Glind, Van den Brinl, Smit F, Crunelle CL, et al. Prevalence of attention-deficit hyperactivity disorder in substance use disorder patients: a meta-analysis and meta-regression analysis. Drug Alcohol Depend. 2012;122(1-2):11-9.

125. Barkley RA, Fischer M, Smallish L, Fletcher K. Does the treatment of attention-deficit/hyperactivity disorder with stimulants contribute to drug use/abuse? A 13-year prospective study. Pediatrics. 2003;111(1):97-109.

126. Bukstein OG, Glancy LJ, Kaminer Y. Patterns of affective comorbidity in a clinical population of dually diagnosed adolescent substance abusers. J Am Acad Child Adolesc Psychiatry. 1992;31(6):1041-5.

127. Clark DB, Pollock N, Bukstein OG, Mezzich AC, Bromberger JT, Donovan JE. Gender and comorbid psychopathology in adolescents with alcohol dependence. J Am Acad Child Adolesc Psychiatry. 1997;36(9):1195-203.

128. Szobot CM, Romano M. Coocorrência entre transtorno de déficit de atenção/hiperatividade e uso de substâncias psicoativas. J Bras Psiquiatr. 2007;56 Suppl 1:39-44.

129. Biederman J, Wilens T, Mick E, Spencer T, Faraone SV. Pharmacotherapy of attention-deficit/hyperactivity disorder reduces risk for substance use disorder. Pediatrics. 1999;104(2):e20.

130. Wilens TE. Drug therapy for adults with attention-deficit hyperactivity disorder. Drugs. 2003;63(22):2395-411.

131. Biederman J, Wilens T, Mick E, Faraone SV, Weber W, Curtis S, et al. Is ADHD a risk factor for psychoactive substance use disorders? Findings from a four-year prospective follow-up study. J Am Acad Child Adolesc Psychiatry. 1997;36(1):21-9.

132. Horner BR, Scheibe KE. Prevalence and implications of attention-deficit hyperactivity disorder among adolescents in treatment for substance abuse. J Am Acad Child Adolesc Psychiatry. 1997;36(1):30-6.

133. White AM, Jordan JD, Schroeder KM, Acheson SK, Georgi BD, Sauls G, et al. Predictors of relapse during treatment and treatment completion among marijuana-dependent adolescents in an intensive outpatient substance abuse program. Subst Abus. 2004;25(1):53-9.

134. Ercan ES, Coskunol H, Varan A, Toksöz K. Childhood attention deficit/hyperactivity disorder and alcohol dependence: a 1-year follow-up. Alcohol Alcohol. 2003;38(4):352-6.

135. Kollins SH, McClernon FJ, Fuemmeler BF. Association between smoking and attention-deficit/hyperactivity disorder symptoms in a population-based sample of young adults. Arch Gen Psychiatry. 2005;62(10):1142-7.

136. Perrenoud LO, Ribeiro M. Etiologia dos transtornos relacionados ao uso de substâncias psicoativas. In: Diehl A, Cordeiro DC, Laranjeira R, organizadores. Dependência química: prevenção, tratamento e políticas públicas. Porto Alegre: Artmed; 2011.

137. Campos GM, Fligie NB. Prevenção ao uso nocivo de substâncias focada no indivíduo e no ambiente. In: Diehl A, Cordeiro DC, Laranjeira R, organizadores. Dependência química: prevenção, tratamento e políticas públicas. Porto Alegre: Artmed; 2011. p. 481-94.

138. Woody G, McLellan A, Bedrick J. Comorbidade: um desafio no tratamento de dependência de drogas. Rev Psiquiatr RS. 1995;17(3):189-200.

Quer saber mais?

Em www.grupoa.com.br, acesse a página deste livro por meio do campo de busca e clique em Conteúdo Online para ter acesso a uma lista de outras obras sobre o assunto deste capítulo.

CAPÍTULO 7
PROMOÇÃO DA SAÚDE

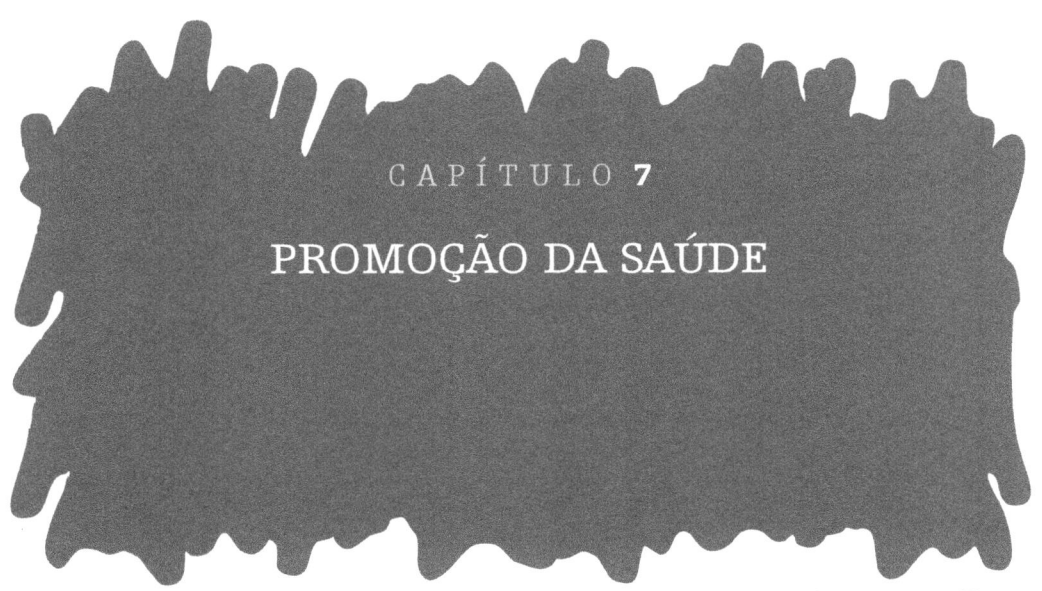

Alessandra Diehl
Luca Santoro Gomes

A promoção da saúde pode ser definida como um conjunto amplo de ações, políticas, planos e programas de saúde e de qualidade de vida voltados a evitar que os indivíduos se exponham a fatores condicionantes/de risco e determinantes de adoecimento, por meio da identificação e da prevenção precoce do dano e do controle à exposição a causas evitáveis de doença. A promoção da saúde não é meramente a ausência de doença, ela contempla um amplo espectro de ações e possibilidades, em diferentes tipos de *settings*, destinadas a aumentar a saúde e o bem-estar geral, voltadas para o coletivo e para o ambiente em que o indivíduo vive. Em vez de ações meramente intervencionistas, o foco está no reforço da capacidade e da autonomia dos indivíduos e das comunidades para o enfrentamento das situações.[1,2]

Fineberg,[3] explora o paradoxo que existe na promoção de saúde por meio da prevenção, uma vez que existe evidência científica acumulada reforçando essa afirmação,[1,4,5] mas muitas vezes difícil de colocar em prática devido aos inúmeros obstáculos e resistência a sua implementação. Entre esses obstáculos, o autor cita:

- o fato de que o êxito da promoção da saúde pode parecer invisível, pois muitas vezes ela requer uma mudança de comportamento persistente, sendo que alguns de seus resultados podem demorar a serem notados;
- as estatísticas sobre "vidas salvas", e não sobre "vidas perdidas", têm pouco apelo emocional na maioria dos meios midiáticos;
- muitos danos evitáveis são aceitos como algo "normal" ou banal;
- o aconselhamento preventivo de promoção da saúde pode ser inconsistente;
- as agências em geral esperam que a promoção da saúde produza uma rede de retorno financeiro ou que poupe dinheiro em médio e longo prazo. Enquanto o tratamento em si, apesar de ter um custo mais elevado que a prevenção, pode estar associado a interesses econômicos, sociais e políticos de alguns países e;
- por fim, podem existir crenças religiosas e culturais que entram em conflito com a promoção da saúde e a prevenção de doenças.[3]

Do ponto de vista custo-benefício, a promoção da saúde segue valendo a pena. Entre os grandes desafios a serem superados nesse campo estão a busca de formas de melhorar as estratégias de divulgação dos resultados de sucesso da promoção da saúde e, sobretudo, métodos científicos para avaliar os resultados dos diversos programas existentes ou em desenvolvimento,[6,7] pois os estudos sobre avaliação de eficácia das ações e programas para a promoção da saúde e da educação para a saúde publicados ainda são limitados . No entanto, desde 1996, após a Terceira Conferência Europeia sobre a promoção da saúde muitos pesquisadores estão mais atentos em buscar novas estratégias para poder divulgarem melhor seus resultados.[8]

Este capítulo tem por objetivo apontar os principais tópicos de interesse a fim de se colocar a promoção da saúde em prática como ferramenta extremamente útil e importante no contexto da prevenção universal, seletiva e indicada.

PROMOÇÃO DA SAÚDE NO TRABALHO

A promoção da saúde e a prevenção de doenças: um olhar sobre os programas de gestão de demanda

Muitos programas chamados de "gestão de demanda" surgiram a partir dos esforços dos empregadores para conter os gastos com doenças por meio de programas centrados na prevenção de doenças e na promoção da saúde projetados a fim de reduzir a utilização de serviços de saúde.[9]

A gestão de demanda inclui a promoção da saúde no próprio local de trabalho por meio de programas de bem-estar e gerenciamento de acesso. A promoção da saúde no local de trabalho é uma abordagem abrangente para a melhoria da saúde e inclui desde a conscientização de problemas de saúde, a educação em saúde (sexual, oral, física, mental), mudanças de comportamento até iniciativas de saúde geradas dentro de cada organização trabalhista. Os programas de bem-estar geralmente incluem os temas gerenciamento do estresse, cessação do tabagismo, riscos do consumo de álcool, abuso de medicamentos, controle de peso, atividade física, qualidade do sono, incentivo à realização de exames de saúde de rotina do trabalhador (p. ex., taxas de colesterol e triglicerídeos, glicemia), educação nutricional, regras e rotinas de segurança no trabalho, pré-natal e cuidados com bebê e aulas de primeiros-socorros. Esses programas são muitas vezes vistos de forma positiva por parte dos trabalhadores e podem ter benefícios em longo prazo para os empregadores além da contenção dos custos de cuidados com agravos à saúde gerados principalmente pelas doenças crônicas não transmissíveis (DCNT).[5,9]

A gestão por demanda pode beneficiar empregadores aumentando tanto a produtividade de seus funcionários como a retenção dos colaboradores e sua autoestima, também pode reduzir a rotatividade, o absenteísmo, os futuros pedidos de licenças e afastamentos médicos e, ainda, os gastos com cuidados com doença. Apesar de haver um número crescente de empregadores preocupados em oferecer cada vez mais programas de bem-estar em suas empresas, o número de trabalhadores de tempo integral tanto em estabelecimentos públicos quanto privados de médio e grande porte que de fato são atendidos por programas de bem-estar em suas empresas ainda é ínfimo.[5,9]

É importante estabelecer uma distinção clara entre estratégias de curto e longo prazo nesse tipo de programa. Assim, a gestão de demanda pode ser pensada como uma estratégia de curto prazo quando o foco do programa é a utilização de cuidados

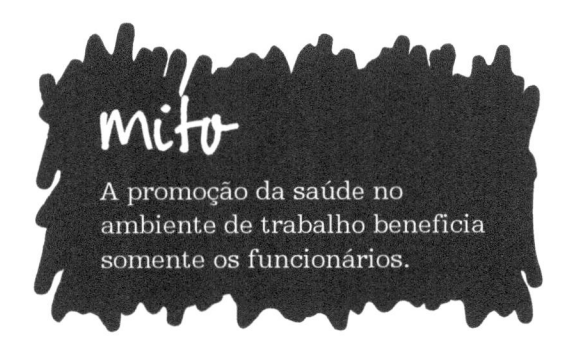

> **mito**
> A promoção da saúde no ambiente de trabalho beneficia somente os funcionários.

de saúde de forma mais adequada e eficaz. Já a prevenção da doença é caracterizada por objetivos de melhoria da saúde de longo prazo. Cabe ressaltar que, se o objetivo é reduzir a utilização dos serviços de saúde tanto no curto prazo como em longo prazo, o objetivo final será o mesmo, ou seja, reduzir as despesas com doença, melhorando a saúde em geral. Esse objetivo pode ser alcançado por meio de avaliações de risco de saúde, avaliações de risco de saúde organizacional, programas de alto risco, programas de conscientização, *call centers* médicos, retorno a programas de trabalho e programas de cessação do tabagismo, entre outros.[5,9]

Quais são as principais características de programas de promoção de saúde eficazes?

Entre as características de programas de promoção da saúde eficazes podemos citar a capacidade de:

- Avaliar as necessidades específicas de cada serviço. Em outras palavras, a capacidade de avaliar a necessidade da população-alvo de cada instituição (p. ex., os funcionários de um hospital, os professores de uma escola ou os funcionários de uma grande indústria farmacêutica). Avaliar, por exemplo, se em determinado momento em uma instituição escolar existe demanda por um programa que trabalhe qualidade de vida junto aos professores a fim de auxiliá-los a resgatar sua autoestima como docentes. Ou, ainda, um programa de cuidados em saúde mental para funcionários de um hospital oncológico onde a questão de perdas e luto está bastante presente. O que se almeja, portanto, é o investimento em ambientes de trabalho saudáveis.[5,9,10]
- Tentar atrair participantes e incorporar várias maneiras de alcançar essas pessoas, como, por exemplo, por meio do envio de *e-mail*, colocação de *banners* e cartazes em locais de fácil visualização por todos. Também se pode utilizar o chamado "*marketing* social", aplicando os princípios e as técnicas de *marketing* comercial ao contexto social complexo, a fim de promover mudanças tanto cognitivas, de ação, comportamentais ou de valores entre a população-alvo. O advento da internet tem modificado radicalmente o processo de comunicação, sendo que essa transformação também tem envolvido a comunicação médico-científica. Revistas médicas, organizações de saúde, sociedades científicas e grupos de pacientes usam cada vez mais a *web* e as muitas redes sociais (Twitter, Facebook, Google, YouTube) como canais para divulgar informações científicas entre seus membros de forma mais rápida. Nos últimos anos, alguns países, incluindo o Brasil, têm observado uma aplicação considerável dos métodos e das técnicas de *marketing* social, sobretudo para a prevenção e a promoção da saúde. A implementação de estratégias de comunicação, argumentativa e persuasiva, tem sido emprestada ao *marketing* social para promover práticas adequadas (p. ex., a vacinação contra o papiloma vírus humano [HPV]), por meio de estratégias eficazes de comunicação e de redução de custos.[6] Portanto, pro-

gramas eficazes de promoção da saúde devem utilizar vários canais de mídia para educar, provocar o comportamento de promoção da saúde e fortalecer hábitos saudáveis.[3]

- Incluir o apoio de gestores a esses programas para que haja aumento da credibilidade e da possibilidade de esses programas terem continuidade dentro das instituições.
- Usar a teoria comportamental como norteador. Um exemplo de boa prática com a teoria comportamental advém dos programas de prevenção à contaminação pelo HIV apoiada em pais, que podem desempenhar papel importante para alcançar os jovens de forma mais precoce a fim de ajudá-los a estabelecer padrões de comportamentos sexuais seguros e saudáveis ao longo da vida. Um exemplo é o programa norte-americano chamado "Families matter!", ou seja "Famílias importam!", que se trata de uma intervenção comportamental baseada em evidências com cinco sessões, projetada para cuidadores primários de crianças com idades entre 9 e 12 anos a fim de promover a parentalidade positiva e uma comunicação eficaz entre pais e filhos sobre a sexualidade, reduzindo comportamentos sexuais de risco. O programa-modelo de cinco passos de construção de capacidades já foi implementado em oito países da África Subsaariana, com a participação do governo local, da comunidade e de outros parceiros, e tem se mostrado uma intervenção de boa fidelidade e altos níveis de retenção dos participantes. Famílias importam! pode ser um programa útil também em outros locais onde os recursos são limitados.[11]
- Envolver os empregadores a fim de promover a saúde no local de trabalho e fornecer incentivos (p. ex., premiação, dia de folga, certificados, etc.) aos empregados que mantêm práticas saudáveis.[3]
- Desenhar programas para fazer prevenção de forma mais objetiva, direta, econômica e menos dependente da ação individual.[3]
- Esforçar-se para medir o impacto do programa. Estudos de custo-efetividade de programas de promoção da saúde devem separar os efeitos de muitos fatores concorrentes em rentabilidade. Como resultado, ao avaliar um programa de promoção da saúde, o impacto de longo prazo no custo de eficácia do programa é o mais importante. Daí a importância de iniciativas que apoiem análises de custo-benefício ou análises de custo-eficácia realizadas de preferência por alguém contratado especialmente para essa tarefa.[4] Os métodos de avaliação têm de ser ampliados para além dos clássicos estudos de caso e incluir grupos de discussão, testemunhos, documentos e análises de imagens.[12]

> **Verdade**
>
> A promoção da saúde no ambiente de trabalho beneficia não somente os funcionários, mas também os empregadores, aumentando tanto a produtividade como a retenção dos colaboradores e sua autoestima, além de reduzir a rotatividade, o absenteísmo, os futuros pedidos de licenças e afastamentos médicos e, finalmente, os gastos com cuidados com doença.

PROMOÇÃO DA SAÚDE NA COMUNIDADE

Iniciativas de implementação de programas de promoção da saúde com parcerias em contextos e ambientes comunitários como escolas, locais de trabalho, organizações não governamentais de alta credibilidade na comunidade e organizações de saúde diversas têm oferecido muitos benefícios, principalmente por possibilitar o alcance de populações específicas que não tinham acesso a programas de promoção da saúde.[13]

O esporte tem servido como bom exemplo de intervenção comunitária, com diferentes tipos de estratégias, incluindo o uso da mídia de massa para a mobilização de um grande número de pessoas. As recomendações atuais, com base em uma abundância de dados empíricos que documentam o impacto da atividade física na prevenção da morbidade e mortalidade associadas a doenças crônicas comuns, indicam que os adultos devem acumular 30 minutos de atividade física de intensidade moderada no mínimo cinco dias por semana. No entanto, as taxas mundiais de atividade física permanecem baixas, indicando a necessidade de implementação em larga escala de intervenções relacionadas à atividade física baseadas em evidências.[13] Recentemente uma emissora de televisão brasileira tem chamado a atenção para a questão da atividade física e da reeducação alimentar por meio de um programa chamado "Medida Certa". Nessa série, os participantes são submetidos a avaliação médica, nutricional e física, iniciam a reeducação alimentar, aprendem sobre os alimentos saudáveis, bem como são incentivados à prática de atividade física diversificada. A estratégia consegue pelo menos colocar o assunto atividade física e reeducação alimentar em pauta nos lares dos telespectadores, convidando semanalmente multidões a caminhadas em diferentes cidades do Brasil.

Outro exemplo vem de um estudo que foi conduzido por Dwyer e colaboradores,[14] para a avaliação da viabilidade de uma abordagem multi- estratégica de base comunitária com o objetivo de maximizar a atividade física das crianças de uma cidade etno-racial e socioeconomicamente diversificada do Canadá. O estudo envolveu inicialmente a consulta com as várias partes interessadas a fim de desenvolver um modelo coerente com a descrição esquemática de um projeto, baseado em evidência científica, relacionado às necessidades dessas crianças no que concerne à atividade física. Em um segundo momento, foram entrevistados informantes-chave de organizações de serviços tradicionais e agências comunitárias menores para determinar seus pontos de vista sobre a forma de aumentar a atividade física entre as crianças e as famílias. Um grupo de trabalho elaborou um projeto com base nas necessidades da comunidade. Em terceiro, as partes interessadas foram consultadas sobre a proposta de modelo – foram organizados 12 grupos focais com os membros dos conselhos escolares (dois encontros), os membros de organizações comunitárias (três encontros), os cuidadores domésticos que prestam apoio às mães de crianças pequenas na comunidade (um encontro) e os pais das crianças (seis encontros). O modelo desenhado destinou-se a crianças de 3 a 8 anos co-

> **Verdade**
> O êxito da promoção da saúde pode parecer invisível, pois muitas vezes ela requer uma mudança de comportamento persistente, com alguns de seus resultados podendo não ser imediatos. Do ponto de vista custo-benefício, no entanto, a promoção da saúde segue valendo a pena.

> **mito**
> A promoção da saúde não economiza dinheiro para os cofres públicos.

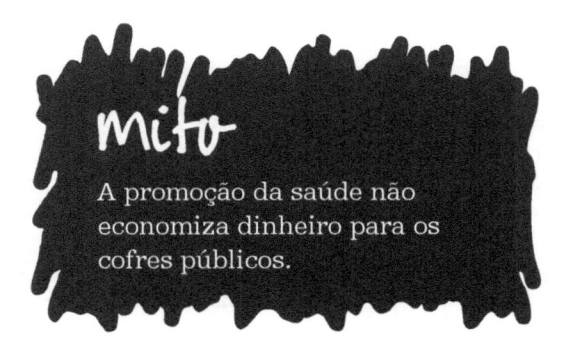

mo o principal grupo-alvo, com a participação de pais e vários membros da comunidade que convivem com elas. O programa abrange seis estratégias:

1. envolvimento da comunidade
2. avaliação da comunidade
3. acessibilidade
4. promoção, educação
5. desenvolvimento de habilidades
6. programação inclusiva

O modelo mostrou claramente "causa e efeito", ou seja, o resultado de curto prazo foi o aumento das taxas de utilização de programas de atividade física, e o resultado a longo prazo foi o aumento da proporção de crianças fisicamente ativas. A extensa participação da comunidade no planejamento do programa facilitou um plano posterior para desenvolver, implementar e avaliar as atividades selecionadas no programa.[14]

Outra forma de promover a saúde na comunidade é utilizar a parceria entre saúde pública e comunidade para reduzir a densidade de pontos de venda de álcool, por exemplo. Sabe-se que o uso excessivo de álcool causa cerca de 80.000 mortes nos Estados Unidos a cada ano. A *Guide to Community Preventive Services* recomenda a redução da densidade de pontos de venda de álcool – do número de locais físicos em que bebidas alcoólicas estão disponíveis para compra por área ou por população – por meio do uso da autoridade regulatória como estratégia eficaz para reduzir o consumo excessivo de álcool e os danos relacionados a esse consumo. Jernigan e colaboradores[15] ilustram o potencial de parcerias entre agências de saúde pública e comunidades locais por meio da apresentação de um estudo de caso contemporâneo de Omaha, Nebraska, onde as agências de saúde pública tiveram um papel vital e necessário para somar esforços a fim de reduzir a densidade de pontos de venda de álcool. Os autores reforçam que esses atores muitas vezes desconhecem o potencial dessa estratégia e têm fortes parceiros potenciais nos milhares de coalizões comunitárias possíveis não somente naquele país como em tantos outros onde existe o desejo da redução de problemas relacionados ao álcool.[15]

No Brasil, é importante também realçar a promoção da saúde comunitária na Atenção Básica do Sistema Único de Saúde (SUS), por meio do Programa de Agentes Comunitários de Saúde e da estratégia de Saúde da Família. A Saúde da Família é entendida como uma estratégia de reorientação do modelo assistencial, operacionalizada mediante a implantação de equipes multiprofissionais em unidades básicas de saúde. Essas equipes são responsáveis pelo acompanhamento de um número definido de famílias, localizadas em uma área geográfica delimitada. As equipes atuam com ações de promoção da saúde, prevenção, recuperação, reabilitação de doenças e agravos mais frequentes, e na manutenção da saúde da comunidade (ações de atendimento básico, como de saúde bucal, diabetes e hipertensão, alimentação e nutrição). A responsabilidade pelo acompanhamento das famílias coloca para as equipes de saúde da família a necessidade de ultrapassar os limites classicamente definidos para a atenção básica no Brasil, especialmente no contexto do SUS.[16]

PROMOÇÃO DA SAÚDE NA ESCOLA

As chamadas escolas promotoras de saúde surgiram no final da década de 1980, como uma ampliação de metodologias que congregam o conceito de promoção da saúde na saúde coletiva, envolvendo todo o entorno escolar. Assim, a educação em saúde no ambiente escolar consiste em oferecer subsídios aos sujeitos, educar para a vida na perspectiva de que a escola é corresponsável pelo aprendizado do aluno e por sua instrumentalização para enfrentar a vida, tornando-se um ambiente propício também à prática da educação em saúde.[1,2]

Apesar de o conceito não ser tão recente, ainda existe muita desinformação sobre esse tipo de ação nas escolas. Por exemplo, uma pesquisa qualitativa com grupos focais realizada com 22 professores de uma escola do município de Araquari no ano de 2007-2008 revelou que 50% dos professores conceituam educação em saúde como uma questão relacionada exclusivamente com hábitos de higiene física, e 40% como fornecer informações sobre higiene física; sendo assim, 91% dos professores relacionam a educação em saúde apenas com higiene física, reforçando uma prática do século passado, quando o foco das ações em saúde eram as ações higienistas.[2]

A promoção em saúde no âmbito escolar com enfoque integral tem três componentes básicos:[2]

1 Educação para a saúde com enfoque integral, incluindo o desenvolvimento de habilidades para a vida
2 Criação e manutenção de ambientes físicos e psicossociais saudáveis
3 Oferta de serviços de saúde, alimentação saudável e vida ativa

Há evidências crescentes de que as intervenções de educação infantil podem reduzir uma potencial perda de desenvolvimento em crianças mais carentes que vivem em países de baixa e média renda. Na verdade, pouca atenção tem sido dada ao potencial desses programas para evitar problemas da ordem de saúde mental dessas crianças e promover o bem-estar infantil, os quais podem aliar a escola promotora de saúde, a família e os cuidadores dessas crianças em uma estratégia sinérgica.[17] Um estudo de revisão da literatura foi conduzido por Baker-Henningham[17] a fim de identificar estudos que avaliaram resultados de promoção da saúde mental em crianças. Dos 63 estudos identificados, todos mostraram resultados consistentes com ganhos para a saúde mental da criança. Os resultados foram mais favoráveis quando os seguintes elementos estiveram presentes: atividades para aumentar as habilidades da criança, incluindo a cognição, a linguagem, a autorregulação e a competência socioemocional; cuidadores treinados em habilidades necessárias para fornecer um ambiente estimulante tanto cognitivamente quanto de apoio emocional; atenção também à saúde mental dos cuidadores, motivação e autoeficácia destes.

Também tem aumentado o debate a respeito da participação da escola promotora da saúde na construção da política de oferta de alimentos mais saudáveis às crianças tanto na merenda escolar quanto nas cantinas e nos lanches preparados pelos pais. A obesidade infantil tem estado em pauta não somente nos meios acadêmicos, mas nos mais diferentes tipos de mídias. Há uma necessidade de alinhar e contrapor muitos dos interesses da indústria de alimentos àquilo que se considera saudável e nutricionalmente necessário para o crescimento adequado de crianças em diferentes faixas etárias. O México, por exemplo, realizou uma consulta pública em 2010 sobre a necessidade de regulamentação dos alimentos em escolas, e daí surgiu uma política com diretrizes que englobam diversos atores, entre eles, os pais, os educadores, os profissionais da saúde e também a indústria de alimentos.[18]

No Brasil, uma em cada três crianças de 5 a 9 anos está acima do peso. Assim sendo, é essencial que os professores debatam os hábitos alimentares das crianças e seus riscos para a saúde. Existem, no País, organizações não governamentais (ONGs), como, por exemplo, o Instituto Alana, que trabalham com projetos que visam proteger os direitos das crianças, entre eles, a questão da criança e o consumo, também no tocante aos alimentos. O Instituto Alana e a Fundação para o Desenvolvimento da Educação fazem exibições gratuitas do documentário "Muito Além do Peso", bem como videoconferências sobre o tema da obesidade para comunidades de escolas do estado de São Paulo. O trabalho da rede permite que a discussão seja levada para dentro do âmbito escolar (*site* Instituto Alana).[19]

O CONCEITO DE *ADVOCACY*

A promoção da saúde, como vimos, é um processo de capacitar pessoas para que possam exercer um maior controle sobre sua condição de saúde e, consequentemente, melhorá-la. Para alcançar um estado de completo bem-estar físico, mental e social, um indivíduo ou um grupo precisa ser capaz de identificar e realizar aspirações, satisfazer necessidades, mudar ou se adaptar ao meio ambiente. E para alavancar esse processo, entre as tecnologias de promoção da saúde, temos uma importante ferramenta: *advocacy*.*

Advocacy é uma combinação de ações sociais e individuais a fim de conseguir compromisso político, apoio via políticas públicas, aceitação social e criação de sistemas de apoio e ajuda visando um objetivo específico de saúde ou um programa.

Trata-se de uma maneira de apoiar indivíduos na articulação de suas necessidades e fazer que elas sejam ouvidas. Um "advocate" promove os direitos de seus clientes e dá a eles uma voz mais forte. É a promoção de uma causa ou princípio e implica ações que levam a um objetivo definido, sendo uma das possíveis maneiras ou estratégias para se abordar um problema. Pode ser usada como parte de uma iniciativa comunitária e não implica necessariamente confrontação ou conflito.

Advocacy é um processo que facilita e promove mudanças em políticas, leis e práticas de indivíduos, grupos ou instituições influentes. Um processo estratégico com o objetivo de mudar atitudes, ações, políticas e leis para influenciar pessoas e organizações com poder, além de sistemas e estruturas em diferentes níveis, a fim de melhorar a situação das pessoas afetadas pelas questões em jogo. É lutar por, defender, reco-

> **Verdade**
> *Advocacy* não é necessariamente *lobbysmo* e confrontação; como estratégia, procura alavancar uma causa, uma situação ou um problema, colocando-o em evidência, buscando apoio e influenciando pessoas. Desenvolve uma pauta sobre o que se quer mudar ou preservar e mostra sua relevância.

---

* Terminologia sem tradução para o português.

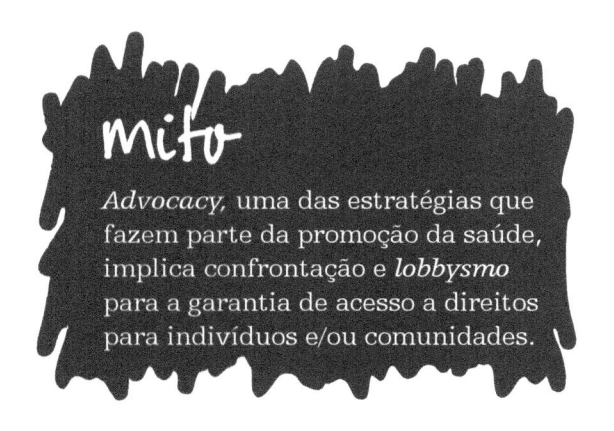

> **mito**
>
> *Advocacy*, uma das estratégias que fazem parte da promoção da saúde, implica confrontação e *lobbysmo* para a garantia de acesso a direitos para indivíduos e/ou comunidades.

mendar uma ideia perante outras pessoas, podendo ser usada para nós mesmos ou para os outros.

Não é nenhuma novidade que indivíduos e grupos na história sempre tentaram influenciar pessoas no poder, nas suas vidas privadas e como parte de seus trabalhos. Assim, a *advocacy* pode ajudar outras abordagens e ações preventivas e comunitárias, tornando-as mais efetivas ao conseguir o apoio de pessoas no poder, mudando o ambiente social, econômico e político no qual se trabalha.

Como vimos, a promoção da saúde engloba diversas estratégias, com muitas tecnologias, nos mais diversos domínios de uma sociedade, seja no âmbito público, comunitário ou privado. Podem estar presentes em todas as políticas públicas ações que promovam a conscientização de indivíduos sobre seus direitos, deveres e cuidados, a responsabilidade social e ambiental, a articulação de necessidades e desejos, a busca de apoio e soluções para problemas compartilhados, como, por exemplo, na criação de ambientes de cooperação e apoio comunitário; programas de educação para a saúde; programas de prevenção do uso de álcool, tabaco e outras drogas em escolas, comunidades, empresas; atividades que estabeleçam políticas internas que apoiem um ambiente saudável, física, social e economicamente; campanhas e estratégias de comunicação; sistemas de mútua ajuda; ação e desenvolvimento comunitário; *advocacy*; políticas de saúde pública; *lobbying*; pesquisa; ações na mídia e redes sociais, etc.

PROMOÇÃO DE SAÚDE NO BRASIL: AVANÇOS E LIMITAÇÕES

Até o final século XX, a promoção da saúde não era utilizada como um termo no contexto da saúde pública brasileira.[1] As atividades de promoção da saúde se concentraram principalmente na área de educação para a saúde, muito embora estivessem visando também os determinantes sociais de saúde. A situação nacional tem mudado na última década, com a publicação de uma política nacional de promoção da saúde pelo Ministério da Saúde, implementada em conjunto com estados, municípios e secretarias de saúde. Mais recentemente também tem havido um ressurgimento do discurso sobre os determinantes sociais da saúde e a formação de políticas públicas intersetoriais como base de uma promoção integral à saúde. No entanto, ainda existe a premente necessidade de se ampliar a infraestrutura de promoção da saúde, particularmente em torno de recursos humanos e financiamentos, para que haja um fortalecimento que assegure a sustentabilidade na prática da promoção da saúde em todo o território nacional.[20]

No Brasil, um estudo que analisou a situação atual das intervenções relacionadas aos determinantes sociais de saúde realizadas no âmbito do Programa de Saúde da Família (PSF), envolvendo 171 gerentes de unidades desse Programa no município de São Paulo entre 2005 e 2006 mostrou que, apesar da concentração seguir sendo em atividades dirigidas aos cuidados de doença, o PSF também realiza diversas atividades relacionadas com a determinação social da saúde, abrangendo todo o espectro de abordagens de promoção da saúde (biológicas, comportamentais, psicológicas, sociais e estruturais). A descrição das atividades revelou a fragilidade das iniciativas e uma desconexão com a estrutura organizacional do PSF. No entanto, a quantidade e a variedade de iniciativas relacionadas aos determinantes sociais da saúde corroboram para o potencial do programa para lidar com a determinação social da saúde. No entanto, a fluidez dos objetivos e a pobre caracterização das iniciativas descritas levam à preocupação com sua sustentabilidade como parte integrante do modelo de operação atual do programa.[21]

Outro exemplo de boas práticas com resultados satisfatórios na promoção da saúde pode ser ilustrado pela pesquisa realizada, entre 2001 e 2004, nas comunidades do complexo de Manguinhos e Nova Iguaçu, no Rio de Janeiro, onde foi avaliada a eficácia de um programa social em uma perspectiva de promoção da saúde com base na "Escola para Pais". A análise foi fundamentada no monitoramento de 48 pais ou responsáveis das crianças menores de 18 anos que foram vítimas de abuso, violência ou negligência e exclusão social, com avaliação longitudinal de três anos. A avaliação mostrou resultados altamente favoráveis sobre integração familiar, qualidade das relações familiares e mobilização de direitos humanos. Os resultados insatisfatórios, como a falta de acesso ao emprego formal, provavelmente estão relacionados a fatores estruturais e à necessidade de novas políticas públicas em áreas como educação, formação profissional, habitação e acesso ao emprego formal. O processo de formação de atores sociais na gestão ambiental e habitação, apoiado pelo Projeto Desenvolvimento de Tecnologia de Saúde Pública, da Fundação Oswaldo Cruz, foi empregado como ferramenta de educação ambiental e habitação saudável.[12]

Os investimentos recentes relacionados ao programa "Crack é possível vencer", para a construção da Política Intersertorial de *Crack* e Outras Drogas nos municípios brasileiros, sugere que existe um esforço por parte do governo para incluir a questão álcool, tabaco e outras drogas na pauta de ações de promoção da saúde comunitária. Atualmente todos os agentes de saúde em nível nacional estão sendo capacitados sobre a temática da dependência química.[22] A promoção da saúde como ação estratégica também está presente no modelo das Redes de Atenção Psicossocial (RAPS), implantadas em 2011, que visam atender pessoas com sofrimento ou transtorno mental e com necessidades decorrentes do uso de *crack*, álcool e outras drogas no âmbito do SUS.

CONSIDERAÇÕES FINAIS

O grau de coesão social pode servir como barômetro da saúde de uma comunidade. Sociedades fraturadas, com baixo senso de coesão, estão propensas a múltiplos problemas, dos quais o abuso de drogas e a criminalidade podem ser apenas os sinais mais visíveis. Desigualdade social persistente, movimentos migratórios, transformações políticas e econômicas, a crescente cultura do excesso, os crescentes individualismo e consumismo, sociedades em conflito ou pós-conflito, urbanização rápida, desrespeito à lei, economia local das drogas, falta de oportunidades, lazer, cultura, etc., são situações de uma realidade cotidiana que convidam à articulação de ações de promoção de cuidados para uma atenção integral a indivíduos, grupos e comunidades. Intervenções que promovam conscientização, mudanças de atitudes e comportamento, que confrontem estigmas e preconceitos, reduzam riscos, que melhorem o autocuidado, a autoestima e a autoeficácia dos indivíduos, que os empoderem nas suas capacidades de tomadas de decisão conscientes e informadas, bem como toda e qualquer ação específica para grupos, segmentos e comunidades são estratégias que podem e fazem a diferença.

Os desafios são muitos. O importante é que ações de promoção da saúde sejam implementadas com rigor ético, com a participação de todos os atores envolvidos no processo e que tenham efetividade e custo-benefício comprovados. Ainda existe um longo caminho a ser precorrido em nosso país, por isso, estratégias de promoção da saúde e *advocacy* são necessárias e urgentes.

REFERÊNCIAS

1. Pelicioni MCF, Mialhe FL. Educação e promoção da saúde: teoria e prática. São Paulo: Santos; 2012.

2. Cardoso V, Reis AP, Iervolino SA. Health promoting schools. Rev Bras Crescimento Desenvolv Hum. 2008;18(2):107-15.

3. Fineberg HV. The paradox of disease prevention: celebrated in principle, resisted in practice. JAMA. 2013;310(1):85-90

4. Willis CD, Riley BL, Herbert CP, Best A. Networks to strengthen health systems for chronic disease prevention. Am J Public Health. 2013;103(11):e39-48.

5. Goetzel RZ, Ozminkowski RJ. The health and cost benefits of work site health-promotion programs. Annu Rev Public Health. 2008;29:303-23.

6. Arcaro P, Mannocci A, Saulle R, Miccoli S, Marzuillo C, La Torre G. Social marketing and public health. Ann Ig. 2013;25(3):247-62.

7. Sawmynaden P, Atherton H, Majeed A, Car J. Email for the provision of information on disease prevention and health promotion. Cochrane Database Syst Rev. 2012;11:CD007982.

8. Deccache A. Evaluating quality and effectiveness in the promotion of health: approaches and methods of public health and social sciences. Promot Educ. 1997;4(2):10-5.

9. Fronstin P. Health promotion and disease prevention: a look at demand management programs. EBRI Issue Brief. 1996;(177):1-14.

10. Puerto-Guerrero AH. Motivating health education-based change. Rev Salud Publica (Bogota). 2012;14 Suppl 2:129-41.

11. Miller KS, Lasswell SM, Riley DB, Poulsen MN. Families matter! Presexual risk prevention intervention. Am J Public Health. 2013;103(11):e16-20

12. Pereira Lima VL, Arruda JM, Barroso MA, Lobato Tavares MF, Ribeiro Campos NZ, Zandonadil RC, et al Analyzing the outcomes of health promotion practices. Promot Educ. 2007; Suppl 1:21-6.

13. Bopp M, Fallon E. Community-based interventions to promote increased physical activity: a primer. Appl Health Econ Health Policy. 2008;6(4):173-87.

14. Dwyer JJ, Hansen B, Barrera M, Allison K, Ceolin-Celestini S, Koenig D, et al. Maximizing children's physical activity: an evaluability assessment to plan a community-based, multi-strategy approach in an ethno-racially and socio-economically diverse city. Health Promot Int. 2003;18(3):199-208.

15. Jernigan DH, Sparks M, Yang E, Schwartz R. Using public health and community partnerships to reduce density of alcohol outlets. Prev Chronic Dis. 2013;10:E53.

16. Diretoria de Atenção Básica. Portal da atenção básica [Internet]. Brasília: DAF; c2013[capturado em 30 abr. 2014]. Disponível em: http://dab.saude.gov.br/portaldab/.

17. Baker-Henningham H.The role of early childhood education programmes in the promotion of child and adolescent mental health in low- and middle-income countries. Int J Epidemiol. 2014;43(2):407-33.

18. Monterrosa EC, Campirano F, Toletino Mayo L, Frongillo EA, Hernández Cordero S, Kaufer-Horwitz M, Rivera JA. Stakeholder perspectives on national policy for regulating the school food environment in Mexico. Int J Epidemiol. 2014;43(2):407-33.

19. Instituto Alana. Para construir conhecimento nas escolas [Internet]. São Paulo: Instituto Alana; c2014 [capturado em 30 abr. 2014]. Disponível em: http://educacao.alana.org.br/post/66114558010/para-construir-conhecimento-nas-escolas.

20. Buss PM, de Carvalho AI.Health promotion in Brazil. Promot Educ. 2007;14(4):209-13.

21. Dowbor TP, Westphal MF. Social determinants of health and the Brazilian Family Health Care Program in the city of Sao Paulo, Southeastern Brazil. Rev Saude Publica. 2013;47(4):781-7

22. Brasil. Ministério da Saúde. Crack é possível vencer [Internet]. Brasília: Portal Brasil; c2014 [capturado em 30 abr. 2014]. Disponível em: http://www2.brasil.gov.br/crackepossivelvencer/home.

CAPÍTULO **8**

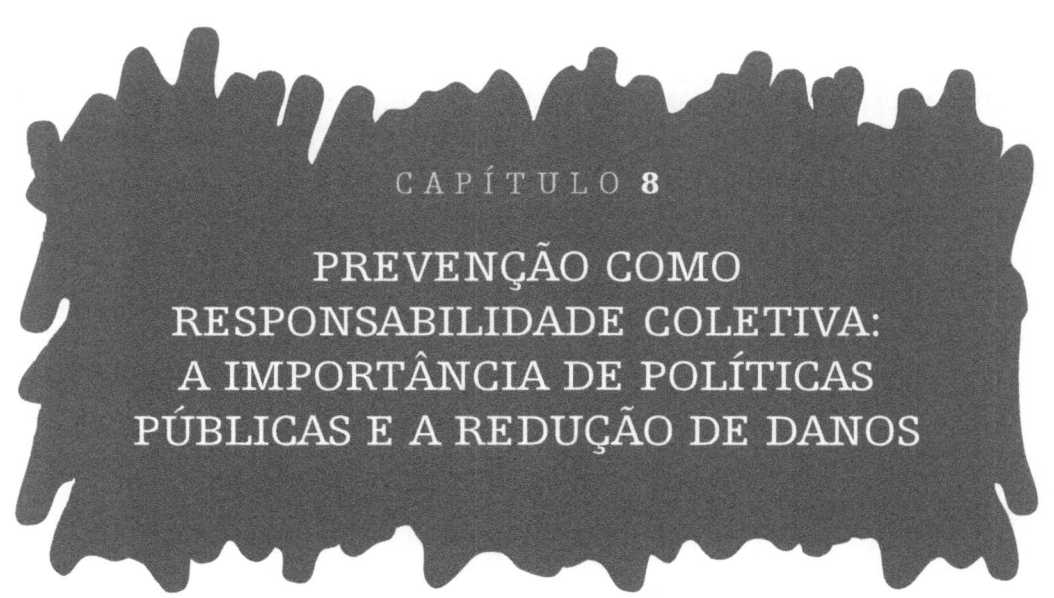

PREVENÇÃO COMO RESPONSABILIDADE COLETIVA: A IMPORTÂNCIA DE POLÍTICAS PÚBLICAS E A REDUÇÃO DE DANOS

Telmo Mota Ronzani
Eroy Aparecida da Silva

Ao longo dos tempos, observamos diferentes concepções de prevenção na área de álcool e outras drogas, com base tanto no modelo moral como em crenças de que o consumo de drogas é resultado de contextos sociais mais amplos. Tais conceitos influenciaram ações de prevenção que, por muito tempo, se basearam em abordagens morais que atualmente têm sido questionadas e revisitadas. Nesse sentido, procuraremos abordar neste capítulo a importância de uma visão sistêmica para as atividades de prevenção ao uso, ao abuso e à dependência de drogas, bem como apresentar como as políticas públicas são importantes para a definição e a implementação de ações nacionais sobre o tema. Além disso, apresentaremos a abordagem da redução de danos (RD) como uma possibilidade de ação integradora, em especial para populações específicas.

Inicialmente, é fundamental ressaltar que a prevenção nasce da saúde pública, mais especificamente da epidemiologia, como estratégia inicial de isolar um agente causador de uma doença específica a partir de ações sanitárias em determinadas áreas ou focos.[1] No entanto, com a urbanização e o aumento da incidência de condições de saúde crônicas, multifatoriais e, principalmente, com forte influência de aspectos socioculturais em sua determinação, a ideia de saúde e de prevenção começa a ser questionada.[2]

Todo esse contexto influenciou o já conhecido e amplamente discutido conceito de saúde da Organização Mundial da Saúde (OMS), que, em 1948, definiu saúde como completo bem-estar, biológico, social, psicológico e espiritual.[3] Pela própria dinamicidade das questões vinculadas ao processo saúde/doença e, consequentemente, a como prevenir doenças, tal conceito tem sido também questionado por duas razões principais: 1) pela falta de operacionalidade; 2) por considerar a maioria das pessoas do mundo doentes de alguma maneira, podendo gerar uma "medicalização da sociedade".[4] Nessa perspectiva, questiona-se a classificação dicotômica entre ser doente/sadio, levando a uma observação mais sistêmica sobre tal processo, em especial em algumas condições como o abuso e dependência de drogas.

Portanto, essa perspectiva muda da mera preocupação com a eliminação de fatores etiológicos ligados às doenças infectocontagiosas[5] para uma compreensão

> **mito**
> Redução de danos é uma prática "subversiva" e incentivadora do consumo de substâncias psicoativas.

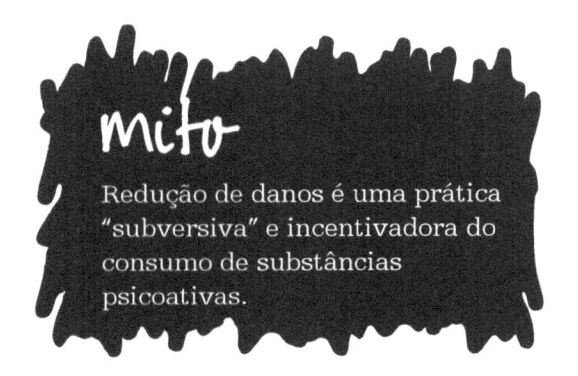

mais ampla e interdisciplinar, que considera o contexto e o sistema de relação entre indivíduos, grupos e sociedade.

A partir desse paradigma, afirma-se que prevenir está muito além de um enfoque individual e questiona-se a qual resultado se quer chegar com a prevenção ao uso de drogas, por exemplo. Portanto, a inclusão de temas e áreas como economia, educação, assistência social, direitos humanos e política passa a ser fundamental para compreender de forma sistêmica aspectos relacionados às práticas preventivas, incluindo nesse espectro a cultura e o comportamento de grupos, povos e sociedade sob a perspectiva da transdisciplinaridade.[6]

A partir dessa concepção, sabe-se que, na área de drogas, houve uma mudança de percepção sobre uso e usuários que influenciou diretamente como os serviços de tratamento ou, ainda, as ações de prevenção foram implantados em diversos locais. A seguir apresentamos os modelos de percepção propostos por Palm.[7]

É importante ressaltar que, apesar de os modelos estarem apresentados de forma linear e como uma evolução de conceitos, ainda encontramos países, regiões ou grupos específicos com diferentes percepções sobre o consumo abusivo de drogas.

Quadro 8.1
Evolução da percepção sobre uso de álcool e drogas

Modelo moral – uso de álcool e de outras drogas é um sinal de fraqueza e falta de caráter, enquanto a abstinência é vista como sinal de virtude. A dependência é encarada como crime pela sociedade e, dessa forma, os dependentes deveriam ser recuperados.
Modelo médico ou de doença – há ainda um resquício da moralização do uso, mas a dependência deixa de ser vista como problema moral e passa a ser encarada sob o ponto de vista da doença, sendo considerado o problema do indivíduo e não a droga em si.
Modelo racionalista – influência do capitalismo, com a ideia normativa de que a dependência é resultado de uma falha no autocontrole, como um ato irracional.
Modelo de saúde pública – o foco não é o usuário individualmente, mas o ambiente e todos os usuários e problemas associados a esse uso. As ações são mais coletivas, baseadas nos diferentes padrões de uso e em políticas de saúde gerais. A preocupação principal é diminuir o consumo e suas consequências em geral.
Modelo social – a dependência é compreendida como consequência da miséria e da injustiça social e, portanto, deveria ser encarada como um problema da sociedade (influência da políticas de bem-estar social).

Fonte: Palm.[7]

Além disso, na prática, muitas vezes os modelos são observados de maneira combinada.

Cabe ainda chamar atenção e contextualizar alguns aspectos relacionados ao Modelo de Saúde Pública. Em várias fontes de literatura, documentos oficiais e meios de comunicação geral, é crescente a ideia de que o uso de drogas é um problema de saúde pública. De fato, o impacto que o consumo de substâncias tem na vida das pessoas é muito importante, em especial o de drogas lícitas como álcool e tabaco. Em outros capítulos deste livro, tais evidências já são claramente demonstradas. No entanto, a apropriação do discurso de saúde pública sem a devida contextualização, como apresentamos anteriormente, pode gerar sérias distorções tanto nas práticas de prevenção universais e seletivas como na indicada, ou seja, no tratamento ao uso problemático de drogas.

O discurso tradicional de saúde pública muitas vezes se aproxima do discurso moral e estabelece uma padronização de "bom ou mal comportamento" e, em nome da saúde pública, corre-se o risco de se legitimar ações totalitárias, segregadoras e estigmatizantes de usuários.[8] Na história da saúde pública, já são conhecidas algumas ações higienistas que repercutiram seriamente nos direitos de algumas populações e que podem ocorrer no campo da prevenção ao uso de drogas.[2]

Portanto, ao refletirmos sobre prevenção e políticas públicas envolvendo álcool e outras drogas, é salutar uma ampliação da ideia isolada de prevenção para uma perspectiva sistêmica que ultrapasse algumas práticas cristalizadas e tradicionais, sem evidências de efetividade. A seguir, discutiremos o conceito de prevenção sob a perspectiva de sistema.

A CONCEPÇÃO SISTÊMICA DA PREVENÇÃO AO USO DE DROGAS

Como já apontado anteriormente, sabemos que propostas de prevenção ao uso de drogas não são novas e geralmente estão ligadas a concepções e modelos sobre o consumo. Já existe na literatura uma série de propostas e ações preventivas com diferentes evidências de efetividade.[9]

As ações públicas de prevenção se iniciaram na área da saúde principalmente a partir do momento em que o Estado, responsável por coordenar e responder aos anseios da população, assumiu o papel de *combater* algumas epidemias que causavam mortes e problemas de saúde em geral.[1] Essas ações foram classicamente planejadas para o isolamento de agentes etiológicos que causavam determinadas doenças, em especial as infectocontagiosas. Nesse sentido, a ideia era de *combate e isolamento* desses causadores de doenças, configurando uma verdadeira guerra à doença.[1,10] Atualmente, temos no Brasil um bom exemplo dessa estratégia: epidemia de dengue, em que se organizam campanhas de combate ao mosquito transmissor da doença (*Aedes aegypt*).

Porém, ao pensarmos em algumas doenças para as quais não existe um agente etio-

> **Verdade**
> Redução de danos não é uma prática incentivadora do consumo de substâncias, mas ações humanitárias que respeitam os direitos das pessoas e se preocupam em minimizar os riscos advindos dos comportamentos de consumo de drogas sem ter como exigência primária sua interrupção imediata.

lógico único ou, ainda, que são desenvolvidas ao longo da vida, a concepção tradicional de prevenção apresenta sérias limitações.[2] Especialmente na área de abuso e dependência, essa questão se complexibiliza, pois se trata de um fenômeno multifacetado e multideterminante, em que o modelo linear de doença causal é questionável, pois a maioria das pessoas que usam drogas não é necessariamente "doente".

As ações de prevenção na área de substâncias psicoativas acabaram por adotar o modelo tradicional preventivista, desconsiderando a complexidade do tema. Além disso, tradicionalmente, adotou-se a perspectiva de *guerra às drogas*, advinda das ações higienistas e também de influências internacionais, em especial dos Estados Unidos, que entenderam, naquela época, que o problema do uso abusivo de drogas seria solucionado nos países ao se implementar a estratégia de guerra ao tráfico e ao uso. Existem, no entanto, cada vez mais evidências das consequências desastrosas dessa estratégia para o controle do tráfico e também para as ações de prevenção e tratamento nesses países.[11]

Na área de políticas públicas, chamamos a atenção para duas práticas preventivas equivocadas que já foram apontadas por Ronzani[2] em outra obra: o *preventivismo prescritivo* e o *preventivismo individual*. O primeiro se refere à ideia de que:

> Preventivismo Prescritivo, que seria uma postura do profissional de saúde de meramente prescrever, como um medicamento, uma lista de "bons comportamentos" geralmente impostos ao indivíduo, sem considerar o contexto ou os casos particulares. Dentro desta noção, define-se que existem "bons" e "maus" comportamentos e que, caso aquele indivíduo não adira a essa prescrição, então ele é colocado como fraco ou não cooperativo ao modelo preventivo.[2]

A segunda ideia de preventivismo seria:

> Preventivismo Individual, que está relacionado ao primeiro e que coloca toda a carga e responsabilidade das práticas preventivas ao indivíduo e desconsidera que os comportamentos também estão implicados a todo um sistema que envolve fatores de risco, proteção e vulnerabilidades. Nessa perspectiva, quando uma ação preventiva não se efetiva, geralmente a "culpa" é atribuída ao indivíduo que não foi capaz de enfrentar o problema de forma adequada.[2]

As práticas preventivas descontextualizadas, portanto, precisam ser ultrapassadas, e a prevenção deve ser encarada sob o ponto de vista de um sistema amplo. Mesmo ao considerarmos ações voltadas ao indivíduo, se não observarmos aspectos globais como educação, moradia, emprego, alimentação, pobreza, sistema de valores e crenças, dentre outros, e focarmos de forma isolada o uso ou abuso da droga em si, estaremos aumentando significativamente a carga do problema no usuário.[12]

A visão sistêmica da prevenção ganha ainda mais importância na reflexão sobre as ações coletivas de prevenção. A literatura na área demonstra que as estratégias de prevenção baseadas no ambiente e no contexto são mais efetivas do que as baseadas apenas no indivíduo.[9,13,14] Não se objetiva aqui criar a falsa dicotomia entre individual e coletivo, mas ressaltar a importância complementar de tais enfoques e chamar a atenção para o fato de que, independentemente do enfoque, deve-se refletir as ações de prevenção de maneira contextualizada e cuidadosa. Apesar das evidências para as ações no ambiente e nos grupos apontarem para melhores resultados, ações individualizadas e em pequenos grupos, desde que conectadas aos aspectos socioculturais, continuam sendo relevantes.[2]

De qualquer maneira, sabe-se da importância de se adotar medidas de prevenção voltadas ao ambiente. Algumas medidas governamentais relativamente simples, com evidências já comprovadas, são, por exemplo, aquelas voltadas para a diminuição da disponibilidade, como taxação e restrição de acesso a bebidas por parte de menores, campanhas na mídia de massa, restrição de propagandas, controle do beber e dirigir. Outra estratégia de ação enfoca a mudança de atitude da população e de outros profissionais envolvidos na questão.[9]

Um dos principais conceitos a serem considerados quando se trabalha na prevenção ao uso de drogas na perspectiva sistêmica e como ação coletiva é a chamada rede social. Segundo Meneses,[15] as redes sociais seriam sistemas de interação entre indivíduos ou grupos que se comunicam e interagem de forma dinâmica e constante para um determinado fim, criando uma identidade em comum ou um conjunto de ações. Portanto, são formas como eu (ou meu grupo) me relaciono com os demais, definindo padrões e modos específicos de interação. Assim, minha relação com os outros ou com os grupos ou instituições faz parte de um sistema interdependente, em que minha ação ou omissão influenciam toda a cadeia.[16]

Como seres sociais, dificilmente conseguiremos sobreviver sem interação em rede. Com base no princípio da interdependência social, a troca entre pessoas ou grupos nos torna mais aptos e preparados para sobrevivermos no mundo. Além disso, como vivemos em sociedade, estamos em constante interação mesmo quando não tomamos uma posição. Portanto, é importante pensarmos em interações de forma consciente para que possamos atuar de forma propositiva em alguns problemas sociais, como o abuso e a dependência de drogas, por exemplo.

A nossa atuação e a configuração de redes sociais podem ser definidas em diferentes níveis, como exemplificado no diagrama apresentado na Figura 8.1, adaptada por Paiva.[16]

A partir da perspectiva ecossistêmica apresentada na Figura 8.1, podemos entender como os diversos níveis são influenciados mutuamente e como mesmo os microssistemas interagem com os demais níveis. O trabalho na perspectiva de rede tem sido colocado ao mesmo tempo como uma grande potencialidade e também como um grande desafio para a área de drogas.[16,17]

Uma das principais maneiras de ordenar a rede e ações coletivas para prevenção ao uso de drogas é a partir das políticas públicas. A seguir, abordaremos a importância das políticas públicas, bem como os desafios na área.

PREVENÇÃO E POLÍTICAS PÚBLICAS SOBRE DROGAS

De modo geral, definimos política pública como uma ação coordenada e sistematizada do Estado para responder a um problema ou área de interesse da sociedade.[18] Dessa forma, quando refletimos em relação às políticas sobre drogas, estamos assumindo, como sociedade, que esse é um problema com o qual os governos devem lidar, envolvendo também os diversos setores governamentais e a sociedade em geral. A maneira como cada país vai lidar com a questão dependerá dos aspectos

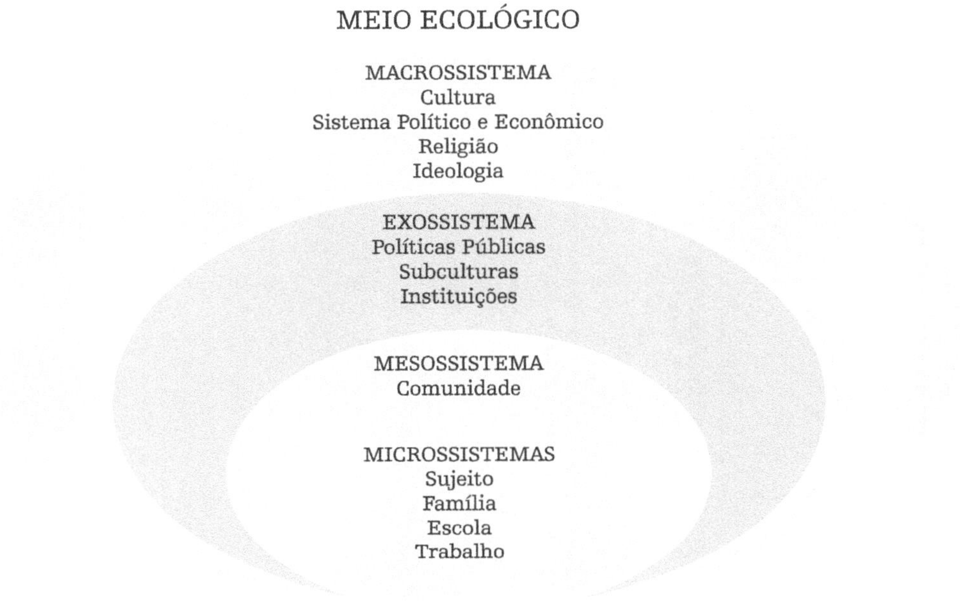

MEIO ECOLÓGICO

MACROSSISTEMA
Cultura
Sistema Político e Econômico
Religião
Ideologia

EXOSSISTEMA
Políticas Públicas
Subculturas
Instituições

MESOSSISTEMA
Comunidade

MICROSSISTEMAS
Sujeito
Família
Escola
Trabalho

Figura 8.1
Níveis de sistemas sociais. Fonte: Paiva.[16]

culturais, sociais, políticos, econômicos, ideológicos, bem como da forma como determinada sociedade entende que deve responder a tal problema.[18]

A Figura 8.2 apresenta um modelo teórico de mudanças e efeitos de políticas locais proposto por Pentz.[19]

No Brasil, sabemos que ainda é preciso avançar bastante em ações concretas e efetivas sobre prevenção. Existem diversos interesses e muitos níveis envolvidos na arena das políticas e trabalhar com prevenção ainda é um desafio, pois os resultados em geral não são diretamente observáveis ou se apresentam somente em médio ou longo prazos.[2] É importante também ressaltar que, para além do conceito abstrato das políticas públicas, estas devem ser implementadas e avaliadas nos níveis locais, muitas vezes com melhores resultados do que ações nacionais. Por isso, o nível local deve definir sua própria política sobre álcool e outras drogas e envolver, de forma integrada, vários setores da administração, como Secretaria de Educação, Secretaria de Saúde, Secretaria de Ação Social, Conselhos Locais, associações de bairros, setores não governamentais (como os Alcoólicos Anônimos, por exemplo), os poderes Legislativo, Judiciário e Executivo, etc.[20]

Outro aspecto a ser considerado é que, apesar de muitas vezes se afirmar que prevenir é mais custo-efetivo do que ações curativas, nem sempre as evidências apontam nessa direção. Ações de prevenção sem o adequado planejamento, sistematização e avaliação e sem se basear em evidências ou na aplicabilidade podem ter resultados controversos ou mesmo impactar negativamente em uma determinada população ou região.[11,21] A seguir, apresentamos algumas práticas de prevenção já testadas e as evidências encontradas para tais ações (Quadro 8.2).

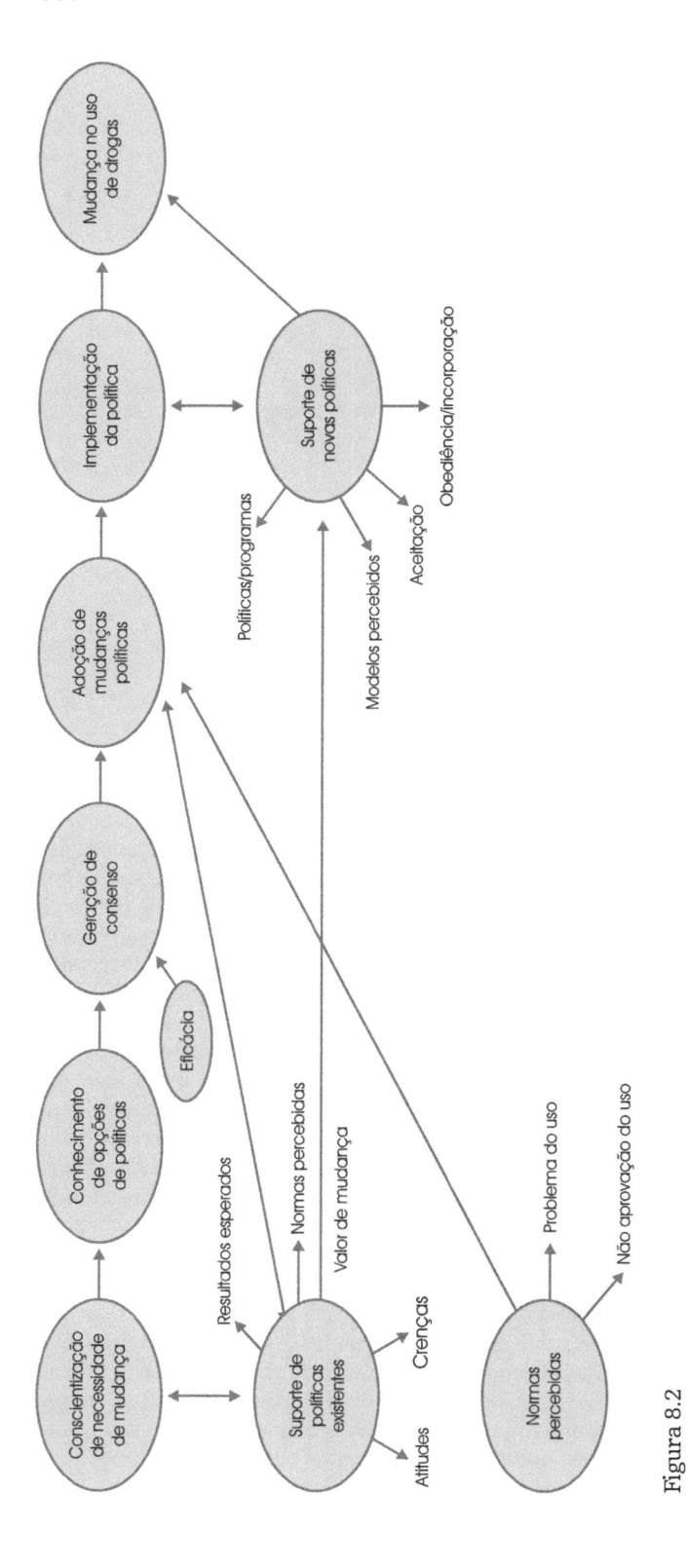

Figura 8.2
Modelo teórico de mudanças e efeitos nas políticas locais. Fonte: Pentz.[19]

Quadro 8.2
Taxas de efetividade das intervenções ou políticas

INTERVENÇÕES	EFETIVIDADE	SUPORTE CIENTÍFICO	CUSTO-EFETIVIDADE
Programas de Serviço Social	Baixa	Baixo	Baixo
Programas com grávidas	Baixa	Baixo	Baixo
Programas de Saúde do Trabalhador	Média	Baixo	Baixo
Aconselhamento breve em serviços de atenção primária	Alta	Alto	Médio
Aconselhamento breve em serviços de emergência	Média	Médio	Médio
Cursos ou palestras em escolas	Sem comprovação	Baixo	Baixo
Trabalho com comunidades	Média	Médio	Baixo
Teste do bafômetro	Alta	Médio	Baixo

Fonte: Babor e colaboradores.[9]

Em obra organizada por Babor e colaboradores,[11] em que se fez uma extensa análise sobre as políticas em relação ao uso e abuso de drogas em todo o mundo, chegou-se às seguintes conclusões: independentemente do tipo de políticas que os países implementem, o uso de drogas continuará existindo; em vez de um problema a ser totalmente resolvido, a questão do uso de drogas, diferentemente de outros problemas, como, por exemplo, purificação da água, por se tratar de uma questão social, deve envolver ações contínuas, abrangentes e atualizáveis; não existe um problema único sobre drogas, nem mesmo uma solução mágica para ele; existem várias políticas públicas que não são necessariamente sobre drogas que impactarão diretamente sobre essa questão, portanto é importante estar atento a isso; políticas baseadas no combate ao plantio de drogas em países em desenvolvimento não diminuíram a oferta e o consumo; a criminalização do uso de drogas não diminui o consumo e muitas vezes aumenta os danos dele decorrentes; o investimento em ações baseadas em evidências apresenta maior impacto nos problemas associados ao consumo.

Portanto, é fundamental conhecermos as evidências e as experiências a fim de não repetirmos os erros e fazermos um planejamento realista sobre as ações. É imprescindível que, antes da definição de políticas sobre álcool e outras drogas, se avalie a efetividade, o suporte científico e a relação custo-benefício. Além disso, deve-se fazer uma constante avaliação da proposta para possíveis ajustes ou mudanças de tais políticas.[21,22] É claro que pensar em políticas e ações sobre drogas não é tarefa fácil. A área é carregada de ideologias, preconceitos, estigmas, interesses e visões de mundo que dificultam a implementação de determinadas perspectivas. É óbvio que tudo isso influencia diretamente as políticas públicas sobre drogas nos diversos países e dificulta a implementação de algumas ações, mesmo com evidências claras.

> **mito**
> As ações de redução de danos servem para todos os indivíduos que consomem substâncias psicoativas.

Além disso, principalmente no Brasil, ainda não há a cultura de avaliação de nossas políticas ou programas. Quando existe, estão muito mais vinculadas a questões normativas e puramente técnicas do que ao objetivo de se rediscutir os modelos de políticas ou serviços. Nesse contexto, acabamos por cronificar modelos ou políticas sem impacto ou barramos novas ações possíveis.[21] Collins[22] apresenta alguns passos de avaliação e implementação de políticas que são muito úteis (Quadro 8.3).

A política sobre drogas no Brasil

A atual Política Nacional sobre Drogas (PNAD) foi realinhada no ano de 2005. Especificamente sobre a questão da prevenção, chama a atenção a diferenciação entre usuário, pessoa em uso indevido, dependente e traficante de drogas, que já implicou diferenças na implementação da PNAD e no planejamento de ações de prevenção no País. Um importante princípio constante na referida política é a garantia dos direitos dos usuários a serem atendidos de acordo com as suas necessidades, de modo a possibilitar a recuperação de sua saúde.[18]

Um outro aspecto da PNAD é que ela prevê que, quando se fala de usuários, não se pode generalizar o uso para todos eles. Prevê-se, portanto, a diferenciação de padrões de uso de substâncias, não somente a dependência. Por isso, são necessárias diferentes ações assistenciais, como prevenção, tratamento e reinserção social, que possam atender os usuários de acordo com o grau de problemas vivenciados em função do consumo de substâncias.[18] Dentre as diversas ações previstas na política, a prevenção é colocada como prioritária.

Porém, um dos maiores desafios para a implementação das políticas sobre drogas, em especial ações de prevenção, é a articulação intersetorial. Pela própria complexidade já mencionada neste capítulo, não se pode responsabilizar apenas um setor pelo desenvolvimento de ações na área de drogas. O setor saúde sozinho dificilmente terá êxito se trabalhar sobre o tema de forma isolada.

Quadro 8.3
Passos de implementação de políticas públicas

1) definir o contexto
2) definir o problema
3) pesquisar evidências sobre políticas e/ou ações anteriores
4) considerar diferentes opções de ação
5) presumir os resultados esperados
6) aplicar critérios de avaliação
7) avaliar os resultados alcançados
8) tomar decisões

Fonte: Collins.[22]

> **Verdade**
>
> A redução de danos é uma possibilidade de ação integradora, em especial para populações específicas, como aqueles que ainda estão ambivalentes com a interrupção do consumo de drogas e aqueles em alta vulnerabilidade social.

O trabalho intersetorial tem sido colocado como outro desafio para ações preventivas na área de drogas. A ação intersetorial estaria além da simples soma de ações de diferentes setores: demandaria a interlocução entre eles. A própria PNAD já incorpora a ideia desse tipo de trabalho sobre drogas, por meio do princípio de responsabilidade compartilhada e da importância dessa política na coordenação de esforços entre diversos segmentos do governo e da sociedade em vários níveis.[23] Porém, na prática, a atividade intersetorial ainda é um desafio.

Como apresentado aqui, as políticas públicas são meios importantes para a organização, sistematização e implementação de ações preventivas voltadas a indivíduos e à população. Nesse sentido, é importante o conhecimento sobre as políticas e a participação de atores sociais na formulação e na execução da política. O conhecimento, a avaliação e a implementação de ações coletivas sobre prevenção podem aumentar o impacto sobre o uso de drogas na sociedade.

Outro potencial para o aumento do impacto da prevenção e mudanças nos indicadores sociais e de saúde na área de drogas é a implementação de abordagens inclusivas. Dentre elas, podemos citar as ações de redução de danos descritas mais detalhadamente a seguir.

REDUÇÃO DE DANOS: CONCEITOS E PRECONCEITOS

O conceito de redução de danos (RD) relacionado ao uso de álcool e de outras drogas em saúde coletiva é amplo e controverso, pois, embora essas ações atualmente estejam regulamentadas pelos órgãos competentes no País, não raras vezes a RD é equivocadamente confundida com uma prática "subversiva", incentivadora do consumo de substâncias e não de ações humanitárias que respeitam os direitos humanos, preocupadas em minimizar os riscos advindos dos comportamentos de consumir drogas sem ter como exigência primária a interrupção do consumo.[24]

As práticas de redução de danos em relação ao uso de drogas remontam a 1926, na Europa (Inglaterra), com o relatório de Rolleston, que preconizava a prescrição de opiáceos aos dependentes de heroína que não se beneficiavam das propostas clássicas de tratamento na época,[25] as quais não podem ser compreendidas isoladas do contexto de saúde pública e cultural vigente na época. Alguns pressupostos básicos da década de 1920 em relação à RD, no entanto, perduram até os dias atuais, principalmente a concepção de que pessoas usuárias de drogas devem ser tratadas, cuidadas e respeitadas nas suas escolhas e dilemas diante da vida. Além disso, a RD preconizava também que, mesmo diante de um consumo problemático e prejudicial de drogas, os indivíduos poderiam diminuir as consequências deletérias e minimizar os efeitos a sua saúde participando e escolhendo os caminhos de como fazê-lo, orientados por pessoas cuidadosas que também acreditassem em sua capacidade.

Observa-se, portanto, que nesse período já estava presente, ainda que embrionariamente, na comunidade científica europeia, a noção, reforçada na década de 1970, de que a ideia de *uma sociedade livre de algum tipo de uso de drogas era*

> **mito**
> Ações apenas no ambiente e nos grupos têm melhores resultados que ações individualizadas ou para pequenos grupos.

ingênua, além de utópica.[25,26] Entretanto, apenas na década de 1980, com o advento da epidemia da aids e o aumento de sua transmissão por usuários de drogas injetáveis, a RD passou a ser reconhecida em vários países como uma estratégia de saúde pública mais realista.[27]

No Brasil, inicialmente com muita resistência e críticas, as estratégias da RD tomaram força e foram adquirindo novas feições em diferentes contextos políticos, culturais e sociais, fortalecendo e difundindo as novas formas de refletir e intervir na prática sobre os problemas advindos das relações que as pessoas estabelecem com as drogas psicotrópicas.[27,28] Isso, entretanto, provocou inúmeros questionamentos e discussões nas várias áreas de conhecimento, denotando a necessidade da revisão das políticas públicas sobre drogas. A RD de drogas se desenvolve como uma prática paralela às visões moralizantes, punitivas ou de alta exigência focadas exclusivamente na abstinência total de qualquer uso de drogas.[29]

Atualmente, os conceitos de RD se ampliaram, mas ainda são controversos e tratados dentro de uma visão dicotômica entre uma política repressiva de guerra às drogas, ou seja, o proibicionismo, e uma política de legalização geral de todas as drogas. Em um país com as questões geográficas e geopolíticas, sociais e culturais, de diversidade e adversidades do Brasil, a visão dicotômica necessita de olhares ampliados baseados na complexidade, nas evidências e não na simplificação. A RD, conforme pode ser observado nas várias definições que se seguem, não é um conceito único.

Nos dias atuais, a RD é compreendida como um conjunto de ações e/ou estratégias de saúde pública que tem por objetivo prevenir e intervir nas consequências negativas associados ao uso tanto de drogas lícitas quanto ilícitas, incluindo pessoas que estão ambivalentes em relação a sua meta de consumo e também aquelas que, por motivos variados, não desejam ou estão apresentando dificuldades de interromper o consumo.[25]

Para Wodak,[30] a RD é uma tentativa de diminuir as consequências deletérias do consumo de drogas, considerando as mudanças nos diferentes contextos (saúde, cultural, econômico), sem necessariamente reduzir totalmente o consumo.

A Organização Mundial da Saúde define a RD como ações que têm por objetivo reduzir ou prevenir consequências negativas à saúde associadas a determinados comportamentos. Com relação ao uso de drogas injetáveis, a redução de danos tem por objetivo reduzir a transmissão do HIV por meio do compartilhamento de seringas não estéreis e equipamentos para preparação da droga.

No Brasil, o Ministério da Saúde define a RD como um conjunto de medidas de saúde pública voltadas para minimizar as consequências adversas do uso de drogas. O princípio fundamental que orienta a RD é o respeito à lei e à liberdade de escolha, na medida em que os estudos e a experiência dos serviços demonstram que muitos usuários, por vezes, não conseguem ou não querem deixar de usar drogas e, mesmo esses, precisam ter o risco de infecção pelo HIV e hepatite minimizados.

A Secretaria Nacional de Políticas sobre Drogas (SENAD), na reestruturação da Política Nacional sobre Drogas no Brasil, incorporou a RD como parte da política e apresenta como diretriz geral a promoção de estratégias e ações de RD, voltadas para a saúde pública e os direitos humanos, que deve ser realizada de forma articulada inter e intrassetorial visando a redução dos riscos e das consequências adversas e dos danos associados ao uso de álcool e outras drogas tanto para a pessoa que consome como para seu sistema familiar e social como um todo. Além disso, reconhece a estratégia de RD, amparada pelo artigo 196 da Constituição Federal, como medida de intervenção preventiva assistencial, de promoção de saúde e dos direitos humanos.

MacRae e Gorgulho,[31] da Rede Brasileira de Redução de Danos (REDUC), referem que a questão do uso de drogas, assim como os riscos e danos, deve ser compreendida sob uma perspectiva ampla, que inclua aspectos políticos, econômicos e sociais ao lado daqueles que enfocam a questão da saúde em senso estrito.

Esses conceitos de RD trazem alguns aspectos em comum que merecem destaque:

- defender uma política de saúde que tem como meta o investimento em soluções inovadoras e protetivas da saúde pública;
- enfatizar quais danos sistêmicos e não isolados (físicos, psicológicos, biológicos, sociais) se pretende minimizar;
- respeitar os direitos e as decisões do usuário de drogas;
- fazer das ações uma prática inclusiva e não julgadora;
- fortalecer o protagonismo e a autonomia do sujeito.

Portanto, a RD pode se configurar como uma abordagem de prevenção importante para algumas populações, uma vez que ultrapassa a visão tradicional de saúde pública e se aproxima de grupos de usuários com o objetivo de oferecer cuidado e acolhimento de necessidades específicas, prevenindo alguns problemas relacionados ao consumo de drogas.

Alguns dos desafios encontrados em relação à implantação das ações de RD sobre uso de álcool e de outras drogas no Brasil são a resistência, o preconceito e o estigma dos profissionais da saúde em relação às concepções sobre a questão de drogas.[32,33]

Verdade

As ações de prevenção que de fato funcionam são aquelas que estão inseridas sob a perspectiva da transdisciplinaridade e sob a visão sistêmica, ou seja, que dialogam e incluem as áreas da economia, da educação, da assistência social, dos direitos humanos, da política, da cultura e da saúde, considerando tanto o indivíduo quanto o coletivo.

Redução de danos no Brasil

As primeiras tentativas de ações de RD no Brasil aconteceram em 1989, na cidade portuária paulista de Santos, onde os estudos epidemiológicos apontaram que mais de 50% dos casos de aids apresentavam como forma de transmissão o compartilhamento de seringas por usuários de drogas injetáveis.[27] Vários profissionais da saúde da cidade, preocupados com o problema e também impulsionados pelos resultados já apresentados do Movimento Internacional de Redução de Danos, propuseram ações de RD, entre elas a prática de não compartilhamento de seringas e a troca destas. Na época, essa iniciativa sofreu sérias críticas e foi interrompida pelo Ministério Público, que a entendeu como "um estímulo ao consumo de drogas", passando seus idealizadores a responder processo cível e criminal.[28]

Devido ao aumento da quantidade de casos de aids em usuários de drogas injetáveis, em 1990 iniciou-se um estudo importante no Brasil que procurava compreender a situação epidêmica focalizando essa população. Também foi realizado um estudo multicêntrico pela Organização Mundial da Saúde (OMS), envolvendo 13 cidades mundiais, entre elas Rio de Janeiro e Santos. Os dados evidenciados foram fundamentais para as primeiras estratégias nacionais e locais de RD no País.[25,27,34] Este estudo pioneiro teve por objetivo estimar a prevalência da infecção pelo vírus HIV e seus determinantes em usuários de drogas injetáveis nas cidades selecionadas, assim como as diferenças de comportamento entre as amostras.[35]

A implantação efetiva de primeiras ações de RD ocorreu em 1995, na cidade de Salvador, na Bahia. O projeto de troca de seringas estava voltado para as ações preventivas junto aos usuários de drogas injetáveis e posteriormente foi consolidado como o primeiro programa de RD brasileiro. Foi desenvolvido por um serviço de extensão da Faculdade de Medicina da Universidade Federal da Bahia, o Centro de Estudos e Terapia do Abuso de Drogas (CETAD), com o apoio dos governos municipal e estadual de Salvador. Posteriormente, o programa estendeu suas ações para usuários de cocaína/*crack*, anabolizantes injetáveis, entre outras populações em situação de vulnerabilidade em relação ao consumo de drogas.[26]

Concomitantemente aos avanços das ações de RD na Bahia, o Programa Estadual de DST/aids de São Paulo planejou a implementação de novas ações de prevenção entre os usuários de drogas injetáveis, uma vez que era visível o aumento da transmissão do vírus do HIV nessa população. Foi proposta a implementação do Projeto de Troca de Seringas em cinco cidades do Estado de São Paulo, ou seja, foi proposta uma medida de RD cuja finalidade era fornecer seringas estéreis e descartáveis aos usuários de drogas injetáveis mediante a entrega, por eles, de seringas usadas e, junto dessa prática, uma proposta de acolhimento e de conscientização em relação ao uso de risco das substâncias. Essa proposta foi interrompida, pois o Ministério Público apresentou uma posição contrária à medida.[25,34] Muitos desses projetos se espalharam pelo Brasil, funcionaram na clandestinidade e tiveram várias consequências, como apreensão de material usado para a prevenção e ameaças policiais significativas.

O movimento de RD no Brasil foi adquirindo forças e atualmente está incorporado como proposta de cuidado tanto pelo Ministério da Saúde como no Sistema Único de Saúde (SUS). O Quadro 8.4 apresenta um breve resumo de alguns marcos significativos pelos quais passaram as ações de redução de danos aos usuários de drogas no Brasil.

Estratégias de redução de danos

Os programas voltados para usuários de drogas com base na RD são amplos e variáveis, dependendo do local, da cultura e da população para a qual são dirigidos. Dessa maneira, oferecem um largo espectro de políticas que visam a redução e as consequências prejudiciais do comportamento de consumir drogas.

A literatura chama a atenção para uma série de *danos ou prejuízos* decorrentes da relação que a pessoa estabelece com a droga, que não devem ser compreendidos de forma isolada ou facetada.[36,37] Compreender a natureza da concepção de danos auxilia na elaboração da diversidade de estratégias em relação à RD. Um dos danos significativos a ser considerado é o social, ou seja, advindo dos rótulos e estigmas

Quadro 8.4
Evolução histórica da redução de danos no Brasil

PERÍODO	EVOLUÇÃO DAS AÇÕES DE RD
Década 1980	Aumento do número de casos de aids entre usuários de drogas injetáveis.
1989	Tentativas de primeiras ações de RD – cidade de Santos – profissionais foram processados civil e criminalmente.
1990	Primeira Conferência Internacional de RD – Liverpool, Inglaterra.
1995	Implantação do primeiro programa brasileiro de troca de seringas – Salvador, Bahia.
1997	Articulação nacional dos profissionais que trabalhavam com RD. Foram fundadas duas associações: Associação Brasileira de Redutores de Danos (ABORDA) e Associação Paulista de Redutores de Danos (APRENDA). Aprovação da primeira lei estadual de redução de danos (Lei Estadual nº 9.758/97), de autoria do deputado Paulo Teixeira. A partir desse marco, outros estados e municípios aprovaram leis semelhantes (MS, 2001a). Tratava-se de uma medida significativa para regular as ações de RD e integrá-las à política de proteção e defesa da saúde (Karam, 2003).
1998	O Brasil sedia a IX Conferência Internacional de Redução de Danos na cidade de São Paulo, com participação de governo, universidades e sociedade. Inicia-se a Fundação Rede Brasileira de Redução de Danos e Direitos Humanos (REDUC) no Encontro Nacional Redução Danos.
2001	Associação Baiana de Redução de Danos (ABAREDA).
2003	Ministério da Saúde constata a existência de 160 projetos de RD em todos os estados brasileiros e a intenção de ampliar esses serviços é garantida por meio do SUS, pela política de saúde pública intitulada Política Nacional de Álcool e Outras Drogas (Brasil, 2004b).
2004	Incorporação das estratégias de RD nos vários espaços institucionais por intermédio das políticas centrais de saúde do SUS, por exemplo: Política Nacional da Atenção Básica, Política Nacional de Saúde Mental, Política do Ministério da Saúde de Atenção Integral de Usuários de Álcool e Outras Drogas e Política Nacional sobre Drogas, realinhada em 2004.
2005	Ministério da Saúde, por meio da Portaria nº 1.028/GM, regulamenta as ações que visam a RD sociais e à saúde decorrentes do uso de produtos, substâncias ou drogas que causem dependência.
2006	Ministério da Saúde, por meio da Lei nº 11.343, regulamenta a RD como estratégia preventiva ou redutora das consequências negativas associadas ao uso de drogas, desenvolvida por ações de prevenção na saúde, sem necessariamente interferir na oferta ou consumo, sendo orientada pelo respeito à liberdade de escolha.
2008	Abordagem diferenciada para população em situação de rua, em que ações de RD estão presentes.
2009	Ministério da Saúde conceitua as práticas do Consultório de Rua, em que as estratégias de RD são preconizadas.
2010	Plano Integrado de Enfrentamento ao *Crack* e Outras Drogas – Projeto *Crack* é possível vencer, incorpora as ações de RD.

em relação ao usuário ("viciado", "noia", "maconheiro"). Esses rótulos favorecem e reforçam a exclusão. Os danos ao organismo e à saúde geral são também fatores significativos sob a perspectiva da relação que a pessoa estabelece com a droga, e não apenas da droga isoladamente.[38]

As estratégias de RD envolvem desde a conscientização dos efeitos prejudiciais do uso excessivo de álcool, a diminuição do consumo e o aprendizado de moderação até programas de trocas de seringas e terapias de substituição, como, por exemplo, na síndrome de dependência de nicotina, em que é feita a substituição do cigarro com 3.400 substâncias tóxicas pelo adesivo de nicotina ou, na síndrome de dependência de benzodiazepínicos, em que é feita a troca de um benzodiazepínico de meia-vida curta por um de meia-vida longa.

Porém, a utilização das estratégias de RD precisa ser adequada à cultura de cada país, assim como às políticas públicas vigentes tanto para o álcool como para outras drogas. Um equívoco comum em relação à RD é crer que a medida se trata de ações facilitadoras para o consumo de drogas ilícitas. A RD é uma oferta humanitária de ações dirigidas às pessoas que estão em sofrimento físico e psíquico advindo do consumo de alto risco de drogas e que não se beneficiam das abordagens de tratamentos de alta exigência que indicam como ponto de partida do tratamento a abstinência. Além disso, as práticas de RD estão voltadas para todas as substâncias, não apenas as ilícitas, e já foram bem descritas na literatura.[29] Ações que envolvam baixa exigência e redução do estigma também são encorajadas, principalmente as voltadas à população de rua.[39]

CONSIDERAÇÕES FINAIS

Este capítulo abordou a importância da prevenção ao uso de drogas sob a perspectiva sistêmica e não apenas individual. A visão sistêmica pressupõe a construção de políticas públicas construídas na horizontalidade, respeitando a diversidade cultural, os comportamentos dos grupos e os direitos humanos, em que as práticas humanitárias e inclusivas sejam cotidianas.

Medidas como as ações de RD podem contribuir significativamente para a ampliação do acolhimento às pessoas em estado de vulnerabilidade social, o que as predispõe aos riscos de toda natureza e em que o uso da droga é um *paliativo* encontrado para (não) lidar com a realidade imposta pelas adversidades cotidianas de uma sociedade desigual. Desde o início, as estratégias de RD se contrapõem à política de guerra às drogas que focaliza as ações na droga e não nas relações que os usuários estabelecem com as substâncias psicoativas. A RD é composta por um conjunto de políticas focalizadas sistemicamente na redução de riscos e danos relacionados a todo tipo de consumo potencialmente prejudicial. Originalmente advinda de uma proposta relacionada a usuários de drogas injetáveis, a RD se ampliou e hoje é objeto de estudo das várias áreas relacionadas à saúde coletiva.

REFERÊNCIAS

1. Rouquayrol MZ, Almeida Filho N. Epidemiologia e saúde. 6. ed. Rio de Janeiro: Medsi; 2003.

2. Ronzani TM. Perspectivas de prevenção ao uso de álcool e outras drogas. In: Ronzani TM. Ações integradas sobre drogas. prevenção, abordagens e políticas públicas. Juiz de Fora: UFJF; 2013.

3. World Health Organization. Declaration of Alma-Ata. Geneva: WHO; 1978.

4. Huber M1, Knottnerus JA, Green L, van der Horst H, Jadad AR, Kromhout D, et al. How should we define health? BMJ. 2011;343:d4163.

5. Silva Jr JBS, Gomes FBC, Cezário AC, Moura L. Doenças e agravos não transmissíveis: bases epidemiológicas. In: Rouquayrol MZ, Almeida Filho N. Epidemiologia e saúde. 6. ed. Rio de Janeiro: Medsi; 2003. p. 289-312.

6. Saforcada E, Lellis M, Mozobancyk S. Psicología y salud pública. Buenos Aires: Paidós; 2010.

7. Palm J. Moral concerns: treatment staff and user perspectives on alcohol and drug problems [thesis]. Stockholm: University of Stockholm; 2006.

8. Ronzani TM, Higgins-Biddle J, Furtado EF. Stigmatization of alcohol and other drug users by primary care providers in Southeast Brazil. Soc Sci Med. 2009;69(7):1080-4.

9. Babor T, Caetano R, Casswell S, Edwards G, Giesbrecht N, Graham K, et al. Alcohol: no ordinary, no commodity. Research and public policy. Oxford: Oxford University; 2003.

10. Arouca S. O dilema preventivista: contribuição para a compreensão e crítica da medicina preventiva. Rio de Janeiro: FIOCRUZ; 2003.

11. Babor T, Caulkins JP, Edwards G, Fischer B, Foxcroft DR, Humphreys K, et al. Drug policy and the public good. New York: Oxford; 2010.

12. Saforcada E. El concepto de salud comunitaria ¿denomina solo un escenario de trabajo o también una nueva estrategia de acción en salud pública? Psicol Pesq. 2008;2(2):3-13.

13. López-de-Munain J1, Torcal J, López V, Garay J. Prevention in routine general practice: activity patterns and potential promoting factors. Prev Med. 2001;32(1):13-22.

14. World Health Organization. Prevention of psychoactive substance use. a selected review of what works in the area of prevention. Geneve: WHO; 2002.

15. Meneses MPR. Desarrolo de recursos y redes sociales. In: Saforcada E, Sarriera JC, organizadores. Enfoques conceptuales y técnicos en psicología comunitaria. Buenos Aires: Paidós; 2008.

16. Paiva FS. Definição, identificação e fluxo de redes: curso prevenção em pauta. Belo Horizonte: Secretaria do Estado da Saúde de Minas Gerais; 2011.

17. Sarriera JC. Análise de las necessidades de un grupo o comunidade: la evaluación como processo. In: Saforcada E, Sarriera JC, organizadores. Enfoques conceptuales y técnicos en psicología comunitaria. Buenos Aires: Paidós; 2008.

18. Mota DCB, Ronzani TM. Implementação de políticas públicas brasileiras para usuários de álcool e outras drogas. In: Ronzani TM. Ações integradas sobre drogas. prevenção, abordagens e políticas públicas. Juiz de Fora: UFJF; 2013.

19. Pentz MA. Anti-drug-abuse policies as prevention strategies. In: Bukowski WJ, Sloboda Z, editors. Handbook of drug abuse prevention: theory, science and pratice. New York: Kluwer; 2003.

20. Mota DCB. Avaliação da implementação das políticas públicas sobre o álcool e outras drogas em nível municipal [dissertação]. Juiz de Fora: UFJF; 2011.

21. Rush B. Tiered frameworks for planning substance use service delivery systems: origins and key principles. Nordic Studies Alcohol Drugs. 2010;27:617-36.

22. Collins T. Health policy: a simple tool for policy makers. Public Health. 2005;119(3):192-6.

23. Mota DCB, Moreira RBS, Lapor TJ. O desafio da intersetorialidade na área de drogas. In: Ronzani TM. Ações integradas sobre drogas. prevenção, abordagens e políticas públicas. Juiz de Fora: UFJF; 2013.

24. Brasil. Ministério da Saúde. Secretaria de Atenção à Saúde. Coordenação Nacional de DST/AIDS. Manual de redução de danos. 2. ed. rev. Brasília: MS; 2004.

25. Fonseca GM. Políticas de redução de danos ao uso de drogas: o contexto internacional e uma análise preliminar dos programas brasileiros [dissertação]. Rio de Janeiro: Fiocruz; 2005.

26. Andrade TM. Redução de danos: um novo paradigma? In: Nery Filho A, organizador. Drogas: tempos, lugares e olhares sobre seu consumo. Salvador: Edufba; 2004.

27. Mesquita F. Dar oportunidade de vida ao usuário de drogas injetáveis: polêmica acional. In: Bastos FI, Mesquita F, Marques LF, organizadores. Troca de seringas: ciência, debate e saúde pública. Brasília: MS; 1998.

28. Santos VE, Soares CB, Campos CMS. Redução de danos: análise das concepções que orientam as práticas no Brasil. Physis. 2010;20(3):995-1015.

29. Marlatt GA, organizador. Redução de danos: estratégias práticas para lidar com comportamentos de alto risco. São Paulo: Artes Médicas; 1999.

30. Wodak A. Redução de danos e programas de troca de seringas. In: Bastos FI, Mesquita F, Marques LF, organizadores. Troca de seringas: ciência, debate e saúde pública. Brasília: MS; 1998

31. MacRae E, Gorgulho M. Redução de danos e tratamento de substituição posicionamento da REDUC. J Bras Psiquitr. 2003;52:371-4.

32. Silveira PS. Estigmatização do uso de álcool e outras drogas entre profissionais de saúde de Juiz de Fora [dissertação]. Juiz de Fora: UFJF; 2010.

33. Rozani TM, Furtado EF. Estigma social sobre o uso de álcool. J Bras Psiquiatr. 2010;59(4):326-32.

34. Bueno R. Estratégias de redução de danos em Santos, SP. In: Bastos FI, Mesquita F, Marques LF, organizadores. Troca de seringas: ciência, debate e saúde pública. Brasília: MS; 1998.

35. Carvalho HB, Bueno R. Projeto Brasil. Infecção pelo HIV e seus determinantes em sete cidades brasileiras. In: Mesquita F, Seibel S, organizadores. Consumo de drogas desafios e perspectivas. São Paulo: Hucitec; 2000.

36. Silva EA. Abuso e dependência de drogas: repercussões familiares. In: Cerveny MC, organizador. Família e... comunicação, divórcio, mudança, resiliência, deficiência, lei, bioética, doença, religião e drogadição. São Paulo: Casa do Psicólogo; 2010.

37. Silva EA. Avaliação do funcionamento familiar de famílias com dependentes de drogas por meio da Family Assessment MeasureiII (FAM-III) [tese]. São Paulo: USP; 2011.

38. Bastos FI. Redução de danos e saúde coletiva. In: Sampaio CMA, Campos MA, organizadores. Drogas, dignidade & inclusão social: a lei e a prática de redução de danos. Rio de Janeiro: Aborda; 2003.

39. Silveira PS, Soares RG, Noto AR, Ronzani TM. Estigma e suas consequências para usuários de drogas. In: Ronzani TM. Ações integradas sobre drogas: prevenção, abordagens e políticas públicas. Juiz de Fora: UFJF; 2013.

Quer saber mais?
Em www.grupoa.com.br, acesse a página deste livro por meio do campo de busca e clique em Conteúdo Online para ter acesso a uma lista de outras obras sobre o assunto deste capítulo.

CAPÍTULO 9

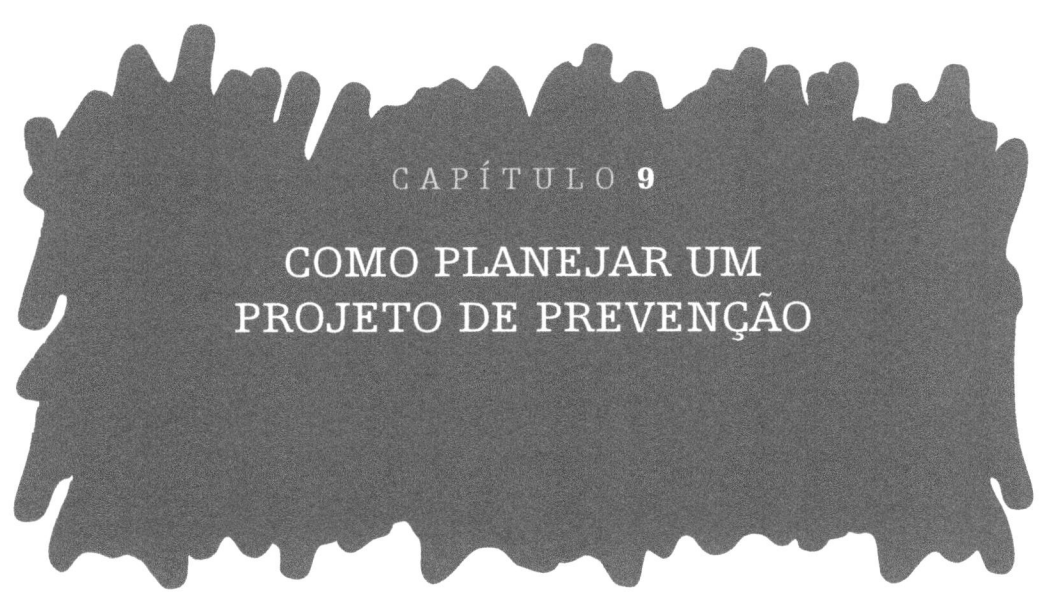

COMO PLANEJAR UM PROJETO DE PREVENÇÃO

GERALDO MENDES DE CAMPOS
EDILAINE MORAES

Estratégias de prevenção em saúde são aquelas capazes de evitar o surgimento ou o agravamento de problemas de saúde. No campo das substâncias psicoativas (SPAs), estratégias de prevenção são aquelas que procuram impedir ou retardar o início do uso e/ou diminuir a gravidade e a intensidade das consequências decorrentes desse uso.

Mas esses objetivos não são diferentes? Não parecem conflitantes? Sim, são diferentes e, muitas vezes, conflitantes.

Então, podemos perceber que estratégias de prevenção ao uso de álcool, tabaco e outras drogas (ATOD) podem ter objetivos diferentes. Consequentemente, os diversos programas de prevenção existentes, ao utilizarem estratégias diferentes, poderão também ter objetivos distintos. E perceber isso é simples: se determinado programa de prevenção tem como objetivo impedir o uso de ATOD pelas crianças e adolescentes ou evitar que eles tenham acesso a essas substâncias, suas estratégias terão de ser diferentes daquelas de outro programa de prevenção cujo objetivo venha a ser auxiliar jovens usuários a evitar agravos de saúde e outras consequências danosas a si e à sociedade. Ou seja: um dos programas visa impedir a utilização entre as novas gerações, evitar o acesso ou retardar o início do uso, e o outro, diminuir a gravidade e a intensidade das consequências desse uso. Um considera possível impedir ou retardar o consumo e evitar o acesso, enquanto o outro parte da ideia de que o uso de substâncias será inevitável para algumas pessoas, então, poderá ter como meta de prevenção a diminuição dos riscos que esse consumo tenderá a acarretar.

Uma vez que os objetivos desses supostos programas são diferentes, as estratégias de prevenção utilizadas por eles também o serão. Mas como definir tais questões? Se existem tipos diferentes, que tipo de programa queremos implantar? Quais são os objetivos e as estratégias, qual é o público que queremos atingir, como acessar esse público?

Mais do que responder a essas questões, este capítulo pretende provocar outros questionamentos. Pretende apontar aspectos fundamentais que, necessariamente, precisam ser pensados, analisados, discutidos, avaliados, mensurados, dimensio-

> **mito**
> Fazer prevenção é falar sobre drogas; quanto mais informação oferecida, menores as chances de início do uso.

nados e planejados previamente, para que, da melhor forma possível, possamos elaborar um projeto viável para um programa de prevenção dos problemas decorrentes do uso de substâncias.

Procuraremos, de forma simples, auxiliar o leitor a estruturar programas que estejam adequados à comunidade e às necessidades de seu público-alvo.

Que tal pensarmos juntos um projeto para um programa de prevenção? Então, mãos à obra!

PERSPECTIVAS DIFERENTES, ESTRATÉGIAS DE PREVENÇÃO DIFERENTES

Atualmente, duas grandes perspectivas direcionam as ações relativas à prevenção do uso de ATOD: a perspectiva da "guerra às drogas" e a perspectiva da "redução dos riscos".[1] São maneiras muito distintas de enxergar o "fenômeno drogas". Por consequência, as intervenções nelas baseadas também serão bastante distintas.

A perspectiva da "guerra às drogas", também conhecida como "modelo proibicionista", visa reforçar a determinação de crianças e adolescentes de recusar qualquer uso de ATOD: experimental, recreacional ou frequente. Defende a ilegalidade e a imoralidade do uso e a repressão ao usuário. As intervenções preventivas baseadas nessa perspectiva utilizam persuasão moral, repressão, controle social, punição e amedrontamento diante de possíveis penalidades e consequências que serão impostas caso o jovem seja flagrado no uso, visando influenciá-lo em sua decisão de "não usar" drogas.

A perspectiva da "redução dos riscos" se ampara nos direitos de escolha das pessoas, até mesmo no direito de fazer uso de substâncias. Assim, procura inibir comportamentos autodestrutivos e a perpetuação do uso, visando diminuir os riscos a que aqueles que usam drogas geralmente se expõem. Suas estratégias preventivas buscam, no oferecimento de informações, a formação de pessoas aptas a decidir conscientemente pela experimentação ou não; pela continuidade do uso ou sua interrupção; e até por formas menos arriscadas de consumo, para aquelas que optarem pela manutenção do uso.

Então, uma das primeiras questões a ser definida se refere à perspectiva que o "nosso" projeto de prevenção adotará. É importante que essa decisão seja previamente discutida não só entre nós, mas também com os outros agentes envolvidos: o Poder Público, se for o caso; os profissionais que irão conduzir o programa; a comunidade que receberá as ações; quem solicitou o projeto; quem irá financiá-lo; entre outros.

OS TIPOS DE PREVENÇÃO E O PÚBLICO-ALVO

As estratégias de prevenção precisarão considerar a possibilidade de o público-alvo escolhido estar mais ou menos inserido em grupos de risco para o uso de ATOD. Disso depende a definição do tipo de prevenção que vamos utilizar: a prevenção universal, a seletiva ou a indicada.[2]

A definição de quem serão as pessoas a serem alcançadas vai estabelecer, entre outras coisas, as ações que serão planejadas, a característica dos profissionais que atuarão no programa, seu grau de especialização, etc. Então, que população o "nosso" projeto quer alcançar?

Se formos trabalhar com uma população mais ampla, poderemos utilizar estratégias de *prevenção universal*. Se decidirmos trabalhar com uma parcela menor dessa população, mas com maiores riscos para o uso de substâncias, devemos utilizar estratégias de *prevenção seletiva*. Se nosso programa visa alcançar indivíduos que já mostram sinais de envolvimento – ou iminente envolvimento – com SPAs, poderemos optar por estratégias de *prevenção indicada*.

O Quadro 9.1 apresenta mais algumas características desses tipos de prevenção.

Quadro 9.1
Tipos de prevenção e algumas características

	PREVENÇÃO UNIVERSAL	PREVENÇÃO SELETIVA	PREVENÇÃO INDICADA
PÚBLICO-ALVO	Totalidade de determinada população geral. Os participantes não são previamente selecionados para participar do programa.	Subgrupos da população geral, selecionados por serem considerados em situação de risco.	Pessoas previamente selecionadas por já mostrarem comportamentos de risco e/ou sinais iniciais de uso.
OBJETIVOS	Impedir ou retardar o início do uso de ATOD.	Retardar o início do uso e prevenir o abuso de substâncias.	Interromper a progressão do abuso e outros transtornos associados ou minimizar seus efeitos.
PRINCIPAIS DIRETRIZES	Campanhas divulgadas em diversos meios de comunicação: mídia impressa, rádio, televisão, folhetos distribuídos em pontos de grande circulação de pessoas.	Identificação dos subgrupos de risco; não prioriza atentar para o grau de vulnerabilidade ou os riscos individuais dos membros desses subgrupos.	Avaliação individual precisa dos riscos e dos problemas relacionados ao uso de drogas.
EQUIPE	Menor número de profissionais, que podem ser de diversas áreas e ter diferentes níveis de formação, desde que tenham sido especificamente treinados para a aplicação das estratégias do programa.	Profissionais mais experientes e capacitados, pois acabam tendo que abordar os mais variados assuntos relacionados às situações de risco para o abuso de drogas.	Profissionais altamente qualificados, com treinamento clínico em aconselhamento e outras habilidades de intervenção.

→

Quadro 9.1 (continuação)
Tipos de prevenção e algumas características

	PREVENÇÃO UNIVERSAL	PREVENÇÃO SELETIVA	PREVENÇÃO INDICADA
RECURSOS	Custos baixos, se considerado o número de pessoas atingido pelas mensagens do programa.	Custo individual mais alto do que na prevenção universal.	Custo individual elevado; o maior entre os três tipos de prevenção.

Fonte: Campos e Figlie.[1]

Mas como definir o direcionamento de nossas estratégias? Onde estará nosso alvo? Qual o nosso foco? Como atingiremos as pessoas? Onde queremos atuar?

Bom, uma vez que o uso de ATOD não é algo que se possa ver de forma isolada, e sim como uma combinação de vários fatores e várias interações sociais, não será aconselhável que nosso programa de prevenção foque apenas um aspecto da vida dos participantes. Terá de atuar de maneira multifatorial, sendo desejável que vários domínios da vida venham a ser contemplados com as ações preventivas.

Chamamos de "domínios" os diferentes aspectos da vida de uma pessoa: relacionamento familiar, relacionamento entre amigos, ambiente escolar, comunitário, de trabalho, de lazer, etc., além do próprio indivíduo.[3]

Então, já sabemos, também, que será desejável – e recomendado – que nosso programa atue em vários domínios da vida das pessoas. Mas o que mais precisamos definir antes de colocar a mão na massa?

Vamos abordar, a seguir, várias questões importantes para a elaboração de um projeto para um programa de prevenção eficaz. Isso não significa que estaremos propondo uma sequência a ser seguida, ou uma escala de importância a ser obedecida. Iremos, apenas, "conversar" sobre elas, pois cada projeto, cada grupo, cada necessidade, cada comunidade encontrará suas próprias "sequências". Vamos lá?

Para que nosso programa de prevenção possa ser eficaz, precisamos identificar, claramente, quais serão suas metas, tanto em curto e em médio quanto em longo prazo. Isso é tão importante que, desde o projeto, essas metas e objetivos já precisam estar claramente descritos, antes mesmo de o programa começar a existir.

Além disso, nossas metas precisarão estar adequadas aos fatores de risco (FR) e aos de proteção (FP) da população com a qual iremos trabalhar. Nosso programa precisará ter as atividades voltadas a reduzir os FR e aumentar os FP associados ao início e à manutenção do uso de substâncias.

Essas metas poderão incluir ações que busquem reduzir a violência e a influência de grupos com comportamentos de risco para o uso e a delinquência; intensificar e fortalecer o relacionamento familiar, as relações com outros modelos de adultos, o aumento da autoestima, a inserção na escola e em atividades de lazer; dificultar ou diminuir a facilidade de acesso às drogas na comunidade; além de uma série de outras possibilidades.

Você percebe como já estamos pensando em vários domínios da vida dos jovens? Mesmo assim, usar ou não usar é uma questão apenas individual ou circunstancial? Poderemos encarar a vulnerabilidade desses jovens ao uso de ATOD como algo apenas inerente a eles e de sua responsabilidade exclusiva ou como resultante das circunstâncias e dos contextos em que vivem.[4]

Então, mais uma questão: em qual contexto nosso programa quer atuar?

Podemos definir que nosso programa irá atuar em características próprias e particulares dos participantes, ou nossas ações preventivas poderão ter como foco as condições de vida que cercam nossa população e as influências que ela recebe dos diversos contextos em que está inserida.

E quais contextos seriam esses? Bom, se pensarmos no público infantil, tais contextos, além do individual, seriam o familiar, o escolar, alguma instituição comunitária, esportiva e/ou religiosa na qual a criança esteja inserida, etc. Um público adulto poderia ter, entre outros, o contexto da empresa, do local de trabalho, do grupo de amigos.

Nossas estratégias de prevenção também terão de considerar essa questão. E isso significa estarmos atentos aos principais FR que podem estar presentes nesses diferentes contextos.[1] Assim, precisamos, entre outras coisas, atentar e atuar em:

1 **Contexto individual**

Atentar para: autoestima, autoconfiança, vergonha, timidez ou hiperatividade; predisposições biológicas e psicológicas; falta de autocontrole, assertividade e habilidades de recusa; dificuldade escolar; comportamentos antissociais prematuros, como mentiras, furtos, roubos e agressividade; rejeição a valores familiares, culturais, comunitários ou religiosos.

Atuar em: desenvolvimento de habilidades sociais e de solução de problemas; elevação de autoestima e senso de cooperação; fortalecimento de vínculos com instituições sociais: pais, família, escola e instituições religiosas; desenvolvimento de empatia, cuidado e responsabilidade; senso de autonomia e autodisciplina; estabelecimento de objetivos, perspectiva de futuro e comportamentos sociais adequados.

2 **Contexto familiar**

Atentar para: uso e/ou aceitação do uso por pais ou irmãos; disfuncionalidade familiar; falta de envolvimento dos pais na vida dos filhos; falta de coesão e baixa ligação entre os membros da família; falta de regras claras sobre o uso de ATOD.

Atuar em: envolvimento dos pais nas atividades escolares e do projeto; melhora do relacionamento e da confiança familiar; diminuição de críticas severas e desmedidas; regras claras; participação conjunta nas decisões e responsabilidades da família; sustentação emocional.

3 **Contexto grupal**

Atentar para: suscetibilidade à pressão negativa do grupo; sujeição a controle externo rígido; pertencimento a grupos que usam ou valorizam o uso de substâncias e que rejeitam atividades e ocupações socialmente esperadas.

Atuar em: aumento do senso de autoeficácia; ligação a grupos com atividades voltadas à escola, à igreja, a clubes, etc.

4 Contexto escolar

Atentar para: falta de "senso comunitário" na escola; atitudes favoráveis em relação ao uso, por profissionais e estudantes; regras ambíguas ou inconsistentes em relação à conduta dos estudantes; disponibilidade de SPAs na escola ou nas redondezas.

Atuar em: ambiente que ofereça apoio e cuidado; expectativas realistas dos funcionários da escola em relação aos alunos; regras claras e consistentes para comportamentos inadequados; participação, responsabilidade e envolvimento dos jovens nas tarefas e decisões escolares.

5 Contexto comunitário

Atentar para: falta de entrosamento e ligação entre os membros da comunidade; falta de conscientização, conhecimento ou normas permissivas em relação ao uso de substâncias; falta de oportunidades para atividades sociais, esportivas e comunitárias; oportunidades inadequadas de trabalho para os jovens; desvalorização da cultura e dos valores comunitários; facilidade de acesso às drogas.

Atuar em: oferta de apoio e de cuidados no ambiente comunitário; oportunidades de atuação dos jovens em atividades da comunidade; consciência comunitária; mobilização para obtenção de recursos necessários.

6 Contexto político ambiental

Atentar para: normas sociais tolerantes quanto ao uso de substâncias; descumprimento e descaso às leis desenvolvidas para prevenir o abuso; falta de mensagens em veículos de massa sobre as vantagens do "não uso"; desemprego ou subempregos; discriminações de várias espécies.

Atuar em: divulgação, na mídia, de informações baseadas em evidências, e não apenas em ideologias; diminuição do acesso às drogas; maior taxação de impostos e consequente aumento do preço das drogas lícitas; propostas e cobrança de políticas públicas associadas ao uso e às suas consequências.

7 Contexto empresarial

Atentar para: uso e aprovação do uso por parte de colegas e superiores; falta de regras ou ambiguidade em relação ao uso no ambiente da empresa; falta de envolvimento dos trabalhadores com as questões da empresa; metas de produtividade inalcançáveis; insucessos atribuídos exclusivamente aos trabalhadores; pouco relacionamento entre os colegas de trabalho; falta de supervisão ou disciplina.

Atuar em: relações mais colaborativas entre trabalhadores e gestores; elevação dos níveis de comprometimento profissional; eliminação do desrespeito e do assédio moral, diminuição de críticas severas e desmedidas; encorajamento à participação dos trabalhadores nas decisões e responsabilidades que lhes competem; política interna clara e consistente sobre o consumo de substâncias.

Ufa! Quanta coisa para definir! E ainda não acabou...

Precisamos, também, ter em mente que nosso programa não será só nosso! Ele não poderá ser "nosso"! Ele terá de ser da comunidade em que será inserido, e essa comunidade também terá de considerá-lo como seu. Para que isso possa acontecer, precisamos ouvir as pessoas: quais são suas necessidades; como percebem o problema das drogas em seu ambiente; o que consideram ser os principais FR; quais FP seriam importantes para elas; o que pensam sobre a possibilidade de implantação de um programa de prevenção no ambiente comunitário, se são favoráveis, se são contrárias; etc.

A atuação do programa deverá estar baseada, por um lado, em uma revisão dos levantamentos e dados já existentes e, por outro – e tão importante quanto –, na prévia avaliação das informações obtidas junto a essas pessoas: os dados científicos sendo comparados e submetidos à percepção da comunidade local. Isso possibilitará que nosso programa seja sensível à cultura e às normas da comunidade, incluindo a linguagem, os valores, as necessidades, a visão cultural sobre drogas, a percepção sobre as políticas públicas, etc.

Desse contato com a comunidade poderemos reunir argumentos para definir qual será a faixa etária do nosso público. Essa definição é muito importante para o direcionamento das ações de prevenção que o programa irá desenvolver, as quais precisam estar adequadas à idade do público-alvo do programa. Não podemos atuar com uma criança de 8 ou 9 anos da mesma forma que atuaremos com um adolescente de 14 ou 15 anos ou um adulto de 35.

Em faixas etárias menores, a probabilidade de já haver o uso de ATOD também é menor, podendo os programas de prevenção atuar no despertar de competências diversas para um desenvolvimento menos vulnerável a comportamentos de risco.

Para faixas etárias maiores, pode ser mais indicada a utilização de abordagens alternativas, com mais ênfase no enfrentamento dos problemas relacionados à própria adolescência de modo geral e, especificamente, ao início da experimentação e do uso de substâncias. Dependendo do público, pode ser necessário, também, incluir competências associadas à forma de interromper o uso ou reflexões sobre as razões que possibilitaram seu início e que poderão favorecer o aumento nos agravos decorrentes.

Já que estamos cientes da importância de termos a comunidade apoiando e participando do nosso programa de prevenção, precisamos, então, oferecer condições para que ela participe. Precisamos de estratégias que incentivem a participação das pessoas e que facilitem a continuidade dessa participação; estratégias que promovam o engajamento dos participantes e que sejam vistas como acessíveis, relevantes, desafiadoras e até mesmo divertidas.

Precisamos conhecer os fatores que possam se transformar em barreiras à participação da comunidade e tentar atuar para removê-los (p. ex., verificar a disponibilidade dos participantes, adequar horários, fornecer transporte, etc.).

Se, por exemplo, desejamos a participação dos pais das crianças e adolescentes em determinada ação e sabemos de antemão que a

> **Verdade**
> Em prevenção, fornecer informação é uma estratégia importante, mas não suficiente. Pode tornar-se mais eficiente se realizada em conjunto com outras ações que promovam saúde e qualidade de vida à população-alvo.

maioria deles trabalha em tempo integral, marcá-la para o "horário comercial" seria o mesmo que dizer: "não venham!". Em um caso como esse, a determinação da data e do horário da ação precisa ser um facilitador, não um impeditivo.

JÁ QUE ESTAMOS FALANDO DE PAIS...

Já existem evidências suficientes para afirmarmos que o comportamento dos pais em relação a seus filhos pode se configurar em importantes FR ou FP contra o abuso de ATOD.[5] Infelizmente, muitos pais desconhecem sua importância – ou não se consideram importantes – para a formação de seus filhos, o que demonstra a necessidade de serem orientados a esse respeito.[5]

Por isso, caso venhamos a trabalhar com crianças e adolescentes, seria fundamental que nosso programa focasse também os pais. É importante pensarmos ações para os pais que visem a construção de competências para uma educação mais eficaz, o envolvimento e o acompanhamento das atividades de seus filhos, a melhoria das relações familiares e as consequências de seus próprios usos, caso ocorram.

Muitos pais evitam conversar com seus filhos por não se considerarem confiantes ou bem informados a respeito de determinados assuntos. Um engano comum cometido por eles é considerar que sua influência sobre os filhos será sempre bastante inferior à influência do grupo de "amigos" quando se trata da questão do uso de drogas. Outra razão para a evitação dessas conversas pode ser o uso de substâncias pelos próprios pais: por serem eles próprios também usuários, poderão não se sentir confortáveis com o assunto ou, simplesmente, não lhe dar a devida importância.

Pelas razões apresentadas e por outras, seria bastante desejável que nosso programa de prevenção trabalhasse também com os pais, procurando disponibilizar estratégias que lhes forneçam informações, habilidades e capacidades para a resolução de situações do ambiente familiar, acarretando mais confiança para o diálogo com seus filhos.

Alguns programas de prevenção adotaram ações que visavam superar o desafio de terem os pais como parceiros. Umas deram certo, outras não. Vale a pena pensarmos sobre elas (ver Box na próxima página).

Considerando que nosso projeto já tem sua perspectiva definida, assim como o tipo de prevenção em que vai atuar, suas metas, público-alvo e contexto de ação, cabe pensarmos também no modelo de prevenção que iremos adotar.

OS MODELOS DE PREVENÇÃO

Partindo da perspectiva que optamos por adotar (guerra às drogas ou redução dos riscos), precisamos definir quais modelos de prevenção utilizaremos. Como esse tema já está sendo contemplado nos Capítulos 1 e 2, vamos apenas relembrar suas principais características (Quadro 9.2).

Pesquisas atuais demonstram que os programas de prevenção que têm alcançado mais efetividade são aqueles que, em resumo, visam o oferecimento de:

- habilidades e conhecimentos importantes
- treinamento de habilidades sociais
- aumento de experiências positivas e de liderança em contextos sociais

ISTO TEM TUDO PARA DAR CERTO!	ISTO TEM TUDO PARA DAR ERRADO!
<ul><li>Atuar com grupos pequenos de pais.</li><li>Recrutar pais com forte ligação com a comunidade.</li><li>Acessar os pais por intermédio da escola ou de outra instituição comunitária.</li><li>Priorizar encontros noturnos.</li><li>Não abordar o assunto "drogas" como uma questão isolada, mas trazê-lo para os contextos familiar e social.</li><li>Contar com estratégias variadas, para tornar os conteúdos mais acessíveis e interessantes aos pais, podendo haver o envio de material para leitura e atividades para serem realizadas em conjunto, em suas casas.</li><li>Considerar que muitos pais se preocupam em ver seus filhos estigmatizados como "viciados" ou eles mesmos como "pais de viciados".</li><li>Contar com a disponibilidade e assiduidade das mães; reservar aos pais atividades curtas, de preferência em um único dia.</li><li>Procurar desenvolver, nos pais, habilidades que facilitem o diálogo adequado com seus filhos.</li><li>Definir com os pais os temas a serem abordados.</li></ul>	<ul><li>Não falar a "língua deles".</li><li>Oferecer muitas informações técnicas ou aquelas sem interesse para os pais.</li><li>Preocupar-se apenas em "ensinar" conceitos sobre drogas ou prevenção.</li><li>Marcar os encontros durante o horário comercial.</li><li>Marcar os encontros em locais com dificuldades de acesso e de transporte público ou considerados, pela comunidade, perigosos e violentos.</li><li>Ter propostas e estratégias que não despertem a confiança dos pais em relação ao programa.</li><li>Não considerar as dificuldades sociais e financeiras da comunidade em geral.</li><li>Promover encontros demorados, que exigem muita disponibilidade de tempo.</li><li>Iniciar o trabalho mais focado na questão das "drogas" antes que os pais tenham desenvolvido habilidades de comunicação e autoconfiança para lidar com o assunto.</li><li>Avaliar os temas e defini-los sem a participação dos pais.</li></ul>

Fonte: Campos e Figlie.[i]

- construção de habilidades de enfrentamento contra a pressão negativa de colegas
- incentivo à participação em atividades sociais que não impliquem uso de drogas e atividades delinquentes

Com relação aos programas dirigidos aos pais, é importante que foquem na construção de competências para uma educação eficaz, na orientação, no envolvimento e no acompanhamento da vida dos filhos, visando melhorar a união familiar e a solidariedade entre seus membros.

Outro detalhe: para ser eficaz, nosso programa precisa ser dirigido por pessoal qualificado. Além da direção qualificada, necessitamos de uma equipe devidamente capacitada e com treinamentos regulares para atualização de suas competências.

Financeiramente, nosso projeto precisa apresentar orçamentos gerais, mas também precisa prever os recursos necessários para as atividades e estratégias específicas. Além disso, precisará, também, contemplar um plano de sustentabilidade;

Quadro 9.2
Principais características dos modelos de prevenção

MODELO	PREMISSAS E AÇÕES
PRINCÍPIO MORAL	O uso de ATOD deriva da atual ausência de valores morais e éticos.[6] Exige das pessoas o estabelecimento de regras morais que firmem compromissos formais quanto ao distanciamento das drogas. Apresenta resultados contraproducentes na maioria dos casos.[7]
AMEDRONTAMENTO	Utiliza fatos amedrontadores envolvendo ATOD, expondo somente os aspectos negativos e os danos acarretados pelo uso. Não vem obtendo o sucesso esperado devido à atração pelo perigo e pelos desafios e à falta de credibilidade que tais informações aterrorizantes têm junto aos jovens.[8]
CONHECIMENTO CIENTÍFICO	Com acesso a informações imparciais e científicas, os jovens poderão tomar decisões racionais e bem fundamentadas sobre o uso de substâncias. Também não tem conseguido diminuir o consumo, pois tais informações não propiciam mudanças de comportamento naqueles que já usam, além de poderem aumentar a curiosidade e diminuir o medo naqueles que ainda não experimentaram.
EDUCAÇÃO AFETIVA	Jovens com melhor estruturação psicológica seriam menos vulneráveis ao uso de risco. Não trata o uso de drogas como a questão central dos programas: atua em fatores pessoais, como autoestima, habilidades de comunicação, de enfrentamento e sociais, como forma de habilitar os jovens a negar o uso de ATOD.
ESTILO DE VIDA SAUDÁVEL	Valoriza o não uso de substâncias como um dos fatores que garantem a boa saúde do jovem. Aborda aspectos como alimentação balanceada, controle de peso, colesterol e pressão arterial, prática de esporte e outros que possam estimular uma vida saudável.
AUMENTO DO CONTROLE SOCIAL	A diminuição do controle social exercido pelos adultos sobre o comportamento dos jovens é um facilitador para o aumento do uso de drogas. Defende uma educação mais controlada, regras e limites rígidos, proibição e fiscalização do uso de ATOD nas escolas. É uma abordagem ainda muito utilizada na maioria dos Estados norte-americanos.
OFERECIMENTO DE ALTERNATIVAS	Os jovens recorrem às drogas pela falta de alternativas, para escape dos problemas, frustrações e pressões da vida social.[9] Atua nas condições sociais desfavoráveis, investindo em alternativas culturais, esportivas, de lazer e na formação de grupos de jovens para discussão e atuação em problemas comuns a eles.

→

Quadro 9.2 (continuação)
Principais características dos modelos de prevenção

MODELO	PREMISSAS E AÇÕES
PRESSÃO POSITIVA DE GRUPO	Assim como pode ser um FR para o uso, a "força do grupo" também pode ser utilizada como FP, de maneira preventiva. Líderes, formadores de opinião e outras referências exercem "pressão positiva" para que os jovens assumam atitudes saudáveis e afastem-se das substâncias.
APRENDIZAGEM SOCIAL	As atitudes e os comportamentos de pais e outros adultos significativos são imitados por crianças e adolescentes. O uso de ATOD seria consequência da fácil disponibilidade, da permissividade e do uso pelos adultos.[9]
ENFRENTAMENTO DE ESTRESSORES	Circunstâncias estressantes na vida podem gerar angústia, alienação, rebeldia, entre outros sentimentos. Crianças e adolescentes com habilidades inadequadas para lidar com tais situações podem procurar, no uso de substâncias, a saída para essas aflições.[9] Atua com estratégias voltadas ao desenvolvimento de habilidades de enfrentamento de situações estressantes.

precisamos pensar formas de autossustentação para não ficarmos totalmente dependentes dos investidores iniciais.

Bom, a esta altura, já temos definições importantes, e nosso projeto já está satisfatoriamente elaborado. Resta verificarmos se esse "projeto" elaborado de forma tão cuidadosa irá se transformar em um "programa" eficaz.

Isso mesmo. Não basta ser criteriosamente planejado... o programa precisa "dar certo"! E como saber se ele está "dando certo"? Temos de pensar, também, na forma de avaliação do programa. Isso é fundamental para que a equipe e demais envolvidos verifiquem sua eficácia e proponham ajustes, se necessário.

A AVALIAÇÃO DO PROGRAMA DE PREVENÇÃO

O que significa avaliar um programa ou uma intervenção na área de prevenção?

Avaliar nada mais é do que coletar dados sobre o funcionamento do programa e sobre os resultados e efeitos que ele produz, analisá-los e interpretá-los de forma sistemática.

O resultado de um processo de avaliação pode ser usado como parâmetro clínico ou econômico para importantes tomadas de decisão, seja para manter o programa de prevenção como está, para aprimorá-lo, seja para mudar os rumos ou até, se inevitável, extingui-lo.

Entre outros aspectos, a avaliação do projeto pode auxiliar, também, na manutenção dos investidores e na busca de novos. Mas não serão só os investidores que

> **mito**
> Programas de prevenção que deram certo em outros países também darão certo aqui no Brasil.

irão avaliar o programa. Ele será – e precisará ser – constantemente avaliado, seja pelos idealizadores, pelos coordenadores, pelos profissionais em geral, seja pela população atendida, pela comunidade em que está inserido, pelas lideranças, pelo poder público, entre outras entidades.

Você lembra que falamos, lá no começo, sobre a necessidade da clara identificação, desde o projeto inicial, de nossas metas de curto, médio e longo prazo; da população com a qual desejaríamos trabalhar; das intervenções que nos proporíamos a realizar?

Pois bem, precisamos saber se essa etapa do projeto foi bem realizada. Precisamos avaliar se alguns pontos fundamentais de nosso programa foram bem definidos. Vamos ver se conseguimos responder às perguntas a seguir, sem hesitação e sem generalizações:

- Qual grupo é o alvo de nosso programa?
- Qual é a natureza e a gravidade dos problemas relacionados ao uso de substâncias dessa população?
- Nossa forma de acesso aos participantes está sendo eficaz?
- Nossas intervenções estão, realmente, atingindo nosso público-alvo?
- Nossas intervenções estão, realmente, atacando os problemas identificados? Elas estão sendo efetivas?
- Estamos conseguindo implementá-las da forma como planejamos?
- Elas estão adequadas à comunidade em que estamos inseridos? Ou lhes parece algo irreal, algo "importado", distante da realidade local?
- A comunidade quer a nossa atuação? Reconhece nossas ações como preventivas?

São inúmeras as perguntas que devemos nos fazer. Mas um erro bastante comum – e justificável – é respondermos a elas "com o coração", e não "com a razão".

Em algumas situações, o afeto e o envolvimento emocional precisam ficar de lado. Avaliar requer racionalidade e metodologia. E, por falar nisso, qual será a metodologia que utilizaremos em nosso processo de avaliação?

Para realizarmos nosso processo de avaliação, será necessário definirmos as variáveis e os indicadores que serão mensurados. Sugerimos tomarmos como base um roteiro proposto pelo Centro Europeu de Monitoramento de Drogas e Dependência de Drogas (EMCDDA),[10] adequando aquelas etapas à realidade do nosso programa:

1) Planejamento do processo de avaliação

A) Que tipo de informação queremos utilizar? Dados quantitativos ou qualitativos?
B) Quais variáveis e indicadores devemos utilizar para conseguirmos informações úteis para nosso processo de avaliação?
C) Qual o método e que instrumentos utilizaremos? Entrevistas, questionários, observação?

D) Como faremos nossa coleta de dados? Onde, quando e com qual frequência a realizaremos?
E) Qual será a fonte de nossas informações?
F) Como iremos tratar e analisar os dados coletados?

É importante considerarmos essas questões. Caso existam pendências a serem sanadas, é aconselhável anotarmos maneiras e prazos para solucioná-las.

2) Implementação das intervenções

Este é um aspecto bastante importante. É aconselhável que façamos uma descrição de todas as atividades propostas no projeto inicial e uma avaliação comparativa entre o proposto e o que foi efetivamente realizado.

A) Quais intervenções foram realmente implementadas?
B) Houve algum tipo de avaliação das intervenções realizadas? Quais instrumentos foram utilizados? Qual a fonte dos dados?
C) Quais recursos foram utilizados na implementação das intervenções? Equipe de profissionais? Grau de qualificação? Espaço físico, equipamentos, etc.?

3) População-alvo

Avaliar se a população-alvo das intervenções foi realmente atingida.

A) Quantas pessoas participaram da intervenção? Quais as características sociodemográficas desse grupo? Idade, sexo, escolaridade?
B) De que forma coletamos essas informações? Questionários, observação?

Essas informações e esses números precisam ser comparados aos previstos no planejamento inicial para verificarmos se estamos "dentro da rota" traçada inicialmente.

4) Exposição às intervenções

Precisamos identificar o quanto a população-alvo está sendo atingida por nossas intervenções, tanto quantitativa quanto qualitativamente.

A) De que forma iremos avaliar essa exposição? Que instrumentos ou indicadores utilizaremos?
B) Quantas intervenções foram realizadas?
C) Quanto tempo foi utilizado para a realização das intervenções?
D) A população-alvo foi realmente alcançada?

5) Qualidade das intervenções

Da mesma forma como consideramos importante avaliar a realização das intervenções, é importante também avaliar o quão bem ela fez a quem a recebeu. Podemos avaliar essa qualidade, por exemplo, pelas reações e atitudes das pessoas que a receberam, pela aceitação dos conteúdos abordados, pela identificação, pelo envolvimento, possíveis benefícios pessoais, etc.

A) Como iremos coletar as informações sobre a qualidade da intervenção?
B) Que indicadores e instrumentos iremos utilizar para tal avaliação?
C) Que avaliação faremos desses resultados sobre a qualidade das intervenções?

6) Discussão dos resultados do processo de avaliação

Os resultados obtidos nesse processo de avaliação podem ser analisados isoladamente, oferecendo uma leitura momentânea do programa e de suas intervenções, mas também podem ser comparados com resultados de avaliações feitas em outros períodos, apontando possíveis variações ocorridas ao longo do tempo. Além disso, esses resultados podem, ainda, ser comparados a outros resultados publicados em estudos relevantes sobre o mesmo tema. Essas análises e comparações propiciarão direcionamentos para futuras intervenções e, também, para o futuro do próprio programa.

A) Temos alguma estratégia para comparar nossos resultados com outros, considerados ideais? Essa comparação aponta diferenças significativas? Conseguimos identificar razões para essas possíveis diferenças?
B) Quais foram os pontos fortes e fracos de nossas intervenções? Temos como compará-los com os de outros programas?
C) A que conclusões podemos chegar a partir da avaliação de nossas intervenções? Essas conclusões podem servir como direcionadoras de futuras intervenções?
D) Que melhorias podemos implantar nos nossos próximos processos de avaliação?
E) Que sugestões podemos deixar para projetos de avaliação de outros programas de prevenção?

A AVALIAÇÃO DOS DESFECHOS ESPERADOS

Além de avaliarmos corretamente nosso programa em todos os aspectos vistos anteriormente, também precisamos encontrar meios de verificar se ele está sendo útil, se nossas ações estão sendo efetivas, se está cumprindo seu papel de agente de prevenção.

Mas, em prevenção, como medir os resultados alcançados? E é esta nossa primeira questão: que desfechos iremos utilizar?

Grosso modo, o desfecho clínico pode ser considerado um indicador de resultados de intervenções na área da saúde. Pode ser quantitativo ou qualitativo; ou seja, pode retratar certa quantidade atingida ou certa qualidade alcançada. É importante que o desfecho utilizado retrate fielmente aquilo que a avaliação deseja mensurar e que os instrumentos de avaliação sejam adequados ao desfecho adotado. Por exemplo:

A) se nosso programa (ou determinada intervenção específica) propõe aos participantes que "bebam menos do que estão bebendo", poderíamos ter como desfecho a quantidade de intoxicação aguda por uso de álcool; um de nossos instrumentos de avaliação poderia ser a quantidade de ocorrências nos serviços de pronto-atendimento médico ou em outros equipamentos de saúde; outros poderiam ser os relatos dos familiares, educadores, agentes de segurança pública, dos próprios participantes, etc.;
B) se nosso programa tiver como meta reduzir os índices de violência e criminalidade na comunidade, poderíamos utilizar dados quantitativos dos serviços

de segurança pública e/ou a opinião de moradores quanto à redução (ou não) do sentimento de exposição a atos de violência;

C) se o programa visa melhorar os índices de participação dos alunos nas atividades escolares, poderíamos utilizar as listas de presença e a quantidade de faltas às aulas e/ou a opinião dos educadores e dos próprios alunos sobre a participação destes; o mesmo se aplica para avaliar a inserção de nossos participantes em ações de esporte, cultura e lazer;

> **Verdade**
> Os programas de prevenção precisam estar adequados à realidade local, aos anseios e à cultura da comunidade na qual estão implantados. Caso contrário, terão grandes chances de fracassar.

D) se o programa visa acompanhar e propiciar meios para que famílias "aprendam" a desenvolver relações adequadas, poderíamos usar instrumentos objetivos que indiquem modificações individuais em seus membros, bem como instrumentos subjetivos relativos à percepção desses membros quanto ao próprio relacionamento familiar.

De forma alguma conseguiríamos abordar aqui todos os desfechos e instrumentos possíveis para a avaliação de um programa de prevenção. Contudo, queremos chamar sua atenção para a importância e a necessidade de avaliarmos constantemente nosso programa. Poderemos estar trabalhando arduamente, com todo amor, carinho e competência, mas nosso programa não conseguir atingir os resultados esperados. E aí? Vamos continuar trabalhando sem resultados ou vamos reestruturar nossas ações? Vamos continuar desperdiçando verbas escassas ou vamos procurar otimizá-las?

Em outra situação, nossa avaliação pode mostrar dados muito animadores, que podem aumentar a garra e a disposição da equipe, a confiança e a aceitação da comunidade e até angariar mais recursos para o programa. E, como em quase tudo na vida, com mais verba disponível, mais ações poderemos executar, mais participantes poderemos alcançar, mais uso abusivo poderemos prevenir, mais dependência química poderemos evitar.

CONSIDERAÇÕES FINAIS

Sem dúvidas, a implantação de um programa de prevenção requer um rigoroso planejamento e que este seja criteriosamente acompanhado e avaliado.

Assim como em empreendimentos empresariais, precisamos analisar o mercado, conhecer a demanda, as necessidades do público consumidor. Precisamos pensar no "ponto": onde será o melhor local para nos instalarmos (?), qual a nossa vizinhança (?), seremos aceitos (?), bem recebidos (?), seremos úteis para essa comunidade (?).

Existe "concorrência"? Vamos "vender" o mesmo produto que eles ou algo que os complemente? Se meu vizinho já vende arroz, é melhor também vendermos arroz e competir ou vender feijão e nos complementar? Ou seja, já existem ações de prevenção nessa comunidade? De que forma poderemos trabalhar juntos, nos complementarmos mutuamente, para atingir um objetivo mais ousado?

Assim como um estabelecimento comercial, precisamos estudar o mercado, escolher o ponto, formar e treinar a equipe, garantir a verba para as despesas fixas, conhecer a disponibilidade dos consumidores, definir as estratégias de venda... abrir as portas e vender! Depois de determinado período, verifica-se o quanto foi gasto e o quanto foi recebido. Se o resultado dessa conta for positivo, há lucro; se for negativo, há prejuízo.

Mas, em programas de prevenção, essa conta não é tão simples. Nosso desfecho poderá não ser apenas um, como o saldo de uma conta bancária. E esse é um dos grandes dificultadores da realização de estudos de efetividade de programas de prevenção.[11]

E se, como já vimos, é importante atuarmos em vários domínios da vida de nossos participantes, como encontrar desfechos clínicos capazes de avaliar essa gama de intervenções?

Como exemplificamos anteriormente, poderemos não encontrar grandes dificuldades para definir desfechos e instrumentos para intervenções específicas realizadas por nosso programa. Mas como avaliar o programa como um todo?

Qual indicador seria suficiente para avaliar a eficácia, a efetividade e a eficiência de um programa tão complexo quanto um de prevenção, cujos resultados podem demorar décadas para se tornar visíveis?

Até que essas perguntas venham a ser respondidas, resta-nos o compromisso de avaliar cientificamente as intervenções que são realizadas por nosso programa de prevenção. Se tais intervenções atingirem satisfatoriamente seus objetivos, nosso programa, por consequência, deverá também ser efetivo.

REFERÊNCIAS

1. Campos GM, Figlie NB. Prevenção ao uso de substâncias focada no indivíduo e no ambiente. In: Diehl A, Cordeiro D, Laranjeira R, organizadores. Dependência química: prevenção, tratamento e políticas públicas. Porto Alegre: Artmed; 2011. p. 481-94.

2. Blizard RA, Teague RW. Alternatives to drug use: an alternative approach to drug education. Intern. J. Addict. 1981;16(2):371-5.

3. Pereira CA, Campos GM, Bordin S, Figlie NB. Prevenção ao abuso de álcool e outras drogas. In: Figlie NB, Selma B, Laranjeira R, editores. Aconselhamento em dependência química. 2. ed. São Paulo: Roca; 2010. p. 537-58.

4. Cavallari CD, Sodelli M. Redução de danos e vulnerabilidade enquanto estratégia preventiva nas escolas. In: Seibel SD, editor. Dependência de drogas. 2.ed. São Paulo: Atheneu; 2010. p. 795-809.

5. Velleman R, Mistral W, Sanderling L. Taking the message home: involving parents in drugs prevention. London: DPAS; 2000.

6. DuPont RL. Prevention of adolescent chemical dependency. Pediat Clin N Am. 1987;34(2):495-505.

7. Herrel IC, Herrel JM. Prevención del abuso de drogas: conceptos y estrategias. Washington: OPAS/OMS; 1985.

8. Negrete JC. Primary prevention of alcohol abuse: latin american perspective. Providence: Brown University Center for Latin American Studies; 1985.

9. Moss RH. Social contexts and substance use. In: Miller WR, Carrol KM. Rethinking substance abuse. New York: Guilford; 2006. p. 182-200.

10. European Monitoring Centre for Drugs and Drugs Addiction. Guidelines for the evaluation of drug prevention. A manual for programme-planners and evaluators. Luxemburg: EMCDDA; 1998.

11. Carlini B. Estratégias preventivas nas escolas. In: Seibel SD, editor. Dependência de drogas. 2.ed. São Paulo: Atheneu; 2010. p. 787-94.

SEÇÃO II
PREVENÇÃO EM DIFERENTES CONTEXTOS

CAPÍTULO 10

PREVENÇÃO NA ÁREA DA JUSTIÇA

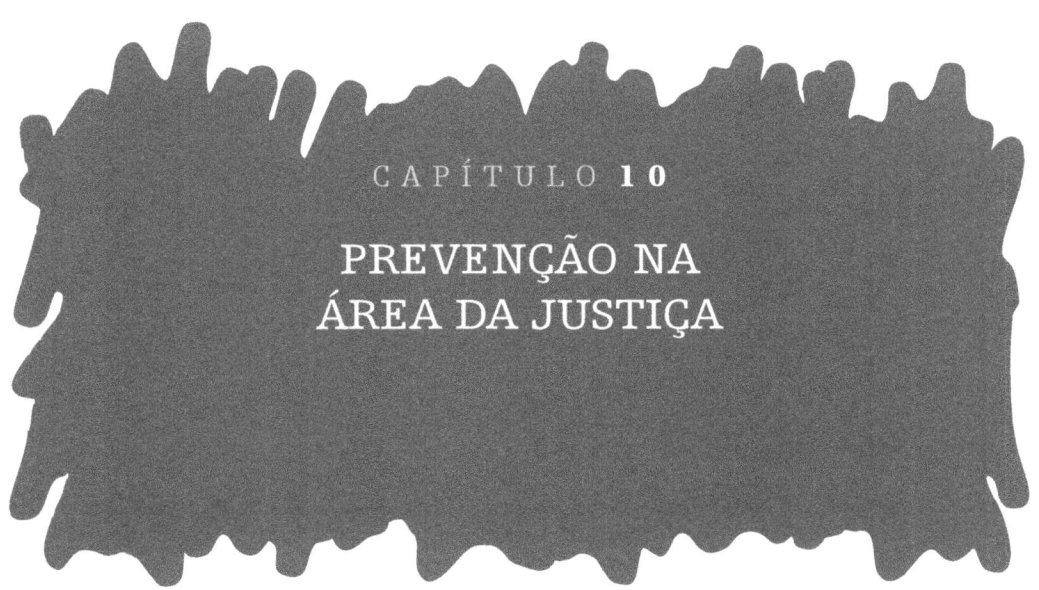

Flávio Fontes
Gilberto Lucio da Silva

Existe lógica nas intervenções do sistema de Justiça quanto ao uso de substâncias psicoativas (SPAs) lícitas ou ilícitas? Esse provocativo questionamento inicial nos leva a descrever o que se pode ou se deve esperar da Justiça no campo da prevenção ao consumo de SPAs. Podemos antecipar a resposta dizendo que, se alguma lógica há, esta se ancora nas leis produzidas pelos legisladores e na visão estrutural que os próprios operadores da Justiça guardam de sua prática.

Por muito tempo, os legisladores do País e de fora preocuparam-se, de modo genérico, com as substâncias que chamavam "venenosas", entre as quais estavam incluídas as de propriedades "estupefacientes", que são aquelas que produzem uma espécie de inércia física e mental, também chamadas de "substâncias entorpecentes".[1]

O Brasil, ao ser descoberto oficialmente em 1500 por Portugal, foi regido na área penal pelas Ordenações Manuelinas até o ano de 1603, e de 1603 até 1830 pelas Ordenações Filipinas. Dispunha parte do texto do Livro V, Título CIX das Ordenações Manuelinas, promulgadas pelo rei D. Manuel I, em 1521, com grafia original: "Que ninhua pessoa tenha em sua casa rofalguar, nem outro semelhante material, nem os Boticairos os vendam senom a certas pessoas".

Na contemporaneidade, de acordo com Lima,[2] a justiça criminal tornou-se um dos principais atores sociais a lidar diretamente com essa questão e com as demandas que dela advêm, não podendo simplesmente ignorar o enorme número de usuários abusivos e dependentes que se envolvem em delitos relacionados às SPAs, muitos dos quais presos em razão de outros tipos penais e, em sua maioria, envolvidos nos chamados crimes contra o patrimônio (roubo, furto simples, furto qualificado, entre outros).

Conforme esse mesmo autor, historicamente, diversas unidades do Judiciário atuam em situações sociais e familiares nas quais emerge a questão do álcool e de outras SPAs, como os juizados especiais criminais, que trabalham com o art. 28 da

> **mito**
> As leis não alteram o consumo de substâncias psicoativas.

nova lei de drogas;* os juizados ou varas criados em função da legislação extravagante, como os de trânsito, do idoso, de violência doméstica contra a mulher, do torcedor; as varas de família; as varas de execução penais e de penas alternativas; as varas de entorpecentes; as varas de crimes contra a criança e o adolescente; e as varas da infância e da juventude.

Em nossa compreensão, ao acolher, analisar, encaminhar e decidir sobre conflitos, violências e riscos trazidos pelos indivíduos, a Justiça tem contribuído para o alcance do nível de saúde mais elevado possível,[3] em seu sentido etimológico de "conservação da vida",[4] em outras palavras, a necessidade existencial de valorização da vida e da sociabilidade. Objetivo que também exige sacrifício, repressão e renúncia, pois, "para conservar a vida, o indivíduo deve evitar desafiar, se possível, ou gerir, se inevitável, fatalidade, perigo, acaso, doença e morte. Ou seja, tudo aquilo que pode probabilisticamente levá-lo a 'movimentos perigosos', a se arriscar em demasia".[5]

Mas são justamente essas situações "perigosas" que atendem outra necessidade humana: alcançar o prazer, que inclui a atração pelo vertiginoso e pelos riscos manufaturados criados pela cultura,[6] entre os quais o risco cultivado do consumo de substâncias, que expressa, como nenhum outro, a tensão entre as necessidades existenciais de conservação e as necessidades propriamente humanas.

Em sua descrição das formas dos riscos, Ost[7] observa que a forma de controle no modelo do século XIX ocorria *post factum* (depois de acontecer o problema), mediante indenização, mas que, já no século XX, a ideia de controle dos riscos passou a impor um modelo de antecipação do dano via medidas preventivas.

Com o progressivo abandono dos modelos coercitivos no ambiente social contemporâneo, a Justiça tem assumido a árdua tarefa de recordar, ou mesmo de apresentar pela primeira vez para muitos indivíduos, o dado de que a vivência do risco e mesmo sua percepção não trazem consequências ou se restringem apenas ao universo individual, pois cada comportamento de risco é organizado e organiza as interações sociais, e é nesse campo que as estratégias de prevenção universal do consumo de SPAs deveriam agir.

Uma vez que somos seres de razão, mas também de emoção, as práticas que promovem um estilo de vida saudável, mais do que apenas prevenir o uso de substâncias, são aquelas que instigam o indivíduo a produzir um projeto de vida multidimensional, que inclui o lazer (com ou sem SPAs), mas que valoriza a convivência familiar e comunitária, a aprendizagem formal, a escolha profissional, a participação social e a reflexão espiritual. Programas que pretendem trabalhar na prevenção apenas com base em informação sobre SPAs e escolha individual não têm sido exitosos em formar um cidadão pleno.

---

* Embora de um ponto de vista técnico devamos sempre falar em substâncias psicoativas (SPAs) para se referir às substâncias químicas que causam alterações no sistema nervoso central, a legislação brasileira utiliza o termo genérico "drogas", o qual é mantido em parte deste capítulo ao se referir diretamente aos procedimentos realizados pela Justiça, para evitar equívocos. Sugerimos que o leitor mantenha-se atento a essa diferença. Mesmo quando falamos simplesmente de substâncias estaremos nos referindo às SPAs.

Além disso, ante a evidente insuficiência da atenção básica em saúde e do precário suporte clínico e mesmo motivacional em muitos serviços ofertados pelo poder público, diversos problemas relacionados ao consumo de substâncias somente são detectados quando da ocorrência de conflitos interpessoais, seja no âmbito familiar ou na comunidade, seja no ambiente escolar ou de trabalho. Levados à Justiça, esses problemas costumam receber atenção diferenciada quando relacionados aos crimes de baixo potencial ofensivo, ou seja, crimes considerados "leves", quando a ênfase recai na busca de soluções para os elementos que ocasionaram o cometimento da infração penal, e o foco não reside apenas nos procedimentos formais previstos em lei para condução do processo. É um modelo de aplicação da Justiça que tenta ir além da mera execução formal do processo criminal ou civil, lançando um olhar sobre os indivíduos reais em sua multidimensionalidade.

Reconhecidamente, há quase uma década que o crime de porte de substâncias ilícitas, previsto no art. 28 da Lei nº 11.343/2006,[8] não resulta em medidas de restrição de liberdade (prisão), sendo tratado com as chamadas medidas restritivas de direitos (penas ou medidas alternativas). Há consenso de que a nova legislação prioriza o entendimento de que usuários e dependentes não devem ser punidos com a privação de liberdade e de que o modelo de atenção à saúde desses usuários deve oferecer oportunidade de reflexão sobre o consumo de substâncias no lugar da prisão. Todavia, é sumamente preocupante que, nesta mesma década de mudanças legislativas, nada se constate em escala nacional, tal como ocorre em outros países da América Latina, em termos de prevenção universal do consumo de SPAs, voltada para todos os públicos e especialmente para quem ainda não teve contato com o uso de substâncias. Não se observa nenhuma campanha dotada de uma mensagem clara para adolescentes e jovens visando ao retardo do consumo, ou ainda exortando a parar de experimentar com sua saúde, para aqueles que são experimentadores eventuais ou recreativos.

A título de exemplo da absoluta carência de prevenção das SPAs hoje lícitas, notadamente vinculadas ao consumo em idade precoce, dados indicam que: 50% das crianças já compraram cigarros, a maioria das crianças entrevistadas afirmou nunca ter sido impedida de comprar cigarros, e não há controle de venda de álcool para adolescentes.[9] Também se sabe que a média de início do consumo revela idade cada vez mais precoce, estando hoje em torno de 14 anos, e tanto meninos quanto meninas consomem bebidas alcoólicas com frequências semelhantes.[10] Embora a maioria dos adolescentes seja abstêmia, 35% dos adolescentes com idade abaixo de 18 anos consomem bebidas alcoólicas ao menos uma vez ao ano, e metade dos meninos adolescentes que bebem consome três doses ou mais por situação habitual, sendo que 21% dos meninos e 12% das meninas fazem *binge drinking* (idem).

Segundo Zaleski e Silva,[11] esse uso pesado do álcool está diretamente vinculado ao relacionamento disfuncional com pais ou responsáveis, à ocorrência de acidentes automobilísticos e à violência intrafamiliar ou comunitária. De acordo com dados do I Levantamento Nacional sobre os Padrões de Consumo de

> **Verdade**
> As evidências mostram que a abolição das leis restritivas teria um efeito maior nas pessoas que não costumam consumir drogas, levando um maior número delas a experimentar e a tornar-se usuário regular ou esporádico. E, quanto maior o envolvimento com drogas, menor é o impacto das leis em deter o consumo.

> **mito**
> A Justiça só prejudica o correto manejo do uso de SPAs.

Álcool na População Brasileira, os problemas familiares vêm em segundo lugar, citados por 18% dos entrevistados, só perdendo para os problemas físicos. Problemas com violência foram mencionados por 23% da população mais jovem, de 18 a 24 anos.[10] Diante desses dados, é possível avaliar que quanto menor a atenção que as campanhas de prevenção universal recebem do poder público, maior a probabilidade de que casos de uso prejudicial, dependente ou com danos sociais associados ao consumo de SPAs sejam recepcionados pela Justiça.

Nos moldes em que é realizada hoje, a intervenção jurídica prevista em leis específicas, aplicadas na área das penas e medidas alternativas, pode contribuir no sentido de construir em conjunto um acordo que restaure os danos causados, atenda às necessidades das partes diretamente envolvidas e produza a paz social na comunidade mais ampla, permitindo a emancipação do homem,[12] auxiliando o indivíduo a assumir uma atitude de responsabilidade ativa ao escolher ou produzir a solução para os problemas vividos.

Trata-se de um modelo de Justiça que busca ir além da mera aplicação dos códigos legais, de modo a resolver muitos conflitos que são trazidos ao âmbito da Justiça e que na esfera dos crimes de menor e médio potencial estão relacionados a demandas sociais. Muitas situações que envolvem o uso de substâncias (álcool, maconha, cocaína, etc.), a exemplo dos crimes de ameaça, lesão corporal leve, maus-tratos, desacato a autoridade, entre outros, guardam características especiais e necessitam de um manejo diferenciado. Nesses casos, a depender de seus antecedentes, conduta social e personalidade, o indivíduo que praticou o crime pode receber uma pena ou medida restritiva de direitos que não o afasta da sociedade (reclusão), pois não se considera que ele representa risco ou perigo para o grupo social.

PRÁTICAS DE PREVENÇÃO NA JUSTIÇA E A REALIDADE DO CRIME

Teoricamente, a prevenção do uso de SPAs pode ser vista como um *continuum*, de um tipo mais geral para um mais específico. Em geral mais associado ao campo da saúde pública, esse *continuum* pode igualmente ser visto nas ações da Justiça:

- Em termos de prevenção universal, sendo aquela dirigida à população em geral (comunidade nacional ou local), cujo trabalho é feito por mensagens, programas e intervenções com o objetivo de evitar ou retardar o uso nocivo de álcool, tabaco e outras substâncias. Os agentes da Justiça podem coordenar ações intersetoriais de fiscalização de bares e restaurantes, coibindo a venda de álcool para menores. Um bom exemplo disso são as ações previstas na Portaria nº 01/2011 do Tribunal de Justiça de Pernambuco,[13] a qual disciplina a entrada e a permanência de crianças e adolescentes em estabelecimento comercial em que haja consumo de bebida alcoólica – iniciativa que leva em consideração o princípio constitucional da proteção integral à criança e ao adolescente

- e que conta com o apoio de diversas Secretarias de Governo, Polícia Militar, Ministério Público, Defensoria Pública e Ordem dos Advogados do Brasil.
- Na prevenção seletiva, voltada a subgrupos específicos, seja de populações de risco de uso de álcool e outras substâncias, como no caso de filhos de dependentes, de adolescentes em conflito com a lei ou de jovens que abandonaram a escola e fazem uso de substâncias, seja de indivíduos adultos que já tiveram um primeiro contato com o uso e apresentam problemas que ocasionam a instauração de processo civil ou criminal em razão de prejuízos associados ao uso de SPAs. Nesses casos, atuam as equipes de juizados especiais criminais, juizado do idoso, vara de crimes contra a mulher, varas de crimes contra a criança, varas da infância e da juventude, vara de execução de penas alternativas, entre outras. A intervenção das autoridades jurídicas na fiscalização de serviços (p. ex., unidades de saúde, unidades de cumprimento de medidas socioeducativas), na recomendação de adequações e/ou na determinação de ações em saúde previstas em lei pode garantir o direito do indivíduo e de grupos específicos aos cuidados necessários na promoção de sua saúde.
- Essa mesma gama de unidades da Justiça atua na prevenção indicada, proporcionada a pessoas com uso nocivo ou dependência de substâncias ou que apresentam indicativos de problemas em relação ao consumo de álcool e outras SPAs, objetivando reduzir ou interromper o consumo ou minimizar seus agravos. Esse grupo pode ser atendido tanto pela rede de suporte social e de saúde conveniada com a Justiça, cujos dados apontam para uma adequada detecção precoce dos quadros de abuso que podem resultar em dependência,[14] como pelos Centros de Justiça Terapêutica mantidos pelo Poder Judiciário.[5]

Historicamente, a Justiça sempre lidou prioritariamente com esse terceiro grupo, mesmo porque, conforme demonstrado por Paschoal,[15] nas pesquisas mais recentes sobre prevenção ao uso de substâncias e

> *Verdade*
> A Justiça pode atuar de diferentes modos, a depender da fase motivacional em que se encontra o indivíduo.
> - Pré-contemplação: o indivíduo não reconhece problemas. Quer resolver com Medidas de advertência ou, no máximo, com uma pena pecuniária (doação).
> - Contemplação: costuma aceitar o encaminhamento para intervenção qualificada.
> - Determinação: apoio no acesso a informações sobre a rede de tratamento.
> - Ação: monitoramento pode significar o "incentivo do olhar da Lei".
> - Manutenção: manejo do prazo "ideal" de acompanhamento, para observar um pouco mais.
> - Recaída: trabalho com a equipe do Judiciário para não desistir do indivíduo que não consegue manter a abstinência.

> **mito**
>
> O consumo de álcool no Brasil é baixo em relação aos outros países e, por isso, não traz grandes problemas.

direito penal, fica evidente que não se pode negar que grande parte dos condenados pela prática de crimes tem problemas sérios com o uso de SPAs, já que, se o uso de substâncias nem sempre é seguido por crimes, os crimes, em grande medida, estão ligados às SPAs.

É consenso entre especialistas que, quanto maior o envolvimento do indivíduo com o uso de SPAs, maior também seu comprometimento no mundo da ilegalidade, ou seja, é comum que esse indivíduo, dependente ou não, passe a cometer crimes para a manutenção do uso.[16]

Paschoal,[18] destaca que, especificamente, SPAs estão associadas à prática de crimes nas seguintes circunstâncias:

- o mecanismo farmacológico estimulante das substâncias enseja comportamento violento
- algumas substâncias geram alucinações, que fazem os usuários reagir acreditando estarem em uma situação de perigo
- crimes cometidos por usuários a fim de obter dinheiro para comprar a SPA e sair da abstinência
- forte correlação dos crimes de violência doméstica com álcool e outras substâncias
- traficantes, não usuários, matam em virtude das dívidas de que são credores

No Brasil, muito se sabe sobre a relação álcool e violência,[11] mas parece haver grande dificuldade, senão uma proibição, no que tange à pesquisa dessa relação para com outras substâncias. Com o fim declarado de não estigmatizar o usuário, evita-se enfrentar o problema dos comportamentos aprendidos da cultura grupal, que legitima o uso imoderado e a violência como prática de autoafirmação. Atribuir ao modelo jurídico utilizado para o enfrentamento do uso de drogas ilícitas no Brasil o aumento significativo do número de usuários é hipótese que carece de evidências para sua comprovação. Os casos que chegam à Justiça são ínfima parcela do volume estimado de pacientes que exigem cuidados especializados, a "ponta do *iceberg*" que alcança com maior frequência os casos associados à prática de ilícitos diversos ou prejuízos sociais do abuso de drogas.

Paschoal[15] assinala que, muitas vezes, o indivíduo se torna mais dependente do estilo de vida criminoso do que da própria SPA. A substância faz parte, inclusive, desse estilo, sendo por isso que a maioria dos estudiosos aponta que a delinquência precede a adição às substâncias. Sobre esse ponto, temos refletido se não seria mais produtivo simplesmente não negar que existe uma relação entre esses dois mundos e que é possível apoiar o indivíduo para tratar a dependência e, no mesmo ato, auxiliá-lo a não voltar a praticar crimes.

COMO TUDO COMEÇOU...

A interação Justiça e Saúde no campo das dependências teve início pelo viés da demanda pericial para avaliação psiquiátrica ou psicológica de usuários envolvidos em queixa-crime, quando a Justiça deixava à critério dos profissionais da saúde, na quase totalidade dos casos, o acolhimento, o diagnóstico e o tratamento, solicitando dados para subsidiar a ação penal ou civil em curso.[17] Tomando o exemplo do Estado de Pernambuco, é possível verificar que, até o fim do século XX, as situações em que a Justiça recorria, de maneira muito eventual e assistemática, ao âmbito da clínica especializada em dependência de SPAs destinavam-se, em grande parte, ao atendimento dessas avaliações.

Um estudo realizado em Pernambuco (*idem*) revela que, nos 20 primeiros anos de vigência da Lei nº 6.368/76,[18] houve apenas um caso de encaminhamento de um adulto para acompanhamento especializado em que o período de tratamento foi determinado pelo Juiz de Direito. E, mesmo nesse único caso de imposição do tratamento, constata-se que a sentença deixava em aberto a possibilidade de interrupção da pena caso ocorresse a "recuperação" do usuário. O mesmo estudo destaca que raros também eram os casos envolvendo adolescentes em que o Juiz, em face do "iminente risco de vida", solicitava a presença de um profissional da saúde na unidade de cumprimento de medida socioeducativa.

É importante frisar que o campo da saúde demonstrava interesse em ampliar o diálogo com a Justiça e aprimorar as intervenções e encaminhamentos. A diretoria do Centro Eulâmpio Cordeiro de Recuperação Humana (CECRH), única unidade em Pernambuco de atenção ao uso de SPAs durante mais de duas décadas, buscou estreitar as parcerias e, em meados do ano de 1999, promoveu o Fórum "Formação da Rede de Atenção aos Dependentes Químicos", para o qual convidou a Associação do Ministério Público de Pernambuco.

Das situações identificadas nessa interação, é possível observar dois modelos de compreensão da interação Justiça e Saúde. No primeiro, um juiz determina o cumprimento de sentença e a realização de exame "comprobatório" do abuso de SPA. No outro, um técnico da área psicossocial encaminha e sugere alternativas para o acompanhamento do infrator.[17] Esta segunda tendência emerge já no ano de 2000, no trabalho da equipe técnica do 1º Juizado Especial Criminal da Capital, unidade do Poder Judiciário do Estado de Pernambuco, sendo igualmente utilizada pelo Centro de Justiça Terapêutica (CJT) do Tribunal de Justiça de Pernambuco, que encaminhou seis infratores para avaliação e tratamento, em 2001. No ano seguinte, 2002, observa-se um incremento no número de adolescentes encaminhados ao CECRH, respondendo a processos nas Varas Privativas da Infância e Juventude e que apresentavam algum comprometimento no que tange ao abuso de SPAs.

Todavia, até o início de 2002, foram poucos os casos encaminhados pelo Poder Judiciário para tratamento ou avaliação no CECRH. Tal situação se inverteu no ano seguinte, destacando-se um volume acentuado de casos recebidos, gerando a retomada dos debates sobre esse tipo de demanda, com reuniões com as instâncias jurídicas interessadas na implementação da parceria Saúde e Justiça em que ficassem claras as responsabilidades de cada parceiro dessa articulação. Participaram desse momento as equipes da 3ª Vara da Infância e Juventude, do 1º Juizado Especial Criminal da Capital e da Vara de Execução de Penas Alternativas do TJPE.

> **Verdade**
> O consumo problemático no Brasil é feito na modalidade *binge drinking*, quando se bebe cinco ou mais doses de bebidas alcoólicas para homens e quatro ou mais doses para mulheres em uma única ocasião.

> **mito**
> Todas as intervenções da Justiça são iguais. Não há distinção do tipo de uso.

Desse modo, mesmo antes das mudanças legislativas da década passada, as equipes do Poder Judiciário pernambucano desenvolveram proposta de padronização da recepção dos infratores inclusos na lei de entorpecentes e de apenados por outros crimes que apresentavam perfil de consumo problemático de SPAs, de modo a tentar aplicar medidas de forma individualizada, procurando reconhecer a melhor maneira de resolver não apenas o processo judicial como também o problema que gerou o uso/porte de substâncias ilícitas. A essas equipes cabia receber os comprovantes do atendimento, entrevistando o paciente, que era reavaliado e orientado quanto a sua situação judicial, verificando sua receptividade à medida adotada e à inclusão no trabalho de ressocialização, identificando, por exemplo, seu interesse em programas sociais, tais como o incentivo à educação e à profissionalização.

Nesse momento, pode-se avaliar questões individuais importantes em relação a receptividade, motivação e adesão do cliente ao trabalho terapêutico proposto, como a efetividade individual e possíveis desdobramentos de encaminhamentos dessa proposta, ainda recente e pouco estudada em suas peculiaridades. Reconhecia-se, assim, que a maioria dos trabalhos que versam sobre o tema trata dele a partir de discussões sobre conceitos legais, éticos ou terapêuticos, sem avaliar, de fato, o que efetivamente ocorre nas vidas dessas pessoas que iniciam uma abordagem terapêutica que se revela a primeira na maioria dos casos, quando a ela são impelidas no contexto de um processo judicial; qual a reação do beneficiário, do autor do fato, do sentenciado ou do apenado, a esses procedimentos; e se foram alcançados os objetivos socioeducativos e ressocializadores propostos.

JUIZADOS ESPECIAIS CRIMINAIS: DIAGNÓSTICO E DETECÇÃO DOS PROBLEMAS AINDA NAS FASES DE USO ABUSIVO OU EVENTUAL COM PREJUÍZOS ASSOCIADOS

A Lei nº 9.099, de 26 de setembro de 1995,[19] Lei dos Juizados Especiais (LJE), com as alterações promovidas pela Lei nº 10.259, de 12 de julho de 2001,[20] trata dos órgãos responsáveis pelas infrações penais de menor potencial ofensivo (contravenções penais e crimes cuja pena máxima não exceda dois anos). Adotou como princípio fundamental a busca da aplicação de medidas alternativas à prisão, assim como também visa facilitar o acesso da população à justiça e prima pela atenção à oralidade, à simplicidade, à informalidade, à celeridade, à economia processual, à conciliação e à transação, inovando a tradição jurídica brasileira ao reservar para o juiz a atribuição de dirigir o processo, dando a cada caso a solução que entender mais justa e equânime, interpretando a lei, comprometido com a efetividade do processo e com a produção do bem público.[21]

A nova "Lei de Drogas",[8] em seu art. 48 e parágrafos, prevê que os usuários serão processados e julgados pelos Juizados Especiais Criminais, podendo fazer uso, no curso do procedimento, das medidas despenalizadoras estipuladas por essa lei.

Verdade

A intervenção pode observar padrões de uso para decidir por qual procedimento deve ser aplicado.
- Usuário eventual ou recreativo: resolve o processo judicial com penas alternativas (advertência, prestação de serviço comunitário ou curso educativo para o consumo de drogas). Prover informação qualificada (intervenção breve) tem-se mostrado eficaz.
- Usuário abusivo/"ocasional": presente na maior parte dos crimes de proximidade e acidentes de trânsito por porte de SPAs ilícitas ou outros crimes. Envolve a necessidade de avaliação cuidadosa pela equipe da Justiça ou da rede conveniada na saúde.
- Dependente: exige maior atenção quanto ao tipo de droga (ou drogas) e as comorbidades para evitar a reincidência criminal. Quanto maior a gravidade, menor a eficiência da intervenção judicial isolada do trabalho intersetorial.

Lei nº 11.343/2006 – "Lei de Drogas"

Artigo 28: "Quem adquirir, guardar, tiver em depósito, transportar ou trouxer consigo, para consumo pessoal, drogas sem autorização ou em desacordo com determinação legal ou regulamentar será submetido às seguintes penas:

I – advertência sobre os efeitos das drogas;
II – prestação de serviços à comunidade;
III – medida educativa de comparecimento a programa ou curso educativo.

Sobre o procedimento padrão existente nos Juizados Especiais Criminais, lembramos que o processo inicia-se com a notícia-crime, apresentada à delegacia mais próxima do fato ocorrido, ou à delegacia especializada, para a lavratura do Termo Circunstanciado de Ocorrência (TCO). Neste, deve constar o relato do fato ocorrido, quando e onde ocorreu. Diante desses dados, a autoridade policial qualificará o ofendido (vítima) e o autor do fato, coletará endereço de residência e telefones para contato, bem como nomes de testemunhas, caso existam, do fato relatado. No crime de porte de drogas ilícitas, o TCO inclui apenas o autor do fato (considerado portador da substância ilícita para uso pessoal) e os agentes da lei responsáveis pelo flagrante.

Ao receber o TCO, a secretaria ou cartório do Juizado Especial Criminal autua o processo e o encaminha ao Ministério Público (Promotor de Justiça Criminal) para enquadramento do crime e designa Audiência Preliminar. Compete ao Promotor de Justiça oferecer a proposta de Transação Penal (acordo homologado pelo juiz) ou Denúncia contra o autor do fato. Com a Transação Penal, o promotor poderá – se presentes a prova da materialidade e os indícios de autoria – formular proposta de aplicação imediata de medida alternativa, conforme previsto na nova Lei de Drogas, ou solicitar parecer da equipe psicossocial sobre a situação detectada no processo (Figura 10.1).

Ainda que o autor do fato decida não realizar o acordo com o promotor de justiça, e este último entre com Denúncia Criminal contra o autor do fato, o promotor pode requerer a suspensão condicional do processo,[19] estabelecendo condições que, uma vez aceitas pelo autor do fato, permitem que o juiz, ao receber a denúncia, suspenda o processo por um período de dois a quatro anos. Essas condições incluem a proibição de frequentar determinados lugares (p. ex., bares e boates), o compareci-

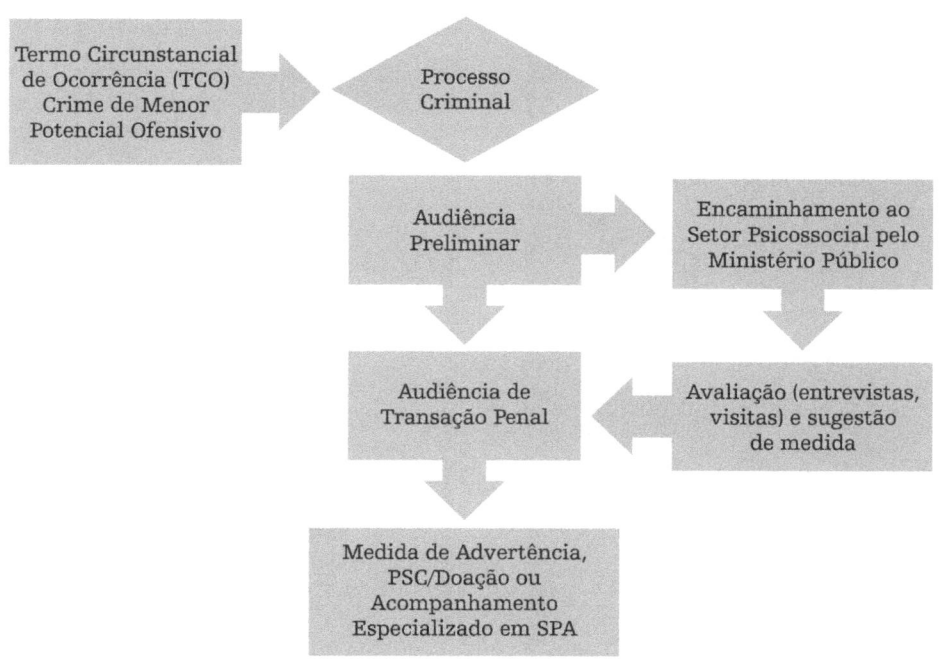

Figura 10.1
Fluxograma do procedimento nos Juizados Especiais Criminais.

mento pessoal e obrigatório ao Juizado todos os meses, a proibição de ausentar-se da comarca sem autorização do juiz e o comparecimento a programas ou cursos educativos.

Em geral, a equipe psicossocial é chamada para acompanhar a situação por meio de encaminhamentos, entrevistas e/ou visitas à residência do autor do fato, visando não apenas à apresentação de um relatório técnico sugerindo a aplicação, manutenção ou alteração da medida alternativa por aquela mais adequada ao perfil do caso como também permitir à realização de intervenções especializadas (intervenção breve, entrevista motivacional), buscando encontrar uma estratégia que atenda aquele perfil.

As "soluções" minimamente adequadas e mais recorrentes têm incluído o acompanhamento especializado e sistemático pela rede de saúde pública local. Centros de Atenção Psicossocial em Álcool e Drogas, Centros de Referência da Criança e Adolescente e Unidades Especializadas em Terapia Familiar tornaram-se os maiores parceiros nessa intervenção. Adotada uma medida de Transação Penal, seu acompanhamento fica também a cargo da equipe psicossocial, que procura manter atualizadas as informações sobre a efetiva participação dos envolvidos na tentativa de resolução.

Essas medidas, propostas pelo promotor de justiça, também são chamadas de penalidades "não custodiais", alternativas ou restritivas de direito, e dependem da aceitação pelo autor do fato/agressor. Se aceitas, o juiz pode homologar o acordo, que, em caso de pleno cumprimento, resulta na declaração de extinção da punibilidade (o crime não terá mais consequências) para o autor e no arquivamento do processo.

VARA DE EXECUÇÃO DAS PENAS ALTERNATIVAS E CENTRO DE JUSTIÇA TERAPÊUTICA: JUSTIÇA COMO ESPAÇO DE REALIZAÇÃO DA PREVENÇÃO TERCIÁRIA

A legislação penal brasileira tem-se ajustado ao moderno movimento de defesa social ao buscar aplicar penas alternativas, com realce para a reparação do dano causado pelo crime, seja na Reforma Penal de 1984, na Lei dos Juizados Especiais Criminais,[19] de 1995, seja mais recentemente, na Legislação das Penas Alternativas,[22] de 1998. Esta chega a prever a possibilidade de substituição da pena privativa de liberdade por pena restritiva de direitos, nas condenações de até quatro anos de reclusão, quando o crime não for cometido com violência ou grave ameaça à pessoa. Tais modificações visam estabelecer meios eficazes para prevenir e reprimir a criminalidade organizada, dentro do equilíbrio entre as exigências da tutela estatal e a proteção aos direitos fundamentais dos cidadãos.[23]

Lima,[24] enfatiza que a Lei nº 9.099/1995 "[...] colocou uma barreira na imposição do movimento político-criminal de penalização, criminalização, prisão e institucionalização cada vez mais crescente". Ao fazê-lo, foi ao encontro da constatação de que a pena privativa de liberdade é um retumbante fracasso na ressocialização do apenado, em especial quando aplicada indistintamente a toda espécie de crime. Mais do que se apoiar na força intimidativa ou dissuasiva da pena privativa de liberdade, a política criminal pode começar a se distanciar de uma política anticriminal, apelando para ações ou instrumentos de prevenção geral e de prevenção especial, medidas alternativas ou substitutivas das penas detentivas.

Com a aprovação da Lei das Penas Alternativas,[22] o caráter de substituição à prisão tornou-se preciso, não mais existindo a fixação em conjunto, na sentença condenatória, das penas alternativas e da pena de privação de liberdade. O aumento no número de espécies de penas alternativas e a possibilidade penal de sua aplicação em qualquer crime, cuja condenação não seja superior a quatro anos de privação de liberdade, desde que o crime não seja cometido com violência ou grave ameaça, resultou em maior incidência das penas alternativas no Brasil desde então.

Segundo Barros,[25] apresentando tendência à ampliação, as penas alternativas ganharam destaque a partir da formulação das chamadas "Regras de Tóquio", no VIII Congresso das Nações Unidas sobre Prevenção do Delito e Tratamento do Delinquente, em 1990, no qual se discutiu a necessidade da redução do número de reclusos no mundo, assim como a promoção de soluções alternativas à prisão.

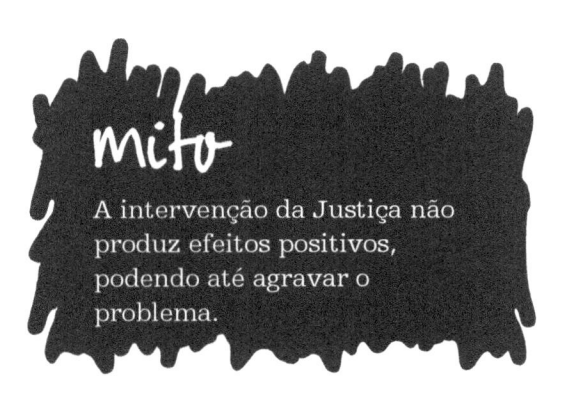

Como pontos positivos, essas modificações na legislação penal trouxeram a possibilidade de evitar que o apenado que não apresenta risco para a sociedade tenha o primeiro contato com o sistema prisional, além da diminuição dos custos do sistema penitenciário. Desse modo, abre-se uma oportunidade para que o apenado

> **mito**
> A intervenção da Justiça não produz efeitos positivos, podendo até agravar o problema.

reveja o comportamento que ocasionou o processo judicial, reduzindo a reincidência, a estigmatização do cárcere e tornando mais viável a possibilidade de indenização da vítima ou de seu representante legal. Mais que tudo, ao não afastar o infrator de seu meio social e permitir o acompanhamento por equipe interdisciplinar, essas intervenções podem resultar em situações de ressocialização plena. Resta, contudo, garantir que exista monitoramento dessas ações, de modo que os supostos ganhos éticos e sociais esperados de sua aplicação não resultem na sensação de impunidade para a comunidade.

> *Verdade*
>
> Tem sido verificado sucesso na atenção da Justiça no caso de:
> - uso eventual de substâncias ilícitas, apoiando jovens a encontrar e/ou valorizar outras dimensões de sua vida social, evitando o agravamento do uso ou abuso detectado, com as prováveis consequências sociais e judiciais
> - uso habitual, auxiliando na indicação de serviços especializados para avaliar cada caso com o cuidado necessário, uma vez que é comum que o cidadão não conheça os equipamentos disponíveis em sua região, motivando para a interrupção do uso prejudicial ou monitorando a evolução de cada padrão de consumo
> - uso prejudicial ou dependência, evitando o agravamento dos quadros clínicos e psiquiátricos, prevenindo violência intrafamiliar e envolvimento com outras práticas ilegais (furto para manter o consumo, p. ex.)

Tipos de Penas Alternativas

O Código Penal Brasileiro (CPB),[26] artigo 43, estabelece as seguintes espécies de Penas Alternativas ou Penas Restritivas de Direitos:

I – Prestação pecuniária
II – Perda de bens e valores
III – Prestação de serviços à comunidade
IV – Interdição temporária de direitos
V – Multa
VI – Limitação de final de semana

Criada em 2001, com jurisdição em Recife e Região Metropolitana, a Vara de Execução de Penas Alternativas (VEPA) do Tribunal de Justiça de Pernambuco estabeleceu laços com uma ampla rede social parceira, composta por entidades (hospitais, unidades de saúde, organizações não governamentais, escolas públicas municipais e estaduais, creches, conselhos e associações de moradores) que são responsáveis por receber os cumpridores da pena de prestação de serviços à comunidade.

Na atenção ao uso de SPAs, podem ocorrer as seguintes possibilidades de sentença:

- o tratamento incluso na sentença por opção do indivíduo, concomitante à pena de prestação de serviços à comunidade (PSC) ou a doações
- a obrigatoriedade de tratamento por sentença

Desde 2011, com a inclusão do Centro Interdisciplinar de Monitoramento e Acompanhamento a Penas e Medidas Alternativas (CAPEMA) em sua estrutura organizacional, a VEPA passou a contar com a garantia da manutenção de expressiva equipe interdisciplinar, formada por psicólogos e assistentes sociais. Segundo Barros, essa equipe é responsável por monitorar e acompanhar os cumpridores de penas alternativas em toda a Região Metropolitana de Recife, que inclui 13 comarcas, e por visitar as instituições parceiras com cumpridores da pena de PSC, atuando *in loco* no trabalho de monitoramento dos cumpridores, de forma integrada às redes sociais, trazendo informações atualizadas dos orientadores nas instituições acerca do cumprimento, de modo a favorecer o diálogo entre a Justiça e outros setores (Figura 10.2).

Entre as ações pioneiras da VEPA, destacam-se benefícios que visam contribuir para o processo de inserção do apenado no mercado de trabalho: o nada consta e a remição por estudo. A primeira confere ao cumpridor em cumprimento regular da PSC uma autorização do juiz para expedição da certidão de antecedentes criminais da Justiça Estadual ("Nada Consta"), com validade de até 90 dias, possibilitando o acesso do cumpridor ao mercado de trabalho, evitando a estigmatização causada pela condenação. A segunda ação, remição por estudo, possibilita ao cumpridor com vínculo escolar ter as horas de estudo computadas como horas de prestação de serviços, na proporção de 1 hora subtraída da pena a cada 12 horas de estudos.

Quanto à motivação para o tratamento, Barros,[25] opina que ela "pode se dar em função do impacto do processo judicial, da possibilidade de privação/restrição da liberdade, ou, em inúmeros casos, o indivíduo é considerado apto para responder a um processo civil ou criminal, mas encontra-se incapaz de discernir e opinar sobre sua situação de dependência química". Esse trabalho pode ser realizado nos Encontros de Acolhimento e Orientação à PSC e nas reuniões mensais do Grupo de Suspensão Condicional da Pena (SURSIS). Essa prática foi reconhecida, em 2010, pelo Ministério da Justiça como uma das 15 Melhores Práticas em Penas e Medidas Alternativas no Brasil.

Na estrutura do CAPEMA, o Núcleo de Justiça Terapêutica (NUJT) propõe-se a acompanhar o tratamento dos cumpridores envolvidos com drogas na rede de saúde, pública, filantrópica ou particular. O núcleo conta com uma equipe constituída exclusivamente para atender usuários de álcool e outras drogas e seus familiares. Mesmo que o cumpridor da medida não se mostre inicialmente favorável a um tratamento, já estará aberto um canal para a sua sensibilização.

Constata-se que, embora não promova tratamento especializado no âmbito da Justiça, a equipe do CAPEMA realiza uma intervenção terapêutica. Conforme avaliação de Ribeiro e Rodrigues,[27] "todo e qualquer acompanhamento de apoio através de atendimentos individuais ou de grupo, realizado por técnicos de saúde do judiciário, é incontestavelmente uma abordagem terapêutica, mas não se circunscreve

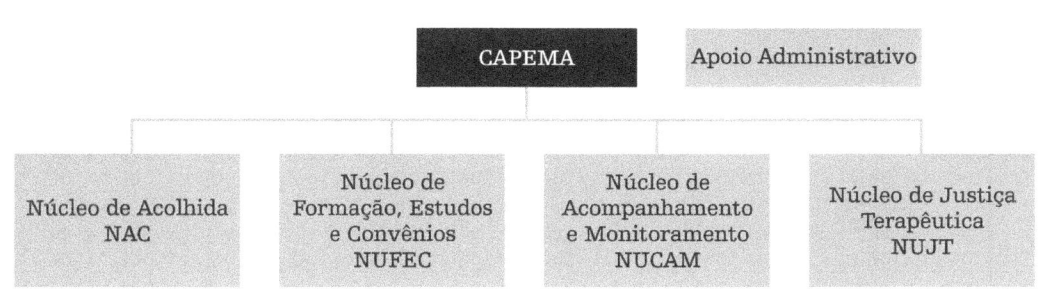

Figura 10.2
Organograma do CAPEMA/TJPE.

nem se caracteriza como processo de tratamento", quase sempre objetivando "revelar a face mais humana do indivíduo para os demais profissionais, principalmente para os operadores do Direito".

Mesmo no campo da saúde, Figlie e colaboradores[28] enfatizam a importância de habilidades terapêuticas como sensibilidade, sinceridade e empatia para cativar clientes encaminhados por familiares, juízes, patrões, e que não querem tratamento; os que o procuram espontaneamente, inclusive, o iniciam de modo confuso e ambivalente.

Silva[21] destaca a importância de a ação da justiça ser percebida pelos infratores como mais comunicativa e resolutiva do que meramente punitiva.

De igual modo, Bacellar e Massa[16] observam que, se a primeira abordagem dos operadores do Direito for referenciada por padrões técnicos, há melhores chances de prevenir, dar atenção e reinserir o usuário ou dependente na sociedade, alcançando a desejada recuperação com evidente diminuição da reincidência, podendo ser o fator diferencial na interrupção da escalada da violência associada ao uso de SPAs.

SAÚDE E LEI PARA JOVENS INFRATORES

A Lei nº 12.594/2012[29] estabelece o Sistema Nacional de Atendimento Socioeducativo (SINASE) e regulamenta a execução das medidas socioeducativas (sanções) destinadas a adolescentes que pratiquem atos infracionais (delitos criminais). Foi estabelecido que todo adolescente que cometer qualquer tipo de ato infracional receberá um Plano Individual de Tratamento (PIA) em que constará, obrigatoriamente, entre outros itens, medidas específicas de atenção integral à sua saúde.

Sem dúvidas, o maior avanço da Lei nº 12.594/2012[29] em relação ao atendimento de adolescentes com transtorno mental e problemas com álcool e outras substâncias está na sua Seção II, que determina que os jovens em cumprimento de medida socioeducativa com tais problemas devem ser avaliados por equipe técnica multidisciplinar e multissetorial. Com base nessa avaliação, deve-se estabelecer um projeto terapêutico individualizado que será incluído no PIA do adolescente, com ações voltadas, inclusive, para sua família, caso necessário.

Dependendo do grau de comprometimento com as substâncias psicoativas do adolescente infrator, é facultado ao juiz suspender a execução da medida socioeducativa, ou seja, a punição ao adolescente, para incluí-lo em um programa de atenção integral à saúde mental que melhor atenda aos objetivos terapêuticos estabelecidos para seu problema específico, com reavaliação semestral, sempre de acordo com os ditames da Lei nº 10.216/2001,[30] que dispõe sobre o modelo de saúde mental que deve ser adotado no País.

Critérios para indicação de medida protetiva à criança e ao adolescente

Em se tratando de criança ou adolescente em dependência de álcool ou outras drogas, havendo indicação médica e/ou médica psiquiátrica de internação ou tratamento ambulatorial, esgotadas todas as possibilidades de solução da questão sem intervenção judicial, excepcionalmente, pode o Promotor de Justiça requerer ao Juízo da Infância e Juventude a aplicação da medida protetiva cabível, entre as previstas no artigo 101, incisos V e VI, do Estatuto da Criança e do Adolescente, observando os ditames da Lei nº 10.216/2001.[30]

PREVENÇÃO AO USO DE ÁLCOOL E DROGAS

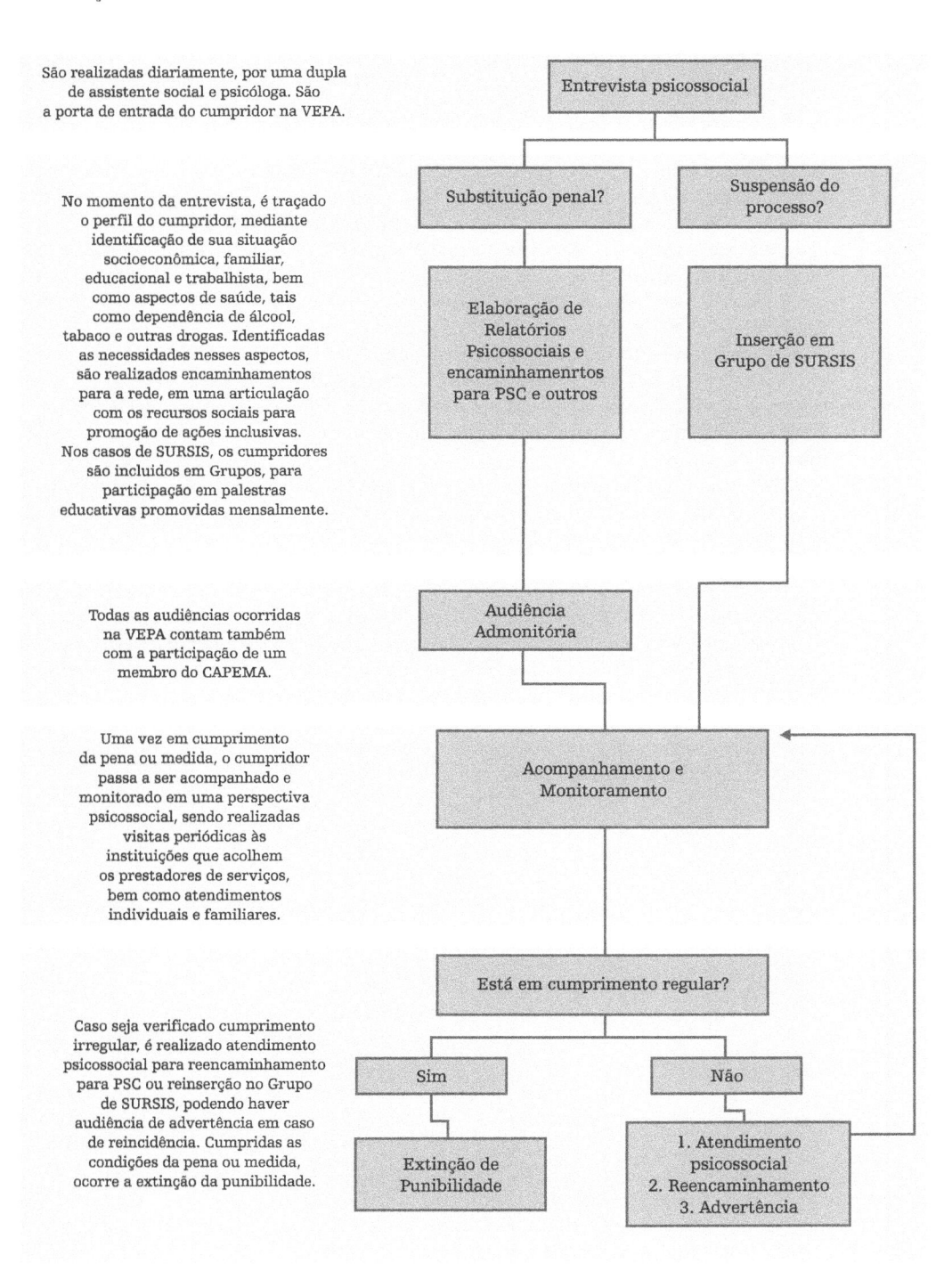

São realizadas diariamente, por uma dupla de assistente social e psicóloga. São a porta de entrada do cumpridor na VEPA.

No momento da entrevista, é traçado o perfil do cumpridor, mediante identificação de sua situação socioeconômica, familiar, educacional e trabalhista, bem como aspectos de saúde, tais como dependência de álcool, tabaco e outras drogas. Identificadas as necessidades nesses aspectos, são realizados encaminhamentos para a rede, em uma articulação com os recursos sociais para promoção de ações inclusivas. Nos casos de SURSIS, os cumpridores são incluídos em Grupos, para participação em palestras educativas promovidas mensalmente.

Todas as audiências ocorridas na VEPA contam também com a participação de um membro do CAPEMA.

Uma vez em cumprimento da pena ou medida, o cumpridor passa a ser acompanhado e monitorado em uma perspectiva psicossocial, sendo realizadas visitas periódicas às instituições que acolhem os prestadores de serviços, bem como atendimentos individuais e familiares.

Caso seja verificado cumprimento irregular, é realizado atendimento psicossocial para reencaminhamento para PSC ou reinserção no Grupo de SURSIS, podendo haver audiência de advertência em caso de reincidência. Cumpridas as condições da pena ou medida, ocorre a extinção da punibilidade.

Figura 10.3
Fluxo do CAPEMA/TJPE. Fonte: http://www.tjpe.jus.br/web/vepa/fluxo-de-cumprimento.

MUDANÇAS LEGISLATIVAS À VISTA?

O Projeto de Lei nº 7.663/2010,[31] aprovado pela Câmara dos Deputados em 28 de maio de 2013, depende ainda de aprovação do Senado Federal. O Projeto altera substancialmente as leis brasileiras referentes a políticas públicas sobre drogas, principalmente a vigente Lei nº 11.343/2006.[8] Quanto a essa Lei, o Projeto conceitua o Sistema Nacional de Políticas Públicas sobre Drogas (SISNAD) como o conjunto ordenado de princípios, regras, critérios e recursos materiais e humanos que envolvem as políticas, os planos, os programas, as ações e os projetos sobre drogas, incluindo-se nele, por adesão, os Sistemas de Políticas Públicas sobre Drogas dos Estados, do Distrito Federal e dos Municípios.

Interessante é que o Projeto estabelece que da composição do SISNAD fazem parte as comunidades terapêuticas acolhedoras, além das instituições públicas da área. As comunidades terapêuticas acolhedoras têm como papel tão somente o acolhimento do usuário ou dependente de SPAs e não se caracterizam como equipamentos de saúde.

Outro ponto da modificação estabelece que em toda obra pública com mais de 30 postos de trabalho deve-se destinar 3% das vagas a pessoas atendidas pelas Políticas sobre Drogas, exigindo-se do postulante, entre outras determinações, sua abstinência e o cumprimento do PIA.

É estipulado, ainda, que a internação de dependentes de drogas só será realizada em unidades de saúde e hospitais, autorizada obrigatoriamente por médico, sempre se observando a Lei nº 10.216/2001.[30] Só serão admitidas a internação voluntária e a involuntária com duração máxima de 90 dias, excluindo-se a compulsória. É vedada expressamente qualquer espécie de internação nas comunidades terapêuticas acolhedoras; a adesão e a permanência, inclusive, devem ser voluntárias e com avaliação médica prioritária até sete dias após o acolhimento, sendo proibido o isolamento físico do indivíduo.

Modalidades de internação psiquiátrica
(artigo 6º, parágrafo único, da Lei nº 10.216/2001):[30]

- Internação psiquiátrica voluntária (IPV): realizada mediante laudo médico circunstanciado que caracterize seus motivos, e com o consentimento expresso do paciente.
- Internação psiquiátrica involuntária (IPI): realizada mediante laudo médico circunstanciado que caracterize seus motivos, sem o consentimento expresso do paciente e a pedido de terceiro.
- Internação psiquiátrica compulsória (IPC): determinada pelo juiz competente, "de acordo com a legislação vigente", nos termos do artigo 9º, da Lei nº 10.216/2001.[30] Pode ser utilizada como medida de segurança, nos termos instituídos pelo Código Penal, em casos extremos, quando configurado risco para a vida do paciente ou de terceiros, desde que não cabíveis as demais espécies de tratamento.

EM BUSCA DE UMA JUSTIÇA RECRIADORA

Para Zehr,[32] muitos ofensores/agressores buscam validação e empoderamento, e o crime acaba tornando-se uma forma de gritar por socorro e afirmar sua condição como pessoa.

Como parte de uma proposta restaurativa, Gomes Pinto[33] alerta que compete à Justiça "fazer com que as responsabilidades pelo cometimento do delito sejam assumidas, as necessidades oriundas da ofensa sejam satisfatoriamente atendidas, e a cura, ou seja, um resultado individual e socialmente terapêutico, seja alcançada". A restauração de que se fala é a restauração do laço social rompido pelo crime.

Diferentes valores para a Justiça

Justiça Retributiva	Justiça Restaurativa
- Crime é um ato contra a sociedade	- Crime é algo que causa dano aos envolvidos
- Culpabilidade individual e coletiva	- Corresponsabilidade individual
- Abordagem unidisciplinar	- Abordagem multidisciplinar
- Uso dogmático do Direito	- Uso crítico do Direito
- Indiferença do Estado quanto às necessidades das partes	- Comprometimento com a inclusão e a Justiça Social
- Foco na punição – prisão ou multa	- Foco na responsabilidade e nas necessidades das partes e da comunidade
- Mínima assistência psicossocial e jurídica	- Necessidades psicossociais e jurídicas atendidas efetivamente

Para Scuro Neto,[34] um dos pioneiros na difusão do ideal de uma Justiça Restaurativa no Brasil, a incapacidade de reabilitar não se deve às "deficiências" do sistema de Justiça, mas à unidimensionalidade do modelo repressivo que ele utiliza, ou seja, o paradigma retributivo. Em tal modelo busca-se o atendimento das necessidades coletivas de exclusão do "elemento perigoso", de demonstração ao criminoso de qualquer idade que sua conduta é considerada abjeta e passível de rigorosa punição.

Trata-se de tornar consistente a relação entre o uso e a finalidade das sanções com as premissas da reabilitação e da segurança pública, observando que "as infrações não são atos lesivos apenas à lei e ao Estado, mas acima de tudo aos indivíduos e relacionamentos, pois resultam em danos às vítimas, às famílias, às comunidades e aos próprios infratores" (*idem*).

Mais que uma função essencial do Estado, o controle da criminalidade é primordialmente uma obrigação da comunidade, visto que a penalidade aplicada pelo sistema retributivo (p. ex., multas e prisão) não adianta para mudar comportamentos se for desatrelada da dimensão social do crime, de modo que o infrator seja definido por sua capacidade de restaurar o dano que causou e que a comunidade deixe de ser colocada à margem do processo, representada em abstrato pelo Estado, e passe a conduzir, facilitar o processo restaurativo.

Se a Justiça Tradicional diz que a realização de certos atos merece um castigo, a Justiça Restaurativa pergunta ao infrator: o que você pode fazer agora para

> **Mito**
> Nada de bom resulta da ação da Justiça na questão das drogas.

restaurar o mal feito? Desse modo, o foco sai do estabelecimento de culpa por eventos passados (se o crime foi ou não cometido) para a resolução dos problemas, a determinação de responsabilidades e obrigações no presente e no futuro (o que precisa ser feito).

Sem fortalecer referências globais comunitárias de cuidado e autocuidado, o fato é que a Segurança e a Justiça continuarão a lidar com:

- a realidade do consumo indevido de substâncias lícitas e ilícitas por crianças, adolescentes e jovens
- o envolvimento do usuário de SPAs com ilícitos diversos
- a violência de gênero e doméstica associada ao consumo de SPAs
- a prevalência expressiva entre uso de SPAs e violência no trânsito

Sem intervir nos fatores necessários e determinantes para a ocorrência de diversos crimes tipificados em lei, as demandas por intervenção policial e judiciária continuarão a existir, com tendência a ampliar o número de penas restritivas de direitos e a prisão associada a delitos mais graves, que são os que envolvem violência.

Por sua vez, esses problemas que resultam na busca por intervenções no âmbito da Segurança e da Justiça continuarão a existir na ausência de um amplo compromisso de toda a sociedade com a prevenção do uso precoce de álcool e outras substâncias, mediante a implementação de uma política pública intersetorial que inclua educação, saúde, justiça e assistência social para romper o paradigma vigente de que o consumo é algo inevitável, de que só nos resta reduzir danos associados a ele.

Herdeira de um caráter estruturante perante a cultura, visto que instância asseguradora do Direito, a Justiça não pode absorver – sozinha – os efeitos do não funcionamento das diversas instituições sociais. E, quase sempre, aquilo que chega à esfera de ação da Justiça carrega o ônus da falha de todas as instituições que circunscrevem a vida do autor do fato e/ou ofendido (família, escola, comunidade, empresa).

Segundo Beristain,[35] o projeto de uma "Justiça Recriadora" requer que se rompam os limites inerentes ao campo jurídico com os quais esse campo aprende costumeiramente os conflitos que lhe são apresentados como demandas da sociedade.

O fazer jurídico pode atender ao conceito de ética, conforme o descreve Coelho,[36] que

> **Verdade**
> Existem importantes ganhos na atenção realizada pela intervenção judicial:
> - detecção precoce dos casos, antes da evolução para um padrão mais grave de abuso
> - nítida melhora no acesso aos sistemas de Justiça e de Saúde
> - redução da violência doméstica
> - redução da violência urbana
> - *feedback* positivo da sociedade com respeito às medidas restritivas de direitos

exige um posicionamento do homem diante de três elementos, constituídos pela **Lei**, ou o que é estabelecido pela sociedade e que em geral está sistematizado pela comunidade no conjunto dos códigos legais vigentes; pela **Liberdade**, pois o homem está, desde sempre, existencialmente "condenado a escolher"; e pelo **Bem**, ou *Eudamonia*, em grego, que significa "a procura do melhor para mim e para a minha sociedade".

A Justiça pode trabalhar eticamente para devolver ao ator social a condição de sujeito, de cidadão, evitando que o usuário venha a sofrer situações de revitimização, pela utilização padronizada de procedimentos burocráticos e institucionais, quando meramente ocorre a aplicação de sentença, condenação, obrigação, pena, etc.

É imprescindível enfatizar que, por trás da universalidade da Lei, existem situações específicas, um caso concreto, um sujeito com uma trajetória singular que há de ser reconhecido como tal no espaço jurídico. Uma ação como a intervenção jurídica, que em sua essência pode ser extremamente estruturante, precisa ser marcada pela incompletude, pelo limite, para poder tornar-se viável, deixando ao sujeito a condição de responder por suas escolhas, refletir sobre suas condutas, acolher novas perspectivas e construir outros laços com a sociedade.

REFERÊNCIAS

1. Gonzaga, JB. Entorpecentes: aspectos criminológicos e jurídico penais. São Paulo: Max Limonad; 1963.

2. Lima FAF. Justiça terapêutica: em busca de um novo paradigma. São Paulo: Scortecci; 2011.

3. Organização Mundial de Saúde. Constituição da Organização Mundial da Saúde [Internet]. Nova Iorque: OMS; 1946 [capturado em 30 abr. 2014]. Disponível em: http://www.direitoshumanos.usp.br/index.php/OMS-Organiza%C3%A7%C3%A3o-Mundial-da-Sa%C3%BAde/constituicao-da-organizacao-mundial-da-saude-omswho.html.

4. Ferreira ABH. Novo dicionário da língua portuguesa. Rio de Janeiro: Nova Fronteira; 1975.

5. Silva GL. A prevenção reduzida: criando uma sociedade em risco. In: Barros DR, Espínola LL, Serrano RMSM, organizadores. Toxicomania: prevenção e intervenção. João Pessoa: PAIAD; 2008.

6. Giddens A. Risk and responsibility. Modern Law Review. 1999;62(1):1-10.

7. Ost F. O tempo do direito. Lisboa: Piaget; 1999.

8. Brasil. Presidência da República. Lei nº 11.343, de 23 de agosto de 2006. Institui o Sistema Nacional de Políticas Públicas sobre Drogas - Sisnad; prescreve medidas para prevenção do uso indevido, atenção e reinserção social de usuários e dependentes de drogas; estabelece normas para repressão à produção não autorizada e ao tráfico ilícito de drogas; define crimes e dá outras providências [Internet]. Brasília: Casa Civil; 2006 [capturado em 30 abr. 2014]. Disponível em: http://www.planalto.gov.br/ccivil_03/_ato2004-2006/2006/lei/l11343.htm.

9. Carlini EA, Galduróz JC, Noto AR, Carlini CM, Oliveira LG, Nappo, SA, et al. II Levantamento domiciliar sobre o uso de drogas psicotrópicas no Brasil: estudo envolvendo as 108 maiores cidades do país : 2005 - São Paulo: CEBRID; 2007.

10. Laranjeira R, Pinsky I, Zaleski, M, Caetano R. I levantamento nacional sobre os padrões de consumo de álcool na população brasileira. Brasília: SENAD; 2007.

11. Zaleski M, Silva GL. Violência e uso, abuso e dependência de substâncias psicoativas. In: Diehl A, Cordeiro DC, Laranjeira R, organizadores. Dependência química: prevenção, tratamento e políticas públicas. Porto Alegre: Artmed; 2011.

12. Souza AA. Fundamentos jusfilosóficos da despenalização por meio do tratamento da drogadição. In: Silva GL, organizador. Coação ou coação: diálogo entre justiça e saúde no contato com usuários de drogas. Recife: Bagaço; 2005.

13. Poder Judiciário do Estado de Pernambuco. Vara Regional da Infância e Juventude da 1ª Circunscrição Judiciária. Portaria nº 001/2011, 12 de maio de 2011. Disciplina a entrada e permanência de criança ou adolescente, desacompanhado dos pais ou responsável, em bailes ou promoções dançantes, boates, bares ou congêneres, ou qualquer estabelecimento comercial onde haja consumo de bebida alcoólica. Recife: TJPE; 2011.

14. Saraiva JB, Monteiro E. Tratamento compulsório para usuários problemáticos de álcool e outras drogas versus tratamento voluntário. In: Silva GL, organizador. Drogas, políticas e práticas. São Paulo: Roca; 2010.

15. Paschoal JC. Droga e crime: algumas das diversas interfaces. Rev Criminal. 2011;5(13):93-108.

16. Bacellar RP, Massa AAG. Prevenção ao uso de drogas nos juizados especiais criminais. In Andrade AG, organizador. Integração de competências no desempenho da atividade judiciária com usuários e dependentes de drogas. Brasília: SENAD; 2011.

17. Silva GL. Sob o olhar da lei: encaminhamentos de usuários de drogas pela Justiça de Pernambuco. In: Silva GL, organizador. Coação ou coação: diálogo entre justiça e saúde no contato com usuários de drogas. Recife: Bagaço; 2005.

18. Brasil. Presidência da República. Lei nº 6.368, de 21 de outubro de 1976. Dispõe sobre medidas de prevenção e repressão ao tráfico ilícito e uso indevido de substâncias entorpecentes ou que determinem dependência física ou psíquica, e dá outras providências [Internet]. Brasília: Casa Civil; 1976 [capturado em 30 abr. 2014]. Disponível em: http://www.planalto.gov.br/ccivil_03/leis/l6368.htm.

19. Brasil. Presidência da República. Lei nº 9.099, de 26 de setembro de 1995. Dispõe sobre os Juizados Especiais Cíveis e Criminais e dá outras providências [Internet]. Brasília: Casa Civil; 1995 [capturado em 30 abr. 2014]. Disponível em: http://www.planalto.gov.br/ccivil_03/leis/l9099.htm.

20. Brasil. Presidência da República. Lei nº 10.259, de 12 de julho de 2001. Dispõe sobre a instituição dos Juizados Especiais Cíveis e Criminais no âmbito da Justiça Federal [Internet]. Brasília: Casa Civil; 1995 [capturado em 30 abr. 2014]. Disponível em: http://www.planalto.gov.br/ccivil_03/leis/leis_2001/l10259.htm.

21. Silva GL. Da família sem pais à família sem paz: violência doméstica e uso de drogas. Recife: Bagaço; 2006.

22. Brasil. Presidência da República. Lei nº 9.714, de 25 de novembro de 1998. Altera dispositivos do Decreto-Lei no 2.848, de 7 de dezembro de 1940 - Código Penal [Internet]. Brasília: Casa Civil; 1998 [capturado em 30 abr. 2014]. Disponível em: http://www.planalto.gov.br/ccivil_03/Leis/L9714.htm.

23. Marques OHD. Considerações sobre a criminalidade organizada. In: Penteado JC. Justiça penal 6: críticas e sugestões. São Paulo: Revista dos Tribunais; 1999.

24. Lima FAF. Penas e medidas alternativas: avanço ou retrocesso [Internet]. Santo Antônio: TJPE; 2001 [capturado em 30 abr. 2014]. Disponível em: http://www.tjpe.jus.br/documents/42190/96229/Penas+e+Medidas+Alternativas+-+Avanco+ou+Retrocesso.pdf/1671260c-083d-46cf-9710-fa587167d229?version=1.0.

25. Barros MCA. O uso abusivo de drogas como fator de descumprimento das penas alternativas: desafios e caminhos da intervenção psicossocial na garantia de direitos. A experiência interdisciplinar da Vara de Execução de Penas Alternativas do TJPE [monografia] Recife: FAFIRE; 2013.

26. Brasil. Decreto-lei nº 2.848, de 7 de dezembro de 1940. Código penal [Internet]. Brasília: Casa Civil; 1940 [capturado em 30 abr. 2014]. Disponível em: http://www.planalto.gov.br/ccivil_03/Decreto-Lei/Del2848.htm.

27. Ribeiro EM, Rodrigues AP. A relação justiça e saúde: um posicionamento do núcleo de apoio e acompanhamento às terapêuticas de drogadição para adolescentes. In: Silva GL, organizador. Coação ou coação: diálogo entre justiça e saúde no contato com usuários de drogas. Recife: Bagaço; 2005.

28. Figlie NB, Bordin S, Laranjeira R, organizadores. Aconselhamento em dependência química. 2. ed. São Paulo: Roca; 2010.

29. Brasil. Presidência da República. Lei nº 12.594, de 18 de janeiro de 2012. Institui o Sistema Nacional de Atendimento Socioeducativo (Sinase), regulamenta a execução das medidas socioeducativas destinadas a adolescente que pratique ato infracional; e altera as Leis nos 8.069, de 13 de julho de 1990 (Estatuto da Criança e do Adolescente); 7.560, de 19 de dezembro de 1986, 7.998, de 11 de janeiro de 1990, 5.537, de 21 de novembro de 1968, 8.315, de 23 de dezembro de 1991, 8.706, de 14 de setembro de 1993, os Decretos-Leis nos 4.048, de 22 de janeiro de 1942, 8.621, de 10 de janeiro de 1946, e a Consolidação das Leis do Trabalho (CLT), aprovada pelo Decreto-Lei no 5.452, de 1o de maio de 1943 [Internet]. Brasília: Casa Civil; 2012 [capturado em 30 abr. 2014]. Disponível em: http://www.planalto.gov.br/ccivil_03/_ato2011-2014/2012/lei/l12594.htm.

30. Brasil. Presidência da República. Lei nº 10.216, de 6 de abril de 2001. Dispõe sobre a proteção e os direitos das pessoas portadoras de transtornos mentais e redireciona o modelo assistencial em saúde mental [Internet]. Brasília: Casa Civil; 2001 [capturado em 30 abr. 2014]. Disponível em: http://www.planalto.gov.br/ccivil_03/leis/leis_2001/l10216.htm.

31. Terra O. PL 7663/2010. Acrescenta e altera dispositivos à Lei nº 11.343, de 23 de agosto de 2006, para tratar do Sistema Nacional de Políticas sobre Drogas, dispõe sobre a obrigatoriedade da classificação das drogas, introduzir circunstâncias qualificadoras dos crimes previstos nos arts. 33 a 37, definir as condições de atenção aos usuários ou dependentes de drogas e dá outras providências. Brasília: Câmara dos Deputados; 2010.

32. Zehr H. Trocando as lentes: um novo foco sobre o crime e a justiça. São Paulo: Palas Athena; 2008.

33. Gomes Pinto RS. Justiça restaurativa é possível no Brasil? In: Slakmon C, De Vitto R, Gomes Pinto RS, organizadores. Justiça restaurativa. Brasília: PNUD; 2005.

34. Scuro Neto P. Câmaras restaurativas: a justiça como instrumento de transformação de conflitos. In: Konzen A, organizador. Encontros pela justiça na educação. Brasília: MEC/ BIRD; 2000.

35. Beristain A. Nova criminologia à luz do direito penal e da vitimologia. Brasília: UnB; 2000.

36. Coelho AR. A saída do sujeito sem alta médica: a discussão sobre autonomia e a postura do profissional de saúde. Psicol Ciênc Profissão. 2002;22(3):38-45.

CAPÍTULO 11

PREVENÇÃO NO AMBIENTE DE TRABALHO

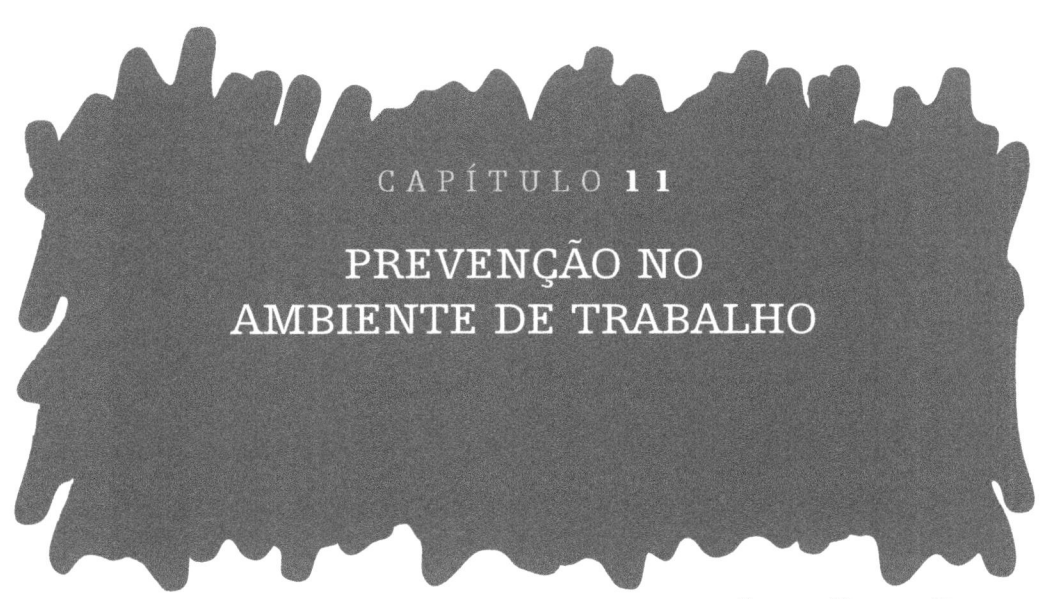

Selene Franco Barreto
José Mauro Braz de Lima
Hosana Maria Siqueira

O objetivo deste capítulo é revelar possibilidades de ações preventivas no ambiente de trabalho quanto ao consumo de álcool e outras drogas como estratégia de prevenção que traga inúmeros benefícios aos empregados, como parte integrante das ações de promoção da saúde das empresas. Visa, também, mostrar que as companhias se beneficiam com tais programas, elevando seus índices econômicos internos, assim como experimentando aumento de produtividade e de segurança no trabalho. Contudo, antes de aprofundar esse tema, é necessário rever e transformar alguns paradigmas, pois eles afetam fortemente nossa compreensão "do novo" e nossas decisões a partir de opiniões já formadas.

Paradigma (do grego *parádeigma*) é, literalmente, um modelo, a representação de um padrão a ser seguido. Segundo Barker[1] "são os nossos paradigmas, regras e regulamentos que estabelecem, antecipadamente, que teremos êxito no futuro. Tratamos de ver o futuro refletindo a experiência dos paradigmas passados". A conscientização dos paradigmas e de sua influência em nossas experiências aumenta a responsabilidade de assumi-los e modificá-los. Uma mudança no paradigma significa rupturas com a tradição, com o modo antigo de pensar e, assim, a possibilidade de criar o novo.[1]

Ao longo dos anos, sabemos que a visão do uso, abuso e dependência de álcool e outras drogas também vem sofrendo mudanças de paradigma. Porém, muitos técnicos e profissionais da saúde ainda classificam uso, abuso e dependência de álcool e outras drogas como característica de "fraqueza de caráter", ou definem pessoas nessa condição como "aqueles que não sabem beber", ou como "quem não tem força de vontade suficiente para dominar a dependência". Também é comum explicarem que problemas familiares e/ou profissionais justificam por si só o consumo de álcool e/ou drogas. Ou ainda na "crença infantil" que associa o comportamento inadequado como digno de risadas, e que na analogia com o "bêbado" e suas eventuais atitudes impróprias e risíveis terminamos por banalizar o real impacto deletério do consumo de álcool e outras drogas na vida deste indivíduo e de sua família.

Como exemplo atual de um antigo paradigma, os autores deste capítulo citam recente reunião que tiveram com empresários, na qual se evidenciou o predomínio

> **mito**
> Cerveja é bebida fraca. Sabendo beber, não irá fazer mal ao trabalhador.

da visão de segurança e a importância da saúde dos trabalhadores nas empresas. Nesse escopo, havia quase unanimidade no interesse em desenvolver corporativamente uma política de prevenção ao uso nocivo de álcool e substâncias psicoativas (SPAs), mas com ênfase nas drogas ilícitas (maconha, cocaína, *crack*, etc.). Ao serem questionados quanto ao fato, visto que o uso de drogas lícitas (álcool, tranquilizantes, anfetaminas, etc.) pode comprovadamente ser tão danoso quanto o consumo de drogas ilícitas, argumentos diversos foram expostos:

- Um participante, por exemplo, revelou que, por tradição familiar da empresa, desde a fundação – realizada por seu avô –, era hábito o consumo de bebida alcoólica nos almoços de sexta-feira, para integração e descontração depois de uma semana cansativa.
- Outro participante confidenciou que a empresa dispunha de um espaço reservado para o consumo de bebida alcoólica (às vezes na própria sala da liderança) para servir colegas e brindar conquistas.
- Uma profissional de recursos humanos apontou que nas comemorações da empresa (p. ex., aniversários e festas de fim de ano) sempre há bebidas alcoólicas para consumo.

Contudo, as questões de segurança e saúde do ser humano transcendem nossas experiências, e deve-se estar atento para as novas informações sobre o tema, com embasamento científico, que demonstram de forma clara que as SPAs em geral – medicamentos de uso de prescrição médica, maconha, cocaína, álcool (droga lícita mais consumida na sociedade ocidental) –, entre outras tantas drogas, trazem danos e importantes consequências tanto para o trabalhador como para as empresas – não importa o seu seguimento.[2,3]

Outros fatores de negação, ou falta de conhecimento, também contribuem para a manutenção de velhos paradigmas:[4,5] desconhecimento da legislação vigente

- negação pessoal quanto à ocorrência de problemas relacionados uso de determinada SPA
- negação do empregador quanto à ocorrência de problemas na empresa relacionados ao consumo de SPAs por sua força de trabalho
- desconsideração do aumento do uso de álcool e drogas na sociedade em geral
- minimização da ocorrência de ameaça e/ou justificação de comportamentos e atos inseguros no local de trabalho relacionados ao consumo de álcool ou de outra droga
- vigência de ideias preconcebidas minimizando o impacto deletério e dificultando a abordagem preventiva e de suporte
- resistências de lideranças no importante apoio aos programas de atenção ao tema álcool e drogas

Empregadores e suas empresas, independentemente de segmento comercial específico e recursos existentes, podem dispor ações de prevenção e educativas de forma apropriadas para trabalhadores contratados e terceirizados. Aliás, a prática revela continuamente o local de trabalho como aquele que propicia excelente oportunidade para sensibilização e orientação quanto aos riscos individuais, coletivos, à comunidade, ao meio ambiente e à imagem da empresa referentes ao consumo de SPAs.[6]

As empresas brasileiras, imbuídas da preocupação com responsabilidade social, podem contribuir para a proteção e a promoção da saúde do trabalhador conforme preconiza a Política Nacional de Segurança e Saúde do Trabalhador (PNSST), de acordo com o Decreto Lei nº 7.602, de 07/11/2011,[7] em que estão disponíveis informações acerca de ações de prevenção de álcool e outras drogas no ambiente de trabalho (DOI, 2011).

A mudança do paradigma do foco de ação exclusivo sobre o adoecimento grave (uso nocivo e dependência) para o amplo viés dos problemas relacionados ao uso, abuso e dependência de álcool e outras drogas (PRAD) tem lentamente se estabelecido nas empresas brasileiras e em outras ao redor do mundo como um novo olhar sobre um antigo problema, indo, dessa forma, bem além da ajuda àqueles já adoecidos, pois possibilita também um suporte preventivo e esclarecedor como estratégia principal de prevenção primária.[6]

PROBLEMAS RELACIONADOS AO CONSUMO DE ÁLCOOL E OUTRAS DROGAS NO TRABALHO: UMA VISÃO SISTÊMICA DE PREVENÇÃO DE SAÚDE E TRATAMENTO

O consumo de álcool e de outras drogas vem se tornando, em quase todo o mundo e cada vez mais, um verdadeiro desafio para a saúde e a segurança nas últimas décadas, sobretudo porque grande parte da população em geral é constituída pela classe de trabalhadores. Assim, as consequências do consumo (uso, abuso e dependências) de álcool e de outras drogas se refletem tanto na saúde dos trabalhadores como têm repercussões objetivas na própria empresa.[6,8,9]

Hoje, portanto, os PRAD não são questões de saúde biopsicossocial apenas do indivíduo, também são questões da empresa, a qual "adoece junto" e sofre com relevantes perdas e danos dos mais diversos tipos e numerosos problemas decorrentes, como absenteísmo, faltas frequentes, licenças médicas, afastamentos prolongados para tratamento especializado, aposentadoria precoce, queda do rendimento operativo, distúrbios de relacionamentos e violência interpessoal, acidentes e incidentes de trabalho, acidentes de transportes, entre outros.[10-12]

Porém, ao longo dos anos e devido às mudanças de visão, percebeu-se que outros "problemas" ditos não tangíveis ou de difícil identificação pela abordagem mais convencional ou comum causam relativo, mas não desprezível, impacto na economia da empresa. Assim, doenças crônicas e distúrbios de comportamento do trabalhador não relacionados diretamente ao consumo de SPAs, por isso escapando de um diagnóstico mais imediato, agravam o peso da carga de problemas sobre o empregado

> **Verdade**
>
> A dose-padrão da cerveja (350 mL) tem a mesma quantidade de álcool puro que a dose-padrão de outras bebidas alcoólicas, como a cachaça (40 mL) e o vinho (150 mL). Logo, cerveja não é bebida fraca.

e sobre a empresa. Mais recentemente, o entendimento de que o problema é também da empresa levou à reconsideração de programas de apoio do empregado e da empresa – PAEE.[8, 12]

Do ponto de vista histórico, podemos dizer que a droga mostrou-se um problema de saúde pública nas últimas décadas em face da extensão e magnitude dos problemas relacionados. Contudo, constatou-se aumento de acidentes entre trabalhadores devido à influência de uso/abuso de substâncias na produtividade e na qualidade de trabalho, sendo necessário não só a ampliação dos programas de atenção e assistência ao trabalhador envolvido nas questões de álcool e drogas, como também dos programas de prevenção e promoção da saúde, como o "Programa de Atenção e Prevenção dos PRAD – PAP-PRAD".

Nessa nova abordagem – PRAD –, baseada na visão sistêmica e de complexidade, as ações e estratégias dessa nova política buscam não apenas tratar os trabalhadores comprometidos, mas também o estabelecimento de uma nova cultura de prevenção, de promoção da saúde e segurança, beneficiando a médio e longo prazo tanto o próprio empregado como também a empresa por meio da implantação do PAEE.

Quadro 11.1
Extensão dos problemas relacionados ao consumo de álcool e outras drogas no ambiente de trabalho e em trabalhadores

• 76,8% dos adultos dependentes ou abusadores (álcool/drogas) estão empregados • 40% das mortes e 47% dos ferimentos em local de trabalho estão ligados ao consumo de álcool	• Estados Unidos, Europa e Ásia – segundo levantamento em 38 empresas – 1 em cada 5 acidentes de trabalho é provocado pelo consumo de álcool e/ou drogas • Estados Unidos (1998) – custo agregado ao consumo de álcool: US$185 bilhões (+ de 70% por queda de produtividade)

Fontes: International Labour Office[13] e Organização Mundial da Saúde.[14]

Quadro 11.2
Extensão dos problemas relacionados ao consumo de álcool e outras drogas no ambiente de trabalho e em trabalhadores no Brasil

• 25% dos acidentes de trabalho têm como causa o álcool • álcool: 50% do absenteísmo (terceira causa de faltas ao trabalho) • redução da capacidade produtiva em até 67% • licenças médicas (3 vezes mais que outras doenças)	• afastamentos para tratamento de dependência química tiveram aumento de 15%: 2007 – 27.517 2008 – 31.721 • 10 a 15% dos trabalhadores (legalizados) são dependentes químicos • família: usa 3 vezes mais a assistência médica e social da empresa.

Fonte: Ministério da Previdência Social[15] e FIESP[16]

> **mito**
> As empresas devem agir com empregados que apresentam alcoolismo grave e/ou diagnosticados como dependentes, pois esses colocam em risco o ambiente de trabalho e a imagem da empresa.

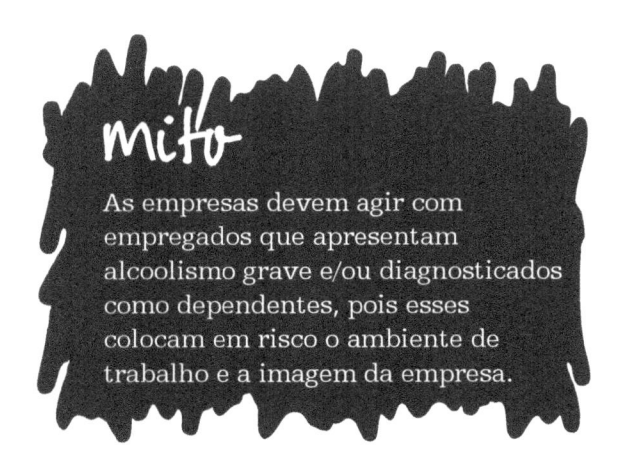

Dados revelam que os benefícios repercutem favoravelmente também no "além-muro do local de trabalho", ou seja, no ambiente da família e ao redor das empresas – vilas residenciais ou comunidades.[8,12,14]

Nesse sentido, quando algumas grandes empresas adotaram programas mais amplos e sistêmicos, baseados nesse novo paradigma, passou-se a verificar que, embora o empregado ficasse sóbrio e abstinente durante os dias da semana de trabalho, nos fins de semana abusava de bebidas alcoólicas – principalmente cerveja, pela banalização dessa bebida – e de outras drogas em menor escala. Assim, ao longo dos anos, as empresas também têm observado que o uso abusivo, mesmo que em fins de semana, também acarreta problemas de saúde relevantes no aspecto biopsicossocial, com repercussões e prejuízos para ambos: empregados e empregadores. Portanto, o uso abusivo também passou a ser foco de ação preventiva e atenção nas empresas, e não somente o consumo no padrão de dependência.[6, 12, 17]

> **Verdade**
> As empresas devem agir preventivamente com todo o seu quadro funcional. As consequências advindas do uso/abuso de substâncias são preocupantes e colocam em risco as pessoas e as companhias. A Organização Internacional de Trabalho (OIT) aponta que é dever das empresas desenvolver, no ambiente de trabalho, políticas sobre os problemas relacionados ao álcool e outras drogas. Em seu relatório de 2010, a OIT relata que o uso nocivo de álcool é um dos fatores de risco para doenças não transmissíveis.[18]

REFLEXOS PARA A EMPRESA PELA PERSPECTIVA DO USO, ABUSO E DEPENDÊNCIA

Dados da Federação das Indústrias do Estado de São Paulo (FIESP)[16] apontam que 10 a 15% dos trabalhadores brasileiros apresentam dependência ou problemas de abuso de álcool. A queda de produtividade do trabalhador sob efeito de álcool e outras drogas aparece em segundo lugar, com 4%. Além disso, dados publicados pela OIT revelam que 10 a 12% da população economicamente produtiva com idade acima de 14 anos têm problemas de uso abusivo ou dependência de álcool.[18] Outro trabalho da OIT, desenvolvido durante cinco anos (2004-2009) em empresas na Europa, na Ásia e nos Estados Unidos, relata que 67% das pessoas que apresentam algum tipo de dependência química estão no mercado de trabalho. Um relatório do Escritório das Nações Unidas contra Drogas e Crime (UNODC)[19] indica um aumento global, desde 1990, no consumo e tráfico de drogas lícitas e ilícitas.

Considerando esses dados e o aumento do consumo de SPAs na sociedade em geral, verifica-se a existência de um consumo excessivo acompanhando a sociedade moderna em seus mais diversos segmentos, constituindo-se em grave e urgente problema de saúde pública. Dessa forma, tanto o uso regular inapropriado como o uso abusivo (ou uso nocivo) e até mesmo o consumo nos moldes da dependência são responsáveis por problemas relacionados diversos, tais como acidentes pessoais e no trabalho, absenteísmo e presenteísmo, deterioração do desempenho com perda de produtividade, aposentadoria precoce, acidentes de trajetos, comportamentos de risco e significativas perdas econômicas e sociais. O abuso e a dependência de álcool e drogas no Brasil estão relacionados com a violência interpessoal, bem como com a violência no trânsito. Também estão entre as principais causas de acidentes de trabalho.[20]

O perfil de consumo (Figura 11.1) leva a considerar também que as diversas categorias – como a população de trabalhadores – precisam de orientação/educação e programas de prevenção de forma clara e direta quanto aos PRAD, pois qualquer padrão de uso pode ter impacto negativo para o indivíduo e para a empresa, desde aquele realizado durante a jornada de trabalho até aquele que ocorre no período que a antecede.

Assim, mesmo o usuário esporádico, que acredita fazer uso social, pode comprometer-se em uso nocivo, resultando em problemas de saúde e ambientais, podendo expor a si e a terceiros a situações de risco ao associar o consumo pessoal de álcool e/ou droga ao trabalho.

O Quadro 11.3 apresenta os principais problemas e situações relacionados ao uso/abuso e à dependência de álcool e outras drogas no ambiente de trabalho. Esses problemas elevam os custos (direto e indireto) das empresas.

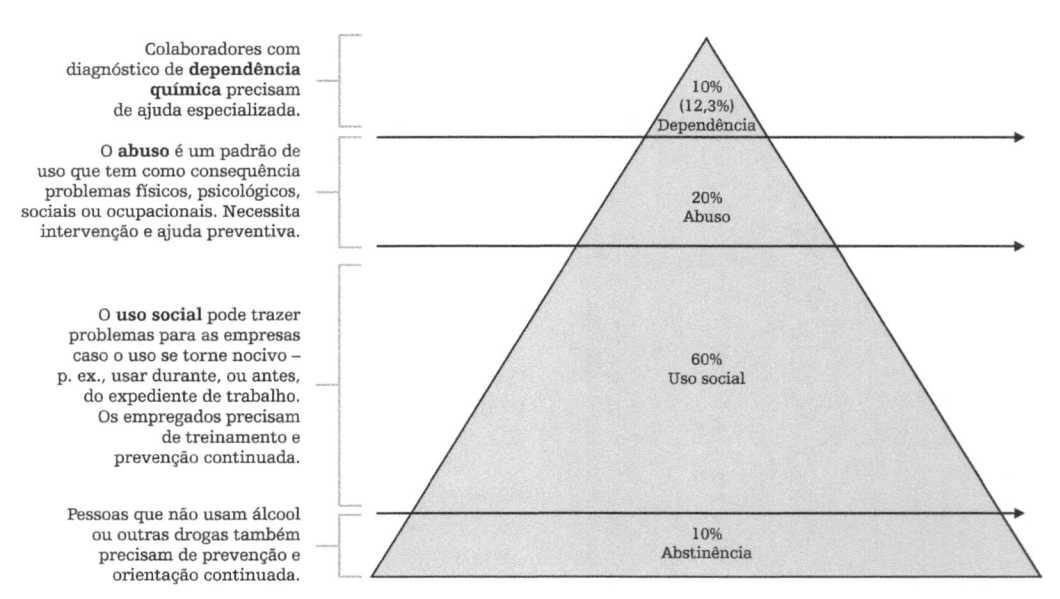

Figura 11.1
Perfil estimado de consumo de álcool. Fonte: Lima.[12]

Quadro 11.3
Situações de risco ligadas ao PRAD no ambiente de trabalho

SITUAÇÕES QUE CAUSAM DANOS DIRETOS, INDIRETOS OU CIRCUNSTANCIAIS ÀS EMPRESAS	EXEMPLOS DE SITUAÇÕES	OUTRAS CONSEQUÊNCIAS E PROBLEMAS ENVOLVENDO O EMPREGADO
Absenteísmo	Atrasos frequentes (p. ex., nas segundas-feiras), muitas faltas ao trabalho, etc.	Situações de negligência e descuido com tarefas de maior risco ou comuns – incidentes
Mudança de hábitos	Não cumprimento de prazos, trabalho extremamente desorganizado, mal feito, dificuldades com autoridades, problemas de assédio moral, etc.	Pequenos acidentes por falta de atenção (déficit secundário de concentração); grandes acidentes com consequências físicas e ambientais; furtos dentro ou fora da empresa
Redução de produtividade e presenteísmo	Perdas de reuniões, negligência com as tarefas, ausências temporárias, falta de concentração, etc.	Danos econômicos e incidentes; distúrbios nas relações interpessoais e com chefias ou supervisores, na conduta ou com normas de segurança
Licenças médicas	Várias idas a médicos, maior incidência de uso do plano de saúde e licenças mais frequentes, afastamentos prolongados por doenças, etc.	Aposentadoria de forma precoce ou antecipada, falta de mão de obra especializada, aumento nos custos com a saúde, etc.
Acidentes de trabalho e de trajetos	Acidentes de trânsito e suas consequências; problemas familiares, diretos ou indiretos, decorrentes do uso álcool e outras drogas	Ocorrência de danos: econômicos, sociais, ambientais; para a imagem da empresa; físico e mental para o trabalhador e para toda a equipe, inclusive para a família
Pequenos furtos	Problemas financeiros ou dívidas constantes por causa da droga	Danos econômicos e na imagem da empresa; questões relacionadas com a Justiça (dentro ou fora do ambiente "trabalho")
Alteração de humor	Agressividade, irritabilidade, transtornos de ansiedade ou depressão, dificuldades de relacionamento, etc.	Falta de respeito e hierarquia; efeitos de atos de violência no ambiente de trabalho
Outras	Outros	Outras

Fonte: Barreto.[21]

Portanto, em face das evidências com relação às consequências registradas no dia a dia com graves repercussões sobre os empregados em geral, acarretando prejuízos diretos e indiretos para as empresas, justifica-se a implantação de programas tipo PAEE, sobretudo nas empresas envolvidas em seguimentos de grande risco – como indústria, aviação, energia, transporte, petróleo e gás, etc. Os resultados positivos se espelham, a médio prazo, na melhoria da produtividade e na redução dos gastos e dos prejuízos ligados aos PRAD.[6]

PROGRAMA DE ATENÇÃO E PREVENÇÃO DOS PROBLEMAS RELACIONADOS AO ÁLCOOL E A OUTRAS DROGAS (PAP-PRAD)

A falta de informação – e de ações de prevenção – faz com que o uso nocivo de SPAs (lícitas e ilícitas) afete a todos dentro das empresas, desde presidente e diretores até funcionários de base, trabalhadores mais jovens e trabalhadores idosos, não importando gênero, fatores culturais ou raça.[6, 21] Por isso, na implantação de um programa de atenção a questões de álcool e outras drogas, todos devem ser envolvidos, conforme ilustrado na Figura 11.2.

Nos PAEE, o uso e o abuso de álcool e outras drogas representam risco efetivo para o trabalhador e para a empresa na perspectiva das consequências dos prejuízos decorrentes; por isso, os programas são de apoio tanto ao empregado quanto à empresa, revelando assim que todos estão envolvidos e são corresponsáveis pela qualidade do ambiente de trabalho e pelas ações desenvolvidas, a saber:[12]

Empregador: Responsável por prover locais de trabalho seguros, sob uma visão sistêmica, prevenindo danos a terceiros, ao público em geral e ao ambiente. Deve observar as condições de trabalho, primando por uma operação segura e promovendo a saúde do trabalhador, alcançando, assim, maior progresso no negócio.

Custos do consumo e abuso de SPAs dentro do ambiente de trabalho:

- *Custos diretos*: aumento do plano de saúde, elevação do absenteísmo, custos com indenização de trabalhadores e acidentes de trabalho, etc.
- *Custos indiretos*: queda da produtividade e da qualidade do trabalho, rotatividade de profissionais, desperdícios e danos de materiais, incidentes de trabalho, presenteísmo, distorção da imagem da empresa, etc.

Empregado: Participante ativo no conhecimento da política corporativa com relação ao PAP-PRAD, revendo e mudando eventuais comportamentos de risco, visando garantir um lugar seguro de trabalho para si e para toda a comunidade, promovendo seu sucesso profissional.

A empresa poderá incluir o PAP-PRAD em um programa maior de qualidade de vida, com foco na segurança e na qualidade de vida, ou seja, na segurança, no meio ambiente, na saúde e na qualidade de vida (SMS-QV), ou implantá-lo de forma isolada. Para a implantação do PAP-PRAD na empresa, é importante considerar alguns pontos, como:

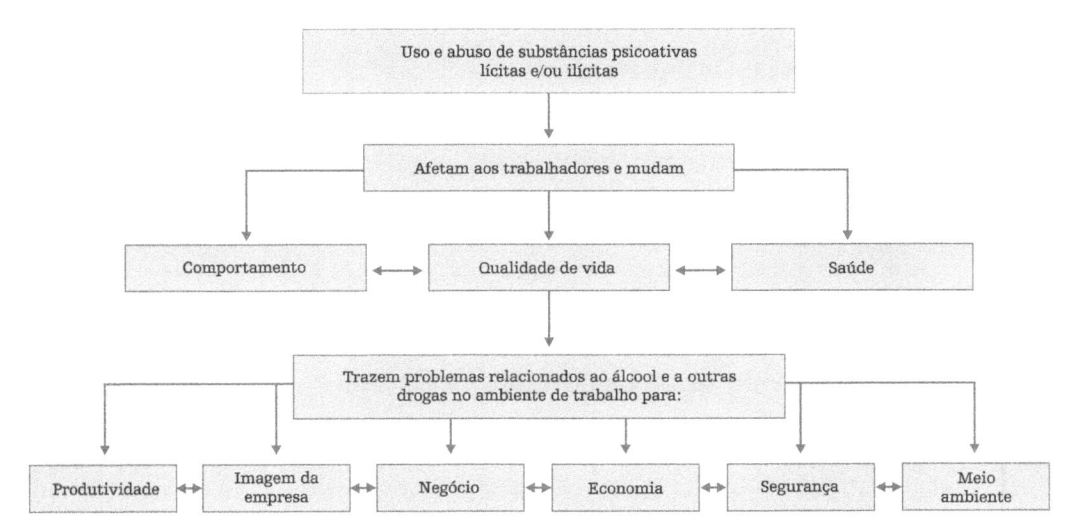

Figura 11.2
Repercussões do PRAD no ambiente de trabalho. Fonte: Barreto.[21]

- promover o reconhecimento, por parte dos dirigentes, de que prevenção de álcool e outras drogas no ambiente de trabalho é um problema de saúde e de segurança
- ter uma equipe técnica, multidisciplinar, de saúde e RH (médicos, assistentes sociais, enfermeiros e psicólogos), em que os profissionais tenham conhecimentos técnicos e científicos nas questões relativas ao álcool e a outras drogas, além de promoverem reuniões periódicas para o desenvolvimento de um trabalho de integração e uniformização das ações
- adequar o PAP-PRAD à realidade da empresa e da comunidade ao redor
- desenvolver o programa passo a passo, com transparência nas ações e intenções
- cultivar compromisso ético em todos os envolvidos
- envolver os sindicatos e as associações em busca de parceiros
- observar que o programa poderá ser assistencial e/ou preventivo:
  1. *Assistencial*: refere-se a tratamentos especializados para dependentes químicos (identificando, encaminhando e reintegrando) e oferecimento de orientação/educação para usuários nocivos
  2. *Preventivo*: desenvolvimento de atividades continuadas de informação/educação e/ou exame toxicológico para detecção de uso de SPA

A implantação do PAP-PRAD poderá contemplar as etapas apresentadas no Quadro 11.4 (não necessariamente nessa sequência nem necessariamente todas as etapas). É importante destacar que a gestão da implementação deverá ser realizada de forma clara e consistente, junto à coordenação do Programa ou à comissão designada para o gerenciamento do processo.

Quadro 11.4
Processo de implantação do PAP-PRAD

- **Diagnóstico situacional** – tem o objetivo de mapear de forma pontual os problemas relacionados ao uso, abuso e dependência de álcool e outras drogas no trabalho, segmentando os graus de risco, ao considerar a segurança dos empregados, do ambiente e da empresa.
  Mediante o diagnóstico, as ações de prevenção e promoção de saúde podem ser mais pontuais e eficazes. Podem ser aplicados questionários estruturados por meio de dois métodos – sistema eletrônico e sistema impresso –, sendo muito importante manter a garantia do anonimato e da confidencialidade das informações. Durante o diagnóstico, deve-se recolher dados sobre a cultura da empresa, registros de saúde dos funcionários e apontamentos de acidentes e incidentes decorrentes de uso e abuso de álcool e outras drogas.
- **Sensibilização da presidência e das diretorias** – entendimento da importância do programa pelo ponto de vista da economia, da segurança e da saúde – da empresa e do empregado –, tendo como base dados gerais do mundo e do Brasil mais o resultado do diagnóstico situacional da empresa.
- **Política específica de álcool e drogas da empresa** – desenvolvimento/construção de uma política corporativa de atenção e prevenção, dentro da realidade da empresa, com normas e diretrizes claras. Essa política será transmitida para todos os funcionários, de modo que entendam sua importância e se comprometam com as normais estabelecidas.
- **Capacitação de equipe técnica: saúde e RH** – capacitação para entendimento técnico do PAP-PRAD, preparando técnicos para serem agentes de mudança de cultura e orientadores da PAP-PRAD. O setor de saúde é o responsável por receber os funcionários encaminhados, avaliando e acompanhando os casos identificados e cumprindo – tal como o pessoal de RH – critérios de sigilo e confidencialidade.
- **Treinamento para líderes (supervisores, coordenadores)** – treinamento com ênfase na conduta, no desempenho e na produtividade dos empregados, pois gestores/líderes são pessoas-chave na observação, visto lidarem diretamente com os colaboradores. O enfoque nunca deverá ser de diagnóstico, que somente poderá ser realizado pela equipe de saúde.
- **Desenvolvimento de ações e estratégias de assistência** – elaboração da rede de atendimento na comunidade ou adjacências, diretamente com os centros especializados ou por meio do plano de saúde da empresa. Para atendimento especializado aos dependentes químicos ou intervenção e orientação/educação para os que são encontrados sob efeito de uso nocivo no ambiente de trabalho.
- **Conscientização, informação e educação para todos os empregados** – os funcionários de todos os níveis precisam ser conscientizados de que o uso de qualquer SPA representa risco para si e para todos da empresa, reconhecendo a importância da política da empresa e seus benefícios. Algumas empresas estendem a informação preventiva para comunidades ao redor e familiares. Essas informações são passadas por meio de palestras informativas ou de teatro com debate, com duração máxima de duas horas.
- **Implantação de análise toxicológica** – preparação de estratégias voltadas à execução dos exames toxicológicos, que deverão ser realizados a partir de amostra biológica específica para identificar, de forma preventiva, se houve violação da política. Tem como principal tática a inibição do consumo de SPAs no ambiente de trabalho. Busca, também, ajudar aqueles que precisam de tratamento ou orientação.
- **Avaliação constante da implantação do PAP-PRAD** – o êxito de um programa preventivo depende de avaliação constante, visando evitar distorções e garantir a manutenção da eficácia, por meio de reuniões mensais com os profissionais da saúde e do RH da empresa.

Fonte: Barreto.[21]

```
┌─────────────────────────────────┐
│ Empresa percebe necessidade da política │
└─────────────────────────────────┘
         │
    ┌────┴────────────┐
    │                 │
┌─────────────┐  ┌──────────────┐
│ Formação do │  │ Diagnóstico  │
│ comitê      │  │ situacional  │
│ (grupo)     │  │ da empresa   │
└─────────────┘  └──────────────┘

┌─────────────┐  ┌──────────────────┐
│ Capacitação │  │ Apresentação do  │
│ da equipe   │  │ diagnóstico      │
│ técnica     │  │ situacional para │
│             │  │ a direção        │
└─────────────┘  └──────────────────┘

┌──────────────────┐
│ Treinamento dos  │
│ supervisores e   │
│ das chefias      │
│ imediatas        │
└──────────────────┘

┌──────────────────┐
│ Sensibilização e │
│ divulgação de    │
│ toda a força de  │
│ trabalho         │
└──────────────────┘

┌──────────────────┐
│ Avaliação e      │
│ prevenção        │
│ continuada       │
└──────────────────┘
```

Figura 11.3
Gráfico da implantação do PAP-RAD. Fonte: Barreto.[21]

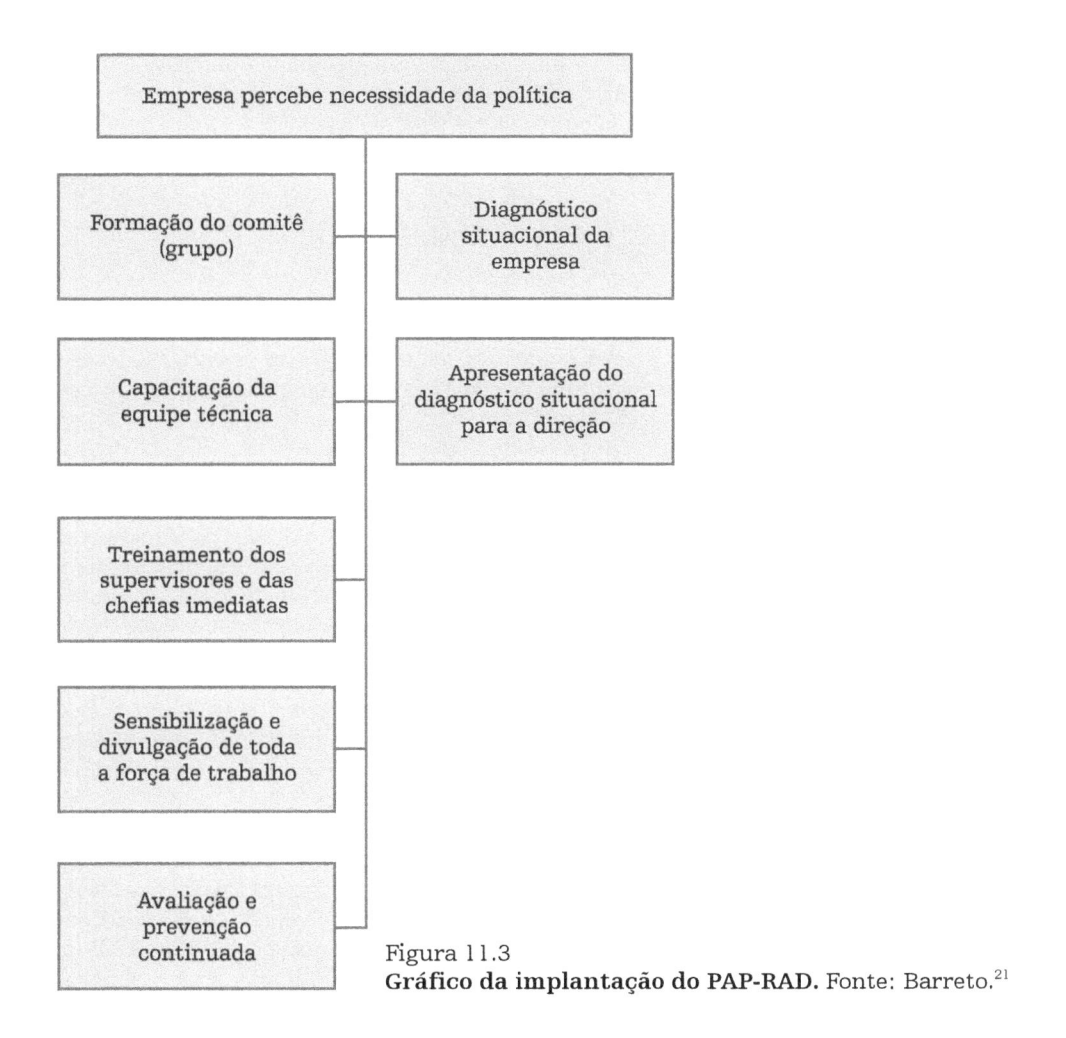

ABRANGÊNCIA DA IMPLANTAÇÃO

Uma política corporativa de atenção e prevenção aos PRAD adequada deve destinar-se a toda força de trabalho da empresa – funcionários, estagiários, terceirizados, administração –, podendo atingir a comunidade ao redor, fornecedores e prestadores de serviços. Constituem objetivos da implantação:

- promover a segurança em todo o ambiente da empresa
- favorecer a saúde física e mental dos funcionários
- proteger o meio ambiente e a comunidade
- fomentar condições para a promoção de um ambiente isento de drogas
- promover a conscientização dos empregados quanto ao princípio da corresponsabilidade no que tange a seu papel de apresentar-se aptos para o trabalho, ou seja, livres da influência de drogas psicoativas

- incentivar a procura espontânea de ajuda para dependência química
- abreviar os problemas de disciplina e de negligência no trabalho
- reduzir a vulnerabilidade da empresa aos prejuízos pessoais e patrimoniais
- diminuir as despesas com danos de equipamentos/produtos e roubos

PROGRAMA ATENÇÃO E PREVENÇÃO COM EXAMES TOXICOLÓGICOS

A partir do consenso de que o consumo de álcool e outras drogas tem consequências desastrosas, tanto em nível pessoal como profissional, empresas de variados portes (micro, pequenas e grandes) vêm implantando e aumentando gradativamente ações com foco na atenção e prevenção em PRAD.

A realização criteriosa de exames toxicológicos – por profissionais habilitados, com métodos confiáveis e sigilo nas ações – como parte do PAP-PRAD apresenta alto poder inibitório do uso, desencorajando usuários eventuais e motivando o trabalhador ao melhor desempenho de suas funções, isento do uso de substâncias prejudiciais à saúde. Dessa forma, a realização de exames toxicológicos reduz a vulnerabilidade da empresa e promove a manutenção da qualidade de seus produtos e serviços e de sua imagem institucional. Nesse escopo, se um trabalhador estiver infringindo a política preventiva da empresa, a intervenção, em fase inicial, de profissionais especializados no tema (álcool e drogas) permite uma ajuda mais eficaz, além de garantir um ambiente de segurança.[22-24]

As SPAs, quando introduzidas no organismo, são geralmente biotransformadas em diversos compostos, que são eliminados pela urina, pela saliva e pelo suor, e podem, inclusive, ser detectados nos tecidos queratinizados (cabelo, pelos e unhas). Essas fontes de material são chamadas de "matrizes biológicas".[25]

Independentemente do tipo de matriz biológica, fatores diversos podem influenciar o tempo de detecção, entre eles: tipo de substância, pureza, absorção, metabolização e eliminação, quantidade consumida e tempo e frequência de uso. Além disso, características individuais como gênero, idade, altura, peso e condições de saúde do usuário podem diminuir ou acelerar o processo de eliminação, influenciando, portanto, na detecção.[26] A matriz biológica amplamente utilizada no contexto de trabalho – como nos exames toxicológicos desportivos – é a urina, pois apresenta vantagens como alto nível de concentração de metabólitos – o que facilita a análise – e curto período de detecção – de apenas alguns dias – o que traz informações mais adequadas relacionadas a uso recente, exceto para dois grupos de substâncias: benzodiazepínicos e canabinoides, cuja detecção, nos casos de uso acentuado, pode alcançar até semanas após o consumo. A matriz biológica sangue, por sua vez, possui baixos níveis de concentração das drogas e período de detecção de apenas algumas horas após o consumo. Na matriz cabelo, o período de detecção pode variar de semanas a meses, visto que a janela de detecção (período no qual o exame consegue detectar a presença da substância no corpo) é mais ampla.[27]

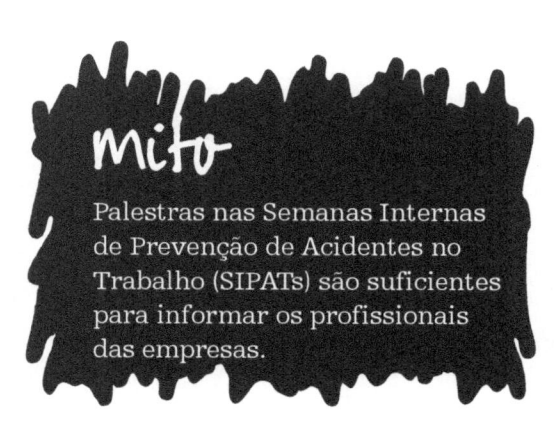

> **mito**
> Palestras nas Semanas Internas de Prevenção de Acidentes no Trabalho (SIPATs) são suficientes para informar os profissionais das empresas.

Os métodos analíticos mais utilizados para identificar os metabólitos, ou seja, os produtos eliminados presentes nessas matrizes, são:

- cromatografia em camada delgada de alto desempenho (CCDAD)
- técnicas de imunoensaio (RIA)
- imunofluorescência polarizada (IFP)
- cromatografia gasosa (CG)
- cromatografia gasosa acoplada a espectrometria de massa (CG/MS)

> **Verdade**
> A implantação de uma política, se seguida passo a passo, é mais uma ação socialmente responsável, representando grandes ganhos em segurança, saúde, preservação do meio ambiente, qualidade de vida e produtividade.

Tais métodos exigem protocolos de controle padronizados, equipamentos específicos, altamente precisos, e técnicos especializados, sendo, por isso, realizados exclusivamente em laboratórios credenciados junto a órgão vigente nacional, como a Agência Nacional de Vigilância Sanitária (Anvisa) e o Instituto Nacional de Metrologia (inmetro), ou internacional, como a Wolrd Anti-Doping Agency (WADA).

Dos métodos citados, o mais preciso e cientificamente aceito é a cromatografia gasosa acoplada ao espectrômetro de massa (CG/MS), sendo considerada internacionalmente como o padrão-ouro em análise toxicológica por ser conclusivo e confirmatório).[22-24, 27]

A coleta de material para análise toxicológica requer um intervalo mínimo entre a escolha (ou sorteio) do indivíduo e a obtenção do material. Isso não só impede que o indivíduo "agende" seu consumo nos intervalos das análises, como também permite que sejam realizadas com menor frequência, com custo consideravelmente reduzido. A coleta do material deve ocorrer em recipiente quimicamente não contaminado e com dispositivo de lacre, com a finalidade de impedir a adulteração das amostras. Todos os procedimentos devem ser documentados em formulários padronizados (Cadeia de Custódia da Amostra), constituindo uma espécie de histórico da amostra, visando demonstrar a integridade da mesma, desde a coleta à disposição final.[28]

De forma geral, os exames toxicológicos podem ser realizados nas seguintes modalidades, ou finalidades:

- **pré-admissional**: realizado durante o processo de seleção do candidato, para prevenir a possibilidade de admissão de usuário de SPA em uso ativo
- **pós-acidente/incidente**: para verificar se houve consumo de drogas pelo funcionário após determinado evento
- **aleatório**: realizado periodicamente e de forma isenta – preferencialmente por meio de *software* específico para sorteio –, tendo como característica um alto poder inibitório
- **acompanhamento e/ou pós-tratamento**: realização periódica de exame – conforme decisão terapêutica – como estratégia de prevenção à recaída
- **motivado**: o encaminhamento para a realização de exame toxicológico nesta modalidade deve se basear em fatos ou indícios claros e evidentes de queda de desempenho ou alteração de conduta ou ser feito diante de ocorrência de ato inseguro. É indicado que as lideranças recebam treinamento específico para a melhor ação.

É importante ressaltar que, independentemente da finalidade do exame toxicológico, e das substâncias analisadas, o funcionário só poderá ser a ele submetido mediante assinatura de termo de consentimento.

Empresas com uma política de ambiente de trabalho livre de álcool e outras drogas, além de buscar redução de custos e aumento da produtividade, cumprem com importante aspecto de responsabilidade social, promovendo ambiente de trabalho saudável, seguro e comprometido com a qualidade de vida dos funcionários.[29,30] Essa é também uma preocupação do Legislativo brasileiro, que tem trazido instrumentos de orientação bastante eficazes às ações de realização de exames com fins de análise toxicológica. Dentre os instrumentos legais que trazem em seu escopo a previsão legal da realização de exames toxicológicos, destacam-se o Regulamento Brasileiro de Aviação Civil nº 120 (RBAC-120) de 01/06/2011,[31] que institui e regulamenta a obrigatoriedade dos exames toxicológicos para profissionais da aviação (pilotos, comissários, mecânicos, despachantes, etc.), a Lei nº 12.619, de 30/04/2012,[32] que regulamenta e orienta quanto à realização de exames toxicológicos para os motoristas profissionais.

TESTE *"SCREENING"* (TESTE RÁPIDO): UTILIDADES E CARACTERÍSTICAS

Segundo o *Dictionary of Epidemiology*,[33] testes *screening* são definidos como testes de rastreamento.

São exames práticos – podem ser realizados no próprio local da coleta –, de realização rápida e baixo custo, em que os indivíduos são classificados como suspeitos – ou não – de ter determinado comprometimento (p. ex., testes para câncer, gravidez, uso de drogas, etc.).

Por ser um método de rastreamento – por definição –, casos classificados como suspeitos devem ser submetidos a outros exames para diagnóstico ou parecer final.

Portanto, no caso de obtenção de resultado "não negativo" no *screening* para detecção de SPAs, o indicado é encaminhado para a realização imediata de exame laboratorial. Mediante a obtenção de um resultado laboratorial negativo nesse segundo exame, o resultado inicial, dado pelo *screening*, se encaixa na categoria de "falso positivo".

No entanto, uma fragilidade desse tipo de exame é que um resultado "falso negativo" – ou seja, um exame cujo resultado verdadeiro é positivo – pode passar despercebido.

CONSIDERAÇÕES FINAIS

A OIT recomenda que o assunto álcool e outras drogas dentro das empresas seja tratado sem discriminação – independentemente das razões do trabalhador – dentro de um programa de PAEE, e indica que esse problema seja enfrentado de forma que trabalhadores e seus familiares ganhem em qualidade de vida, e que as empresas alcancem em produtividade, economia e segurança.

Outro ponto importante é o planejamento da implantação do PAP-PRAD, para que esforços isolados não sejam desperdiçados. Toda ação isolada terá certamente um impacto, que pode ganhar proporções muito maiores caso as ações de prevenção não estejam voltadas para um objetivo comum, atuando de forma coordenada e sequencial. Assim, os exames toxicológicos inseridos nos programas de atenção ao uso de álcool e drogas cumprem um papel preventivo eficaz, antecipando-se ao eventual comprometimento de saúde e segurança comumente decorrente do uso pelo trabalhador.

O uso de drogas no local de trabalho é um problema mundial e exige esforços e ações de toda ordem para que se diminua seu impacto social, econômico e individual. Pensar em programas de prevenção é estar, acima de tudo, voltado para a saúde, para a segurança e para um estilo de vida melhor.

REFERÊNCIAS

1. Barker JA. Paradigmas: el negocio a descobrir el futuro. 3. ed. Colombia: McGraw-Hill Interamericana; 1995.

2. Marques ACPR, Furtado EF. Intervenções breves para problemas relacionados ao álcool. Rev Bras Psiquiatr. 2004;26(Suppl I):28-32.

3. Gagliardi RJ, Raffin CN. Projeto diretrizes: abordagem geral do usuário de substâncias com potencial de abuso. São Paulo: AMB/CFM; 2012.

4. Puchalski K. Health promotion benefits and obstacles as perceived by occupational medicine physicians in Poland. Med Pr. 2003;54(3):207-13.

5. Puchalski K, Korzeniowska E. Requirements and quality of health promotion in the workplace—evaluation study. Med Pr. 2003;54(1):1-7.

6. Reisfield GM, Shults T, Demery J, Dupont R. A protocol to evaluate drug-related workplace impairment. J Pain Palliat Care Pharmacother. 2013;27(1):43-8.

7. Brasil. Ministério do Trabalho. Decreto nº 7.602, de 07 de novembro de 2011. Dispõe sobre a Política Nacional de Segurança e Saúde no Trabalho: PNSST. Brasília: TEM; 2011.

8. Bush DM, Autry JH 3rd. Substance abuse in the workplace: epidemiology, effects, and industry response. Occup Med. 2002;17(1):13-25.

9. Lima CT, Farrell M, Prince M. Job strain, hazardous drinking, and alcohol-related disorders among Brazilian bank workers. J Stud Alcohol Drugs. 2013;74(2):212-22.

10. Health promotion in the workplace: alcohol and drug abuse. Report of a WHO Expert Committee. World Health Organ Tech Rep Ser. 1993;833:1-34.

11. Knott B. The business case for workplace alcohol prevention. Occup Health Saf. 2012;81(10):107-8, 110.

12. Lima JMB. Alcoologia: O alcoolismo na perspectiva da saúde pública. 2. ed. Rio de Janeiro: Medbook; 2008.

13. International Labour Office. Guiding principles adopted by the ilo inter-regional tripartite experts meeting on drug and alcohol testing in the workplace. Geneva: ILO; 2009.

14. Organização Mundial da Saúde. Informe mundial da saúde - 2004. Genebra: OMS; 2005.

15. Brasil. Ministério da Previdência Social [Internet]. Brasília: MPAS; c2014 [capturado em 26 maio 2014]. Disponível em: http://www.mpas.gov.br/

16. Federação das Indústrias do Estado de São Paulo [Internet]. São Paulo: FIESP; c2011 [capturado em 26 maio 2014]. Disponível em: http://www.fiesp.com.br/

17. Moscicka A. Preventive care in the area of psychosocial risks at work. Med Pr. 2010;61(1):91-100.

18. Organização Internacional do Trabalho [Internet]. [Publicações]. Brasília: OIT; [2010]. Disponível em: http://www.oitbrasil.org.br/publication

19. Nações Unidas no Brasil. Escritório das Nações Unidas sobre Drogas e Crime [Internet]. Brasília: ONUBR; c2014 [capturado em 26 maio 2014]. Disponível em: http://www.onu.org.br/onu-no-brasil/unodc/

20. Moreira FDL, organizador. Saúde e trânsito. Rio de Janeiro: Arquimedes; 2013.

21. Barreto SF. Prevenção do uso de álcool e outras drogas no ambiente de trabalho: conhecer para ajudar. 3. ed. Brasília: SENAD; 2012.

22. Moffat AC, Jackson JV. Analysis of drugs and poisons: in pharmaceuticals, body fluids and postmortem material 3rd ed. London: Pharmaceutical; 2004.

23. American Academy of Forensic Sciences and Society of Forensic Toxicologists. – Forensic Toxicology Laboratory Guidelines AAFS/SOFT; 2006.

24. National Institute on Drug Abuse.Urine testing for drugs of abuse. Bethesda: NIDA; 1996.

25. Bush DM. The U.S. Mandatory Guidelines for Federal Workplace Drug Testing Programs: current status and future considerations. Forensic Sci Int. 2008;174(2-3):111-9.

26. Spinelli E. Vigilância toxicológica: comprovação do uso de álcool e drogas através de testes toxicológicos. Rio de Janeiro: Interciência; 2004.

27. Diehl A. Screenings para álcool e drogas. In: Diehl A, Cordeiro DC, Laranjeira R, organizadores Tratamentos farmacológicos para dependência Química: da evidencia científica a pratica clínica. Porto Alegre: Artmed; 2010.

28. Silva AO. Indicações e limites das análises toxicológicas para substâncias psicoativas. Rev Psiquiatr Clin (São Paulo). 2000;7:50-6.

29. Lewicki B. A privacidade da pessoa humana no ambiente de trabalho. Rio de Janeiro: Renovar; 2003.

30. Magano OB. Do poder diretivo na empresa. São Paulo: Saraiva; 1982.

31. Brasil. Agência Nacional de Aviação Civil. Regulamento Brasileiro de Aviação Civil nº 120 (RBAC-120), de 01 de junho de 2011. Programas de prevenção do uso indevido de substâncias psicoativas na aviação civil providências [Internet]. Brasília: ANAC; 2011 [capturado em 30 abr. 2014]. Disponível em: http://www2.anac.gov.br/transparencia/pdf/19/anexo.pdf.

32. Brasil. Presidência da República. Lei nº 12.619, de 30 de abril de 2012. Dispõe sobre o exercício da profissão de motorista; altera a Consolidação das Leis do Trabalho – CLT, aprovada pelo Decreto-Lei no 5.452, de 1o de maio de 1943, e as Leis nos 9.503, de 23 de setembro de 1997, 10.233, de 5 de junho de 2001, 11.079, de 30 de dezembro de 2004, e 12.023, de 27 de agosto de 2009, para regular e disciplinar a jornada de trabalho e o tempo de direção do motorista profissional; e dá outras providências [Internet]. Brasília: Casa Civil; 2012 [capturado em 30 abr. 2014]. Disponível em: http://www.planalto.gov.br/ccivil_03/_Ato2011-2014/2012/Lei/L12619.htm.

33. Dictionary of Epidemiology. 3rd ed. New York: Oxford University Press; 1995.

SITES PESQUISADOS

American Academy of Forensic Sciences [Internet]. Colorado: AAFS; c2014 [capturado em 30 abr. 2014]. Disponível em: www. aafs.org.

Australia Government. Civil aviation safety authority [Internet]. Canberra: CASA; c2014 [capturado em 30 abr. 2014]. Disponível em: http://www.casa.gov.au/.

Centro Brasileiro de Informações sobre Drogas Psicotrópicas [Internet]. São Paulo: CEBRID; c2013 [capturado em 30 abr. 2014]. Disponível em: www.cebrid.epm.br.

Departamento de Trânsito do Estado do Rio de Janeiro [Internet]. Rio de Janeiro: Detran;c2014 [capturado em 30 abr. 2014]. Disponível em: http://www.detran.rj.gov.br/.

National Institute for Drug Abuse. Archive materials [Internet]. Bethesda: NIDA; c2014 [capturado em 30 abr. 2014]. Disponível em: http://archives.drugabuse.gov/index.html.

Substance Abuse and Mental Health Services Administration. Division of workplace programs: drug-free workplace programs [Internet]. Rockville: SAMHSA; 2014 [capturado em 30 abr. 2014]. Disponível em: http://workplace.samhsa.gov/index.html.

U.S. Government Printing Office. Federal digital systems [Internet]. Washington: GPO; 2014 [capturado em 30 abr. 2014]. Disponível em: http://www.gpo.gov/fdsys/.

United States. Department of Transportation [Internet]. Washington: DOT; c2014 [capturado em 30 abr. 2014]. Disponível em: http://www.dot.gov/.

United States. Department of Transportation. Procedures for transportation workplace drug and alcohol testing programs [Internet]. Washington: DOT; c2014 [capturado em 30 abr. 2014]. Disponível em: http://www.dot.gov/odapc/part40.

Quer saber mais?
Em www.grupoa.com.br, acesse a página deste livro por meio do campo de busca e clique em Conteúdo Online para ter acesso a uma lista de outras obras sobre o assunto deste capítulo.

CAPÍTULO 12

PREVENÇÃO NO AMBIENTE COMUNITÁRIO

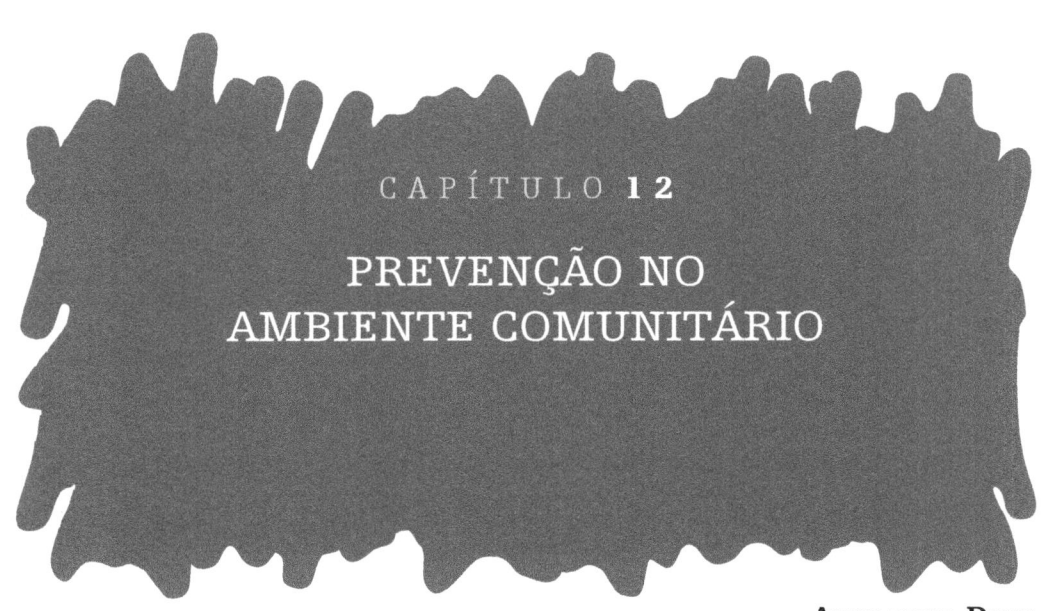

ALESSANDRA DIEHL
NELIANA BUZI FIGLIE
DENISE LEITE VIEIRA
JOEL W. GRUBE

A falta de regulamentação adequada das leis e dos regimentos de muitos países, incluindo o Brasil, com relação à venda, à compra e ao consumo de drogas lícitas, como o álcool e o tabaco, assim como aquelas leis formalmente dirigidas às drogas ilícitas (cocaína, *crack*, maconha, etc.) e amplamente desrespeitadas e questionadas obviamente afetam os ambientes em que o álcool pode ser vendido e utilizado e onde as drogas ilícitas são "camufladamente" consumidas e comercializadas.[1] O impacto da falta de regulamentação é sentido quase exclusivamente pelos moradores da comunidade que enfrentam diversos problemas relacionados à ausência de regulamentação adequada na comunidade em que vivem.[2]

Entre esses problemas, pode-se citar principalmente a violência. Além dos determinantes socioculturais, grande parte da violência no Brasil tem sido associada ao abuso de álcool e drogas ilícitas e à ampla disponibilidade de armas de fogo. Os homicídios, os traumas e as mortes no trânsito no País são responsáveis por quase dois terços de todas as mortes por causas externas.[3]

Outro problema comum que as comunidades vivenciam refere-se à violência doméstica, que, especialmente na América Latina, também tem alta associação com o abuso e a dependência de álcool,[4] com maiores taxas onde há maior iniquidade de gênero. Bolívia e Peru, por exemplo, apresentam prevalência elevada de violência doméstica.[4] No Brasil, as mortes por esse tipo de violência podem não corresponder ao maior número de mortalidade no País, mas sua parcela de morbidade relacionada à violência é alta. Estes são problemas de saúde pública importantes e que levam a grandes custos individuais e coletivos. Homens jovens, negros e pobres são as principais vítimas e perpetradores de violência na comunidade, enquanto mulheres negras pobres e crianças são as principais vítimas de violência doméstica.[3]

Não poderíamos deixar de citar também a questão do tráfico de drogas, ou o narcotráfico, que afeta não somente as favelas de todo o País como também diversas comunidades dos centros de grandes cidades, onde existem "biqueiras", "bocas de fumo", "cracolândias" a céu aberto e "trouxinhas, cápsulas, pinos e sacolés à varejo". São verdadeiros exércitos do chamado "movimento" extremamente organizado e

mito

Os programas de prevenção nas escolas com abordagem educacional exclusivamente informativa conseguem ter um impacto significativo e duradouro sobre o comportamento de beber dos jovens, mesmo quando estes estão inseridos em uma cultura que promove, estimula e facilita o consumo de álcool, pois informam os indivíduos sobre substâncias psicoativas e os preparam para tomarem suas próprias decisões e escolhas. As abordagens focadas no indivíduo são mais eficazes que as abordagens comunitárias.

que reúne diversos "soldados" com cargos bem específicos e delineados ("olheiros", "aviões", "vapores", "gerentes", "endoladores" [aqueles que empacotam a droga], "dono"). Esse tipo de crime organizado utiliza estratégias de *marketing* variadas (em geral atreladas ao pagamento de favores ou festas a membros da comunidade, por exemplo), espalha-se em progressão geométrica em organizações de caráter transnacional, utiliza-se de vulneráveis, como crianças e adolescentes, e tem ganhado manifestações eloquentes em *funks* e *raps* cantados por milhares de jovens de origem mais humilde, com a falsa oferta de proteção da comunidade por meio do medo e do terror.[5]

Uma pesquisa conduzida por Meirelles e Minayo,[6] com poucos jovens cariocas egressos do tráfico, revela que estes, quando entraram para a atividade ilegal de venda de drogas, tinham a expectativa de alcançar poder e ostentação. Com o tempo, essa atitude foi substituída pela percepção de que estavam vivendo em situações de risco, punição e medo, em constantes episódios de conflitos e tráfico de armas. O processo de saída do tráfico ocorreu somente quando os jovens começaram a questionar esse tipo de trabalho e vislumbraram outras possibilidades e modos de vida mais compatíveis com suas aspirações.[6] Muitos outros jovens não tiveram o mesmo destino e a oportunidade que os citados nessa pesquisa, isso porque o narcotráfico faz muitas vítimas e, entre elas, os jovens estão no topo da lista. Na cidade de São Paulo, por exemplo, no ano de 2013, o homicídio juvenil foi de 26,5/100 mil habitantes entre o gênero masculino com idades de 15 a 29 anos. Podemos inferir que muitos deles tinham algum tipo de envolvimento com o tráfico.[7]

Por essa razão, muitas comunidades apoiam os recursos comunitários para diminuir os problemas do seu entorno relacionados ao ônus gerado pelo uso de substâncias psicoativas (SPAs). As comunidades querem, sobretudo, um cenário de empoderamento, no qual os líderes comunitários e os moradores do bairro tenham relações que permitam a troca de recursos e a distribuição igualitária de poder entre os agentes que articulam uma rede, a fim de alcançar seus objetivos em comum.[8]

A palavra "empoderamento" (em inglês, *empowerment*) é extremamente poderosa e necessária. Refere-se a uma ação coletiva desenvolvida pelos indivíduos quando participam de espaços privilegiados de decisões, de tomada de consciência social e de direitos políticos, mas também de deveres. Essa consciência ultrapassa a tomada de iniciativa individual de conhecimento e superação de uma realidade em que se encontra, desenvolvendo dignidade a uma comunidade dentro do contexto de inclusão da cidadania com responsabilidade e respeito ao outro.[9]

Portanto, a comunidade, a partir de uma perspectiva prática, com seus líderes comunitários (educadores, religiosos, agentes de saúde, etc.) e seus moradores, pode agir para reduzir os impactos da expansão de ambientes para o uso de álcool e outras SPAs que causam dependência. As comunidades podem intervir e assumir o controle de muitos aspectos das questões relacionadas ao álcool, ao tabaco e a outras drogas, utilizando, sobretudo, ambientes para a redução do uso, do abuso e de problemas associados. Esses programas podem ser eficazes para prevenir e também complementar os esforços para tratamento e amenizar as consequências sociais, familiares, legais e físicas relacionadas ao uso.[10-12]

Neste capítulo, são delineadas algumas características das abordagens ambientais eficazes para a prevenção de problemas com o álcool e outras SPAs, com foco sobre o que pode ser feito para melhorar esses problemas em ambientes comunitários à luz do conhecimento atual e das melhores práticas destinadas à prevenção nas comunidades.

ABORDAGENS AMBIENTAIS/COMUNITÁRIAS *VERSUS* INDIVIDUAIS PARA A PREVENÇÃO

> ### Verdade
> Intervenções comunitárias, como, por exemplo, os programas de prevenção em âmbito escolar são importantes e mais eficazes que abordagens centradas no indivíduo. Isso porque os programas comunitários contemplam intervenções políticas e de fiscalização de ações regulatórias que tentam reduzir os problemas relacionados ao abuso de substâncias psicoativas, alterando o ambiente econômico, físico ou social em que o álcool ou outras drogas são obtidos e utilizados.

Há pelo menos duas formas gerais de se fazer prevenção: mediante abordagens centradas no indivíduo (intervenções individuais), como programas nas escolas, em que o objetivo é informar as pessoas sobre as substâncias, seus efeitos e problemas, esperando-se, assim, que o indivíduo possa fazer suas próprias escolhas e decisões de forma acertada; e mediante abordagens focadas no coletivo, que, por meio de intervenções no ambiente, atingem a todos ou um maior número de pessoas. Um exemplo é a lei para o uso do cinto de segurança. Poderia ser realizado um programa de educação no trânsito acerca da importância do uso do cinto por parte tanto do motorista como do passageiro.[13] A questão é que isso pode demorar muito. Responda: quantas pessoas você conhece que usavam o cinto de segurança antes da lei ser implementada? Quantas pessoas você conhece, hoje, que usam o cinto de segurança ao dirigir? Você, caro(a) leitor(a), percebe a diferença nos motoristas que usavam cinto de segurança ao dirigir antes e depois da lei? Em geral, a mudança de comportamento pode ser observada por todos nós. A maioria das pessoas hoje usa o cinto de segurança em nosso país. A prevenção com intervenção na comunidade atinge mais pessoas e geralmente tem um resultado muito mais rápido que as abordagens centradas no indivíduo.

Há, ainda, muita controvérsia em relação às intervenções com abordagem voltada para o coletivo mediante leis, fiscalização e punição. O argumento de alguns se refere ao fato de poderem ferir o direito individual de decidir o que se quer ou não fazer. Em termos individuais, é verdade: muitas vezes, as pessoas sentem-se agredidas em seu direito de escolha, porém, em termos coletivos, o benefício atinge mais pessoas de forma mais rápida e de maneira eficaz. Para que seja eficaz, não basta haver a lei, é preciso adesão e apoio da comunidade e, para isso, é necessário que haja fiscalização e a percepção de que, se alguém for pego, haverá punição, e ela será aplicada imediatamente, sendo proporcional e adequada à regra infringida.

Voltando ao caso do cinto de segurança: no início, muitas pessoas não aderiram só porque era lei; a adesão foi se consolidando quando as pessoas perceberam que havia fiscalização e que multas eram aplicadas. A lei do beber e dirigir teve alto impacto assim que foi reformulada (já existia lei sobre o assunto, mas não havia muita fiscalização nem se ouvia falar de punição para quem fosse pego) em São Paulo. E, a partir da experiência de São Paulo, outros municípios e Estados aderiram. A punição para quem fosse autuado dirigindo alcoolizado envolvia multa pesada, muitos pontos na carteira, suspensão da carteira de motorista e até mesmo prisão. Donos de bares e restaurantes da cidade perceberam a mudança de comportamento de beber e também a queda do número de frequentadores e bebedores em um primeiro momento, quando se ouvia falar da fiscalização e *blitz* de forma intensa por toda a cidade.[14] Passado um tempo de acomodação, a fiscalização relaxou um pouco, e pôde-se observar que as pessoas já não estavam mais tão "apavoradas" e não tinham mais tanto medo ou certeza de que poderiam ser flagradas em uma *blitz* quanto no início, quando a fiscalização era intensa e regular.

Tanto a prevenção quanto o tratamento são necessários para reduzir os problemas relacionados ao consumo de SPAs e seus custos na comunidade. De forma ideal, deseja-se evitar o abuso e os problemas antes que eles comecem a surgir. Infelizmente, o tratamento por si só não pode efetivamente reduzir o uso, o abuso e os problemas relacionados ao álcool e a outras drogas de abuso. Em contrapartida, muitos programas de prevenção educacional diferentes foram implementados ao longo das últimas décadas, com o objetivo de educar os jovens sobre os efeitos do álcool e os problemas relacionados ao uso, incentivando-os a abster-se do consumo ou estimulando o desenvolvimento de redes sociais que sejam resilientes e desencorajem o uso problemático. De modo geral, esses programas tiveram sua importância, mas a maioria tem obtido sucesso bastante limitado,[15] porque os programas educacionais têm um foco estreito e falham ao excluir outras alternativas ou contextualizar modelos conceituais incompletos, assim como faltam a avaliação e o monitoramento na maioria deles.[16,17]

Apesar de as intervenções educativas de prevenção em ambiente escolar terem seu papel nesse cenário, muitas críticas surgiram a partir da análise da evidência científica disponível, revelando que tais programas, por si só, não levam a reduções de uso, abuso e problemas a longo prazo. Obviamente, parece um tanto ingênuo acreditar que as abordagens educacionais escolares, sozinhas, consigam ter um impacto significativo e duradouro sobre o comportamento de beber dos jovens quando esses mesmos jovens estão mergulhados em uma cultura que promove, estimula e facilita o consumo de álcool nos mais diferentes contextos sociais,[18,19] tais como as famosas "chopadas universitárias", festas de música eletrônica patrocinadas pela indústria do álcool, as festas ditas *open bar*, as grandes festas juninas do nordeste brasileiro ou o símbolo nacional maior: o "Sr. Carnaval".

Assim, as abordagens preventivas voltadas para o ambiente e para as comunidades tornaram-se uma abordagem complementar, uma vez que se reconhece que os problemas relacionados ao álcool e às outras substâncias psicoativas resultam das interações entre indivíduos e seus diferentes ambientes culturais, sociais e comunitários, cujas características particulares podem facilitar, promover, encorajar e/ou banalizar o consumo de álcool e outras drogas entre os membros dessa comunidade.[20]

As abordagens com foco em intervenções comunitárias foram sendo "moldadas" ao longo dos anos, e muitas tornaram-se programas que as comunidades atualmente podem implementar, pois não requerem a intervenção direta de especialistas, por exemplo. Em geral, os programas comunitários têm compartilhado uma característica comum de intervenções políticas e de fiscalização de ações regulatórias que tentam reduzir os problemas relacionados ao abuso de substâncias psicoativas, alterando o ambiente econômico, físico ou social em que o álcool ou as outras drogas são obtidos ou utilizados.[21,22]

Intervenções com foco em comunidades, bairros, favelas, centro das cidades ou nas cidades como um todo são reconhecidas porque tendem a ser mais eficazes.[23]

A prevenção em ambientes comunitários enfoca os seguintes aspectos:

- Procura alterar os componentes dos sistemas comunitários que reforçam o uso de substâncias psicoativas e seus problemas relacionados. Pode incluir mudanças, por exemplo, no horário de fechamento de bares ou na fiscalização da venda de bebidas alcoólicas a menores.[24]
- Os esforços da mídia na prevenção no ambiente comunitário são geralmente destinados a motivar o exercício das atividades que já são consagradas pelas leis daquele determinado país, visando aumentar, por exemplo, a sensibilização do público para os riscos do beber e dirigir.[25] No Brasil, um exemplo desse programa com o apoio de vários artistas globais chama-se "Parada", que aborda questões que visam reduzir os acidentes de trânsito.
- Pelo fato de as abordagens comunitárias terem como alvo os ambientes mais amplos de consumo de álcool e de outras drogas, elas atingem populações de usuários e não usuários e não somente as chamadas prováveis populações de risco. É o que aconteceu com as leis relacionadas ao controle de tabagismo, uma vez que a Lei nº 9294/96,[26] previa a presença de fumódromos e, portanto, não protegia o não fumante. Enquanto a Lei nº 12546/2011 prevê ambientes livres de tabaco sem possibilidades de fumódromos, os quais não protegem tanto os não fumantes quanto os fumantes de fato. A proibição do uso de cigarros, charutos, cigarrilhas, cachimbos ou qualquer outro produto fumígeno derivado ou não de tabaco em locais coletivos públicos ou privados reduz a exposição à fumaça de forma geral, tanto para fumantes quanto para não fumantes, e desencoraja os tabagistas a fumar com tanta frequência (muitos abandonam o hábito), pois fumar, nos dias de hoje, tem uma logística mais complicada que simplesmente acender o cigarro.
- As abordagens ambientais, muitas vezes, concentram-se na oferta da substância. Assim, a prevenção comunitária pode incluir ações para reduzir a compra de álcool por jovens universitários ao aumentar o preço da cerveja nas festas universitárias.[19]

- As abordagens ambientais, muitas vezes, concentram-se em problemas agudos em vez de em apenas problemas crônicos relacionados ao uso de álcool, tabaco e outras drogas, como, por exemplo, redução de acidentes de trânsito, ferimentos, traumas e violência relacionados às substâncias psicoativas.

DOMÍNIOS DA PREVENÇÃO NO AMBIENTE COMUNITÁRIO

Os programas de prevenção comunitária podem funcionar em quatro domínios, apresentados a seguir.

Domínio físico: os programas de prevenção podem alterar o acesso físico à substância ao afetar o acesso ao fornecimento de álcool, tabaco e outras drogas. Por exemplo, os dormitórios das faculdades podem proibir o consumo de álcool dentro do alojamento, assim como os administradores universitários podem proibir a venda de álcool e tabaco nas cantinas e lojas de conveniência dos *campi* universitários.

Domínio social: programas de prevenção ambientais podem alterar o acesso social, afetando as redes sociais que estimulam e permitem a distribuição dessas substâncias. Restringir o uso de álcool em celebrações no *campus*, como, por exemplo, nos famosos "trotes" de novos calouros, que são forçados pelos veteranos a consumir grande quantidade de bebidas alcoólicas e, quanto ao tabaco, pode-se aumentar sua contrapropaganda e a fiscalização dos ambientes livres da substância.[27]

Domínio econômico: intervenções de prevenção podem alterar o acesso econômico mediante o aumento dos custos reais de álcool e tabaco por meio de tributação ou mediante regulação de horário para vender e servir bebidas alcoólicas, com determinação de fechamento de bares nos horários previstos, alterando, assim, a geografia econômica de disponibilidade.[24]

Domínio legal: as leis podem ser fiscalizadas para impedir a venda de bebidas alcoólicas e cigarros a menores de idade[28] e banir o consumo ou reduzir a quantidade de álcool que um indivíduo pode consumir legalmente antes de dirigir. Solicitar carteira de identidade para verificar se a idade real corresponde à idade aparente e conferir se o comprador está acima da idade mínima para efetuar a compra também é uma estratégia de domínio legal. Uma pesquisa que avaliou o poder de compra de cigarros por menores de idade nos Estados Unidos, onde a solicitação de comprovante de identidade também é prevista por lei e costuma ser uma prática mais frequente que no Brasil, mostrou que, no âmbito da comunidade, adolescentes com maior escolaridade e adolescentes afrodescendentes tiveram mais probabilidade de serem bem-sucedidos na compra de cigarros. A solicitação do comprovante de identidade pelo vendedor ocorria mais frequentemente nos estabelecimentos comerciais que firmavam com sinalização seu compromisso de proibição de venda para menores. Essa pesquisa, por exemplo, auxilia a compreensão das associações entre as características contextuais e as da comunidade e o acesso dos jovens ao tabaco por meio de fontes comerciais, que podem ajudar os formuladores de políticas públicas a identificar as comunidades/populações-alvo em risco e promover estratégias para diminuir o acesso dos jovens à substância.[27]

O MODELO PARA REDUZIR O BEBER ENTRE MENORES DE IDADE SOB UM OLHAR DA PREVENÇÃO COMUNITÁRIA

O modelo esquematizado na Figura 12.1 pode ser usado para guiar os projetos desde as primeiras fases de implementação até a avaliação de efetividade de uma intervenção comunitária para reduzir os problemas com o álcool em menores de idade. Essa abordagem foi utilizada em outros projetos de base comunitária de Universidades da Califórnia, nos Estados Unidos. O modelo resume uma extensa revisão da literatura sobre os fatores relacionados às diferenças nas prevalências de beber entre adolescentes nas comunidades.[29]

O contexto do bairro e da comunidade também pode interferir na capacidade dos pais de controlar seus filhos de forma eficaz com estratégias específicas de acompanhamento de diferentes maneiras. Existem alguns estudos que já analisaram a importância das percepções que os pais têm a respeito da comunidade em que vivem e das estratégias específicas de acompanhamento de seus filhos e como cada uma das estratégias utilizadas pelos pais pode ou não estar relacionada ao uso de álcool e a atos de delinquência pelos jovens. Já se sabe que o conhecimento, por parte dos pais, do paradeiro de seu filho(a), está relacionado a menor uso de álcool e a menor índice de delinquência juvenil, por meio da associação com baixo

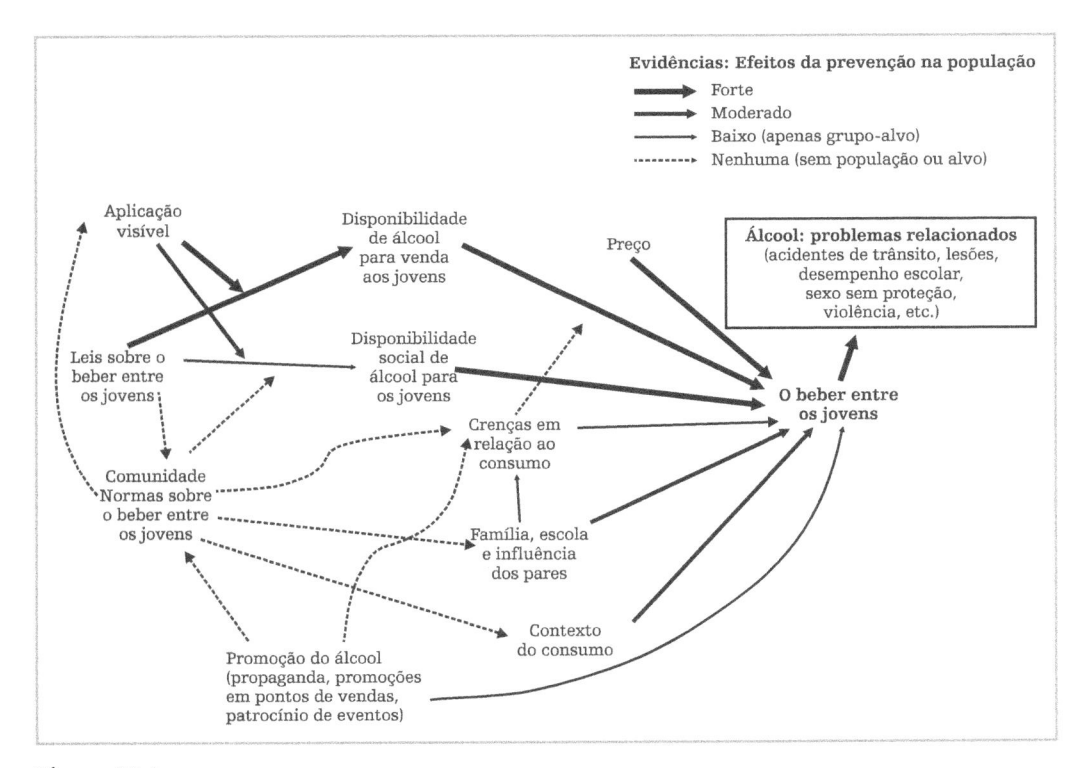

Figura 12.1
Beber entre adolescentes: pesquisa básica. Fonte: Pacific Institute for Research Evaluation.[30]

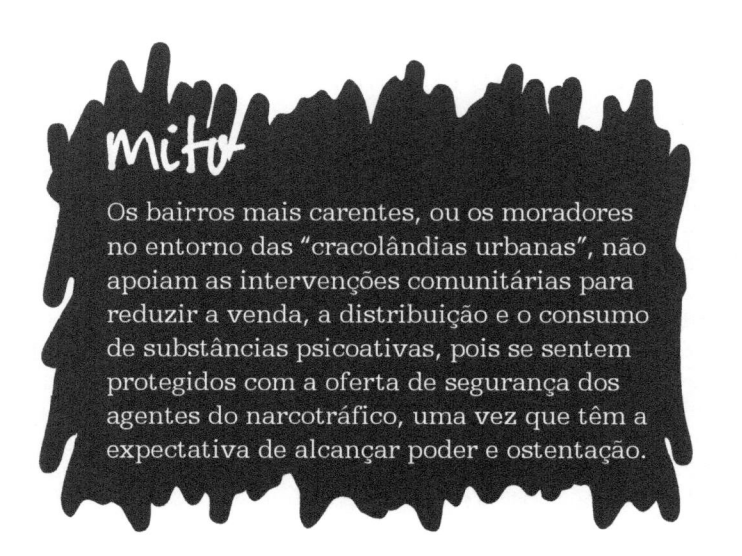

> **mito**
>
> Os bairros mais carentes, ou os moradores no entorno das "cracolândias urbanas", não apoiam as intervenções comunitárias para reduzir a venda, a distribuição e o consumo de substâncias psicoativas, pois se sentem protegidos com a oferta de segurança dos agentes do narcotráfico, uma vez que têm a expectativa de alcançar poder e ostentação.

uso de substâncias entre os pares. Curiosamente, os pais que percebem maiores problemas em seus bairros usam estratégias de monitoramento menos eficazes. Assim, os programas de prevenção ambiental poderiam atender às necessidades de monitoramento dos pais com base em diferenças de bairro, adaptando programas para diferentes necessidades e características de cada região. Além disso, os pais poderiam receber esclarecimentos e ficar mais bem informados sobre a importância das regras e dos limites, particularmente quando não há monitoramento adequado do paradeiro de seus filhos.[10]

Cabe também ressaltar a necessidade de intervenções preventivas de base comunitária referentes a álcool e tabaco serem conduzidas em zonas rurais, apesar da escassa pesquisa ainda realizada nessa área. As comunidades rurais parecem apoiar a aplicação de leis e o desenvolvimento de políticas públicas para reduzir o consumo de álcool, tabaco e outras drogas em seus ambientes e podem ser beneficiadas com a realização de aconselhamento e intervenção breve pelos profissionais da saúde da atenção primária.[12]

SUSTENTABILIDADE DOS PROGRAMAS DE INTERVENÇÃO COMUNITÁRIA

Um dos grandes desafios dos programas de prevenção no ambiente comunitário está relacionado à sua sustentabilidade, principalmente quando várias adversidades e fatores podem interferir em sua continuidade. No Brasil, esse risco renova-se a cada quatro anos, uma vez que a mudança de grupo político no poder pode levar ao cancelamento de projetos em andamento por visões e ideologias diferentes ou por investimentos de verbas em outros setores em detrimento dos projetos já iniciados por gestões anteriores.

Os fatores que darão sustentabilidade aos projetos em desenvolvimento devem ser identificados o mais precocemente possível, para refletir um entendimento perspicaz do contexto de cada programa e sua capacidade de adaptação. Esses fatores podem ajudar as pessoas a projetar intervenções com baixo financiamento para maximizar o impacto das intervenções no futuro próximo. Elas devem ser implementadas de forma otimizada dentro de uma abordagem global e flexibilizada, considerando o contexto comunitário.[31] A Figura 12.2 ilustra os principais elementos para a sustentabilidade e a efetividade dos programas em ambientes comunitários.

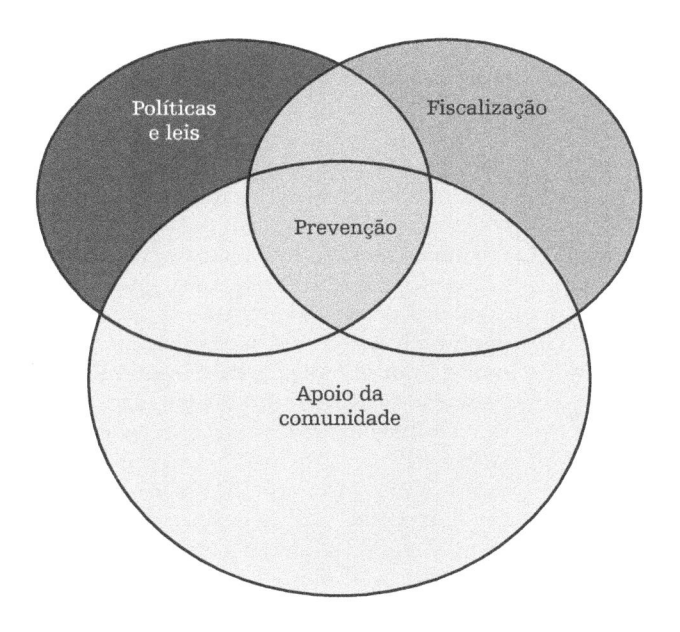

Figura 12.2
Elementos essenciais para a efetividade e a sustentabilidade dos programas de prevenção em ambientes comunitários.
Fonte: Adaptada de Reynolds.[32]

(Diagrama de Venn: Políticas e leis, Fiscalização, Apoio da comunidade — intersecção: Prevenção)

EXEMPLOS DE PROGRAMAS NACIONAIS DE INTERVENÇÃO COMUNITÁRIA

Jardim Ângela, em São Paulo

"O fenômeno do Jardim Ângela", bairro da periferia da Zona Sul da cidade de São Paulo, com mais de 280 mil habitantes, também pode servir como um exemplo nacional de intervenção comunitária que melhorou as taxas de violência. Duas autoras deste capítulo puderam testemunhar essa realidade retratada na comunidade, pois trabalharam durante muitos anos em projetos do bairro e conhecem "com olhar de fora", ou seja, de quem não reside no Jardim Ângela, o que a vivência as ensinou.

O bairro já foi considerado o mais violento do mundo pela Organização das Nações Unidas (ONU), no ano de 1996. Muitos fatores sinérgicos estavam gerando violência, tais como desemprego, pobreza, falta de oportunidades de lazer, aviltamento de direitos à saúde, mas principalmente o grande número de bares (1 bar para cada 10 casas)[33] e o alto consumo de álcool, assim como o tráfico de drogas. Em 1999, o índice de homicídios chegou a 128 para cada 100 mil habitantes, sendo maior que Cali (Colômbia) na época, cidade reconhecidamente violenta. No fim dos anos de 1990, uma organização não governamental (ONG) chamada Santos Mártires, liderada pelo padre irlandês radicado no Brasil Jaime Crowe, percebeu que algo precisava ser feito,[34] e uma grande mobilização social começava a crescer. Em uma das imortalizadas frases desse líder comunitário, amplamente divulgada na mídia informal, está: "Minha rotina incluía velar os cadáveres, rezar missas de sétimo dia e consolar os parentes desolados. Eu não podia continuar apenas enterrando e rezando missas de sétimo dia. Não há o que se diga para consolar e recuperar famílias que enterraram seus entes queridos. Certamente é mais difícil que reduzir índices de violência".

Atualmente, o Jardim Ângela virou uma espécie de "vitrine" de como a sociedade civil, líderes comunitários, especialistas de grandes universidades e a polícia

> **Verdade**
>
> Os moradores dos arredores são os que quase exclusivamente sentem e sofrem os efeitos da falta de regulamentação e política de álcool e outras drogas, sofrendo com inúmeros problemas, entre eles o tráfico de drogas, que, em geral, alicia crianças e adolescentes. Muitas comunidades apoiam as estratégias de prevenção do uso de álcool e outras drogas no ambiente comunitário para diminuir os problemas de seu bairro por meio do empoderamento de líderes comunitários e moradores da região.

podem trabalhar em conjunto fazendo prevenção no ambiente comunitário. A violência e as taxa de homicídios diminuíram bastante de 1996 até 2013 no Jardim Ângela, uma vez que no último do período mencionado ocorreram 52 homicídios entre janeiro e setembro, e a taxa caiu para 28 por 100 mil habitantes. Por isso, não há corpos estirados no chão com a frequência que ocorria no fim da década de 1990. Além disso, para diminuir a violência, é preciso mais que apenas leis. Jardim Ângela, bairro antes tão desamparado e carente de serviços, agora conta com mais aparelhos de lazer, hospitais, postos de saúde, Centro de Atenção Psicossocial Álcool e Drogas (CAPS AD) e diversos projetos sociais e de inclusão, com protagonismo juvenil na liderança de alguns desses projetos. A Sociedade Santos Mártires atende a comunidade do Jardim Ângela por meio de 29 serviços, realizando aproximadamente 10 mil atendimentos diretos e 30 mil atendimentos indiretos por mês, além de participar ativamente junto a outras organizações de ações visando ao desenvolvimento sustentável da região,[35] um benefício para a população e orgulho para os envolvidos em promover saúde e bem-estar à comunidade.

Fechamento de bares na cidade de Diadema

Em 1999, Diadema, cidade pertencente à Grande São Paulo, apresentava a maior taxa de homicídios do Estado de São Paulo: 102,8/100 mil habitantes. Mediante uma série de esforços somados com a sociedade cível, universidades, políticos engajados e a Polícia Militar, a Lei nº 2.107/2002,[36] que ficou conhecida como "Lei de Fechamento de Bares", foi promulgada e, sobretudo, fiscalizada. Em vigor há mais de 10 anos, determina que bares e similares da cidade de Diadema devem fechar às 23h. Essa iniciativa trouxe uma nova situação na cidade, principalmente no que concerne ao respeito à vida. Somada a outras políticas públicas de segurança e de inclusão social, a Lei possibilitou um processo de cultura de paz. Os bons resultados em curto período de tempo mostram que, em quatro anos:[24]

- 528 vidas foram salvas
- a média caiu de 22 mortes por homicídio para 12 mortes por homicídio
- houve diminuição de 133 mortes por ano em uma cidade de 360 mil habitantes
- antes da lei, havia cerca de 103 mortes por homicídio/100.000 habitantes, e, após a lei, 25 mortes/100.000

Em 2011, a cidade registrou a menor taxa de homicídios de toda a sua série histórica: 9,52 para cada 100 mil habitantes, o que representa uma redução de 90,74% (Figura 12.3).

Os impactos também puderam ser sentidos com relação às taxas de violência contra a mulher na cidade, como ilustra a Figura 12.4. Em quatro anos da implementação da Lei, as taxas de agressões contra a mulher também diminuíram, uma vez que 423 agressões foram prevenidas, o que equivale a uma redução de 25,8%.

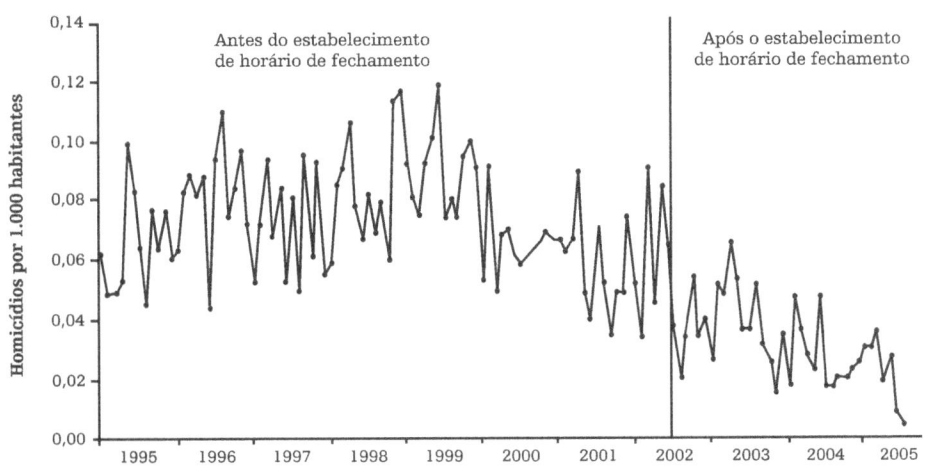

Figura 12.3
Impacto na taxa de homicídios em Diadema após a implementação da "Lei de Fechamento de Bares". Fonte: Duailibi e colaboradores.[24]
Nota: A taxa de homicídio de julho de 2005 é baseada em uma data na metade do mês.

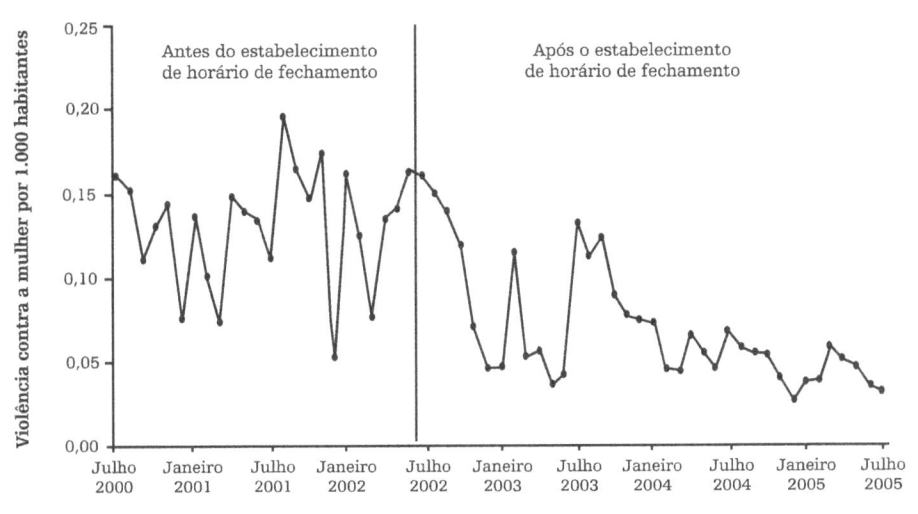

Figura 12.4
Impacto das taxas de agressões a mulheres após a implementação da "Lei de Fechamento de Bares". Fonte: Duailibi e colaboradores.[24]
Nota: as taxas de violência de julho de 2000 e julho de 2005 são baseadas em uma data na metade do mês.

CONSIDERAÇÕES FINAIS

Existe uma necessidade premente de desenvolvimento e aplicação de métodos de pesquisa nas intervenções comunitárias de prevenção. Até o momento, a maioria das intervenções para prevenção em ambientes comunitários no Brasil tem sido, muitas vezes, realizada de forma improvisada, sem integração com a concepção do projeto, o planejamento e a implementação. Sem dúvida, as experiências são valiosas, e seria muito proveitoso se as comunidades as documentassem, para que se possa medir e avaliar o impacto dos resultados, ajustar ou mudar a estratégia do método que não forneceu o resultado esperado, assim como divulgar e replicar em outras comunidades e municípios as experiências bem-sucedidas. Há um vasto território, ainda desconhecido, para a investigação de intervenções que utilizam as características de prevenção comunitária comentadas neste capítulo. Essa documentação de conquistas e inovações em medidas de controle do álcool e do tabaco, que surgem a partir de experiências de comunidades e da sociedade civil, tende a auxiliar os reguladores de políticas públicas a promover e implementar ações que protejam os indivíduos dos problemas relacionados ao consumo de álcool, tabaco e outras drogas. Afinal, intervenções em ambiente comunitário de fato funcionam e apresentam grande impacto, por vezes em curto espaço de tempo.

REFERÊNCIAS

1. Laranjeira RR. Brazil's market is unregulated. BMJ. 2007;335(7623):735.

2. Lipperman-Kreda S, Grube JW, Paschall MJ. Community norms, enforcement of minimum legal drinking age laws, personal beliefs and underage drinking: an explanatory model. J Community Health. 2010;35(3):249-57.

3. Reichenheim ME, de Souza ER, Moraes CL, de Mello Jorge MH, da Silva CM, de Souza Minayo MC.Violence and injuries in Brazil: the effect, progress made, and challenges ahead. Lancet. 2011;377(9781):1962-75.

4. Graham K, Bernards S. Unhappy hours: alcohol and partner aggression in the Americas. Geneva: WHO; 2009. (PAHO Scientific Publication, 631).

5. Magalhães M. O narcotráfico. São Paulo: Publifolha; 2000.

6. Meirelles ZV, Minayo GC. Stopping with the criminality: a way out of youths involved in traffic of drugs in slums in the city of Rio de Janeiro. Cien Saude Colet. 2009;14(5):1797-805.

7. Rede Nossa São Paulo. Quadro da desigualdade em São Paulo [Internet]. 2013 [capturado em 30 de abr. 2014]. Disponível em http://www.nossasaopaulo.org.br/portal/arquivos/Quadro-da-Desigualdade-em-Sao-Paulo-2013.pdf.

8. Neal JW. Exploring Empowerment in settings: mapping distributions of network power. Am J Community Psychol. 2014;53(3-4):394-406.

9. Carvalho SR. Os múltiplos sentidos da categoria "empowerment" no projeto de promoção de saúde. Cad Saude Publica. 2004;20(4):1088-95.

10. Byrnes HF, Miller BA, Chen MJ, Grube JW. The roles of mothers' neighborhood perceptions and specific monitoring strategies in youths' problem behavior. J Youth Adolesc. 2011;40(3):347-60.

11. Dent CW, Grube JW, Biglan A. Community level alcohol availability and enforcement of possession laws as predictors of youth drinking. Prev Med. 2005;40(3):355-62.

12. Shakeshaft A, Petrie D, Doran C, Breen C, Sanson-Fisher R. An empirical approach to selecting community-based alcohol interventions: combining research evidence, ruralcommunity views and professional opinion. MC Public Health. 2012;12:25.

13. Mendes M, Borba M, Sawazaki R, Asprino L, de Moraes M, Moreira RW.Maxillofacial trauma and seat belt: a 10-year retrospective study. Oral Maxillofac Surg. 2013;17(1):21-5.

14. Campos VR, de Souza e Silva R, Duailibi S, dos Santos JF, Laranjeira R, Pinsky I. The effect of the new traffic law on drinking and driving in São Paulo, Brazil. Accid Anal Prev. 2013 50:622-7.

15. Foxcroft DR, Tsertsvadze A. Universal school-based prevention programs for alcohol misuse in young people. Cochrane Database Syst Rev. 2011;(5):CD009113.

16. Elder RW, Nichols JL, Shults RA, Sleet DA, Barrios LC, Compton R. Effectiveness of school-based programs for reducing drinking and driving and riding with drinking drivers: a systematic review. Am J Prev Med. 2005;28(5 Suppl):288-304.

17. Perry CL, Williams CL, Komro KA, Veblen-Mortenson S, Forster JL, Bernstein-Lachter R, et al. Project Northland high

school interventions: community action to reduce adolescent alcohol use. Health Educ Behav. 2000;27(1):29-49.

18. Freisthler B, Gruenewald PJ, Treno AJ, Lee J. Evaluating alcohol access and the alcohol environment in neighborhood areas. Alcohol Clin Exp Res. 2003;27(3):477-84.

19. Wolfson M, Champion H, McCoy TP, Rhodes SD, Ip EH, Blocker JN, et al. Impact of a randomized campus/community trial to prevent high-risk drinking among college students. Alcohol Clin Exp Res. 2012;36(10):1767-78.

20. Holder HD. Prevention of alcohol and drug "abuse" problems at the community level: what research tells us. Subst Use Misuse. 2002;37(8-10):901-21.

21. Gripenberg J, Wallin E, Andréasson S. Effects of a community-based drug use prevention program targeting licensed premises. Subst Use Misuse. 2007;42(12-13):1883-98.

22. Flewelling RL1, Grube JW, Paschall MJ, Biglan A, Kraft A, Black C, et al. Reducing youth access to alcohol: Findings from a community-based randomized trial. Am J Community Psychol. 2013;51(1-2):264-77.

23. Saltz RF, Welker LR, Paschall MJ, Feeney MA, Fabiano PM. Evaluating a comprehensive campus-community prevention intervention to reduce alcohol-related problems in a college population. J Stud Alcohol Drugs Suppl. 2009;(16):21-7.

24. Duailibi S, Ponicki W, Grube J, Pinsky I, Laranjeira R, Raw M. The effect of restricting opening hours on alcohol-related violence. Am J Public Health. 2007;97(12):2276-80.

25. DeJong W, Schneider SK, Towvim LG, Murphy MJ, Doerr EE, Simonsen NR, et al. A multisite randomized trial of social norms marketing campaigns to reduce college student drinking: a replication failure. Subst Abus. 2009;30(2):127-40.

26. Brasil. Presidência da República. Casa Civil. Lei n. 9.294, de 15 de julho de 1996. Dispõe sobre as restrições ao uso e à propaganda de produtos fumígeros, bebidas alcoólicas, medicamentos, terapias e defensivos agrícolas, nos termos do § 4° do art. 220 da Constituição Federal [Internet]. Brasília: Casa Civil; 1996 [capturado em 30 abr. 2014]. Disponível em: http://www.planalto.gov.br/ccivil_03/leis/l9294.htm.

27. Lipperman-Kreda S, Grube JW, Friend KB.Contextual and community factors associated with youth access to cigarettes through commercial sources. Tob Control. 2014;23(1):39-44.

28. Biglan A, Ary DV, Smolkowski K, Duncan T, Black C.A randomized controlled trial of a community intervention to prevent adolescent tobacco use. Tob Control. 2000;9(1):24-32.

29. Treno AJ, Gruenewald PJ, Lee JP, Remer LG. The Sacramento Neighborhood Alcohol Prevention Project: Outcomes from a community prevention trial. J Stud Alcohol Drugs. 2007;68(2):197-207.

30. Pacific Institute for Research and Evaluation. Logic models for the prevention of alcohol, tobacco, and other drugs problems [Internet]. Calverton: PIRE; c2006 [capturado em 30 abr. 2014]. Disponível em: http://www.pire.org/logicmodels.htm.

31. MacLean S, Berends L, Mugavin J. Factors contributing to the sustainability of alcohol and other drug interventions in Australian community health settings. Aust J Prim Health. 2013;19(1):53-8

32. Reynolds RI. Alcohol problems: what works a case study of the U.S. In: XVII Annual Conference Brazilian Association for Drug and Alcohol Studies. 2005 Sept 1. Ouro Preto, Minas Gerais; 2005.

33. Laranjeira R, Hinkly D. Evaluation of alcohol outlet density and its relation with violence. Rev Saude Publica. 2002;36(4):455-61.

34. Aranha A. Muito mais que um padre [Internet]. Rio de Janeiro: Globo; 2008 [capturado em 30 abr. 2014]. Disponível em: http://revistaepoca.globo.com/Revista/Epoca/0,,EMI5301-15228,00-MUITO+MAIS+QUE+UM+PADRE.html.

35. Sociedade Santos Mártires [Internet]. São Paulo: Sociedade Santos Mártires; c2013 [capturado em 30 abr. 2014]. Disponível em: http://www.santosmartires.org.br/materias.php?cd_secao=7&codant=&friurl=:-Quem-Somos

36. Oliveira MCG. Lei municipal n. 2.107, de 13 de março de 2002. Estabelece normas especiais para funcionamento de bares e similares [Internet]. 2002 [capturado em 30 abr. 2014]. Disponível em: http://www.cmdiadema.sp.gov.br/leis_integra.php?chave=210702.

Quer saber mais?
Em www.grupoa.com.br, acesse a página deste livro por meio do campo de busca e clique em Conteúdo Online para ter acesso a uma lista de outras obras sobre o assunto deste capítulo.

CAPÍTULO 13

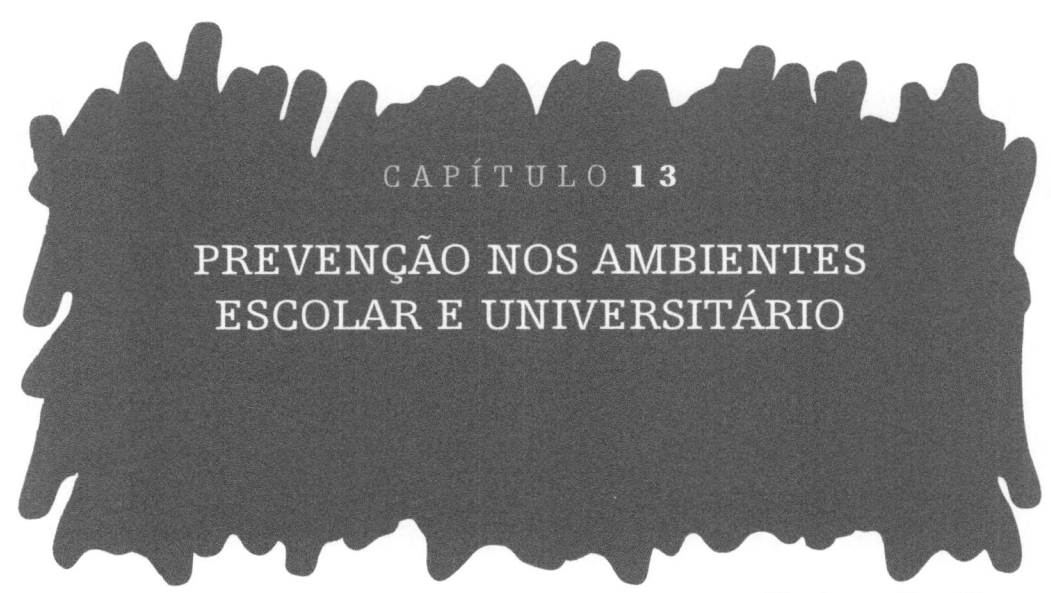

PREVENÇÃO NOS AMBIENTES ESCOLAR E UNIVERSITÁRIO

Thaís dos Reis Vilela
Camila Garcia de Grandi
Neliana Buzi Figlie

PREVENÇÃO NO AMBIENTE ESCOLAR

Desde a infância (pré-escola) até a vida adulta (universidade), o ser humano constrói suas relações sociais de modo a compor sua personalidade, sendo que no ambiente escolar é que as primeiras interações externas acontecem. Assim, um problema de grande relevância na sociedade, como o das drogas, tem seu reflexo na escola e interfere direta ou indiretamente no processo de ensino-aprendizagem.[1]

O uso de substâncias psicoativas configura-se como uma problemática atual que aumenta a cada dia, e percebe-se, muitas vezes, o despreparo de vários segmentos da sociedade para enfrentar essa situação. Uma abordagem dessa problemática no contexto escolar faz-se necessária, pois possibilita identificar práticas preventivas que sejam bem-sucedidas e sua possível divulgação, bem como sugestões na área preventiva.[2] A escola é o local propício para ajudar na prevenção ao uso de SPAs, no sentido de reunir várias qualificações que podem colaborar para a difusão de tal perspectiva na comunidade e na sociedade – e é por esse motivo que precisa adotar uma postura de enfrentamento em conjunto com outros setores sociais.[3]

Geralmente, é na fase escolar que o adolescente tem o primeiro contato com o "mundo das drogas". Faz-se necessário considerar que a adolescência caracteriza-se por ser uma fase da vida permeada de questionamentos, inquietações e insegurança. Nesse período de transição constante, o jovem acaba se comportando de modo a ser valorizado pelo grupo, o que pode favorecer o uso de SPAs, pois elas trazem sensação de segurança, coragem e tranquilidade, o que pode levar ao vício.[2]

A prática da ação efetiva na diminuição dos riscos no espaço escolar pode ser realizada por meio de cinco modelos básicos de prevenção: conhecimento científico, educação afetiva, oferecimento de alternativas, educação para a saúde e modificação das condições de ensino. Essas práticas não se excluem entre si, mas suas adaptações e combinações ficam a cargo de melhor servir a realidade de cada escola.[4]

A prevenção ao uso de SPAs é uma atitude a ser adquirida desde a infância e promovida durante toda a vida. Assim, o papel da escola na prevenção é educar crianças e jovens a buscar e desenvolver sua identidade e subjetividade, promover

> **mito**
> Prevenção não vale a pena. Gasta-se muito e tem-se pouco resultado em longo prazo.

e integrar a educação intelectual e emocional, incentivar a cidadania e a responsabilidade social, bem como garantir que eles incorporem hábitos saudáveis a seu cotidiano. Trata-se de discutir o projeto de vida dos alunos e da sociedade, em vez de dar ênfase a consequências como a dependência química, por exemplo. Nesse sentido, a prevenção é mais adequada quando discute o uso de SPAs dentro de um contexto de saúde.[5]

Organização das ações preventivas

A organização de uma ação preventiva deve ser entendida como "educação em saúde" e estabelecer-se como um componente integral de promoção da saúde para que possa ser efetiva.[6]

A educação em saúde desperta mudanças de comportamento voluntárias, que são apoiadas e encorajadas por políticas ambientais, organizacionais e econômicas. No âmbito de álcool e drogas, também deve estimular escolhas voluntárias que conduzam a um modo de vida saudável de forma não manipulativa ou coercitiva. Para atingir esse objetivo, deve ser inclusiva e contar com a colaboração de instituições e organizações comunitárias.

Serviços voltados para os jovens podem oferecer emprego, capacitação e recreação. Escolas podem ajudar a criar resultados positivos provendo habilidades pedagógicas e interpessoais desde a pré-escola até a adolescência. As famílias podem aceitar maior responsabilidade, como ter mais tempo para suas crianças e oferecer orientações claras sobre comportamento. Em todas as instâncias, um programa de prevenção efetivo requer um esforço combinado da comunidade, da escola e das famílias.[6]

Ao se tratar especificamente da escola, a Organização das Nações Unidas para a Educação, a Ciência e a Cultura (Unesco) oferece como perspectiva a combinação de programas de prevenção com a construção de uma "escola protetora/escola protegida", ou seja, escolas voltadas à proteção integral, que lidam com o tema "drogas" não somente por meio de programas específicos, como também mediante a busca de novos conhecimentos e a ênfase no lúdico em outros sentidos de prazer (que não as drogas), na solidariedade, no conhecimento de qualidade, na ideia de pertencer e de ser sujeito de projetos individuais e sociais.[7]

Para isso, dois eixos de preocupação destacam-se e entrelaçam-se:

- O jovem como foco: investir para o desenvolvimento de sua criatividade crítica e construção de seus próprios mecanismos alternativos às drogas, além de uma postura reflexiva sobre significados subjetivos e sociais delas. Enfatiza a construção do conhecimento crítico, a modelagem ética e a escolha informada e reflexiva.[7]
- Recomendações: enfatizar a escola como ponto de referência, sua excelência e seu clima, ou seja, que as políticas sobre drogas nas escolas pautem-se pelo resgate da sua qualidade e por uma maior democracia, sem tutela e pretensão de controle sobre os jovens.[7]

As ações preventivas podem ser inicialmente pontuais, coordenadas por, no mínimo, um membro da escola. Apesar de essa não ser a situação ideal, tais atitudes precisam ser incentivadas e valorizadas. Afinal, é a partir do interesse de alguns membros da comunidade que programas de prevenção podem ser estruturados em longo prazo. O programa de prevenção precisa fazer parte do cotidiano, ser intensivo, precoce e duradouro, com tendência a envolver pais e comunidade em suas atividades. O programa ideal é aquele que é desenvolvido durante toda a escolaridade dos alunos.[5]

Cabe ressaltar, entretanto, que o mais importante é a vontade de mudança da cultura escolar e a postura pedagógica que daí advém. Os programas pontuais também são válidos, mas terão menor impacto se não houver maior simetria no diálogo entre professor e aluno (melhor comunicação) e, sobretudo, aumento do investimento na melhoria das condições de vida dos professores e de sua capacitação.

Principais objetivos da prevenção ao uso de drogas em escolas

Um programa de prevenção não pode ter como meta principal pôr fim a toda e qualquer ocorrência com drogas na escola ou propor que os usuários deixem de existir. É preciso tomar cuidado para não cair na armadilha de tentar banir as drogas da escola e da sociedade.[5]

Portanto, o planejamento das atividades preventivas deve ter como meta diminuir a probabilidade de o jovem envolver-se de maneira indevida com o uso de álcool, tabaco e outras drogas. Para isso, os programas de prevenção devem enfatizar a redução dos fatores de risco e a ampliação dos fatores de proteção. Nem toda pessoa que experimenta ou usa uma substância psicoativa será dependente químico. No entanto, todo dependente um dia experimentou uma droga. O grande problema é que não há como saber com antecedência, entre as pessoas que começam a usar drogas, quais serão usuárias ocasionais e quais se tornarão dependentes. Para se fazer prevenção, é preciso basear-se nos diversos padrões de uso de drogas e no melhor modelo de prevenção a ser implementado.

Estratégias da prevenção

Os principais modelos de prevenção sugeridos na literatura para desenvolver programas de prevenção ao uso indevido de drogas são:[1,5,9]

1 **Modelo do amedrontamento**: fornece informações que enfatizam as consequências negativas do uso de drogas de modo dramático. A prevenção ao uso de drogas nesses moldes tem pouca eficácia, pois muitas vezes o medo parece ser um argumento pouco convincente ante o suposto prazer que o adolescente atribui às drogas.

2 **Educação para o conhecimento científico**: fornece informações sobre drogas de mo-

> **Verdade**
> Programas de prevenção são altamente vantajosos do ponto de vista custo-benefício, gerando, para cada dólar investido em prevenção, economia de até 10 dólares no tratamento para o consumo de álcool e outras drogas.[8]

do imparcial e científico. A partir dessas informações, os jovens podem tomar decisões racionais e bem fundamentadas sobre essas substâncias. Entretanto, cabe notar que informação em excesso e detalhista sobre os efeitos das diferentes drogas também pode ter o efeito contrário do almejado: despertar a curiosidade e, portanto, induzir o uso. Lembramos que para prevenir o uso de drogas é preciso informar os jovens, mas também abordar e discutir o prazer que eles atribuem à droga como uma forma de conscientizá-los e desmistificar algumas crenças e concepções acerca dos efeitos de seu uso. Suas principais ações são: oficinas e debates com profissionais da saúde; leitura de livros; discussão de filmes.

3. **Treinamento para resistir**: desenvolve habilidades para resistir às pressões do grupo e da mídia para experimentação ou uso de drogas. Para tanto, são desenvolvidos exercícios que treinam os jovens a recusar a droga oferecida.
4. **Treinamento de habilidades pessoais e sociais**: entende o ensino de habilidades e competências como um fator de proteção necessário para lidar melhor com as dificuldades da vida. Também procura desenvolver competências mais gerais, como lidar com a timidez ou desenvolver amizades saudáveis.
5. **Pressão de grupo positiva**: acredita que os próprios jovens podem liderar atividades de prevenção. Líderes naturais adolescentes são identificados e treinados por adultos para desenvolver ações preventivas.
6. **Educação afetiva**: defende que jovens emocional e psicologicamente saudáveis correm menos riscos de ter uso problemático de SPAs. Este modelo visa ao desenvolvimento interpessoal dos jovens estimulando e valorizando a autoestima, a capacidade de lidar com a ansiedade, a habilidade de decidir e relacionar-se em grupo, a comunicação verbal e a capacidade de resistir às pressões de grupo.
7. **Oferecimento de alternativas**: trata da oferta de desafios e alívio do tédio; pretende oferecer alternativas interessantes e saudáveis ao uso de drogas, propiciando aos jovens possibilidades de lazer, prazer e crescimento pessoal. Exemplos dessas alternativas podem ser atividades profissionalizantes, esportivas, artísticas e culturais, além do desenvolvimento de atividade de monitoria ou ajuda mútua entre os alunos, com alunos mais adiantados auxiliando os mais atrasados ou alunos de séries mais adiantadas devidamente preparados para contribuir com seus colegas.
8. **Modificação das condições de ensino**: sugere a modificação das práticas educacionais, a melhoria do ambiente escolar, o incentivo à responsabilidade social, o comprometimento da escola com a saúde dos seus alunos, o envolvimento dos pais em atividades curriculares e a inserção do tema em sala de aula como atitudes importantes na prevenção ao uso de drogas. Neste modelo, a preocupação incide na formação integral do jovem; as iniciativas devem ser intensas e duradouras, iniciando-se na pré-escola e abrangendo pais e a comunidade.
9. **Educação para a saúde**: educar para uma vida saudável é a proposta central deste modelo. Assim, orientar para uma alimentação adequada, para atividades não propiciadoras de estresse, para uma vida sexual segura, para a prática de exercícios físicos, para o uso adequado de remédios e até para a escolha correta da pessoa que dirigirá o carro em um passeio de grupo compõe um currículo em que a orientação sobre os riscos do uso de SPAs também se faz presente. Muitas vezes, são discutidos temas mais gerais, como meio ambiente, poluição

e trânsito, visando formar um estudante com consciência de algumas características problemáticas do mundo que o cerca e com capacidade de escolher uma vida mais saudável para si e sua comunidade.

O trabalho de prevenção terá mais chances de ser bem-sucedido se:[9]

- for integrado ao currículo escolar e desenvolvido cooperativamente
- aproveitar os diferentes recursos humanos e materiais da escola e da comunidade em que está inserido
- usar espaços já criados em vez de tentar encontrar novos espaços, o que favorece a aceitação das intervenções propostas
- forem planejadas ações que possam ser desenvolvidas com continuidade
- envolver toda a escola gradativamente
- os professores forem bem preparados para lidar com seus medos e preconceitos
- a cultura específica da comunidade for respeitada

Da mesma forma, o desenvolvimento da autonomia e da capacidade de escolha dos adolescentes deve ser o foco principal do trabalho da escola. Tais habilidades devem ser construídas por meio da reflexão, contribuindo, assim, para uma visão crítica das situações e dos problemas vivenciados pelos jovens. Assim, o trabalho de prevenção na escola não surge de uma necessidade localizada, não deseja reprimir os adolescentes, nem ensiná-los a "dizer não às drogas" ou fazer terrorismo sobre uma "tragédia iminente". Também não se refere ao acúmulo de mais uma tarefa no já sobrecarregado cotidiano do professor. A prevenção ao abuso de drogas é uma tarefa que faz parte da sua função educacional, do seu projeto pedagógico. Quando compartilhada pelos educadores, pode ser percebida em um contexto de construção da responsabilidade social do grupo de alunos.[10]

Etapas de um programa de prevenção

Um programa de saúde escolar abrangente é um conjunto organizado de políticas, procedimentos e atividades destinados a proteger e promover a saúde e o bem-estar dos alunos e funcionários. Tradicionalmente, inclui os serviços de saúde, ambiente escolar saudável e educação em saúde. Também deve incluir, mas não se limitar a, orientação e aconselhamento, educação física, serviço de alimentação, assistência social, atendimento psicológico e promoção da saúde dos funcionários.[6]

No que se refere à elaboração de um programa de prevenção, alguns autores[5,9] sugerem as apresentadas a seguir.

I. O diagnóstico. Visa identificar:

- o público-alvo do programa: incidência e prevalência do uso de drogas, características socioeconômicas e demográficas, identificação dos grupos ou jovens com comportamento de risco
- tipos de drogas consumidos, frequência e uso
- valores, atitudes e crenças a respeito das drogas e dos usuários
- levantamento das condições de ensino e da rotina escolar
- condução dos casos de alunos usuários ou dependentes
- informações sobre o tema da comunidade escolar

Quadro 13.1
SUGESTÃO DE ROTEIRO PARA UM PROGRAMA DE PREVENÇÃO

POLÍTICA DE PREVENÇÃO ESCOLAR
1. Introdução
2. Objetivo geral
3. Objetivos específicos
4. População-alvo
   4.1 Primária – alunos
   4.2 Secundária – professores e funcionários
   4.3 Terciária – família
5. Características da população-alvo
   5.1 Socioeconômica
   5.2 Formação acadêmica
   5.3 Outros
6. Recursos humanos
   6.1 Comissão de prevenção e orientação
   6.2 Agentes multiplicadores
   Quem são os agentes multiplicadores?
   Como irão participar do programa de prevenção?
   Que atividades irão desenvolver na escola?
   6.3 Supervisão
7. Modalidades do programa de prevenção escolar (universal, seletiva e indicada)
   O programa terá como foco a modalidade universal. Objetiva-se, dessa forma, atrasar ou prevenir o uso nocivo de álcool, tabaco ou substâncias psicoativas, independentemente da população-alvo apresentar indícios de comportamento relacionados ao uso de SPAs. As ações preventivas serão amplas e abarcarão profissionais dos diversos segmentos da unidade escolar, independentemente de qualquer hierarquia.
   7.1 Do programa de prevenção universal na escola
      7.1.1 Objetivo
      7.1.2 População-alvo
      7.1.3 Formas de atuação

   A prevenção será seletiva quando a ação for dirigida a subgrupos da população-alvo considerados de maior risco, procurando descobrir os fatores que venham influenciar o desenvolvimento de comportamentos prejudiciais à saúde.

   7.2 Do programa de prevenção seletiva na escola
      7.2.1 Objetivo
      7.2.2 População-alvo
      7.2.3 Formas de atuação
      7.2.4 Encaminhamentos

   A prevenção indicada, se necessária, será dirigida a crianças, adolescentes e jovens que apresentam sinais de consumo de substâncias psicoativas, bem como de seus efeitos negativos em decorrência do consumo.

   7.3 Do programa de prevenção indicada na escola
      7.3.1 Objetivo
      7.3.2 População-alvo
      7.3.3 Formas de atuação
      7.3.4 Encaminhamentos

→

Quadro 13.1 (continuação)
SUGESTÃO DE ROTEIRO PARA UM PROGRAMA DE PREVENÇÃO

Uma avaliação precisa do risco individual e dos problemas relacionados ao uso de substâncias psicoativas é essencial para o adequado desenvolvimento deste programa de prevenção.

8. Legislação escolar
A instituição escolar, pautando-se pelas normas explicitadas em seu regimento interno, bem como pelas que regulam a atividade educacional, responderá às manifestações de incentivo ou uso dessas substâncias psicoativas em seu espaço escolar, bem como ao porte destas em suas dependências.

9. Da comissão de prevenção e orientação
A direção legitimada para decidir todas as questões pertinentes à instituição escolar contará com a comissão como organismo consultivo. Esta atuará, em nome da instituição, para: oferecer informações científicas sobre o assunto; desenvolver trabalho de prevenção contextualizado, não apenas de cunho informativo, mas de cunho psicológico, social, educacional e familiar; orientar e encaminhar os casos da comunidade escolar.

As diferentes situações deverão ser encaminhadas para um profissional de referência, que dará o seguimento necessário.

10. Desafios
Na elaboração do programa de prevenção, deparou-se com algumas dificuldades em diferentes segmentos da comunidade escolar.
   10.1 Dos professores (citar dificuldades)
   10.2 Dos funcionários (citar dificuldades)

11. Ações (citar objetivos/como serão desenvolvidas/responsáveis, etc.)
   11.1 Feira cultural, olimpíadas esportivas, varal literário, teatro, etc.
   11.2 Mesa-redonda, com profissionais da área, para professores, funcionários, pais e alunos
   11.3 Divulgação

12. Indicadores para avaliação do programa de prevenção
   12.1 Acompanhamento de casos
   12.2 Acompanhamento do comportamento dos alunos nas diferentes séries
   12.3 Questionários para professores, funcionários, alunos e pais
   12.4 Registro da participação nas atividades

ANEXOS (locais para encaminhamentos gratuitos e particulares)

Fonte: Roteiro utilizado no Programa Independência e Projeto Jovens de Atitude do Instituto Carlos Roberto Hansen, com supervisão de Neliana Buzi Figlie.

Como fazer o diagnóstico. Três etapas:

A. *Pesquisa epidemiológica*
- Questionários anônimos e de autopreenchimento, que visam caracterizar a população, medir o uso de drogas, seus conhecimentos e opiniões a respeito do tema. Esse procedimento apresenta um grau de dificuldade alto para sua realização, pois exige o acompanhamento de técnicos e é custoso. A parceria com

universidades ou instituições especializadas deve ser estudada e é aconselhada. Além disso, o uso desse instrumento exige cautela, pois é comum um sentimento de perseguição dos alunos, que podem não responder o questionário adequadamente por medo.

B. *Levantamento do conhecimento sobre o tema*
- Elaboração de um roteiro de perguntas baseadas nas informações que se deseja obter. Deve ser rigorosamente planejado e estruturado para garantir a confiabilidade dos resultados e sua reaplicação.
- Atividade realizada com um grupo de no máximo 12 participantes. O grupo terá um coordenador e um observador (anota e grava a discussão). A partir das questões propostas pelo coordenador do grupo, os participantes irão expor e debater suas opiniões e conhecimentos sobre o tema.
- Pode ser desenvolvido com alunos, professores e pais.

C. *Mapeamento da instituição*
- Observação da rotina escolar (alunos e funcionários) e da proposta pedagógica da escola, para moldar as etapas do programa de prevenção ao funcionamento da escola.
- Avaliação do ambiente físico e dos arredores da escola: presença de bares e padarias próximos, frequência de ida dos alunos a tais locais, opções de lazer no local.
- Levantamento de como a problemática das drogas é abordada na escola: modo de encaminhamento, tabagismo entre os professores e os alunos, o que acontece ao aluno quando é pego usando ou portando drogas na escola, venda de bebida alcoólica durante festas da escola.
- Avaliação de como as questões de saúde são abordadas na escola: medicação dos alunos, presença de "farmácia" na escola e seu responsável, se a escola mantém um registro do número de intercorrências de saúde.
- Levantamento do número de ocorrências envolvendo drogas na escola.
- Levantamento de atividades preventivas que já foram desenvolvidas na escola para evitar a repetição das mesmas atividades e temas. Também é uma forma de detectar os conhecimentos preexistentes e já trabalhados com a comunidade.
- Levantamento dos recursos materiais, humanos e físicos disponíveis para a realização do programa.

II. Dificuldades iniciais. Algumas das dificuldades iniciais para a inserção do programa de prevenção na escola podem ser:

A. *Tráfico de drogas na escola*
Nos casos em que o tráfico está estabelecido no ambiente escolar, recomenda-se a capacitação profissional dos agentes de segurança para o controle e a fiscalização do tráfico, assim como rápida intervenção, de acordo com a lei, no sentido de punição e afastamento dos indivíduos relacionados ao tráfico, quando for o caso. Esses casos devem ser analisados com atenção pela escola, especialmente ao envolverem alunos, buscando um limite claro entre o diálogo, a compreensão e a possibilidade de recuperação e os limites necessários para não haver permissividade e prejuízos à vida coletiva.[7]

Trabalhar o tema indiretamente também é uma opção. Nesse caso, a escola pode trabalhar com ações que despertem a cidadania e a responsabilidade social, ajudando os alunos a encontrar soluções para os problemas de sua comunidade, bem como utilizar o modelo de educação afetiva, desenvolvendo atividades com artes ou música, que ajudam a melhorar a autoestima desses jovens. Essa maneira de desenvolver o trabalho de prevenção é um excelente recurso para firmar parcerias com todos os setores da escola. Ele é educativo, sendo, portanto, do interesse de toda a comunidade e do qual todos podem participar.

B. *Falta de preparo técnico com relação ao tema e boicote ao trabalho*
A busca de informações científicas e confiáveis diminui a insegurança, trazendo tranquilidade e qualidade ao programa de prevenção ao uso de drogas.

É importante que professores, diretores e outros membros do corpo técnico-pedagógico das escolas participem de atividades de capacitação contínua, tendo acesso a especialistas e debates diversos. O tema das drogas não pode ser delegado a apenas uma disciplina ou ser propriedade curricular de uma matéria, uma vez que requer sensibilidade e confiança para uma abordagem bem-sucedida, e esses elementos podem ser desenvolvidos por todos.

Além de não serem exclusivas de uma matéria específica, as atividades sobre drogas também devem ser bem distribuídas ao longo do ano letivo. Assim, não aumentam a carga de conteúdo nem são banalizadas tanto por alunos quanto por professores.[7]

C. *Sentimento de desconfiança dos alunos com relação a uma postura repressora e acusatória da escola*
É preciso desenvolver atividades que mobilizem e interessem aos jovens. Os alunos precisam ver a escola como parceira, e esse vínculo de confiança se constrói, em primeiro lugar, com a já citada capacitação do corpo docente. A participação ativa dos jovens também é essencial. Deve-se incentivar a preparação de material pelos próprios alunos, com base em pesquisas, entrevistas com especialistas diversos e elaboração de cartazes por debates em equipes.[7] Além disso, é essencial evitar a criação de um clima de acusação e identificação.

D. *Falta de regras claras sobre o uso de drogas na escola*
Nenhum tipo de consumo de drogas deve ser permitido na escolas, sejam elas lícitas ou ilícitas. Recomenda-se que o consumo de álcool (até para os adultos) seja evitado nas festas comemorativas da escola. Este é um excelente momento para se divertir sem se embriagar. Também é preciso prever e estabelecer um protocolo de medidas para alunos que são usuários ou forem pegos usando drogas dentro da escola.

III. A capacitação profissional. Todo o corpo educativo precisa ser capacitado para desenvolver o tema drogas em sala de aula e no cotidiano escolar. Esta é uma tarefa que requer tempo e investimento. A formação de um grupo representativo para coordenar e organizar o programa é a maneira ideal para iniciar as atividades preventivas. Essa estrutura agiliza a implementação do programa na escola. Posteriormente, seus membros podem transmitir os conhecimentos a todos na escola.

Composição ideal do grupo de multiplicadores
- Ser composto por cinco a seis pessoas, para garantir maior comunicação e possibilidade de decisão. Um dos integrantes pode ser o coordenador do grupo.
- Participar voluntariamente do grupo e do programa. A situação ideal é que os dirigentes da escola não determinem quem irá compor o grupo de trabalho.

- Reunir educadores da maioria das séries, disciplinas (exatas, humanas, línguas, artes, etc.) e áreas (direção ou coordenadores pedagógicos, professores e funcionários, etc.) da escola representadas no grupo.

Condições a serem oferecidas pela escola
- Garantir horários fixos para reuniões de planejamento e para organização das atividades preventivas.
- Disponibilizar recursos materiais.
- Valorizar e apoiar o trabalho.
- Incentivar e promover a capacitação técnica dos professores sobre o tema.

Formação do grupo de multiplicadores
- Ter acesso a conhecimentos básicos sobre prevenção e drogas para, posteriormente, transmiti-los aos colegas.
- Contemplar aspectos teóricos, mas também aspectos práticos, envolvidos na prevenção ao uso de drogas.
- Promover dinâmicas de grupo para que aspectos afetivos e emocionais dos professores e funcionários sejam abordados, de modo a prepará-los para o trabalho e para replicar essa dinâmica com alunos e pais.
- Participar de cursos e promover grupos de estudos, bem como discussões pertinentes ao tema com a comunidade escolar.
- Definir as estratégias a serem utilizadas para abordar o tema na escola e em sala de aula.
- Planejar atividades preventivas para o ano letivo.
- Criar protocolos de avaliação.
- Formar um acervo de aulas, materiais, atividades, textos, livros, lista de filmes e de *sites* na internet.

Educação pelos pares
Essa metodologia, conhecida do idioma inglês como *Peer Education*, vem sendo amplamente utilizada e apoiada pela Organização das Nações Unidas/UNAIDS como ferramenta fundamental no combate contra a aids em países subdesenvolvidos, especialmente em regiões críticas da África. É chamada de "educação pelos pares" porque se fundamenta em jovens ensinando jovens, com sua própria linguagem e em uma postura de igualdade e cumplicidade. É uma troca constante de informações, promovendo integração e estabelecendo vínculos que potencializam ao extremo o significado do aprendizado, tanto para quem ensina como para quem aprende.

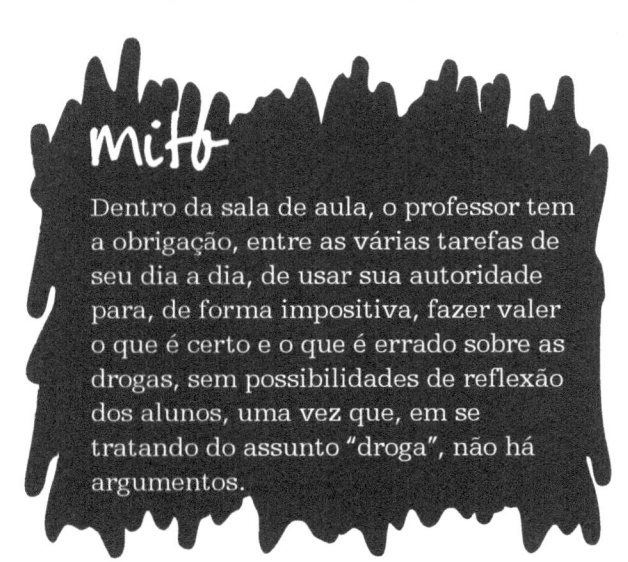

O Escritório das Nações Unidas sobre Drogas e Crime (UNODC)[11] define educação pelos pares como "O uso de educadores da mesma

mito
Dentro da sala de aula, o professor tem a obrigação, entre as várias tarefas de seu dia a dia, de usar sua autoridade para, de forma impositiva, fazer valer o que é certo e o que é errado sobre as drogas, sem possibilidades de reflexão dos alunos, uma vez que, em se tratando do assunto "droga", não há argumentos.

> **Verdade**
>
> O foco principal do trabalho da escola deve ser a reflexão, que contribui para a visão crítica das situações e dos problemas e para o desenvolvimento da autonomia e da capacidade de escolha dos adolescentes. Não se trata de acumular mais uma tarefa no sobrecarregado cotidiano do professor. Quando compartilhada pelos educadores, pode ser percebida em um contexto de construção da responsabilidade social com o grupo de alunos.

idade ou com experiências de vida semelhantes para transmitir mensagens educativas a um grupo-alvo. Os educadores trabalham endossando normas 'saudáveis', crenças e comportamentos dentro do seu próprio grupo de pares ou comunidade e desafiando aqueles que não são saudáveis.

A educação de pares é frequentemente utilizada para efetuar a mudança na esfera individual, tentando modificar o conhecimento de uma pessoa, atitudes, crenças ou comportamentos. No entanto, a educação pelos pares também pode provocar mudanças na esfera social, pela modificação de normas e estimulação da ação coletiva, que leva a mudanças nos programas e nas políticas.

Esse termo tem sido usado para descrever uma série de diferentes tipos de programas que envolvem pessoas do mesmo grupo de trabalho com outras pessoas do mesmo grupo. Educadores de pares essencialmente trabalham com pessoas que são iguais a eles. Podem compartilhar a mesma idade, o sexo, sexualidade, classe social e/ou subcultura, ou outras semelhanças. Em outras palavras, para os jovens, significa trabalhar com pessoas que não estão em posição de autoridade sobre eles.

A criação e a implantação de um programa constituem tarefa complexa e exigem trabalho em equipe. Um bom educador de pares precisa, entre outras características:

- ser do mesmo grupo dos jovens do grupo-alvo
- ter disposição para aprender e estar aberto a novas ideias e maneiras de fazer as coisas
- compreender como os grupos trabalham, conhecer as regras básicas e a necessidade de confidencialidade
- ser um bom ouvinte
- ser um bom comunicador, capaz de expressar-se de forma clara e não conflituosa
- ser capaz de se expressar criativamente e/ou permitir que os jovens se expressem criativamente
- ser capaz de autorreflexão
- ter um bom conhecimento sobre drogas
- ser capaz de ser supervisionado, receber *feedback* e a partir disso buscar melhorias
- compreender e praticar o princípio de "não causar dano" no convívio com outros jovens
- comprometer-se com os jovens e o projeto

Educadores de pares precisam ter e projetar uma atitude positiva sobre seu trabalho com os jovens. Precisam ser capazes de ser bons ouvintes, bem como ter a capacidade de comunicar suas ideias e sentimentos de forma positiva e sem julgamentos.

IV. A organização das ações. A partir das informações obtidas no diagnóstico, e considerando os objetivos gerais do projeto, é preciso organizar as atividades preventivas para que os problemas com o uso de drogas sejam solucionados e abordados. Para tanto, é preciso fazer um plano de trabalho (Quadro 13.2). O planejamento deve contemplar a preparação de atividades preventivas para toda a comunidade escolar (corpo educativo, pais e alunos), o qual poderá ser anual ou semestral. A escola deve ter um planejamento consistente para fazer um trabalho preventivo, mas deve também estar preparada para agir diante de situações imprevistas e aproveitar todas as oportunidades possíveis para agir de forma positiva na formação de seus alunos.

Como trabalhar o tema na escola
As atividades preventivas têm maior impacto quando são dirigidas aos alunos e aos seus familiares e se toda a comunidade escolar estiver mobilizada. Elas devem abordar todas as formas de abuso de drogas, incluindo as legais e as ilegais, dando prioridade às mais consumidas naquela comunidade.

A continuidade das atividades preventivas pode ser garantida ao serem inseridas no programa pedagógico da escola por meio dos temas transversais e nos eventos propostos pela escola como festas, assembleias ou reuniões de pais. Datas comemorativas também podem ser um excelente recurso para o desenvolvimento de atividades preventivas, como, por exemplo, o Dia Internacional de Combate às Drogas. O Quadro 13.3 apresenta algumas atividades preventivas extracurriculares que podem ser criadas e propostas.

Para definir o tipo de atividade a ser trabalhada com cada faixa etária, Wilson e Kolander (2000) sugerem usar como base o apresentado no Quadro 13.4, que mostra as maneiras efetivas ou não de transmitir informação para crianças e adolescentes.

Avaliação do programa

A avaliação é o processo para verificar se o programa de prevenção desenvolveu-se conforme os objetivos definidos e os problemas levantados no diagnóstico inicial.

Quadro 13.2
Dicas para a construção de um plano de trabalho

- Determinar as atividades que devem ser realizadas para reduzir ou evitar o consumo de drogas e favorecer os fatores de proteção
- Estabelecer o que precisa ser feito para atender às necessidades levantadas no diagnóstico
- Elaborar atividades que devem ser realizadas para que todos os setores da escola sejam atingidos pelo programa
- Definir o público-alvo dessa atividade
- Traçar a melhor estratégia para planejar essa atividade
- Determinar quantas atividades serão necessárias para atingir toda a população durante o ano
- Registrar e descrever sistematicamente todas as atividades desenvolvidas para a realização da avaliação e reutilização posterior
- Efetuar a avaliação, pelo menos uma vez por ano, das atividades realizadas e redefinir as metas para o ano seguinte

Quadro 13.3
Algumas atividades preventivas extracurriculares que podem ser criadas e propostas

- Discussões de grupo: jogos e atividades dirigidas
- Vídeos
- Festival de música, teatro, redação, desenho, esporte, ciências
- Concurso de fotografias/exposição de painéis e cartazes
- Postais para os pais
- Semana da solidariedade
- Jogos cooperativos e competitivos
- Participação na rádio-escola
- Criação de *sites* e *blogs*
- Análise de mídia
- Encontro de profissões
- Gincana de grafitismo
- Jornal dos alunos
- Discussão sobre filmes e/ou livros
- Formação de grêmio escolar
- Urna para sugestões de melhoria nas escolas
- Mutirão de limpeza

Quadro 13.4
Formas eficazes e ineficazes para fornecer informações

IDADE E ANO	NÃO FAÇA	FAÇA
Pré-escola ao 3º ano do ensino fundamental	• Esperar que essas crianças compreendam relações de causa e efeito	• Focar em informações de promoção da saúde que desenvolvam e ajudem a internalizar o desejo de ser saudável
4º e 5º anos do ensino fundamental	• Esperar o raciocínio abstrato, a experimentação com autoimagem ou orientação primária para grupo de pares	• Dar informações concretas e passíveis de classificar, ordenar e rever • Regular informações com regras, normas, estereótipos e exploração • Focar em informações que melhorem o domínio de habilidades
6º ano do ensino fundamental em diante →	• Exigir ajustamento excessivo • Esperar que se oriente a partir de autoridade do mundo adulto	• Focar em informações sobre comportamentos de risco e influências no comportamento • Focar em metas de curto prazo

Quadro 13.4 (continuação)
Formas eficazes e ineficazes para fornecer informações

IDADE E ANO	NÃO FAÇA	FAÇA
	• Dar "sermão" ou ameaçar	• Esperar resistência e questionamento da informação • Usar colegas para ajudar a fornecer informações • Fornecer informações que capacitem os jovens, como os nomes dos recursos de tratamento da comunidade
4º ano do ensino fundamental até a vida adulta	• Esperar que as pessoas possam confiar em especialistas para obter informações • Focar apenas em informações, em detrimento do desenvolvimento de competências	• Apresentar a si mesmo como um recurso, convidar todos a assumir a liderança e o empoderamento • Usar o poder da informação como base para a discussão, a interação e a prática de habilidade

Ela permite observar as dificuldades e facilidades encontradas durante a realização do trabalho e ajustar o programa para as próximas etapas.

Para uma avaliação geral do programa, sugere-se que sejam realizados três tipos de avaliação: da estrutura, dos processos e dos resultados do programa de prevenção.

Seguem algumas dicas para realizar as avaliações:
A avaliação da estrutura e do processo do projeto é uma forma de verificar o desenvolvimento do programa. Para isso, é fundamental a elaboração de um instrumento de registro e de avaliação (Quadro 13.5).

Seguem algumas estratégias para auxiliar a avaliação dos resultados:
1. *Pré/pós-testes*. Desenvolvimento de questionários para medir a opinião dos alunos sobre as drogas e seus conhecimentos sobre o tema.

Aplica-se o teste antes e após a atividade preventiva. Depois, verifica-se se houve alguma alteração no conhecimento e, sobretudo, no comportamento dos sujeitos. Devem-se avaliar diversos domínios, observando-se o desempenho escolar, o bem-estar na escola, a integração e os relacionamentos.

2. *Número de ocorrências*. Levantamento do número de ocorrências com drogas na escola durante o programa. O fato de elas aumentarem não significa necessariamente que o programa falhou. Esse índice pode ser um indicativo de que o tema está mais presente na escola e as pessoas têm procurado maior apoio junto a ela. Portanto, pode até ser positivo.

Quadro 13.5
Questões a serem consideradas para as avaliações

1. Desempenho e capacitação do grupo de multiplicadores
2. Inserção do programa na escola: pais, alunos e educadores
3. Metodologia utilizada: divulgação, estratégia de prevenção, comunicação com o público-alvo
4. Qualidade das atividades preventivas
5. O planejamento foi mantido e atingiu seus objetivos?
6. Os recursos disponíveis foram suficientes?

3. *Número de intercorrências de saúde*. Levantamento do número de intercorrências de saúde (faltas por doença, pedido de medicamentos e sua indicação) durante o ano escolar. Este pode ser um indicador de que o programa tem afetado o comportamento em relação à automedicação e à medicação sem orientação médica. Uma redução desse número, bem como uma atitude mais consciente no uso de medicamentos, pode ser um resultado positivo do trabalho realizado.

4. *Número de casos*. Levantamento do número de alunos encaminhados para profissionais da saúde por terem comportamento abusivo ou de dependência de drogas. Verificar se esse número aumentou, diminuiu ou manteve-se inalterado.

5. *Inserção do programa na escola*. Levantamento do número de intervenções realizadas pelo grupo de multiplicadores em parceria com os outros professores da escola. Pode-se verificar se o grupo de multiplicadores atingiu seu propósito:
   O programa de prevenção ao uso de drogas está inserido no cotidiano e no programa pedagógico da escola?
   Os professores da escola têm tido autonomia para abordar o tema drogas em sala de aula? Quantas atividades desenvolveram?
   Como os casos e os episódios de alunos envolvidos com drogas foram conduzidos na escola? Nota-se um maior preparo por parte dos professores e inspetores?

6. *A participação*. Pretende quantificar o número de pessoas que o programa atingiu e o número de atividades de que cada indivíduo participou. A partir desses dados, verifica-se se o programa está alcançando toda a população inicialmente planejada. Para essa avaliação, faz-se necessária a elaboração de um instrumento de registro, para que, após cada atividade realizada durante o programa, esses fatores sejam medidos.

7. *Pesquisas epidemiológicas*. Consiste na reaplicação de questionários epidemiológicos (conforme explicado no item diagnóstico) após pelo menos um ano de programa. Tem como objetivo verificar se houve alteração no conhecimento e no consumo de drogas com relação aos resultados obtidos na pesquisa durante o diagnóstico. A realização desse tipo de avaliação pode ser feita em parceria com instituições de pesquisas especializadas, mas sempre preservando o que é imprescindível: o sigilo e o anonimato.

8. *Levantamento de opiniões e conhecimentos sobre o tema*. Reutilização dos grupos realizados durante o diagnóstico. A composição do grupo e o roteiro de perguntas

devem ser mantidos para verificar se houve alteração no discurso após a realização de atividades preventivas na escola. Deve ser feito no mínimo após um ano de programa.

UM MODELO DE PREVENÇÃO: PROJETO NORTHLAND

Um programa de prevenção que tem referência é o Projeto Northland,[12,13] caracterizado como prevenção universal. Trata-se de uma intervenção que envolve alunos, colegas, pais e comunidade em programas destinados a retardar a idade em que os adolescentes começam a beber, a reduzir o uso de álcool entre aqueles que já bebem e a limitar o número de problemas relacionados ao álcool entre jovens bebedores.

O público-alvo inicialmente era composto por adolescentes do 7º, 8º e 9º anos incluindo, depois, alunos do ensino médio. O Programa propõe um tema específico dentro de cada nível de ensino.

No 7º ano, o objetivo da intervenção é aumentar a comunicação entre pais e filhos sobre o uso de substâncias psicoativas entre adolescentes. São realizadas quatro semanas de atividades em grupos de pares (com os colegas de sala) e quatro semanas de atividades entre pais e filhos. Temas abordados com os pares: fatos e mitos relacionados com o uso de SPAs; influências de publicidade; influências de pares, regras em casa, além de formação e capacitação da comunidade. Os objetivos da intervenção com os pares incluem: criar normas de não usar; criar oportunidades para atividades positivas e saudáveis; proporcionar liderança de pares e suporte para não usar (dentro e fora da escola); fornecer treinamento de liderança de pares (sétimo e oitavo anos). Com o objetivo de promover o envolvimento dos pais, são realizadas quatro semanas de atividades domiciliares, para aumentar a comunicação e as regras de casa sobre o uso de substâncias psicoativas.

No 8º ano, o objetivo é aumentar as competências e mudar as normas de pares em relação às influências do uso de SPAs. São realizados oito encontros em sala de aula com os seguintes temas: por que os jovens usam substâncias psicoativas, expectativas normativas a respeito do uso de SPAs, treinamento de habilidades para identificar e resistir às influências do uso. Os temas são desenvolvidos por meio de discussões, jogos, tarefas de resolução de problemas e *role-plays*. Os temas da educação parental e ambiental são: pais como modelo; acompanhar/supervisionar a criança/adolescente; conhecer os amigos da criança/adolescente; regras/consequências de aplicação; acesso às SPAs; envolvimento escola/comunidade; meios de comunicar a mensagem; pesquisa/referência (local).

A intervenção com os pais ainda compreende a distribuição de três boletins destinados a educá-los sobre o uso de SPAs na adolescência, lembrá-los de comunicar-se com seus filhos sobre as consequências do uso de SPAs e informá-los sobre os eventos realizados pelo Projeto e outras notícias.

Com os alunos do 9º ano, o objetivo é aumentar o conhecimento do aluno e a participação na sua comunidade. São desenvolvidos oito encontros com atividades em sala de aula com os seguintes temas: influência de setores da comunidade; política/aplicação; recomendações comunitárias; projetos comunitários; envolvimento e ação comunitária.

Durante o primeiro semestre, os alunos aprendem sobre a dinâmica da comunidade de prevenção ao uso de SPAs em pequenos grupos e atividades interativas em sala de aula. Durante o segundo semestre, trabalham em projetos baseados na comunidade e realizam uma reunião na cidade simulada para fazer recomendações de política da comunidade para evitar o uso de SPAs pelos adolescentes.

Em resumo, as intervenções no 7º ano são desenvolvidas para promover ligações estruturadas entre os adolescentes e seus pais. No 8º, o objetivo é desenvolver habilidades para lidar com pares e construir influências positivas no grupo. No 9º ano, o foco é o empoderamento dos jovens para criar mudanças saudáveis em sua comunidade.

Principais resultados alcançados: redução no uso de álcool, redução no consumo de cigarro; aumento da autoeficácia para resistir ao uso de álcool; aumento da comunicação entre pais e filhos sobre as consequências do beber.

Mais informações sobre esse projeto podem ser encontradas na Seção de Boas Práticas.

PREVENÇÃO NO AMBIENTE UNIVERSITÁRIO

Quando se fala em prevenção no ambiente universitário, algumas peculiaridades devem ser somadas ao que já foi mencionado anteriormente, já que é nesse período que muitos jovens mudam de cidade, vão morar em repúblicas e têm mais acesso às festas, onde frequentemente o consumo excessivo de álcool é uma regra, e não uma exceção. Somam-se a isso as propagandas de bebidas, muito bem elaboradas para atingir o público jovem, nas quais o beber está associado a alegria, beleza, satisfação e bem-estar.

São muitas as consequências do consumo de álcool e outras drogas entre estudantes universitários, entre elas: prejuízos acadêmicos; acidentes automobilísticos; violência; comportamento sexual de risco; diminuição da percepção; estresse; e diminuição da expectativa de vida dessa população.

Um programa de prevenção indicado (para aqueles que já estão apresentando problemas leves, porém detectáveis) vem sendo desenvolvido na Universidade Estadual Paulista Júlio de Mesquita Filho (UNESP), chamado "Projeto Viver Bem UNESP", que está em funcionamento desde 1999. A partir de um levantamento do uso de álcool e drogas entre estudantes, constatou-se que o álcool era a droga mais utilizada entre os jovens.[14]

Após uma revisão da literatura, o trabalho desenvolvido pelo professor e pesquisador Alan Marlatt, da Universidade de Washington (Seattle, EUA), denominado BASICS (*Brief Alcohol Screening and Intervention for College Students*), demonstrou ser uma das estratégias mais eficientes e econômicas de prevenção ao consumo excessivo de bebidas alcoólicas. Esse método foi desenvolvido especificamente para universitários que bebem muito e consomem álcool de maneira nociva. A abordagem utilizada é a redução de danos, que tem como meta primária reduzir comportamentos de risco e os efeitos prejudiciais da bebida. Portanto, é diferente dos programas que têm como único objetivo a abstinência da substância, o que, apesar de ser ideal, não é totalmente possível.[15]

Dentro da proposta de redução de danos, as metas mais fáceis ou mais próximas são incentivadas; posteriormente, as mais difíceis ou mais distantes. Exemplos: beber menos e mais devagar, beber depois de se alimentar, utilizar bebidas com menor teor alcoólico, alternar bebidas alcoólicas com bebidas sem álcool.

A intervenção consiste em apresentar os riscos associados ao consumo de álcool àqueles alunos que apresentam padrões elevados de consumo. Alguns comporta-

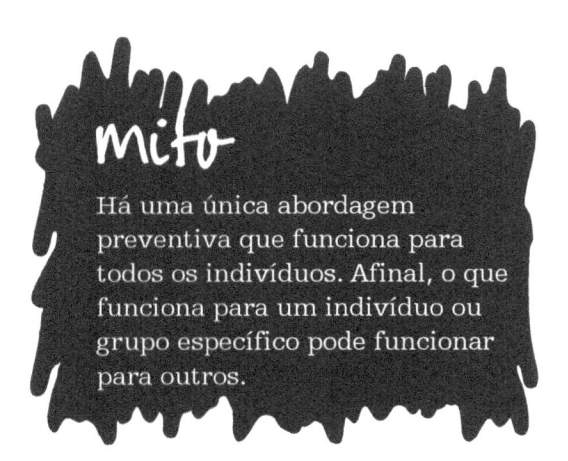

> **Mito**
> Há uma única abordagem preventiva que funciona para todos os indivíduos. Afinal, o que funciona para um indivíduo ou grupo específico pode funcionar para outros.

mentos de risco associados são: sexo sem proteção; acidentes de trânsito; brigas; uso de outras drogas; obesidade. Também faz parte da intervenção sugerir estratégias específicas para reduzir esses riscos, mudando o padrão de beber, o que irá refletir na melhora da qualidade de vida, no desempenho escolar e na diminuição do número de prejuízos relacionados ao uso.

Implantação do programa de prevenção

Segundo informações que podem ser obtidas no *site* do Projeto, http://www.viverbem.fmb.unesp.br, o programa de prevenção vem sendo executado em cinco etapas distintas:

1. treinamento de pessoal/equipe: paralelamente, foi publicado o livro que detalha o método BASICS e uma série de folhetos informativos sobre álcool, tabaco e drogas, à disposição no *site* do Programa
2. realização de um programa específico de prevenção ao uso de álcool (utilizando-se o método BASICS) para calouros que fazem uso excessivo da substância
3. campanhas de prevenção e programas educativos, como o "Dia de Alerta Sobre o Uso Excessivo de Álcool"
4. discussão de políticas (normatização) de uso de álcool e drogas nos diferentes *campi* da UNESP (um projeto em andamento)
5. estudo da implantação de um Centro de Referência na Universidade e/ou outras formas de tratamento da comunidade Unespiana, incluindo atendimento ambulatorial e internação hospitalar dos casos que demandem tal procedimento

Como funciona?

O programa é conduzido em duas sessões, com duração de 50 minutos cada (com 50 minutos adicionais antes ou depois da primeira entrevista, para que o estudante preencha os questionários de autorrelato). Na primeira sessão, o objetivo é avaliar o padrão de consumo do estudante, contexto do uso de bebidas, expectativas sobre a bebida, incentivos (motivação) para parar de beber, avaliação do estado mental, comportamento de risco, uso de drogas, antecedentes familiares, dependência ou contraindicação médica para moderação, atitudes dos amigos em relação ao uso de álcool e drogas.[15]

> **Verdade**
> Não existe um único modelo de prevenção adequado a todos os indivíduos e culturas. É necessário personalizar as ações para o público-alvo desejado em vários domínios e contexto sóciocultural no qual esse público está inserido.

Na segunda sessão, o objetivo é devolver ao estudante a informação sobre seus fatores de risco pessoais e indicar-lhe meios de ingestão moderada. O estudante recebe informações por meio de gráficos personalizados produzidos por computador, que resumem o material revisado. Dessa forma, são revisados todos os dados da primeira sessão, incluindo o padrão de uso de bebida e os riscos e consequências negativas pessoais (prós e contras). Os estudantes recebem informações sobre o álcool e um aconselhamento específico sobre estratégias para diminuir o consumo e reduzir futuros riscos para a saúde associados ao uso.[15]

Segundo o manual BASICS, os componentes básicos de cada sessão e o que cada uma delas necessita estão apresentados no Quadro 13.6.

> "Os benefícios do método de prevenção escolhido são que alunos que optam por beber podem aprender a fazê-lo com segurança; alunos que aprendem técnicas para beber com moderação reduzem o consumo de álcool e relatam menos problemas, e, quando se permite que escolham por si mesmos, alguns estudantes que bebem decidem pela abstinência." (Dra. Florence Kerr-Corrêa)

Treinamento de habilidades sociais

Habilidades sociais (ou comportamento socialmente habilidoso) podem ser definidas como um conjunto de comportamentos emitidos por um indivíduo em um contexto

Quadro 13.6
Componentes básicos das sessões

	PRIMEIRA SESSÃO	SEGUNDA SESSÃO
Componentes	• Entrevista clínica estruturada • Conjunto de questionários de autorrelato	• *Feedback* e aconselhamento
Tempo necessário	• 100 minutos no total (50 minutos para cada componente)	• Aproximadamente 50 minutos
Material necessário	• Sala tranquila para a realização da entrevista clínica • Sala tranquila, com mesa e cadeira, para o estudante responder ao conjunto de questionários de autorrelato • Conjunto de entrevista clínica estruturada (para o clínico) • Conjunto de questionários de autorrelato, lápis e borracha (para o estudante) • Instruções e cartões de monitoração	• Folha de *feedback* gráfica personalizada • Sala tranquila e reservada • Gráfico personalizado de alcoolemia • Gráfico personalizado de alcoolemia, plastificado em tamanho de bolso • Folha de "macetes" (estratégias específicas para moderar o uso de álcool, informação sobre expectativas a respeito do álcool e informação sobre a resposta bifásica ao álcool)

interpessoal que expressa sentimentos, atitudes, desejos, opiniões ou direitos desse indivíduo de modo adequado à situação, respeitando esses comportamentos nos demais, e que geralmente resolve os problemas imediatos da situação enquanto minimiza a probabilidade de problemas futuros.[16]

Há, na literatura, fortes evidências das relações entre as habilidades sociais e os transtornos em saúde mental, entre eles esquizofrenia, depressão, transtornos emocionais da infância e adolescência, transtornos afetivos e de ansiedade, autismo, e abuso e dependência de substâncias psicoativas.[17,18]

Vários estudos mostram que adolescentes abusadores e dependentes de substâncias psicoativas, em especial a maconha, podem apresentar déficits nas habilidades sociais. Além disso, para ser aceito pelo grupo de iguais, o jovem pode sentir-se pressionado a ter o mesmo comportamento de uso de SPAs, o que também pode expô-lo a muitos comportamentos de risco.[19] Assim, o aprendizado de novas habilidades interpessoais capacita os indivíduos que apresentam dificuldades para serem assertivos ao defenderem seus direitos de forma mais efetiva quando houver a pressão de outras pessoas para o consumo de drogas.

As habilidades sociais correspondem a um universo mais abrangente das relações interpessoais e estendem-se para além da assertividade, incluindo as habilidades de comunicação, de resolução de problemas, de cooperação e aquelas próprias dos rituais sociais estabelecidos pela subcultura grupal.[20]

Alguns tipos de habilidades sociais são: dar e aceitar elogios, expressar sentimentos, iniciar, manter e finalizar conversas, fazer e recusar pedidos, defender direitos, expressar opiniões (incluindo agrado e desagrado), pedir mudança no comportamento do outro, desculpar-se e saber lidar com as críticas.

Essas habilidades podem ser trabalhadas individualmente ou em grupo, dentro do contexto escolar e universitário. Cada uma das habilidades pode ser trabalhada em um encontro, incluindo atividades de *role-play*, que ajudará o aluno a entender como emitir tal comportamento simulando-o entre os colegas e também observando a expressão do comportamento pelos outros.

Existem vários manuais que poderão auxiliar na preparação desse treinamento. No livro *Aconselhamento em dependência química*, um capítulo inteiro é direcionado para o tema, incluindo habilidades específicas relacionadas ao uso de álcool e drogas, tais como habilidade de recusar bebidas/drogas e manejo de pensamentos sobre álcool e drogas, as quais podem ser adaptadas de acordo com o público-alvo.[21]

Além do enfoque nas questões relacionadas ao uso de álcool e/ou drogas e do treinamento de habilidades sociais, um programa de prevenção na escola e na universidade pode envolver o fortalecimento da resiliência, a promoção da saúde, a valorização do esporte, da música e da arte em suas diversas formas de manifestação.

É importante ter em mente que não há uma única abordagem preventiva que funcione para todos os indivíduos. Afinal, o que funciona para um indivíduo ou grupo específico pode não funcionar para outros.

CONSIDERAÇÕES FINAIS

As instituições de ensino são locais privilegiados para a realização da prevenção do uso de substâncias, desde que o tipo de intervenção oferecida seja apropriado e aceito pela comunidade; exista conhecimento apurado da realidade da comunidade escolar envolvida; seja garantida a participação de todos os envolvidos no processo – familiares, educadores, facilitadores, jovens, políticos e responsáveis pelas leis e financiamento e custeio do programa; seja valorizada a comunidade; identifiquem-se líderes e pessoas-chave que possam motivar e mobilizar outros membros da comunidade; ocorra a capacitação e o treinamento de equipe e voluntários com supervisão regular para o desenvolvimento e sustentação das atividades do programa preventivo; haja monitoramento e avaliação constantes; estabeleça-se coesão comunitária (sensibilidade para as divisões e conflitos já existentes nas comunidades, a fim de reconstruir e/ou melhorar as relações entre grupos divergentes).

A elaboração de programas preventivos e políticas escolares, nesse sentido, leva à modificação de normas e à estimulação de uma ação coletiva, acarretando mudança na esfera social em prol de um desenvolvimento saudável e seguro das crianças e adolescentes, por meio de uma atuação multifatorial, sendo desejável que, além do individual, outros domínios também recebam a atenção preventiva (família, escola, comunidade, trabalho, grupo e ambiente político).

Trata-se de uma atuação complexa, que necessita de espaço e investimento e sua importância não deve ser menosprezada, sobretudo em nossa realidade, que expõe os jovens, principalmente na universidade, a uma inundação de propagandas que estimulam o consumo de bebidas alcoólicas de modo a angariar novos consumidores, bem como a organização do tráfico ilícito que facilita e possibilita o consumo de SPAs. Educadores, familiares, profissionais, legisladores e políticos precisam brigar por essa causa, tornando a prevenção uma responsabilidade coletiva e um dever em nosso país.

REFERÊNCIAS

1. Santos EO, Santos-Oliveira MFS, Kauark FS, Manhães FC. Abordagem sobre a prevenção das drogas no contexto escolar. Inter Science Place. 2011;4(17):18-40.

2. Murer E, Oliveira JDF, Mendes RT. Substâncias psicoativas no ambiente escolar. In: Boccaletto EM, Mendes RT, organizadores. Alimentação, atividade física e qualidade de vida dos escolares do município de Vinhedo/SP. Campinas: IPES; 2009. p. 89-99.

3. Abramovay M, Castro MG. Drogas nas escolas: versão resumida. Brasília: UNESCO; 2005.

4. Carlini-Cotrim B, Pinsky I. Prevenção ao abuso de drogas na escola: uma revisão da literatura internacional. Cad Pesq.1989;69:48-62.

5. Meyer M. Guia prático para programas de prevenção de drogas. São Paulo: Sociedade Beneficente Israelita Brasileira Hospital Albert Einstein; 2003.

6. Wilson RW, Kolander CA. Drug abuse prevention: a school and community partnership. 3rd ed. Sudbury: Jones & Bartlett; 2000.

7. Castro MG, Abramovay M. Drogas nas escolas. Brasília: UNESCO; 2002.

8. Robertson EB, David SL, Rao SA. Preventing drug abuse among children and adolescents: A research-based guide for parents, educators, and community leaders. 2nd ed. Bethesda: NIDA; 2003.

9. Brasil. Secretaria Nacional de Políticas sobre Drogas. Curso de prevenção do uso de drogas para educadores de escolas públicas. 5.ed. Brasília: Ministério da Justiça; 2012.

10. Brasil. Ministério da Justiça. Observatório Brasileiro de Informações sobre Drogas [Internet]. Brasília: OBID; c2007 [capturado em 10 abr. 2014]. Disponível em: http://www.obid.senad.gov.br/portais/OBID/index.php.

11. United Nations Office on Drugs and Crime Vienna. Peer to peer: using peer to peer strategies in drug abuse prevention [Internet]. New York: UNODC; 2003 [capturado em 30 abr. 2014]. Disponível em: http://www.unodc.org/pdf/youthnet/handbook_peer_english.pdf.

12. Project Northland [Internet]. Rockville: SAMHSA; 2007 [capturado em 30 abr. 2014]. Disponível em: http://www.nrepp.samhsa.gov/ViewIntervention.aspx?id=25.

13. Komro KA, Perry CL, Veblen-Mortenson S. Project Northland from Minnesota to Chicago [Internet]. Minnesota: EPI; 2006 [capturado em 30 abr. 2014]. Disponível em: http://www.epi.umn.edu/projectnorthland/Project-Northland-Show.pdf.

14. Kerr-Corrêa F, Dalben I, Trinca L, Simão MO, Mattos PF, Cerqueira ATAR, et al. I Levantamento do uso de álcool e de drogas e das condições gerais de vida dos estudantes da UNESP; 1998. São Paulo: Fundação Vunesp; 2001.

15. Dimeff LA, Baer JS, Kivlahan DR, Marlatt GA. Alcoolismo entre estudantes universitários: uma abordagem da redução de danos – BASICS. São Paulo: UNESP; 2002.

16. Projeto Viver Bem [Internet]. São Paulo: Unesp; 2013[capturado em 30 abr. 2014]. Disponível em: http://www.fmb.unesp.br/#!/departamentos/neurologia-psicologia-e-psiquiatria/projetos/viver-bem/.

17. Caballo V. Manual de avaliação e treinamento de habilidades sociais. São Paulo: Santos; 2006.

18. Del Prette ZAP, Del Prette A. Transtornos psicológicos e habilidades sociais. In: Guillardi HJ, organizador. Sobre comportamento e cognição: contribuições da construção da teoria do comportamento. São Paulo: ESETec; 2002. p. 377-86.

19. Falcone EMO. Habilidades sociais: para além da assertividade. In: Wielenska RC, organizador. Sobre comportamento e cognição: questionando e ampliando a teoria e as intervenções clínicas e em outros contextos. São Paulo: ESETec; 2000. p. 211-21.

20. Wagner MF, Oliveira MS. Habilidades sociais e abuso de drogas em adolescentes. Psicol Clin. 2007;19(2):101-16.

21. Del Prette ZAP, Del Prette A. Psicologia das habilidades sociais: terapia e educação. Petrópolis: Vozes; 1999.

22. Bordin S, Zanelatto NA, Figlie NB, Laranjeira R. Treinamento de habilidades sociais e de enfrentamento de situações de risco. In: Figlie NB, Bordin S, Laranjeira R, organizadores. Aconselhamento em dependência química. 2.ed. São Paulo: Roca; 2010.

SEÇÃO III

OUTRAS CONEXÕES RELACIONADAS À PREVENÇÃO

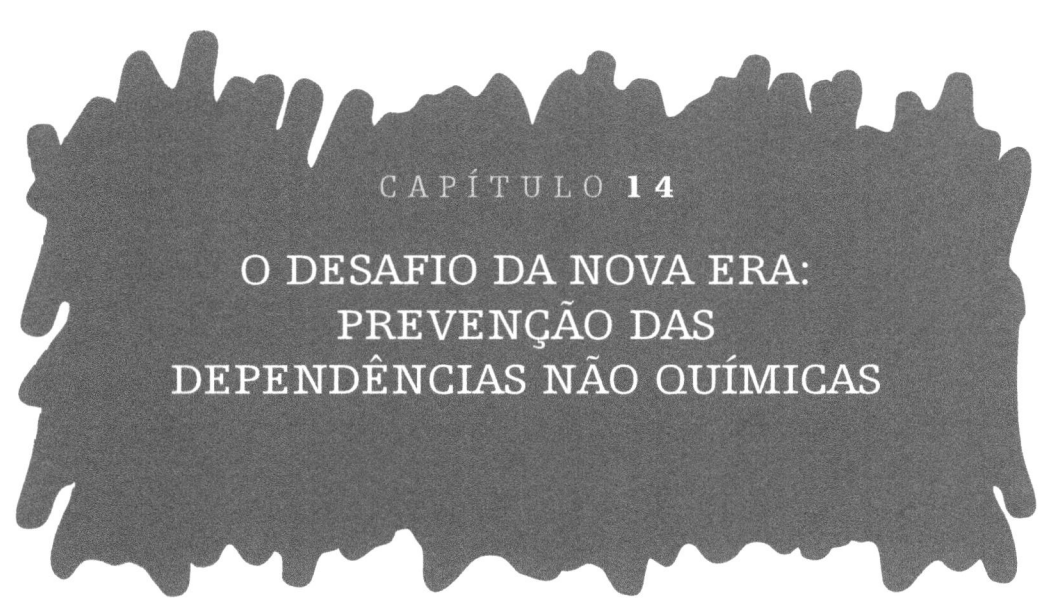

CAPÍTULO 14
O DESAFIO DA NOVA ERA: PREVENÇÃO DAS DEPENDÊNCIAS NÃO QUÍMICAS

Renata Cruz Soares de Azevedo
Bruna Antunes de Aguiar Ximenes Pereira

Na atualidade, tem aumentado o reconhecimento das chamadas dependências não químicas, ou seja, situações em que há uma prioridade – frequentemente compulsiva – por algo, à semelhança do que ocorre na dependência de substâncias psicoativas (SPAs); nesse caso, porém, a dependência refere-se a um comportamento, e não a uma SPA. Entre as dependências não químicas, destaca-se a chamada "dependência digital".

Um estudo nacional discute que esta é a primeira geração de jovens que está crescendo em meio a uma simultaneidade de mídias visuais e seus recursos: a televisão colorida e digital, o controle remoto e o *zapping*, o computador pessoal e a internet, o telefone celular, o *e-book*, o Twitter e assim por diante. O espaço social *on-line* (*sites* de relacionamento, jogos) oportunizaria, assim, uma espécie de pertencimento fundamental para as novas gerações. É importante levar em consideração que os jovens, "pioneiros" nessa nova forma de relação com o tempo e com as tecnologias, na mesma medida em que sofrem tais mudanças, parecem mostrar-se, de fato, mais abertos para as novas formas de relação e, portanto, mais aptos a lidar com o que se transforma no mundo, em uma velocidade por vezes estupenda.[1]

A modernidade tem, de fato, presenciado um impressionante crescimento nas formas de comunicação e entretenimento digital. Esse cenário permite, por um lado, a ampliação de limites geográficos, econômicos e culturais. Por outro lado, particularmente entre os mais jovens, as novas mídias podem proporcionar um deslocamento das relações presenciais para as virtuais, o que tem trazido preocupação tanto no âmbito familiar quanto no escolar e clínico.

Com frequência, jornais, revistas e *sites* publicam notícias sobre jovens que utilizam compulsivamente jogos eletrônicos (*videogames* e computadores), a internet e celulares. Muitos pais acabam se questionando a respeito do uso de mídias por seus filhos e também seu próprio uso. Perguntas sobre o tempo de uso considerado "saudável", o impacto dessas tecnologias no aprendizado e a interferência na sociabilidade são corriqueiras nos atendimentos médicos.[2]

> **mito**
> Ficar horas navegando na internet é sinônimo de dependência.

A American Academy of Pediatrics elaborou um documento sobre o impacto do uso de mídias por crianças menores de 2 anos de idade em que apontava o predomínio dos efeitos negativos nessa faixa etária, havendo pouca evidência de benefícios educacionais e para o desenvolvimento até essa idade. A recomendação, assim, é evitar a exposição dos menores de 2 anos a qualquer tipo de mídia.[3]

Estudos recentes apontam uma associação entre a baixa interação pais e filhos e o uso de televisão.[4] Nesses estudos, os pais relatam que a televisão é uma atividade tranquilizante e segura para crianças, permitindo que possam cozinhar e preparar-se para o trabalho. Embora a orientação da American Academy of Pediatrics seja a de que as crianças podem ficar, no máximo, duas horas por dia em frente às telas, algumas passam quatro horas ou mais em frente à televisão.[5] As recomendações gerais sobre o uso de mídias estão sintetizadas no Quadro 14.1.[6]

No Brasil e no mundo, evidências científicas apontam uma acentuação do tempo total em que os adolescentes ficam em frente às telas.[7] No entanto, pouco se sabe a respeito dos padrões de mudanças e consequências associadas a isso. Alguns estudos apontam que o "tempo de tela" pode ficar tanto estável[8] quanto reduzido na vida adulta.

Diante disso, este capítulo pretende discutir esse desafio da nova era, apresentando conceitos e abordagens das dependências não químicas, com ênfase em internet, jogos virtuais e celular.

DEPENDÊNCIA DE INTERNET

Nos últimos anos, muitos pais têm-se preocupado com o uso "problemático" da internet pelos filhos, sendo as principais queixas o isolamento social e a piora no rendimento escolar e acadêmico.[9]

Estudos recentes apontam que de fato existe uma parcela da população que apresenta uso problemático. Infelizmente, esses estudos são heterogêneos, ou seja,

Quadro 14.1
Recomendações gerais sobre o uso de mídias por crianças e adolescentes[6]

1. Limitar a possibilidade de utilização de mídias sem supervisão de um adulto
2. Evitar a presença de televisão no quarto das crianças
3. Participar do uso de mídia com os filhos e discutir sobre o conteúdo visto
4. Manter desligado qualquer tipo de mídia durante as refeições
5. Restringir o acesso a *sites*, jogos eletrônicos e programas televisivos que sabidamente apresentam conteúdos violentos e/ou uso de substâncias psicoativas

Fonte: Strasburger.[6]

> **Verdade**
>
> Embora o tempo despendido na atividade seja uma medida relevante, outros aspectos devem ser avaliados. Poucos amigos, queda do rendimento escolar e interesse predominante em ficar na internet a despeito de outras atividades podem ser sinais de alerta.

não permitem uma classificação semelhante do que é considerado problemático, não sendo possível uma comparação adequada entre eles.[9] Em função disso, há grande variabilidade nas taxas de dependência de internet, indo de 0,3 a 37,9%, dependendo da população estudada e dos critérios utilizados. Estudos têm procurado estimar esse dado ao sugerir que aproximadamente 10% da população de usuários da internet já teria desenvolvido a dependência.[2]

De modo geral, a definição de uso problemático/dependência passaria por um uso descontrolado da internet gerando prejuízos sociais e/ou nas atividades acadêmicas e laborais. Os pesquisadores enfatizam que na adolescência essas consequências negativas incluem baixo rendimento escolar, sedentarismo,[10] obesidade,[11] relações familiares empobrecidas, prejuízos sociais, problemas emocionais e psiquiátricos.[9]

Em um recente estudo realizado no Brasil sobre atividade física e sedentarismo entre crianças de escolas públicas e privadas, concluiu-se que os escolares de menor nível econômico utilizaram por menor tempo computadores, jogos eletrônicos e televisão em comparação com aquelas das classes mais abastadas, sugerindo que os jovens de maior renda têm uma propensão mais acentuada ao sedentarismo pelo maior acesso a jogos eletrônicos e internet. Outros estudos constataram menor sedentarismo entre os jovens de família com maior renda, talvez por um maior esclarecimento dos pais acerca dos benefícios da atividade física.[10]

Um estudo internacional realizado com adolescentes apontou associação de dependência de internet com sexo masculino, tempo de duração diária do uso do computador, ausência de *hobbies*, depressão e autopercepção negativa.[12]

Um estudo realizado com 2.336 adolescentes encontrou associação entre uso problemático de internet e sonolência diurna, tempo de duração do sono, gênero, tabagismo, uso de medicamentos para dor de cabeça, insônia e pesadelos.[13]

O Quadro 14.2 sintetiza algumas possibilidades sugeridas para a criação dos critérios diagnósticos para uso problemático de internet.[2,14]

Quadro 14.2
Critérios diagnósticos para uso problemático de internet

1. Preocupação mal-adaptativa com o uso da internet, conforme indicado por, pelo menos, um dos seguintes itens: – Preocupações com o uso da internet experienciadas como incontroláveis e irresistíveis; – O uso da internet é marcado por períodos maiores do que os planejados
2. O uso da internet e a preocupação com o uso causam prejuízos significativos ou dano nos aspectos sociais, ocupacionais ou em outras áreas importantes do funcionamento
3. O uso excessivo da internet não ocorre exclusivamente durante os períodos de hipomania ou mania e não é mais bem explicado por outro transtorno do Eixo 1

Fonte: Abreu e colaboradores[2] e Shapira e colaboradores.[14]

> **mito**
> É melhor passar horas conectado do que na rua, pois a internet é um ambiente seguro.

O item 3 aponta a importância de se avaliar se esse comportamento vem fazendo parte da vida do indivíduo e não é apenas uma alteração explicada por um transtorno mental, em que o uso problemático seria apenas um sintoma de um quadro mais amplo.

Ainda assim, é importante ressaltar que a dependência de internet ainda não existe como um diagnóstico formal e validado cientificamente.[15]

A partir disso, algumas recomendações têm sido elaboradas no sentido de orientar para um uso controlado, saudável e familiar desse instrumento (Quadro 14.3).[3,16] É importante lembrar que o rápido crescimento e a expansão da internet permitem o acesso à informação pelos jovens com apenas um "clique", e essa suposta facilidade também os torna expostos a *sites* de violência, pornografia e preconceito.[16] No que concerne à dependência, prevenir é melhor do que tratar, até mesmo porque o uso problemático de internet pode se desenvolver em um curto período de tempo.[17]

Alguns pesquisadores acreditam que o uso da realidade virtual em demasia seria um sintoma de outros quadros, como depressão e ansiedade. Desse modo, a internet equivaleria à possibilidade de escapar de situações problemáticas.[17,18]

Foi observado um crescimento nas taxas de depressão relacionado ao aumento do tempo gasto na internet, sugerindo que a doença pode estar associada ao aumento do tempo de uso da rede.[19] Embora não seja possível saber o que veio primeiro, se a depressão levou ao uso de internet em excesso ou se o uso desta em excesso levou à depressão, as consequências, de modo geral, seriam as mesmas (relações interpessoais prejudicadas, redução das atividades sociais, solidão e fadiga).[18,19]

Os tratamentos existentes, quando necessários, envolvem avaliação médica e psicológica do indivíduo, além de coleta de informações com familiares para melhor

Quadro 14.3
Algumas recomendações sobre o uso da internet

1. Deixe o computador em um cômodo a que toda a família tenha acesso e faça da internet uma atividade familiar
2. Utilize o bloqueio de *sites* para controlar o acesso a certas áreas da internet
3. Defina e limite o tempo de uso pelos seus filhos
4. Oriente seu filho para que, ao acessar "salas de bate-papo", tenha o mesmo comportamento que teria com pessoas estranhas presencialmente, ou seja, tenha cuidado ao fornecer informações pessoais
5. Familiarize-se com os vocabulários, gírias, símbolos e abreviações utilizados na rede
6. Estabeleça regras claras e concisas sobre o uso do computador
7. Desencoraje o uso de internet e mídias por menores de 2 anos
8. Incentive seu filho a participar de atividades presenciais em grupo (esporte, dança, pintura, aula de música)

Fonte: American Academy of Pediatrics[3] e Muscari.[16]

compreensão da situação. As intervenções possíveis são psicoterapia (principalmente terapia cognitivo-comportamental),[18] terapia familiar,[20] aconselhamento e entrevista motivacional.[2,11] O monitoramento parental e a participação efetiva na vida dos filhos também foram relatados como modalidade terapêutica e de manejo em adolescentes com uso problemático de internet.[20] É importante lembrar que o uso problemático da internet pode ser uma manifestação de um transtorno psiquiátrico primário, e, se for este o caso, o tratamento deverá dirigir-se ao quadro de base.

DEPENDÊNCIA DE JOGOS ELETRÔNICOS

Os jogos eletrônicos são uma das atividades de recreação mais populares no mundo.[21] Foram introduzidos nos anos de 1970 e rapidamente se tornaram uma das principais atividades de lazer durante a infância e a adolescência. Alguns jovens ficam 90 minutos por dia em frente aos seus jogos eletrônicos.[16] Desse modo, estes são outra preocupação para os pais, que muitas vezes não sabem como limitar o período de tempo que os filhos podem ficar imersos nas telas, bem como selecionar o teor dos jogos por eles utilizados.

Atualmente, diversos estudos destacam os aspectos negativos dos jogos eletrônicos, sobretudo em crianças e adolescentes, como o risco de dependência e a acentuação de comportamentos agressivos e ansiosos. Em relação às questões de saúde, existe risco elevado de crises convulsivas durante o uso de jogos eletrônicos em indivíduos fotossensíveis com epilepsia, especialmente nos jogos com mudanças rápidas e súbitas de cenário e naqueles com padrões de repetição intensa.[21]

No caso dos jogos eletrônicos, também não há consenso entre os pesquisadores quanto aos itens necessários para estabelecer o diagnóstico de seu uso problemático.[2] Visando maior uniformidade nos estudos referentes a esse tema, a *American Psychiatric Association* (APA) incluiu o Transtorno do jogo pela internet em uma seção de seu manual diagnóstico, o DSM-5, para encorajar mais pesquisas nesse campo antes de ele ser incluído como um transtorno formal.[15,22] A princípio, sugere-se que seriam necessários 5 dos 9 critérios citados no Quadro 14.4.

Antes de comprar um jogo eletrônico, deve ser verificada a classificação etária na caixa do jogo, no caso de *videogame*, ou na descrição do aplicativo, caso se esteja efetuando uma compra *on-line* via celular ou computador.[16]

Deve-se avaliar o impacto do jogo eletrônico antes de comprá-lo, ou seja, ler sua descrição. No verso da caixa dos jogos de *videogame*, ou na descrição do aplicativo *on-line*, existem informações referentes à linguagem utilizada, ao nível de violência, à presença de conteúdo sexual e de uso de álcool e outras SPAs.[16] Somando-se a essas informações, ainda no verso, existe uma caixa vermelha com a seguinte advertência: "Se você tem história de epilepsia, consulte um médico antes de usar. Alguns padrões podem provocar ataques sem história anterior. Antes de usar e para mais detalhes, veja instruções do produto", ou seja, a partici-

> **Verdade**
> A internet pode ser um ambiente inseguro, ao expor crianças e adolescentes a conteúdo inapropriado. Além disso, pode afastá-las de relações sociais fundamentais para o bom desenvolvimento e a saúde mental.

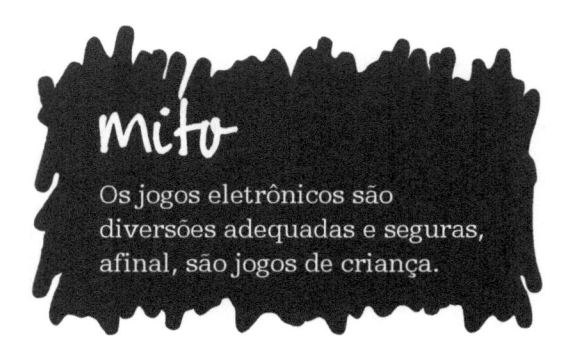

mito
Os jogos eletrônicos são diversões adequadas e seguras, afinal, são jogos de criança.

pação de um adulto responsável é importante na aquisição de um jogo eletrônico para crianças e adolescentes.

O Entertainment Software Ratings Board (ESRB) é uma entidade norte-americana que disponibiliza classificações específicas nas caixas dos jogos eletrônicos para que os pais possam adquirir conhecimento sobre o tipo de jogo antes de comprá-lo. As definições dos descritores, geralmente encontradas em jogos importados, podem ser obtidas em www.esrb.org. Essa entidade também disponibiliza aos pais aplicativos para aparelhos celulares e apostilas explicativas.[23] O Quadro 14.5 mostra a classificação etária, as siglas e o que significam de acordo com o ESRB.

O Ministério da Justiça brasileiro reconhece como válida a classificação do ESRB, apesar de ainda não existir equivalência entre as faixas de classificação adotadas por esse sistema e as seis faixas de classificação de uso obrigatório no Brasil. A classificação indicativa brasileira tanto de jogos eletrônicos como de televisão e cinema está disponível gratuitamente no *site* do Ministério da Justiça, em portal.mj.gov.br/classificacao.[24]

As caixas de informação brasileiras são compostas por quatro elementos: a) título "classificação indicativa" escrito no topo; b) símbolo da classificação à esquerda; c) descritores de conteúdo da obra na área branca; d) nome por extenso da faixa de classificação.[24]

Quadro 14.4
Critérios diagnósticos sugeridos para dependência de jogos eletrônicos

1. Apropriação mental: o jogo torna-se a principal atividade da vida, dominando seus pensamentos, mesmo em momentos fora do contexto (escola ou trabalho)
2. Abstinência: irritabilidade, inquietação, tristeza, aumento da ansiedade ou problemas de concentração quando ocorre descontinuação ou redução do jogo
3. Tolerância: necessidade de jogar mais tempo para atingir a mesma sensação
4. Perda de controle: incapacidade de limitar a frequência e a duração do jogo
5. Continuação apesar das consequências adversas: permanece jogando, embora perceba o impacto psicossocial adverso sobre si
6. Saliência comportamental: perda do interesse em passatempos estimados anteriormente e em atividades de lazer. O único interesse são os jogos eletrônicos
7. Dificuldade em lidar com frustração: uso dos jogos eletrônicos com a finalidade de controlar emoções negativas ou esquecer os problemas
8. Dissimulação: minimização para familiares, terapeutas ou outras pessoas sobre a verdadeira extensão do seu jogo
9. Conflitos: colocar em risco os relacionamentos importantes tanto na vida familiar e/ou afetiva quanto na escola/trabalho devido ao fato de jogar excessivamente

Fonte: Rehbein e colaboradores[15] e American Psychiatric Association.[22]

Quadro 14.5
Classificação ESRB

EC (*Childhood* – Infantil)	O conteúdo pode ser adequado a partir dos 3 anos. Não contém material que os pais irão considerar impróprio.
E (*Everyone* – Todos)	Conteúdo adequado para crianças a partir dos 6 anos. Pode conter traços mínimos de violência, situações cômicas ou linguagem não refinada.
T (*Teen* – Adolescente)	Conteúdo adequado para pessoas a partir dos 13 anos. Pode conter conteúdo violento, linguagem forte e/ou temas sugestivos.
M (*Mature* 17+ – Jovens 17+)	Conteúdo adequado para jovens a partir dos 17 anos. Pode conter temas sexuais maduros, violência e linguagem mais intensa.
AO (*Adults Only* – Somente para Adultos 18+)	Conteúdo adequado somente para adultos. Pode incluir cenas de sexo e/ou violência. Não recomendado para menores de 18 anos.
RP (*Rating Pending* – Classificação Pendente)	Usada em propagandas de jogos que serão lançados em breve. Significa que o jogo ainda não está concluído, não foi oficialmente classificado ou ambos. Geralmente os fãs do jogo começam a discutir sobre ele antes de ser lançado.

Fonte: Entertainment Software Rating Board[23] e Microsoft Corporation.[25]

Verdade

Embora haja jogos lúdicos e instrutivos, a exposição à violência e a cenas de uso de SPAs nos jogos eletrônicos pode contribuir para comportamentos violentos em adolescentes mais suscetíveis. Participar em conjunto com o filho na escolha do jogo proporciona uma possibilidade de aproximação, bem como garante seu bem-estar.

A Figura 14.1 contém os seis tipos de caixas de informação e a Figura 14.2 apresenta exemplos de caixa de informação preenchidas com descritores.[24]

Do mesmo modo que o tratamento para dependência de internet, a avaliação minuciosa do jovem que está usando jogos eletrônicos compulsivamente também se faz necessária para examinar a presença de quadros psiquiátricos, como, por exemplo, depressão, ansiedade e transtorno de déficit de atenção/hiperatividade.

O tratamento de escolha atualmente é a psicoterapia, sendo os psicofármacos reservados para os casos em que exista comorbidade psiquiátrica associada, ou seja, a presença de um transtorno mental que justifique essa modalidade de tratamento.[11]

A terapia familiar também se mostrou útil na redução do jogar compulsivo em adolescen-

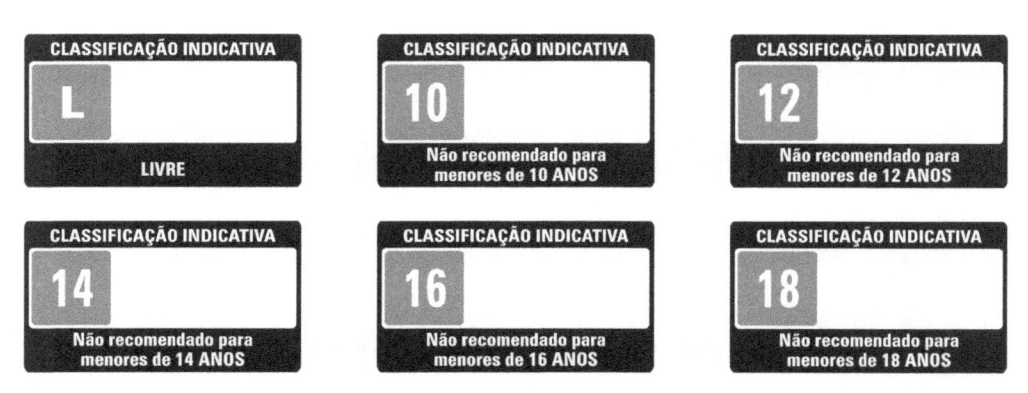

Figura 14.1
Caixas de informação brasileiras para classificação de jogos eletrônicos, televisão e cinema. Fonte: Brasil.[24]

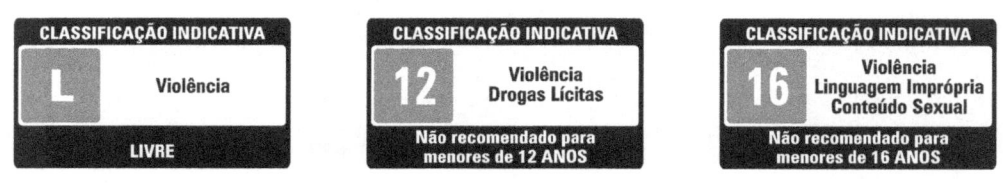

Figura 14.2
Exemplos de caixa de informação com descritores de conteúdo. Fonte: Brasil.[24]

tes. O desenvolvimento da coesão familiar e do interesse dos pais pela vida dos filhos durante a terapia possibilitou uma melhora da interação pais e filhos, com consequente redução na gravidade da compulsividade.[20]

DEPENDÊNCIA DE CELULAR

Após o desenvolvimento da comunicação "sem fio", o mundo tornou-se um espaço global e sem fronteiras. Muitas pessoas incorporaram o uso de celulares em seu cotidiano tanto por conveniência como por segurança, interação social e disponibilidade de acesso em qualquer local e a qualquer momento.[26]

O celular, progressivamente, passou a fazer parte da vida das pessoas não apenas como um telefone móvel, mas também como uma possibilidade de acessar *e-mails*, redes sociais e jogos de maneira praticamente ininterrupta. Muitos usuários deixam seus aparelhos ligados durante o dia todo, e alguns relatam sentimentos de desamparo quando esquecem o aparelho em casa.[26]

O aparelho celular, de certo modo, tornou-se um objeto altamente personalizável. Sua aparência pode refletir a identidade e as preferências pessoais de seu dono, indo ao encontro das questões de busca de prestígio e identidade entre os adolescentes.[11,26]

> **mito**
> Não preciso me preocupar com os jogos eletrônicos que são liberados para crianças e adolescentes.

Um estudo realizado na China constatou que pessoas que gostam de tirar fotos, baixar conteúdos digitais ou papéis de parede prestam mais atenção para mostrar sua identidade e interesses ao utilizar seus aparelhos de modo mais personalizado, enquanto os indivíduos que frequentemente fazem ligações ou enviam mensagens podem ter maior propensão a depender dos telefones celulares.[26] Ainda assim, mais pesquisas sobre o uso de aparelhos celulares podem contribuir para reduzir os potenciais riscos do uso desses aparelhos, como direção imprudente,[26] exposição a *sexting*[11] (envio de mensagens, fotografias e conteúdo erótico por meio de telefones celulares) e uso problemático.

O "Estudo Mobilidade Brasil 2008", da Ipsos, avaliou mil pessoas de todas as classes sociais, de ambos os sexos e com idade mínima de 16 anos sobre o uso de aparelhos celulares. Dos entrevistados, 18% referiram ser dependentes de seus aparelhos. As populações que mais se consideraram dependentes foram as mulheres e os jovens de 16 a 24 anos. A utilização de mais de uma linha telefônica foi referida por 5% dos entrevistados. Cerca de 20% deles relataram que, quando não recebem ligações e mensagens, apresentam um sentimento de abandono, sendo essa afirmação referida principalmente pelos jovens.[27]

As crianças, mesmo as pequenas, pedem telefones celulares aos pais. Cabe a estes avaliar em que momento essa demanda deve ser atendida, contrapondo possíveis benefícios relacionados à facilidade de comunicação entre pais e filhos com os riscos de sua má utilização. Outro aspecto a ser apontado é o modelo comportamental oferecido pelos pais a partir da forma como eles valorizam e utilizam o celular; assim, é possível que os pais estejam atribuindo ao aparelho um grau de importância que poderá ser replicado pelos filhos, mesmo os muito jovens.

Vale lembrar que, embora a utilização do aparelho possa ser proveitosa, o uso entre os jovens pode estar relacionado a transtornos do sono e a aumento de estresse, pela compulsão tanto pela verificação de *e-mails* como pelo recebimento e envio de mensagens e alertas. O uso em alta intensidade pode estar associado a menor satisfação nas relações com os pares, ou seja, existe o risco de os jovens deixarem de estabelecer contatos e relações que não sejam mediante mensagens de texto ou pelo celular.[28]

O Quadro 14.6 apresenta algumas recomendações sobre o uso de aparelhos celulares.

O termo "dependência de celular" também não é um diagnóstico formal, do mesmo modo que a dependência de internet e de jogos eletrônicos. No entanto, as possibilidades de critérios

> **Verdade**
> Os pais podem e devem participar da escolha dos jogos eletrônicos que serão utilizados por seus filhos. É importante verificar a faixa etária do jogo e os descritores do conteúdo. Por exemplo, o descritor "violência animada leve" significa que o jogo contém personagens envolvidos em atos inseguros, perigosos ou em situação de violência.

Quadro 14.6
Recomendações sobre o uso de aparelhos celulares

1. Converse e explique que o celular é um acessório que apresenta pontos positivos e negativos
2. Examine em conjunto com seu filho os problemas que ele pode apresentar com o uso, certificando-se de que vocês estão prontos para essa responsabilidade
3. Pergunte por que ele quer um telefone e o que pretende fazer com o aparelho
4. Deixe claro quem está pagando por esse serviço
5. Pontue suas expectativas e limites relacionados ao comportamento do uso do aparelho
6. Defina, em conjunto, as consequências que ocorrerão caso o combinado não seja cumprido

Fonte: Abreu e colaboradores.[11]

diagnósticos seriam semelhantes aos de dependência de internet e jogos eletrônicos, ou seja, interesse restrito, alteração do humor, tolerância, abstinência, conflitos (família, escola e/ou trabalho) e recaída.[11]

CONSIDERAÇÕES FINAIS

Embora sejam incontestáveis os avanços na comunicabilidade, o incremento em habilidades cognitivas e o divertimento proporcionado tanto pela internet quanto pelos jogos eletrônicos e o uso da telefonia celular, aumental, em paralelo, preocupações com o uso problemático dessas ferramentas.

Sendo um fenômeno relativamente recente, as delimitações para o que é considerado problemático ainda estão em construção, embora haja uma tendência a privilegiar aspectos como isolamento, prioridade das atividades virtuais em detrimento de outras anteriormente consideradas prazerosas, prejuízos escolares ou laborais, piora na qualidade de vida e associação com sintomas psíquicos (depressivos e ansiosos).

O uso não problemático dos recursos digitais, particularmente entre crianças e adolescentes, requer a participação da família tanto no monitoramento qualitativo e quantitativo do uso quanto no modelo de utilização adequado, educativo e compartilhado e, acima de tudo, no oferecimento de alternativas de lazer, entretenimento e cultura que privilegiem atividades que utilizem recursos a serem construídos coletivamente, que estimulem a criatividade e que propiciem a troca afetiva entre pais e filhos, fundamental para o pleno desenvolvimento emocional.

REFERÊNCIAS

1. Schwertner SF, Fischer RMB. Juventudes, conectividades múltiplas e novas temporalidades. Educ Rev. 2012;28(1):395-420.

2. Abreu CN, Karam RG, Góes DS, Spritzer DT. Dependência de internet e de jogos eletrônicos: uma revisão. Rev Bras Psiquiatr. 2008;30(2):156-67.

3. American Academy of Pediatrics. Media use by children younger than 2 years. Pediatrics. 2011;128(5):1041-5.

4. Christakis DA, Gilkerson J, Richards JA, Zimmerman FJ, Garrison MM, Xu D, et al. Audible television and decreased adult words, infant vocalizations, and conversational turns: a

population-based study. Arch Pediatr Adolesc Med. 2009;163(6):554-8.

5. Zimmerman FJ, Christakis DA, Meltzoff AN. Television and DVD/video viewing in children younger than 2 years. Arch Pediatr Adolesc Med. 2007;161(5):473-9.

6. Strasburger VC. Council on communications and media. policy statement—children, adolescents, substance abuse, and the media. Pediatrics. 2010;126(4):791-9.

7. Dumith SC, Garcia LMT, Silva KS, Manezes AMB Menezes, Hallal PC. Predictors and health consequences of screen-time change during adolescence-1993 Pelotas (Brazil) Birth Cohort Study. J Adolesc Health. 2012;51(6 Suppl):S16-21.

8. Biddle SJ, Pearson N, Ross GM, Braithwaite R. Tracking of sedentary behaviours of young people: a systematic review. Prev Med. 2010;(51):345-51.

9. Yu L, Shek DT. Internet addiction in Hong Kong adolescents: a three-year longitudinal study. J PediatrAdolescGynecol. 2013;26(3 Suppl):S10-7.

10. de Oliveira TC, da Silva AA, dos Santos CJ, Silva JS, da Conceicao SI. Physical activity and sedentary lifestyle among children from private and public schools in Northern Brazil. Rev Saude Publica. 2010;(44):996-1004.

11. Abreu CN, Eisenstein E, Estefenon SGB. Vivendo esse mundo digital. Porto Alegre: Artmed; 2013.

12. Sasmaz T, Oner S, Kurt AO, Yapici G, Yazici AE, Bugdayci R, Sis M. Prevalence and risk factors of Internet addiction in high school students. Eur J Public Health. 2014;24(1):15-20.

13. Choi K, Son H, Park M, Han J, Kim K, Lee B, Gwak H. Internet overuse and excessive daytime sleepiness in adolescents. Psychiatry Clin Neurosci. 2009;63(4):455-62.

14. Shapira NA, Lessig MC, Goldsmith TD, Szabo ST, Lazoritz M, Gold MS, et al. Problematic internet use: proposed classification and diagnostic criteria. Depress Anxiety. 2003;17(4):207-16.

15. Rehbein F, Mößle T, Arnaud N, Rumpf HJ. Video game and internet addiction. The current state of research. Nervenarzt. 2013;84(5):569-75.

16. Muscari M. Media violence: advice for parents. Pediatric Nursing. 2003;28(6):585-91.

17. Huang YR. Identity and intimacy crises and their relationship to internet dependence among college students. Cyberpsychol Behav. 2006;(9)5:571-6.

18. Young KS. Cognitive behavior therapy with internet addicts: treatment outcomes and implications. Cyberpsychol Behav. 2007;10(5):671-69.

19. Young KS, Rogers RC. The relationship between depression and internet addiction. Cyberpsychol Behav. 1998;1(1):25-8.

20. Han DH, Kim SM, Lee YS, Renshaw PF. The effect of family therapy on the changes in the severity of on-line game play and brain activity in adolescents with on-line game addiction. Psychiatry Res. 2012;202(2):126-31.

21. Griffiths M. Video games and health. BMJ. 2005;331(7509):122-3.

22. American Psychiatric Association. Diagnostic and statistical manual of mental disorders: DSM-5. 5th ed. Washington: APA; 2013.

23. Entertainment Software Rating Board. ESRB Rating guide [Internet]. c2014 capturado em 30 abr. 2014]. Disponível em: www.esrb.org/ratings/ratings_guide.jsp.

24. Brasil. Ministério da Justiça. Secretaria Nacional de Justiça. Classificação indicativa: guia prático. 2. ed. Brasília: MJ; 2012.

25. Microsoft Corporation. Classificações de videogames: o que isso significa? [Internet]. c2014 [capturado em 30 abr. 2014]. Disponível em: http://www.microsoft.com/brasil/windowsxp/using/games/getstarted/esrbratings.mspx.

26. Tian L, Shi J, Yang Z. Why does half the world's population have a mobile phone? an examination of consumers' attitudes toward mobile phones. Cyberpsychol Behav. 2009;12(5):513-6.

27. Ipsos. Celulares transformam as atitudes e o comportamento do brasileiro. [Internet]. Wordpress; 2009 [capturado em 30 abr. 2014]. Disponível em: http://jpcelular.wordpress.com/2009/07/17/celulares-transformam-as-atitudes-e-o-comportamento-do-brasileiro/.

28. Sansone RA, Sansone LA. Cell phones: the psychosocial risks. Innov Clin Neurosci. 2013;10(1):33-37.

CAPÍTULO 15

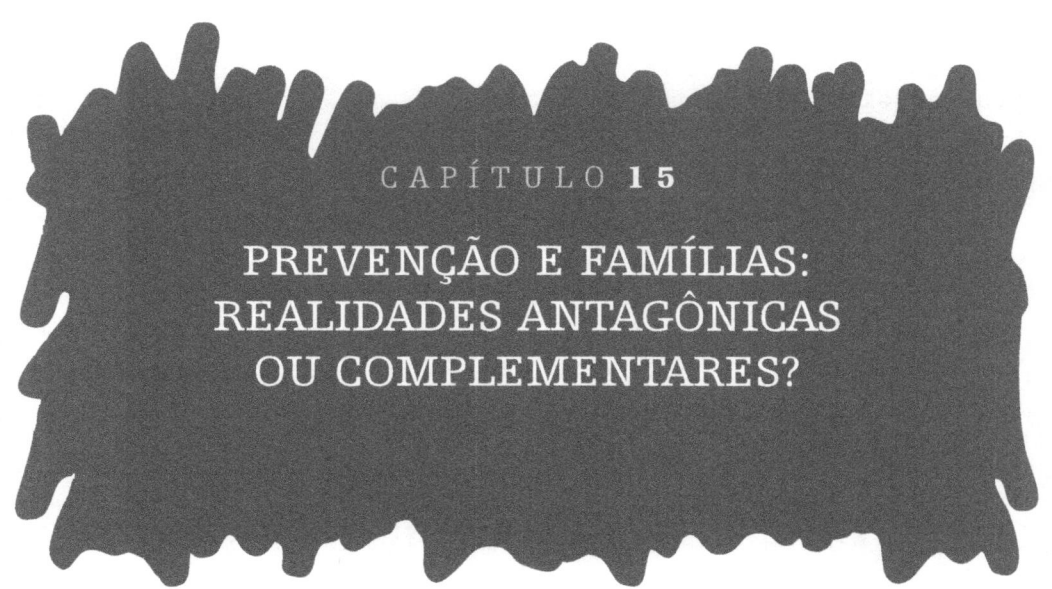

PREVENÇÃO E FAMÍLIAS: REALIDADES ANTAGÔNICAS OU COMPLEMENTARES?

ROBERTA PAYÁ

Muitos aspectos estão envolvidos no entrejogo da etiologia das substâncias. A combinação de fatores individuais, familiares e sociais irá compor um quadro de maior ou menor vulnerabilidade para o desenvolvimento de um comportamento de abuso por parte do jovem.[1] Nesse sentido, parte-se da compreensão de que a família é um dos mais importantes contextos de desenvolvimento humano, propiciando interações significativas entre as pessoas e seus diversos contextos.[2,3]

A família exerce papel crucial tanto no âmbito preventivo como em relação às intervenções associadas aos problemas com álcool e outras substâncias. Isso porque ora pode induzir riscos, ora pode servir como um sistema encorajador e protetor.

Embora dados da literatura indiquem escassez de estudos metodológicos referentes a intervenções familiares no contexto preventivo, é reforçado o papel fundamental da família na prevenção, principalmente no período da adolescência, havendo maior chance de redução de danos e promoção de mudanças para o adolescente e seu sistema familiar do que para indivíduos em outras fases da vida.[4] Valleman e colaboradores[4] concluíram que, além de a família ser central tanto para o tratamento como para a prevenção, o que se tem pesquisado já sugere o quanto ela é relevante para o campo preventivo com adolescentes.

Ao refletirmos sobre o papel da família, no entanto, não podemos traçar um raciocínio linear e/ou casual na tentativa de justificar uma "tipologia de família" com pessoas que abusam ou, ainda, de reforçar o estigma de que as famílias são "sempre problemáticas e difíceis" e que, por isso, um de seus membros desenvolve o comportamento de abuso. O que é válido saber é que o funcionamento familiar deve estar respaldado na história intergeracional da família, e que as questões relacionadas a abuso ou dependência pertencem a um contexto com valores, crenças, emoções e comportamentos influenciados "com" e "entre si" pelos membros da família. Dessa forma, a competência da família, sua resiliência, bem como suas habilidades para lidar com o estresse, são fatores importantes a serem considerados nas intervenções que envolvem familiares.[5,6]

Visto que a família é considerada um importante elo entre o indivíduo e a sociedade, bem como fonte de aprendizagem e de interação social fundamental,[7] compreender os elementos que compõem a correlação desse sistema/"entidade" para o campo preventivo é imperativo. Entre esses elementos, os aspectos geracionais e culturais, as características e as dinâmicas do sistema familiar, além dos fatores de risco e de proteção, e do contexto social, devem ser analisados sistemicamente.

ASPECTOS GERACIONAIS

O ambiente familiar apresenta-se como cenário de encontros intergeracionais (relações recíprocas entre as diferentes gerações) e intrageracionais (interações que acontecem entre pessoas de uma mesma geração). Nessas relações e interações familiares, saberes e atitudes são transmitidos e possibilitam a construção de propostas familiares que podem se propagar no curso vital das várias gerações.[8] Esse fenômeno de transmissão da cultura familiar é definido pela literatura especializada como transgeracionalidade.

Dependendo do contexto, cada geração irá apresentar "características peculiares que a identifica como diferente da anterior e, provavelmente, da seguinte".[9] Nesse sentido, vale pensar o que ocorre no momento atual, a gama de variações e estímulos com que o jovem e a família têm de lidar. Talvez nunca tenha sido tão difícil ser pai de filhos adolescentes como agora. Talvez nunca tenhamos tido de enfrentar um período de tantos estímulos e interferências diversas.

Certamente essas questões pós-modernas precisam ser pontuadas para entendermos o lugar que a droga e o consumo de modo geral passaram a ter em nossa sociedade.

A mídia, a disponibilidade, a banalização ou a supervalorização do tema, tornando a maconha um ícone e o consumo de qualquer coisa ou substância uma via de conduta, atuam diretamente na formação dos valores familiares. E abrem lacunas, ou espaços vulneráveis, para o diálogo entre as gerações.

Simon,[10] ao coletar informações atuais sobre avanços nas intervenções comunitárias e psicossociais, descreve que a alteração de alguns conteúdos culturais por gerações procedentes ocorre, em geral, pela influência dos aspectos históricos e sociais que fazem parte do tempo e do espaço vivenciado por essas gerações. Nessa perspectiva, segundo Falcke e Wagner,[11] os valores presentes no contexto familiar tanto podem perpassar por temas que historicamente têm sido considerados relevantes para as famílias como podem ser incorporados por novos temas devido aos avanços sociais, os quais seguiremos discutindo neste capítulo.

Para tal, vale refletirmos sobre a cultura do consumo, ou do entendimento e aceitação *versus* não tolerância a comportamentos relacionados ao uso ou abuso de bebida, tabaco e outras substâncias nos lares – em que rituais e costumes familiares são, em sua maioria, perpetuados.

O uso abusivo de álcool ou outras substâncias acontece em um contexto de padrões de comportamento que o mantêm. Esses padrões de interação geram a sequência de comportamentos estabelecida entre os membros, tor-

> **Verdade**
> A família exerce papel crucial tanto no âmbito preventivo como nas intervenções associadas aos problemas com álcool e outras substâncias. Isso ocorre porque ora pode induzir riscos, ora pode servir como um sistema encorajador e protetor.

nando-os repetitivos ao longo do tempo. Aproximadamente um em cada três dependentes de álcool tem um histórico familiar de alcoolismo.[12] Manning e colaboradores[13] reforçam que, além de o número de crianças filhas de dependentes aumentar significativamente à medida que taxas de abuso e dependência de substâncias se elevam, as consequências desse convívio não apenas são inevitáveis, mas tendem a fortalecer um modelo de comportamento de abuso ou de dependência.

Na maioria das vezes, os filhos sofrem com uma interação familiar negativa e com o empobrecimento de soluções de problemas, uma vez que famílias que apresentam a problemática do abuso de substâncias são, em geral, caracterizadas como desorganizadas e "disfuncionais".[14,15]

VULNERABILIDADES FAMILIARES E CONTRADIÇÕES ATUAIS

Na perspectiva sistêmica, os aspectos culturais e geracionais fazem parte de um momento histórico e social que influencia papéis e regras familiares. No entanto, devemos considerar que a nossa sociedade é mutante, complexa e desigual. Como já mencionado, vivemos um contexto em que temos parâmetros cada vez menos claros, valores antigos caindo em desuso sem que outros, talvez mais adequados ao momento presente, sejam colocados em seu lugar.

A faceta da sociedade tecnológica contradiz os direitos e deveres entre os jovens. Se, por um lado, nossos jovens atingem a maturidade física e sexual nos primeiros anos da adolescência, estando, no entanto, longe de estar prontos para assumir completamente o papel de adultos – por outro, identificamos um dilema entre os jovens sem acesso à tecnologia da informação e aqueles ilhados nas relações e nas atividades digitais, com reduzida interação social presencial.

Cangelli[16] comenta que: "a sociedade e também a família estão contribuindo para a desorientação do adolescente, pois de um lado estão os jovens que não sabem o que fazer, e de outro estão os adultos que não têm segurança das regras que devem impor".

Rojas e Sternbach[17] reforçam essa ideia ao comentar que: "as famílias atuais, do tempo da aids e da informática, caracterizam-se pela falta de respostas e pela dificuldade dos pais na orientação de seus filhos, quando as próprias crenças entraram em crise e a história perdeu o sentido que possuía, da ideia de progresso e de um mundo melhor."

Dessa forma a globalização, somada à desigualdade social, em uma cultura individualista, na qual diferenças são pouco toleradas, certos padrões venerados e outros desqualificados, resulta em relações de dominação e de poder, tanto quanto as mantém.

Tais padrões, sejam eles pautados em construções em torno dos papéis de gênero, das diferenças etnicorraciais, religiosas e/ou das diferenças afetivo-sexuais, além de muito contribuírem para a manutenção da desigualdade, geram violência; violência interna (psíquica), opressão e externa (explícita, contra outrem).

A opressão e os sentimentos advindos da violência se reproduzem nas atitudes de alguns, podendo virar meio de comunicação e de expressão: a agressividade, a falta de respei-

> **Verdade**
> O campo de trabalho preventivo com famílias precisa, sem dúvida, percorrer um longo caminho, principalmente no Brasil.

to, o medo, a introspecção e a submissão, bem como a maior vulnerabilidade para o abuso e o uso de substâncias, sejam eles quais forem, oprimem e reduzem a possibilidade de relações mais seguras e enriquecedoras. Dessa forma, resulta-se em mais um antagonismo dessa interação viva entre família e sociedade.

Não por acaso, o Levantamento de Famílias Brasileiras dos Dependentes Químicos (amostra com 3.153 famílias) mais recente, publicado em 2013 pelo centro de pesquisa Instituto Nacional de Pesquisas do Álcool e outras Drogas (INPAD) revelou dados que confirmam a interferência da vulnerabilidade social presente nos lares, tanto para um indivíduo como para todo o núcleo familiar, visto que, para cada dependente, há outras quatro pessoas convivendo com o problema dentro de casa.[18] Ou seja, o padrão e a severidade do consumo de um dos pais, por exemplo, está sendo registrado claramente por seus filhos. Em termos da proporção dessa interferência, chama a atenção o fato de que mais de 25 milhões de indivíduos brasileiros habitam com um membro usuário. A realidade é bastante preocupante e expressa também as consequências advindas das lacunas de medidas públicas, e que ainda corroboram para um contexto familiar altamente frágil e desprotegido socialmente.

No aspecto social, boa parte do funcionamento e da dinâmica familiar está em constante interação com o meio. Aspectos como apoio e suporte são diretamente ligados a condições econômicas, culturais, religiosas e étnicas,[19] as quais não apenas afetam condições de acesso e a disponibilidade de alguma substância, como também influenciam o entendimento dado à dependência química e à forma pela qual é enfrentada e/ou mantida pelos familiares.

O meio no qual a família está inserida reflete-se diretamente em seu funcionamento. Roehrs e colaboradores[20] afirmam que os relacionamentos familiares estão sempre em relação dialética com o conjunto de relações sociais, ou seja, que as primeiras modificam as segundas e vice-versa, criando possibilidades de transformações em ambas. A comunidade e o tipo de rede de apoio familiar, que são componentes essenciais, devem ser incluídos no enfoque preventivo e em qualquer proposta de tratamento ou medida pública.

Além disso, tais fatores para a intervenção preventiva indicam que situações de estresse (e, nesse caso, devem ser considerados todos os aspectos sociais) favorecem ainda mais uma desorganização familiar, o que pode levar um dos membros da família a reproduzir sintomas dessa disfunção mais facilmente.[21]

A PREVENÇÃO NA FAMÍLIA

Em termos gerais, a prevenção pode estar voltada ao ambiente ou a grupos específicos. Ações voltadas ao meio têm o objetivo de agir em um nível populacional, tendo impacto em grandes grupos.[22] Já as ações voltadas para indivíduos, ou determinados grupos seriam planejadas de acordo com características específicas. Parte-se, então, da ideia de que não existe um único modelo de prevenção, ainda mais para as famílias, sendo necessário pensarmos na abrangência pretendida e em qual o público-alvo da ação.[23]

Silva e colaboradores[24] ressaltam que a valorização de hábitos saudáveis pode ser um bom começo (p. ex., alimentação, cuidado com o corpo, entre outros). Além disso, os comportamentos dos pais são modelo para os filhos. Dessa forma, é importante observar os hábitos, o consumo excessivo de bebidas alcoólicas, tabaco e medicamentos, bem como a forma de lidar com as dificuldades e com a ansiedade na própria família.

A prevenção, como já mencionado em relação ao aspecto geracional e de convivência familiar, ocorre nos mais diferentes aspectos: afeto, conversas sinceras, aprender a dizer sim e não na hora necessária. No entanto, ante as vulnerabilidades com que as famílias se deparam atualmente, está cada vez mais difícil encontrar a "medida" para um diálogo familiar. Sabemos, inclusive, que tanto o excesso como a falta de diálogo podem ser prejudiciais às relações.

Buscar o equilíbrio, mesmo ante dificuldades, é o grande desafio. Para tanto, é preciso que os pais sejam estimulados a dialogar e a valorizarem seus filhos, demonstrando suas emoções. Como veremos a seguir, a prática da educação familiar pode ser um importante instrumento para essa construção dialógica. Pois, mesmo que o ideal seja pensar sobre prevenção desde a infância, é fundamental que os pais percebam que nunca é tarde demais, sendo possível modificar sentimentos e comportamentos em qualquer fase da vida.

IMPORTÂNCIA DA EDUCAÇÃO FAMILIAR

De acordo com Simon,[10] o ambiente familiar contribui para o processo educativo e formativo de seus integrantes. A educação nas famílias deve apresentar intencionalidade e comprometimento dos adultos quanto à sobrevivência da criança e, sobretudo, seu desenvolvimento, tanto no plano físico quanto no psicológico ou social. O cuidado familiar constitui-se em um ato educativo, pois, ao cuidar da criança, os pais estabelecem interações, vínculos, padrões de comunicação e transmissão de valores e crenças, e o atendimento às necessidades básicas, fatores essenciais para a promoção do crescimento e do desenvolvimento infantil.[25]

Chama a atenção o fato de haver um grande número de estudos científicos sobre a prática educativa docente e tão poucos sobre as práticas educativas familiares. Apesar das especificidades que as definem, tanto a escola como a família são instituições educativas de suma importância para o desenvolvimento humano integral e saudável.

A educação nas famílias não é neutra ou descompromissada com a formação cidadã de todos os integrantes do grupo familiar. Nesse sentido, a educação nas famílias deve atuar como projeto educativo que privilegie a participação ativa, consciente e crítica de todos os integrantes do grupo familiar.[26,27]

O processo educativo nas famílias é complexo e não se apresenta de forma linear ou sistematizada. Muitos autores consideram que a educação familiar se constitui como um processo social, histórico e cultural, presente no cotidiano de vivências e na transmissão geracional de saberes, valores, hábitos, normas e padrões de convivência.[9,28]

O papel da família na educação das crianças e dos adolescentes pode ser representado pelo conceito de parentalidade. Esse é um conceito recente que tem sido utilizado como referência às possibilidades e aos processos de exercício da função parental. Diz respeito "a um conjunto de capacidades globais dos pais para educar as crianças, construído ao longo da vida, a partir das experiências com os próprios pais e das esperanças criadas pelo nascimento dos filhos".[29]

> **Verdade**
> Tendo a família como alvo, a prevenção começa na infância, com as questões aparentemente mais simples do dia a dia dos pais, da criança e da família como um todo.

> **mito**
> Existem fatores de risco mais graves que outros, por isso as consequências na vida familiar podem ser distintas.

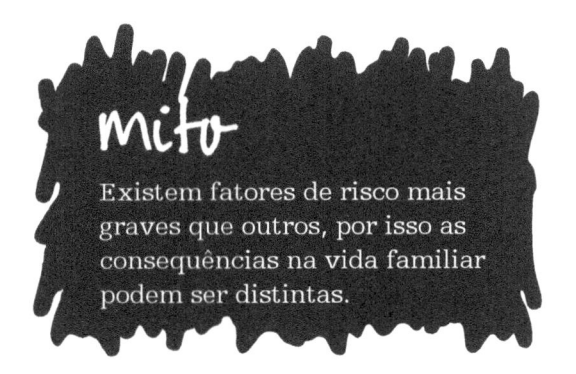

Tendo a parentalidade como uma construção de papéis expressos pela cultura familiar e por expectativas sociais, percebe-se a relevância de discutir questões que possam afetar negativamente o desenvolvimento infantil, como as punições verbais e físicas e a padronização de comportamento. Daí a prioridade de programas de educação familiar pautados no diálogo entre pares, na afetividade, na colaboração e no exercício de cidadania coletiva. Isso pode colaborar para formar pais-agentes sociais ativos e participativos em seus processos de ensino e aprendizagem para o desenvolvimento de todos. Assim, esses programas podem e devem fortalecer a resiliência em famílias diante situações de risco.

A educação familiar seria então uma via para a promoção do diálogo e, por meio dele, os universos geracionais (pais e filhos) se aproximam, aprendem a negociar e consequentemente favorecem a construção de valores, regras, papéis e normas familiares.

Alguns desses aspectos fundamentais na composição da educação familiar e na parentalidade serão discutidos a seguir, por meio dos fatores de risco e de proteção, já bem estabelecidos pela literatura e pelo campo de pesquisa na área preventiva.

Tais fatores podem ser utilizados como elementos psicoeducacionais na prática com pais e familiares, além de serem de extrema importância para a organização de serviços que almejem dirigir suas ações preventivamente.[30]

FATORES DE RISCO E FATORES DE PROTEÇÃO NO CONTEXTO PREVENTIVO

Ao se pesquisar ações preventivas, dois conceitos são fundamentais: os fatores de risco e os de proteção. Dados de pesquisa revelaram que existem alguns fatores que colocam pessoas e grupos em maior vulnerabilidade, os chamados fatores de risco.[6] Existem, também, características pessoais ou sociais que diminuem a probabilidade das pessoas consumirem ou abusarem de substâncias, que seriam os fatores de proteção.[30]

Focaremos, aqui, nos fatores de risco e de proteção no âmbito familiar. Todavia, vale ressaltar que ambos os fatores não podem ser vistos de modo isolado ou estanque, mas precisam ser avaliados em um contexto amplo.

Entre as dimensões em que os fatores de risco e de proteção se categorizam, observamos que os fatores interpessoais indicam o núcleo do nosso interesse de estudo, a família.

Segundo Santana e Ronzani,[31] a falta de apoio familiar representa um fator de risco em evidência para o uso ou abuso de alguma substância, assim como o monitoramento familiar é um fator de proteção em potencial.

Payá e Figlie,[32] Merikangas e colaboradores,[33] Furtado,[34] Loukas e colaboradores[35] e outros descreveram o que podemos compreender como características comuns e **fatores de risco presentes nas famílias mais vulneráveis** para o comportamento de uso ou abuso. De modo geral, eles são apresentados no Quadro 15.1.

Quadro 15.1
Fatores de risco familiares como sinais de intervenção

- Presença de um membro ou mais usuário
- Presença de problemas psiquiátricos em um dos cuidadores
- Conflitos familiares
- Desorganização familiar
- Alta frequência de crises ou crises repentinas
- Discussões e desentendimentos constantes
- Falta de suporte parental
- Educação autoritária associada a pouco zelo e afetividade nas relações
- Atitudes permissivas dos pais perante o consumo
- Incapacidade dos pais de controlar os filhos
- Baixo suporte social
- Envolvimento dos pais com a polícia
- Separação
- Perdas
- Doenças graves ou processos de internação e desamparo
- Baixo poder aquisitivo
- Baixo acompanhamento escolar por parte do cuidador
- Prejuízo cognitivo dos pais - criados com habilidades cognitivas pobres em ambiente com falta de estímulo
- Fase do ciclo de vida familiar; por exemplo, a adolescência pode ser bastante vulnerável
- Superenvolvimento do filho nas questões do casal

Fonte: Payá e Figlie;[32] Merikangas e colaboradores;[33] Furtado;[34] Loukas e colaboradores.[35]

Os fatores familiares de risco devem ser detectados e abordados pelos profissionais, sob a perspectiva da saúde coletiva, evitando visões deterministas, moralistas e/ou culpabilizadoras na família. Tais fatores podem ser trabalhados quando identificados por diferentes áreas de atuação. No entanto, na fase infantil, a escola e locais como o posto de saúde, por exemplo, exercem papéis cruciais, pois muitas vezes, serão os profissionais os primeiros a terem contato com os cuidadores ou a perceberem a presença de um ou mais fatores de risco familiar.

A ordem em que os fatores são apresentados também não estabelece uma prevalência ou prioridade. O pensamento deve ser mantido na combinação desses fatores em um determinado momento de vida familiar.

Para ações preventivas em diferentes contextos, esses fatores podem ser explorados de forma dialógica, ampliando os recursos da educação familiar, estimulando-se o pensamento de responsabilidade e apoio familiar. Locais como grupos de pais, educadores e líderes comunitários são favoráveis para a identificação e intervenção em relação a esses fatores de risco.

Já para os **fatores de proteção na família**, os autores descrevem aspectos essenciais a um cenário de segurança e saúde no desenvolvimento da criança e do adolescente, conforme o Quadro 15.2.

Destacamos a seguir três fatores que envolvem não apenas a família, mas a comunidade como um todo. Tais fatores – religião, resiliência familiar e hábitos culturais – são pilares em potencial para a formação de rede e, consequentemente, de proteção para o núcleo familiar.

Religião: A religiosidade tem sido considerada um dos mais importantes fatores do ambiente familiar, favorecendo a redução do risco de uso ou abuso que resultem em dependência. Estudos longitudinais com adolescentes mostraram que a religio-

Quadro 15.2
Fatores de Proteção Familiares como Recursos de Intervenção

- Experiência paterna positiva
- Pai/mãe não dependente
- Percepção das necessidades da criança
- Condição socioeconômica da família
- Estabilização familiar - ambiente harmônico, com diálogos
- Relação com a comunidade - suporte social
- Convivência com membros não usuários
- Participação em centros comunitários, escolas, postos de saúde
- Resiliência familiar
- Perpetuação dos hábitos e rituais familiares
- Religião
- Definição de regras claras
- Entendimento de que os pais compreendem os problemas dos filhos
- Relação afetiva entre pais e filhos
- Monitoramento dos pais em relação às atividades dos filhos

Fonte: Payá e Figlie;[32] Merikangas e colaboradores;[33] Furtado;[34] Loukas e colaboradores.[35]

sidade pode ser um fator de proteção contra o comportamento de beber pesadamente e o problema de abuso de outras substâncias.

Trata-se de as práticas interventivas implicarem a questão da fé e das crenças como proteção em relação aos riscos inerentes do contexto social. Tal aspecto também pode fortalecer laços e vínculos entre os membros das famílias, ampliando o recurso de rede.[36,37]

Resiliência familiar: Dados de pesquisa ressaltaram que, quanto maior a resiliência pessoal, menor serão as chances de um adolescente se envolver com problemas associados a substâncias. Tal premissa aplica-se para a proteção do meio familiar.

Trata-se de um conceito que comporta um potencial valioso em termos de prevenção e promoção da saúde das populações, que é bastante explorado com adolescentes. Segundo Rutter,[38] autores que utilizam o conceito de família resiliente partilham a ideia de que essa característica se constrói em uma rede de relações e de experiências vividas durante o ciclo vital. Ao longo das gerações, emergiria a capacidade da família de reagir de forma positiva às situações potencialmente provocadoras de crises, superando essas dificuldades e promovendo sua adaptação de maneira produtiva ao próprio bem-estar.

Quando McCubbin e colaboradores[39] examinaram o sistema familiar que se depara com a "doença" de um de seus membros, buscaram identificar a resiliência que se manifesta em um contexto específico. Para tal, o estudo utilizou uma escala com sete índices correlacionados à dinâmica e às características sociais familiares – *The Index of Regenerativity and Adaptation-General*/FIRA-G (Índice de Resiliência Familiar), como forma de investigar o contexto de álcool e substâncias ilícitas nas famílias a partir do que os autores postularam como condições de adaptação e regeneração ante as adversidades. Em um estudo nacional com 305 famílias, Payá e Figlie[32] identificaram, por meio da aplicação dessa escala, que famílias com algum membro dependente de álcool demonstraram ser mais resilientes do que famílias sem o problema da dependência química.

Essa informação é válida ao enfatizarmos a importância de explorar a família como agente de mudança em potencial, capaz de se reerguer ante as adversidades.

Tradições, rituais e hábitos culturais: A mesma relação que o adolescente tem com sua escola, a família tem com sua vizinhança e comunidade. Os desafios presentes são disponibilidade de substâncias, criminalidade, isolamento social, entre outros. Os fatores socioculturais podem tornar as pessoas vulneráveis ao desenvolvimento da dependência na medida em que algumas culturas apoiam níveis ainda mais elevados de consumo de bebida alcoólica ou toleram mais o uso de determinada droga do que outras. Por exemplo, um nível elevado de consumo de bebida alcoólica é tolerado nos países nórdicos, mas não nos países orientais. Fatores no sistema social mais amplo, como a distribuição e a venda de alguma substância associada como meio de sobrevivência, os altos níveis de estresse e os baixos níveis de apoio advindos de limitações básicas de saúde e educação de uma determinada região, também podem tornar as pessoas mais vulneráveis ao desenvolvimento de problemas com bebida alcoólica.

Novilla e colaboradores[40] mencionaram a importância de os serviços preventivos levarem em conta a relevância do aspecto cultural como fonte de proteção familiar.

A forma pela qual esses fatores podem ser explorados ocorre por meio da identificação dos fatores de risco e de proteção de determinada cultura. Por exemplo, a gravidez no interior ou na cidade pode ter diferentes significados. Geralmente a jovem, na tentativa de buscar uma identidade social, apresenta maior vulnerabilidade para atitudes sem proteção, e daí maior probabilidade para engravidar precocemente. Quaisquer ação e serviços de prevenção devem ser adaptados conforme aspectos etnicoculturais, mantendo e respeitando os valores da comunidade. Uma vez que isso ocorra, hábitos culturais poderão servir de fatores de proteção. Por exemplo, datas festivas, como marcos religiosos, aniversários e outros, podem ser estimuladas como eventos fortalecedores de vínculos e valorização de tradições históricas.

Sabe-se também que os aspectos culturais auxiliam o trabalho familiar, buscando sentido para mitos e tabus existentes. É fundamental explorar tal elemento no que tange ao entendimento da família em relação ao problema de abuso ou de dependência. Não raramente, as famílias demoram a perceber o comportamento de abuso como problemático, exatamente por causa de crenças que mistificam os riscos. Nos grupos sociais, em escolas e nas práticas comunitárias é possível explorar o elemento cultural reforçando rituais, costumes e tradições como fatores de proteção do sistema. Práticas que valorizem os trabalhos manuais da comunidade, remunerados ou não, são práticas que na verdade estão protegendo a identidade daquela comunidade. Consequentemente, a manutenção desses hábitos culturais ressoa positivamente nas relações interfamiliares.

APLICABILIDADE DA COMPREENSÃO DOS FATORES DE RISCO E DE PROTEÇÃO PARA O CONTEXTO PREVENTIVO COM FAMÍLIAS

Os estudos mencionados já revelaram os benefícios da exploração desses fatores. Segundo a Organização Mundial da Saúde,[41] eles seguem nos ajudando a responder a questões importantes para as ações preventivas, pois a família pode auxiliar e facilitar a criação de um ambiente favorável para comportamentos adequados da equipe de saúde, funcionando como a primeira "agência de prevenção" ao abuso de álcool e outras drogas. Isso ocorre principalmente quando a família valoriza as relações e os princípios básicos de uma comunicação clara e autêntica, e quando limites e regras estão presentes e a família é coerente em atos e palavras.

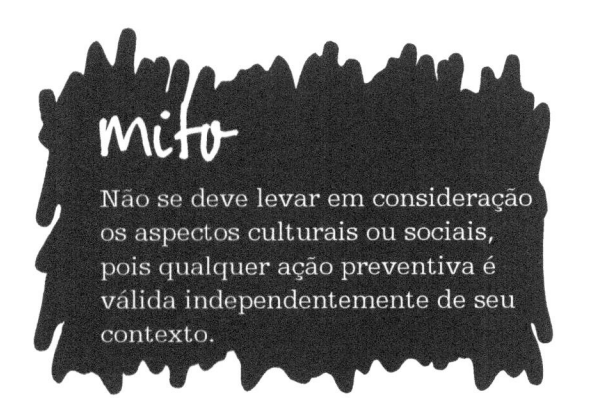

mito
Não se deve levar em consideração os aspectos culturais ou sociais, pois qualquer ação preventiva é válida independentemente de seu contexto.

Embora, no Brasil, ainda seja dada pouca relevância às políticas públicas de atenção à saúde da família como um todo, essa deve ser uma preocupação quando nos referimos à importância de práticas inclusivas de cuidado, com a preservação da saúde e da vida familiar.[6] A OMS reforça o quanto os profissionais das diversas áreas podem orientar os pais para melhorar a comunicação com seus filhos, especialmente no que se refere ao consumo de substâncias. O mais indicado é que os pais respeitem as diferentes faixas etárias dos filhos e se preparem para abordar o assunto de forma assertiva.

Abordagens preventivas podem ser dirigidas a filhos, pais, familiares e comunidade. Cada grupo selecionado tem características específicas que irão determinar o conjunto de ações a serem adotadas.[40,42] De modo geral, as ações podem contemplar os aspectos demonstrados na Tabela 15.1.

Veremos, a seguir, mais detalhadamente cada grupo. Com destaque ao grupo de filhos de pais dependentes químicos, uma vasta literatura apoia a necessidade de ações dirigidas especificamente a eles e pautadas nos fatores de risco e de prevenção.

Tabela 15.1
Ações organizadas por grupos específicos

FILHOS	• Premissa da intervenção em crianças (grupos de risco) como meio de reduzir os danos de possíveis disfunções familiares • Visando os fatores específicos e não específicos presentes no desenvolvimento do filho • Geralmente fases iniciais, a partir dos 4 anos de idade, já podem se beneficiar com ações preventivas
PAIS	• Informação sobre álcool e drogas (uso – abuso – dependência – caráter psicoeducacional sobre as substâncias) • Instrumentalizar pais quanto às habilidades de comunicação/diálogo • Linguagem adaptada • Reforço de atitudes positivas que transmitam limites claros e suporte emocional • Suporte emocional aos pais
FAMILIARES	• Esclarecimento da dinâmica familiar e entendimento sobre dependência química • Quebra do estigma • Estímulo ao apoio emocional e às vezes financeiro • Expressão de sentimentos, dúvidas e opiniões • Incentivo ao fortalecimento de redes que apoiem a família

Fonte: Payá[43] e Payá e Figlie.[32]

No Brasil, segundo dados de estudo-controle com 305 famílias, no serviço de prevenção seletiva localizado na região do Jardim Ângela, periferia de São Paulo,[32] os fatores de risco no contexto familiar exercem influência significativa no comportamento da criança ou do adolescente. Entre eles, chamam a atenção fatores como tensões familiares, condição psiquiátrica da cuidadora, morte e doenças na família, acrescidos de problemas com a lei por parte de algum familiar que podem ser recorrentes em famílias brasileiras de alto risco social.

De modo geral, podemos dizer que filhos de dependentes de álcool revelam maior comprometimento em aspectos de internalização (de ordem emocional), enquanto filhos de dependentes de drogas revelam maior comprometimento em aspectos de externalização (de ordem comportamental). Em relação à idade que supostamente sofreria maior impacto da dependência dos pais, seja qual for a substância, o estudo indicou que a faixa etária de 4 a 8 anos é a que revela maior vulnerabilidade para o desenvolvimento de comportamento delinquente e comportamento agressivo, enquanto a faixa etária de 9 a 12 anos indica maior vulnerabilidade para o desenvolvimento de problemas associados a ansiedade e/ou depressão.

Com relação às ações direcionadas aos pais e às famílias (familiares), inúmeros aspectos podem ser explorados. Conforme a Tabela 15.1, compreender o que ocorre na dinâmica familiar pode ser uma via. Visto as multifacetas que pertencem à dinâmica da família, o aspecto do momento de vida familiar, mais propriamente dito como ciclo de vida familiar, é um recurso também de compreensão e, consequentemente, de ação preventiva.

O ciclo de vida familiar serve como parâmetro para a identificação de variáveis relacionadas aos problemas de abuso de álcool e drogas que auxiliam determinar a direção da intervenção. Dentro do amplo conceito do ciclo de vida familiar, as fases do processo histórico familiar podem ser compreendidas.[44]

A compreensão da história familiar atual, a partir do estudo do ciclo de vida familiar, pressupõe que a transposição de seus diferentes estágios gera crises ou situações que precisam ser manejadas pela família.

Essas crises, ou riscos, são previsíveis em função das ansiedades produzidas pelo estresse na família conforme ela avança no tempo.[44] Vale ressaltar que crise, em uma perspectiva sistêmica, está relacionada à mudança e à possibilidade de crescimento ao longo do ciclo de vida familiar. Para a aplicação desse conceito no contexto preventivo, serão apontados eventos e situações inerentes às fases específicas do ciclo de vida que podem servir de auxílio para práticas interventivas. A ideia desse conjunto de características e eventos inerentes às fases descritas revela probabilidade de riscos, porém, uma vez identificados, tais eventos podem ser trabalhados de forma preventiva, como é apresentado na Tabela 15.2.

Tais eventos pertinentes aos ciclos podem também ser explorados em diferentes contextos de intervenção preventiva.

MODELOS DE INTERVENÇÃO PREVENTIVA PARA FAMÍLIAS

A alta prevalência de consumo de substâncias, delinquência, violência juvenil e outros problemas na adolescência levaram à necessidade de identificar e disseminar estratégias preventivas efetivas. Princípios gerais adquiridos de outras intervenções eficazes podem ajudar profissionais da área da prevenção a selecionar, modificar e criar programas mais efetivos. A partir de uma revisão extensa sobre quatro áreas de risco,[45] abuso de substâncias, comportamento de risco sexual, reprovação/

Tabela 15.2
Eventos e situações de vulnerabilidade do ciclo de vida familiar e possibilidades de intervenção

FASE DE AQUISIÇÃO	- Mulheres geralmente são apresentadas a drogas por seus parceiros - Casamento pode indicar outro fator protetor – p. ex., consumo de álcool - O marido dependente pode afetar o consumo da esposa - Reajuste marital, quando trabalhado, pode ser um importante fator protetor - Deve ocorrer a reestruturação de rituais sem perder a identidade familiar de cada lado
FASE INFANTIL	- A maternidade pode diminuir ou cessar o consumo em mulheres - Necessidades básicas devem ser incentivadas - Atenção especial dirigida à mulher – mãe - Fortalecimento da importância dos papéis de mãe e pai - Aumento na atenção oferecida a população de filhos de dependentes químicos - Fase transitória da infância para a adolescência
FASE DA ADOLESCÊNCIA	- Reajuste dos papéis de mãe e pai - Comportamento parental e funcionamento familiar têm relação direta com o desenvolvimento de problemas associados ao abuso de álcool e drogas entre adolescentes - Inicialmente a família tende a não perceber o consumo como problema (fase que requer mais informação e conhecimento do problema) - Constante monitoramento, disciplina e valores familiares bem transmitidos favorecem os fatores de proteção para adolescentes - Tempo e postura dos pais devem ser constantemente avaliados - Fase crítica deve ser compartilhada – período de perdas e dificuldades para a unidade parental e/ou marital - Cada um respeita a si mesmo – todos equilibram seus afazeres e responsabilidades com lazer? - Família e jovem cultivam relações sociais? Suas redes sociais de apoio estão fortalecidas? - Todos estão satisfeitos com a relação que vêm mantendo entre si? Já refletiram sobre a participação de cada um em tal relação?
FASE ADULTA	- Maridos de mulheres alcoolistas geralmente têm elevado consumo alcoólico - Flexibilidade/adaptação: usuários oriundos de famílias com maior facilidade para mudanças tendem a ter melhores desfechos - Indivíduos e famílias com melhores condições de enfrentamento e menor estresse tendem a ter uma rede social maior - Fortalecimento e reorganização da unidade marital - Promoção de independência aos filhos

→

Tabela 15.2 (continuação)
Eventos e situações de vulnerabilidade do ciclo de vida familiar e possibilidades de intervenção

FASE IDOSA	• Atenção a episódios de perdas, separações e doenças • A perda do parceiro pode aumentar o consumo – principalmente para mulheres • Incentivar atividades sociais, estruturação da rede social e convivência familiar auxilia o idoso a não se sentir desamparado • Oferecer ocupações • Idosos têm mais medo de tornarem-se incapazes do que de morrer • "Preparação" ao luto

Fonte: Payá,[43] Payá e Figlie[32] e Carter e McGoldrick.[44]

desinteresse escolar e delinquência juvenil, pesquisadores identificaram nove características que estão associadas consistentemente com a efetividade dos programas de prevenção:

- Variedade de métodos de treinamento (caráter psicoeducacional)
- Processo e conteúdo suficientes
- Embasamento teórico
- Oferta de oportunidades de relações positivas
- Tempo apropriado
- Relevância sociocultural
- Inclusão da evolução de dados
- Equipe especializada

Os autores afirmam que com essa síntese é possível traçar um planejamento específico da ação preventiva, mantendo a premissa de programas que englobam problemas múltiplos. No entanto, a disseminação das intervenções preventivas familiares pautadas em evidências tem sido vagarosa, com muitas das práticas em processo de aprimoramento de programas ineficazes.

Dos modelos existentes, sabemos que há muito ainda a percorrer, destacando-se, no campo científico, aqueles que não apenas incluem estas habilidades parentais, mas o estímulo ao diálogo familiar, sendo um acompanhamento a médio e longo prazos, adaptado à comunidade, pautado na cultura de acolhimento, condizendo com os elementos sociais correspondentes aos valores familiares.[46]

Autores da área de prevenção ressaltam inclusive que o trabalho com as habilidades parentais é um dos mais efetivos e poderosos meios para a redução de problemas de comportamento juvenil. A promoção do diálogo familiar também é altamente estimulada, e isso implica não só falar sobre "drogas" no ambiente familiar, como ampliar um espaço de conversas e trocas de experiências. Daí a relevância de a educação familiar ser um tema efetivamente explorado e desenvolvido.

Segundo Lochman e Steenhoven (2002), intervenções familiares preventivas precisam oferecer suporte às famílias. Dados da literatura indicam boa consistência nos efeitos promovidos por intervenções familiares dirigidas aos problemas de

> **mito**
> São poucos os modelos de prevenção com a família, mas servem para a promoção de saúde de qualquer ambiente social.

comportamento dos filhos e/ou por aquelas que propuseram focar o comportamento parental e os aspectos do funcionamento familiar.

Três modelos serão brevemente descritos a seguir como parâmetros de intervenções preventivas com famílias. Eles apresentam em comum o foco no fortalecimento dos pais, o reforço positivo na relação entre pais e filhos e o enfoque psicoeducacional. No entanto, deve-se ressaltar que não existe um modelo único de prevenção eficaz, nem que com um deles estejamos traçando uma cartilha. É a combinação entre o grupo selecionado, as condições de trabalho, os aspectos focados e as características da organização do serviço ou da ação que irá determinar o desfecho de uma ação preventiva, que precisa ser ampla e constantemente investigada.

O Programa de Potencialidades Familiares (*The Strengthening Families Program*)

O Programa de Potencialidades Familiares[47] é um modelo de intervenção preventiva de referência, uma vez que tem sido aplicado amplamente em vários países, podendo ser adaptado culturalmente a diferentes contextos (escolas, serviços de saúde, etc.). Reconhecido como modelo de prevenção familiar por grandes centros de pesquisa, como National Institute on Drug Abuse (NIDA), National Institute on Álcool Abuse and Alcholism (NIAAAA), National Institute of Mental Health USA e outros, oferece um manual detalhado, com todo o conteúdo de treinamento efetivo do programa, tendo, hoje, fácil adaptabilidade para que serviços interessados o incorporem.

Esse programa pauta-se em quatro dimensões, envolvendo pais e filhos de modo a desenvolverem maior liderança a partir do treinamento de habilidades parentais e familiares, sendo organizado em 14 sessões destinadas a habilidades parentais e familiares com base em evidências.

Trata-se de um modelo de intervenção preventiva que contempla multicomponentes, destinado a um número 4 a 12 pais em grupos de habilidades parentais, durante uma hora semanal, enquanto os filhos também participam de grupos semanais com enfoque nas habilidades infantis.

Em um segundo momento, os familiares são divididos em dois grupos de treinamento multifamiliar, coordenados pelos próprios líderes do grupo. A ênfase é dada nas potencialidades familiares, na observação de suas habilidades, no monitoramento, no processo terapêutico, na comunicação e na disciplina efetiva.

Após o Programa ser concluído (em 14 semanas), recomendam-se encontros de manutenção ao longo de 6 a 12 meses. O Programa é dividido em quatro partes:

- A primeira parte é focada no **Programa de Treinamento para Pais**, organizado em 14 sessões sobre estratégias de comportamento, habilidades cognitivas, tarefas destinadas à melhora das vias de comunicação e de cuidados dos pais, promovido pelo senso de liderança grupal.

- A segunda parte refere-se ao **Programa de Habilidades para Crianças**, com liderança em grupo, e um manual para crianças com 14 sessões sobre habilidades sociais, questões gerais da vida infantil e familiar, histórias, desenhos, tarefas complementares com os pais.
- A terceira parte refere-se ao **Programa de Treinamento de Habilidades Familiares**, com liderança de grupo em 14 sessões direcionadas ao envolvimento familiar. Por meio de atividades que buscam aprimorar o conhecimento e as vivências adquiridos.
- Por fim, o quarto passo do programa refere-se a um **Manual de Liderança em Grupo Complementar**, que inclui revisão da literatura e material completo sobre o processo grupal.

Modelo *Mindful Parenting* (Paternidade Consciente)

O Modelo *Mindful Parenting* (Paternidade Consciente), descrito por Duncan e colaboradores,[48] é uma abordagem das preocupações presentes no relacionamento entre pais e filhos. Esse trabalho se dá por meio do desenvolvimento da escuta com qualidade, estimulando a total atenção por parte dos pais ao estarem com seus filhos. Favorece também o cultivo de questões emocionais e autorreguladoras sobre a parentalidade, de modo que ajam com compaixão e se aceitem sem julgamento.

Sua metodologia envolve grupos de pais que se reúnem em contextos escolares. O processo de intervenção inicia-se com uma breve explanação teórica sobre atenção e intervenções baseadas nas técnicas de atenção plena – concentração no momento atual, intencional e sem julgamento. Depois de introduzido o embasamento teórico, explora-se a complexidade da paternidade consciente e sua correlação no contexto social das relações entre pais e filhos.

Esse modelo demonstra resultados positivos, principalmente quando aplicado aos pais de filhos que estão em fase de transição na adolescência.

Os autores sinalizam que esforços ainda estão sendo dirigidos à implementação dessa abordagem. Segundo eles, uma das metas em curto prazo é estabelecer a base de técnicas que podem ser agrupadas e aplicadas a serviços que ofereçam assistência às famílias sob o enfoque da prevenção com bases científicas, visto que sua meta central é a propagação do modelo como abordagem.

Programa de Intervenção Familiar para Cuidadores de Participantes de Serviço de Prevenção Seletiva (CUIDA*)

Esse modelo de prevenção familiar fez parte de um serviço de prevenção seletiva, destinado à população de filhos de pais dependentes químicos. Foi baseado na premissa de auxiliar e fortalecer o indivíduo no resgate de seus valores familiares e na preservação da instituição familiar.[49]

A partir da inscrição da criança/adolescente participante no serviço, o responsável, denominado cuidador, era convidado a participar do programa familiar. Na maior parte dos casos, a criança era acompanhada por cuidadora mulher (mãe, avó, tia, etc.) ou pelo tutor do serviço de encaminhamento respectivo (p. ex., para crianças em situação de abrigo).

---

* Para mais informações, ver Capítulo 25 deste livro.

> **Verdade**
>
> Não podemos afirmar que um programa de prevenção com famílias é mais eficaz que o outro, pois será a combinação de objetivo, população, metas e atuação da proposta que irá determinar um melhor desfecho ou não.

Como metodologia do programa aplicava-se uma avaliação inicial – anamnese estruturada (com alguns instrumentos, como genograma, *screenning* para identificação do abuso de alguma substância no meio familiar, etc.) – destinada ao cuidador no período de inserção da criança no serviço. O familiar era encaminhado pelo serviço social para uma avaliação psicológica – com o objetivo de ampliar o entendimento da organização e do perfil de cada família, bem como de investigar os impactos da dependência química sobre ela.

Após a avaliação, o cuidador recebia encaminhamento para intervenção grupal. Casos que necessitavam de abordagens mais individualizadas ou específicas como situações de violência o cuidador era encaminhado para serviços da rede de atenção para acompanhamento psicológico, psiquiátrico ou social necessário para cada situação específica.

Objetivos do acompanhamento familiar em relação às crianças e aos adolescentes:
- Diminuir as dificuldades dos cuidadores no trato com as crianças e adolescentes no dia a dia
- Promover a adaptabilidade às exigências dos meios em que as crianças se relacionam, ou seja, ajudar as crianças e os adolescentes a se integrarem bem na escola, na família e na sociedade
- Promover e facilitar o desenvolvimento das fases da criança, prevenindo, assim, dificuldades futuras em relação ao processo de crescimento e amadurecimento
- Ter autonomia e fortalecimento para falar com os filhos sobre assuntos que geralmente são tidos como tabu, como sexualidade e drogas

Objetivos do acompanhamento familiar em relação aos cuidadores:
- Propiciar meios para que os familiares sensibilizem o dependente/usuário para a recuperação, fornecendo-lhes subsídios sobre a complexidade do abuso e da dependência
- Sensibilizar os cuidadores quanto à desestabilização familiar
- Propiciar meios para que os familiares possam se tornam membros motivadores de mudanças familiares positivas
- Fortalecer a autoestima e resiliência familiar
- Capacitar os cuidadores de forma conceitual e humana sobre as diferentes fases do desenvolvimento infantil e sua adaptabilidade e trato em cada uma delas
- Tornar os cuidadores agentes multiplicadores de prevenção e promoção da saúde

A intervenção grupal era realizada por uma psicóloga e uma assistente social. O objetivo principal era manter o tema da educação familiar e abordar questões trazidas pelos integrantes referentes ao dia a dia familiar e ao relacionamento entre pais e filhos, na busca do fortalecimento e da proatividade dos cuidadores, indo além da discussão sobre drogas e suas implicações.

As sessões eram semanais, com duração de uma hora, envolvendo no mínimo 5 e no máximo 12 participantes. Dinâmicas de grupo, sessões de conversação, filmes e leituras faziam parte da seleção de material utilizado. O tempo e a permanência de cada cuidador eram avaliados individualmente; no entanto, havia um grande incentivo para que os responsáveis permanecessem ativos nos encontros durante a participação da criança ou do adolescente no serviço.

Ao longo de mais de 10 anos de existência, o serviço pôde perceber as potencialidades do programa familiar, concluindo que famílias mais bem informadas e capacitadas a lidar com a dependência química conseguem se tornar agentes multiplicadores em suas casas e em suas relações sociais; familiares mais fortalecidos emocionalmente em geral conseguem ser responsáveis pela organização e a estabilidade familiar; em famílias com membros saudáveis, as chances de adoecimento familiar diminuem; e, uma vez a autoestima do cuidador tendo sido retomada, torna-se mais fácil a aplicação de regras e limites na educação de seus filhos.

CONSIDERAÇÕES FINAIS

Evidências mostram claramente a importância da inclusão familiar no campo preventivo.[18,32,33,45,47]

Os aspectos que devem ser abordados, independentemente do contexto ou das características do serviço, também caminham para um consenso nas intervenções – habilidades parentais, fortalecimento da relação entre pais e filhos, apoio e suporte parental e familiar, enfoque psicoeducacional, treinamento para o monitoramento e disciplina, entre outros, compõem os elementos do trabalho preventivo.

No entanto, o campo de trabalho preventivo com famílias ainda precisa, sem dúvida, percorrer um longo caminho, principalmente no Brasil. Esforços devem ser conduzidos para que fatores de proteção sejam explorados, não mantendo o foco apenas nos fatores de risco. Por conseguinte, isso implica uma abordagem holística que ofereça benefícios ao focar a família, as habilidades parentais e os territórios comunitários que apresentam dinâmicas de empobrecimento relacional e familiar.

Tal limitação nos relacionamentos, somada a todas as vulnerabilidades sociais a que as famílias estão expostas na atualidade, repercute na escassez dos componentes básicos de proteção à família, como o vínculo afetivo, a boa convivência, a comunicação e a partilha. Esse cenário de sofrimento familiar, quando explorado, pode produzir respostas resilientes por parte das pessoas, das famílias e da comunidade, favorecendo, assim, a promoção de mudanças múltiplas.

A combinação dos fatores de risco e de proteção familiar evidencia o quanto é emergencial desenvolver e aplicar estratégias de cunho preventivo executáveis, que compreendam as múltiplas necessidades da criança, do adolescente, dos pais e das famílias inseridas em um contexto de vulnerabilidade, indo além da complexidade do abuso e da dependência.

Prevenir é chegar antes. A base dessa complexidade está na família, e, mesmo que estejamos muito aquém da implementação e do aprimoramento de ações preventivas, assim como de medidas de ordem pública pautadas na realidade familiar para o campo da prevenção, é preciso acreditar, iniciar, retomar e reunir ações que façam a diferença nas escolhas e nas habilidades de enfrentamento a situações de risco ou dificuldades entre nossas crianças e adolescentes.

REFERÊNCIAS

1. Payá RA, Figlie NB. Filhos de dependentes químicos. In: Figlie NB, Bordin S, Laranjeira R, organizadores. Aconselhamento em dependência química. 2. ed. São Paulo: Roca; 2010.

2. Bronfenbrenner U. Developmental science in the 21st century: Emergency questions, theoretical models, research designs and empirical findings. And his colleagues published a volume documenting marked changes that had taken place over the preceding four decades in the lives of children, 1996.

3. Palacios RMJ. Família y desarrollo humano. Madrid: Alianza; 1998.

4. Velleman RDB, Templeton LJ, Copello, AG. The role of the family in preventing and intervening with substance use and misuse: a comprehensive review of family interventions, with a focus on young people. Drug Alcohol Rev. 2005;24(2):93-109.

5. Silveira P, Silva EA. Família, sociedade, e uso de drogas: prevenção, inclusão social e tratamento familiar. In: Ronzani TM. Ações integradas sobre drogas: prevenção, abordagens, e políticas públicas. Juiz de Fora: UFJF; 2013.

6. Silva EA, De Micheli D, organizadores. Adolescência uso e abuso de drogas: uma visão integrativa. São Paulo: UNIFESP; 2011.

7. Ronzani TM. Ações integradas sobre drogas: prevenção, abordagens, e políticas públicas. Juiz de Fora: UFJF; 2013.

8. Macedo RM. A família do ponto de vista psicológico: lugar seguro para crescer? Cad Pesq. 1994;91:54-61.

9. Benicá CRS, Gomes WB. Relatos de mães sobre transformações familiares em três gerações. Estudos Psicol. 1998;2(3):177-205.

10. Simon HC. Avanços em psicologia comunitária e intervenções psicossociais. São Paulo: Casa do Psicólogo; 2010.

11. Falcke D, Wagner A. A dinâmica familiar e o fenômeno da transgeracionalidade: definição de conceitos. In: Wagner A, organizador. Como se perpetua a família? A transmissão dos modelos familiares. Porto Alegre: EDIPUCRS; 2005.

12. National Association for Children of Alcoholics [Internet]. Kensington: NACoA; c2003 [capturado em 30 abr. 2014]. Disponível em: www.nacoa.org.

13. Manning V, Best DW, Faulkner N, Titherington E. New estimates of the number of children living with substance misusing parents: results from UK national household surveys. BMC Public Health. 2009;9:377.

14. Manso M, Manuel J. Estudio sobre las implicaciones de la psicopatología parental, la transmisión intergeneracional y el abuso de sustancias tóxicas en el maltrato infantil: implications of parental psychopathology, intergenerational transmission and toxic substance use in child abuse. Rev Colomb Psiquiatr. 2005 34(3): 355-74.

15. Halpern SC. O abuso de substâncias psicoativas: repercussões no sistema familiar. Pensando Famílias. 2002;3:120-5.

16. Cangelli Filho R. Adolescente e família: uma possibilidade de encontro através da terapia cognitiva breve [dissertação]. São Paulo: PUC-SP; 1998.

17. Rojas MC, Sternbach S. Entre dos siglos: una lectura psicoanalítica de la posmodernidad. Buenos Aires: Lugar; 1994.

18. LENAD família: levantamento nacional de famílias dos dependentes químicos. São Paulo: INPAD; 2013.

19. Orford J, Natera G, Davies J, Nava A, Mora J, Rigby K, et al. Coping with alcohol and drugs problems: the experience of family member in three contrasting cultures. New York: Guilford; 2007.

20. Roehrs H, Lenardt MH, Maftum MA. Práticas culturais familiares e o uso de drogas psicoativas pelos adolescentes: reflexão teórica. Esc Anna Nery. 2008;12(2):353-7.

21. Lochman JE, Steenhoven A. Family-based approaches to substance abuse prevention. J Prim Prevent. 2000;23(1):49-114.

22. Laranjeira RR, Romano M. Consenso Brasileiro sobre Políticas Públicas do Álcool. Rev Bras Psiquiatr. 2004;26(Supl I):68-77.

23. Sloboda Z, Bukoski WJ. Handbook of drug abuse prevention. New York: Springer; 2006.

24. Silva EA, Noto AR, Micheli D, Camargo BMC. Diálogos com a família sobre uso, abuso e dependência de drogas: desafio dos pais. São Paulo: Casa do Psicólogo; 2013.

25. Weiss EMG. O cuidado na educação infantil: contribuições da área da saúde. Perspectiva. 1999;17:99-108.

26. Loureiro CFB. Trajetórias e fundamentos da educação ambiental. Rio de Janeiro: Cortez; 2004.

27. Vasconcelos QA, Yunes MAM, Garcia NM. Crianças e adolescentes institucionalizados: um estudo ecológico sobre as relações entre a família e a instituição de abrigo. In: VI ANPED Sul: pós-graduação em educação no brasil: novas questões. Santa Maria, RS: UFSM, 2006.

28. Simionato-Tozo SMP, Biasoli-Alves ZM. O cotidiano e as relações familiares em duas gerações. Paidéia. 1998;8(14):137-50.

29. Cruz H, Pinho I. Pais: uma experiência. Porto: Papiro; 2006.

30. Poletto M, Koller SH. Resiliência: uma perspectiva conceitual e histórica. In: Dell'Anglio DB, Koller SH, Yunes MAM. Resiliência e psicologia positiva: interfaces do risco à proteção. São Paulo: Casa do Psicólogo; 2006.

31. Santana FP, Ronzani TM. Estudos parentais e consumo de drogas entre adolescentes: revisão sistemática. Psicol Estudo Maringá. 2009;14(1):177-83.

32. Payá RA, Figlie NB. Impact of addiction on family members: children of addicted parents [tese]. São Paulo: USP; 2013.

33. Merikangas KR, Dierker L, Fenton B. Familial Factors and Substance Abuse: implications for prevention. In: Ashery SE, Robertson B, Kumpfer KL, editors. Drug abuse prevention through family interventions. Rockville: NIDA; 1996.

34. Furtado EF, Laucht M, Schmidt M. Psychological symptoms in children of alcoholic fathers. Z Kinder Jugendpsychiatr Psychother. 2002;30(4):241-50.

35. Loukas A, Zucker RA, Fitzgerald HE, Krull JL. Developmental trajectories of disruptive behavior problems among sons of alcoholics: effects of parent psychopathology, family conflict, and child undercontrol. J Abnorm Psychol. 2003;112(1):119-31.

36. Chen CY, Dormitzer CM, Bejarano J, Anthony JC. Religiosity and the earliest stages of adolescent drug involvement in seven countries of Latin America. Am J Epidemiol. 2004;159(12):1180-8.

37. Miller L1, Davies M, Greenwald S. Religiosity and substance use and abuse among adolescents in the National Comorbity Survey. J Am Acad Child Adolesc Psychiatry. 2000;39(9):1190-7.

38. Rutter M. Implications of resilience concepts for scientific understanding. Ann N Y Acad Sci. 2006;1094:1-12.

39. McCubbin HI, Thompson AI, McCubbin MA. Family assessment: resiliency, coping and adaptation: inventories for research and practice. Madison: University of Wisconsin; 1996.

40. Novilla ML, Barnes MD, De La Cruz NG, Williams PN, Rogers J. Public health perspectives on the family: an ecological approach to promoting health in the family and community. Fam Community Health. 2006;29(1):28-42.

41. World Health Organization. Child and adolescent mental health policies and plans. Geneva: WHO; 2005.

42. Daro D. The history of science and child abuse prevention: a reciprocal relationship. In Doge KA, Coleman DL, editors. Preventing child maltreatment - Community approaches. New York: Guilford; 2009.

43. Payá RA. Terapia familiar. In: Cordeiro D, Figlie NB, Laranjeira R, organizadores. Boas práticas da dependência de substâncias. São Paulo: Roca; 2007.

44. Carter B, McGoldrick M. As mudanças no ciclo de vida familiar: uma estrutura para uma terapia familiar. 2. ed. Porto Alegre: Artes Médicas; 1995.

45. Nation M, Crusto C, Wandersman A, Kumpfer KL, Seybolt D, Morrissey-Kane E, et al. What works in prevention: Principles of effective prevention programs. Am Psychol. 2003;58(6-7):449-56.

46. Kumpfer KL1, Alvarado R, Smith P, Bellamy N. Cultural sensitivity in universal family-based prevention interventions. Prev Sci. 2002;3(3):241-6.

47. Kumpfer K, Alvarado R, Tait C, Whiteside HO. The strengthening families program: na evidence based, multicultural family skills training program. In: Tolan P, Szapocznik J, Sambrano S, editors. Preventing youth substance abuse: science-based programs for children and adolescents. Washington: APA; 2007.

48. Duncan LG, Coatsworth JD, Greenberg MT. A model of mindful parenting: implications for parent-child relationships and prevention research. Clin Child Fam Psychol Rev. 2009;12(3):255-70.

49. Payá R, Giusti BB. Intervenção com familiares. In: Figlie NB, Milagres EA, Crowe J. Família e dependência química: uma experiência de prevenção com crianças e adolescentes do Jardim Ângela. São Paulo: Roca; 2009.

Quer saber mais?
Em www.grupoa.com.br, acesse a página deste livro por meio do campo de busca e clique em Conteúdo Online para ter acesso a uma lista de outras obras sobre o assunto deste capítulo.

CAPÍTULO **16**

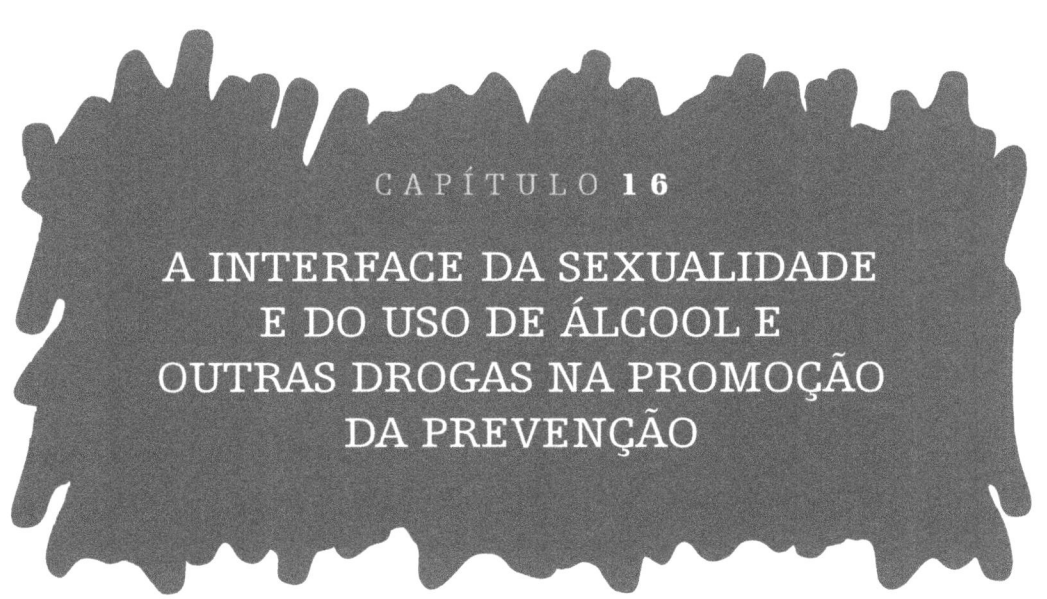

A INTERFACE DA SEXUALIDADE E DO USO DE ÁLCOOL E OUTRAS DROGAS NA PROMOÇÃO DA PREVENÇÃO

ALESSANDRA DIEHL
ANA CRISTINA CANOSA GONÇALVES
OSWALDO M. RODRIGUES JR.
DENISE LEITE VIEIRA

Já existe evidência científica acumulada da estreita associação e inter-relação entre o uso de álcool, tabaco e outras drogas durante a pré-adolescência e a adolescência e o exercício da sexualidade e a prática de comportamentos sexuais de risco,[1-4] os quais podem contribuir para as principais causas de morbidade e mortalidade entre os adultos e adultos jovens, com elevados custos sociais e financeiros para a sociedade.[5,6]

Isso ocorre porque o álcool e outras substâncias psicoativas (SPAs), como, por exemplo, a maconha, a cocaína e o *ecstasy*, tendem a reduzir a capacidade de tomada de decisão e aumentar o risco de sexo sem proteção, levando à possibilidade de gravidez não planejada, doenças sexualmente transmissíveis (DSTs)/aids/transmissão do HIV e prática de sexo com múltiplos parceiros.[7]

Para termos uma ideia da dimensão dessa associação em números, os dados provenientes do relatório de 2011 do Sistema de Vigilância de Comportamento de Risco da Juventude, que tem monitorado, todos os anos, os comportamentos de saúde prioritários entre jovens de 10 a 24 anos nos Estados Unidos, revelam que, nos 30 dias anteriores à pesquisa, 38,7% haviam feito uso de álcool, e 23,1% haviam usado maconha. Durante os 12 meses que antecederam a pesquisa, quase metade (47,4%) dos estudantes praticara relação sexual, 33,7% haviam tido relações sexuais durante os três meses que antecederam a pesquisa (ou seja, eram sexualmente ativos), e 15,3% haviam tido relações sexuais com quatro ou mais pessoas durante sua vida. Entre os estudantes sexualmente ativos naquele momento, a maioria (60,2%) usara preservativo na última relação sexual.[3]

No Brasil, um dos levantamentos nacionais mais recentes revela que mais da metade dos adolescentes entrevistados entre 14 e 19 anos de idade usava álcool regularmente, e 1 em cada 10 era abusador ou dependente. Adolescentes do gênero masculino, mais velhos, que vivem em áreas urbanas, foram mais propensos a apresentar transtornos relacionados ao álcool e ao tabaco. A idade teve associação inversa com o uso de substâncias ilegais.[8]

Ainda, dados provenientes de estudos nacionais indicam que, tanto no Brasil quanto no mundo, a quantidade de adolescentes sexualmente ativos tem aumentado, sendo que a média da iniciação sexual no País é de 14 anos tanto para meninas quanto para meninos. Observou-se que 61,6% dos adolescentes de 16 a 19 anos já haviam tido sua iniciação sexual, sendo que o uso de preservativo na primeira relação sexual estável foi de 67%, e, nas relações casuais, 62%.[9] Dos adolescentes entre 15 e 19 anos de amostra de escolares, 38,3% não utilizam preservativo regularmente nas relações sexuais.[10] Cerca de 14% das meninas adolescentes em países em desenvolvimento casam-se antes dos 15 anos de idade, e outras 30% estão casadas antes dos 18 anos.[11]

Em um estudo nacional com 17.371 escolares brasileiros de 789 escolas públicas e privadas, enquanto a relação sexual em geral foi mais prevalente entre os meninos, a prática sexual de risco foi mais prevalente entre as meninas. Além disso, menor nível socioeconômico está diretamente associado ao não uso de preservativo, enquanto o consumo excessivo de álcool e de drogas ilegais foi associado com a relação sexual sem proteção.[7]

Uma pesquisa que avaliou quando e onde os jovens praticam relações sexuais encontrou um número significativo de adolescentes que passam longos períodos de tempo sem supervisão de um adulto e que têm oportunidades limitadas para participar de atividades extraescolares. Mais da metade dos jovens sexualmente ativos da pesquisa relatou experimentar o sexo em casa depois da escola, e, especialmente para os meninos, o sexo e os riscos relacionados às drogas aumentavam à medida que a quantidade de tempo sem vigilância também aumentava. Como os jovens desejam cada vez mais independência e "liberdade", muitos pais provavelmente acreditam que é apropriado deixá-los cada vez mais "por conta própria", e, por conseguinte, as abordagens de prevenção têm-se concentrado apenas no fornecimento de informação sobre álcool e drogas e no incentivo à abstinência sexual ou ao sexo seguro.[5]

Em geral, a associação entre comportamentos sexuais de risco e uso de SPAs durante a adolescência carrega consequências negativas para a vida adulta (gravidez indesejada, DSTs, HIV/aids), trazendo imenso ônus psicossocial tanto para meninos quanto para meninas, as quais podem ser plenamente preveníveis mediante a difusão de intervenções preventivas, especialmente as primárias, nas escolas, na comunidade e na família, com estratégias que aliem compromisso, evidência, flexibilidade, empatia e que tenham como alvo os interesses e a realidade sociocultural dos jovens.[1-4]

Neste capítulo, são abordados os principais tópicos de interesse que necessitam ser agendados na interface sexualidade e uso de álcool e outras drogas na promoção da prevenção no ambiente escolar, familiar e comunitário em que adolescentes e adultos jovens estão inseridos.

INICIAÇÃO SEXUAL

Muito embora os jovens tenham, hoje, alguma informação sobre sexo advinda das mais variadas fontes, sendo as principais a mídia e o grupo de amigos, o primeiro encontro sexual sempre será envolto de curiosidade, expectativas, medos e culpas. As expectativas vão desde a fantasia de uma relação sexual incrivelmente prazerosa ou repleta de desprazer, a importância de legitimar seu papel de gênero, até a possibilidade de ser amado e aceito pelo outro. Uma pesquisa realizada com 21.773 estudantes da Carolina do Sul[12] revelou que meninas acima do peso têm três vezes mais chance de iniciarem a vida sexual com menos de 13 anos e são 30% mais propensas a ter múltiplos parceiros na adolescência comparadas às meninas que se encaixam no padrão de beleza daquela cultura. A hipótese é que, por terem baixa autoestima, "oferecem" o sexo como forma de terem proximidade corporal e afetiva com os rapazes. A questão "por que eu faço sexo?" – se é por prazer, se é para sentir-se aceito, para estabelecer intimidade, por amor ao outro, para sentir-se desejado, entre outras possibilidades – não pode ser facilmente respondida sem íntima reflexão, o que, para a maioria dos jovens, é muito difícil. Em um constante jogo entre o pensar e o agir, entre se encontrar e se perder, a relação sexual tem variadas motivações, e as sensações, na maior parte das vezes, sobrepõem-se à razão. É bastante comum que a iniciação sexual aconteça de maneira não planejada, principalmente para as jovens. Sentindo um aumento da excitação na relação com um namorado ou "ficante", certo dia, em algum lugar, quando se percebem sozinhas com o parceiro, ela acontece. No caso dos adolescentes, geralmente a intenção de fazer sexo está sempre presente, e muitas vezes a primeira relação é planejada com a ajuda dos amigos, quando saem para baladas ou quando alguém apresenta uma menina mais velha que já tenha vida sexual ativa.

O grupo de amigos é muito importante para o adolescente. No afã de se desprender da família e desvendar o mundo adulto, o apoio do grupo faz o adolescente sentir-se mais forte e determinado do que em sua experiência individual. Sua corporeidade está diluída na imagem do grupo, que pressiona o indivíduo no sentido de legitimar o coletivo. Ramos e Andrade,[13] referem que a necessidade de pertencimento, desinibição e autoafirmação está tão aflorada quanto a sexualidade. Muitas vezes, as drogas servem como "ponte" entre a pessoa e o grupo e também como válvula de escape para os inseguros, curiosos, além de ser uma maneira de lidar com a frustração.

> Essas mudanças da puberdade geram um enorme conflito, o que contribui para o amadurecimento emocional. É neste momento que surgem os lutos: o luto pelo corpo infantil [...]; o luto pela definição sexual [...]; o luto pelos pais da infância [...]; o luto pelo papel e pela identidade infantil [...]. E é em meio a todos estes conflitos que a droga surge como um elemento capaz de solucioná-los.[13]

O medo da primeira vez está associado, com frequência, ao desempenho corporal e sexual. Além do medo da "dor" e da adequação corporal aos padrões de beleza que frequentemente as garotas têm, para os garotos, "dar conta" da situação, com boa ereção para a penetração e controle ejaculatório, é o fantasma mais comum. Medo de gravidez precoce e contágio por DSTs também aparece na fala dos jovens em geral, embora apresentem comportamento de risco negando a si mesmos essas possibilidades, movidos pela onipotência juvenil.

Dados comparativos dos dois últimos censos do Instituto Brasileiro de Geografia e Estatística (IBGE)[14] revelam que os adolescentes têm iniciado sua vida sexual mais cedo e que a precocidade está associada a sexo desprotegido e a maior número de parceiros ao longo da vida. Resultados obtidos na Pesquisa Nacional de Saúde do Escolar (PeNSE) de 2012 apontam que 28,7% dos escolares já tiveram relação sexual, sendo a proporção de 40,1% para meninos e de 18,3% para meninas. A pesquisa de Marinho e colaboradores,[15] com 2.790 jovens de três capitais do Brasil, encontrou a média de idade para a iniciação sexual de 16,2 anos para os rapazes e de 17,9 para as moças. Mais da metade dos pesquisados iniciou a vida sexual em uma relação eventual.

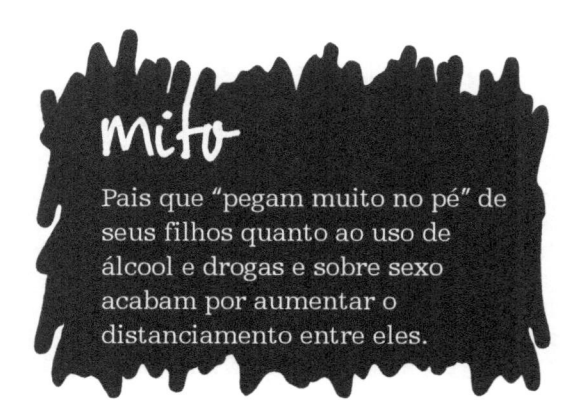

> **mito**
> Pais que "pegam muito no pé" de seus filhos quanto ao uso de álcool e drogas e sobre sexo acabam por aumentar o distanciamento entre eles.

Grande problema da atividade sexual que começa na adolescência é que o sujeito está vivendo um certo descompasso entre maturidade física e emocional. Tem corpo de adulto, mas algumas funções ainda não estão totalmente maduras. A capacidade de avaliar riscos, por exemplo, só atingirá sua total funcionalidade em torno dos 18 anos de idade. Sensação de onipotência (nada vai acontecer comigo), de urgência (tudo para hoje), pressão do grupo, desmistificação do papel paterno e materno, busca pelo novo, ambiguidade entre razão x sentimento, uso de álcool e drogas tornam o adolescente vulnerável a fazer sexo sem proteção.[16]

Ainda que grande parte dos adolescentes não se sinta impedida de ter relação sexual com alguém com quem estão comprometidos e que a ética do "ficar" nem sempre inclua a relação sexual, não é incomum que culpas envolvam a pessoa – o que a família pode pensar sobre isso, os líderes religiosos, se os amigos reprovariam ou não, se aquele com quem se está envolvendo é ou não alguém em quem se pode confiar nesse momento especial da vida. Reith[17] afirma que as adolescentes esperam transar com alguém especial e que se preocupam com sua reputação, ficando várias vezes com o mesmo rapaz, esperando que ele lhe peça em namoro e enredando a relação em uma expectativa de vivência amorosa. Para os rapazes, perder a virgindade é algo muito importante, e essa concretização gera ansiedade e menor valorização do afeto em relação às expectativas femininas, buscando afirmação da identidade masculina. Ocorrendo a iniciação sexual em relações eventuais, ficará cada vez mais difícil avaliar a motivação para o sexo. Também o descompasso entre as perspectivas femininas e masculinas da iniciação sexual não ajuda na negociação do preservativo, menos ainda na prevenção de gravidez não planejada. A vulnerabilidade emocional e de saúde sexual aumenta quando as relações são frouxas e superficiais.

As moças tenderam a ter sua iniciação sexual em relações com maior estabilidade, com 77,2% aguardando no mínimo três meses para que isto acontecesse, enquanto 35,3% deles encontravam-se na mesma situação. Mais da metade deles declarou ter tido sua iniciação sexual em um relacionamento eventual, mas o recurso a profissionais do sexo foi quase desprezível (4,2%).[15]

A droga torna-se atrativa para lidar com a ansiedade diante de tantas emoções. Sob o efeito do álcool, muitas inibições desaparecem, e há perda de sensibilidade física, o que pode tornar práticas sexuais menos "palpáveis" e perceptivas, provocando um autoengano ou afastando as pessoas do enfrentamento natural que uma relação sexual exige, aumentando sua vulnerabilidade.

Um estudo realizado pelo Núcleo de Prevenção à Aids – Núcleo de Estudos e Pesquisas em AIDS (NEPAIDS) observou que o consumo de álcool estimula a atividade sexual, uma vez que logo após o uso do álcool a impressão dos adolescentes é de que a "paquera" fica mais fácil, a libido é maior e o desempenho na relação sexual melhora.[18]

Scivoletto e colaboradores[18] em sua pesquisa com estudantes de 13 a 21 anos em uma escola pública de São Paulo, perceberam que os usuários de drogas ilícitas iniciam sua vida sexual mais cedo (80,9%) em relação aos não usuários (57,5%). Usuários iniciam-na em média aos 15,2 anos, contra 15,7 dos que não fazem uso de substâncias ilícitas. Especificamente para usuários de álcool, a iniciação sexual deu-se ainda mais cedo, aos 14,4 anos, contra 15,5 anos para os estudantes que não faziam uso de álcool com frequência.

A associação de drogas, quando relacionada com a idade de início da atividade sexual, mostra que quanto maior o número de drogas, mais precoce é o início da atividade sexual. Entre os usuários de apenas uma droga ilícita, a idade média de início da atividade sexual foi de 15,6 anos (igual aos não usuários de drogas ilícitas), enquanto para usuários de duas ou três drogas ilícitas, a idade média de início da atividade sexual foi menor, respectivamente, 14,7 e 15 anos.[18]

Em se tratando da correlação entre gênero, uso de drogas e atividade sexual, os dados encontrados apontam para maior incidência no grupo masculino: "Os homens apresentaram chance 3,87 vezes maior que as mulheres para início precoce de vida sexual. Da mesma forma, o uso de *crack* aumenta a chance de início precoce de vida sexual em 3,32 vezes".[18] Além disso, usuários de todos os tipos de drogas apresentaram mais história de pagamento por sexo, sendo esse dado intensificado nos que associavam maior número de drogas ilícitas.

A fim de "garantir" uma experiência fantasiosa de prazer, a associação de drogas lícitas, ilícitas e medicamentosas tem aumentado entre adolescentes e jovens. Buscando testar os limites do corpo, ter emoções fortes, euforia, sensação de bem-estar, intimidade e proximidade, fazem uso de substâncias sintéticas, como a metilenodioximetanfetamina (*escatsy*), sem ter conhecimento de seus efeitos deletérios. Conhecida como "a droga do amor", ela estimula o contato físico entre as pessoas, gerando sensações intensas – "[...] uma pessoa tímida, que não consegue se aproximar dos grupos [...], após ingerir a droga sente-se capaz de se relacionar com desconhecidos".[19] Há várias associações costumeiramente utilizadas pelos jovens, sobretudo em festas *raves* – bloqueadores de apetite, como as anfetaminas, somando-se a antiácidos, antidepressivos e até a beta-bloqueadores, para eliminar os efeitos ruins das anfetaminas. Também se tornou frequente a associação de álcool, *ecstasy* e sildenafila (princípio ativo de alguns medicamentos para ereção) sem que se avaliem os riscos eminentes

> **Verdade**
> Adolescentes que estão sob supervisão continente de seus pais têm menos chances de se envolver com álcool e outras drogas, assim como de iniciação precoce da vida sexual, sendo mais capazes de praticar sua sexualidade de forma mais saudável.

> **mito**
> Todas as drogas ajudam a melhorar o desempenho sexual.

para a saúde: "Viagra, drogas e bebida matam jovem de 21 anos".[20]

Não é incomum que as pessoas relatem que a "primeira vez" não é satisfatória por tensão, falta de jeito, ansiedade, até porque em grande parte das vezes acontece em locais inadequados, sem planejamento e prevenção, além de ser uma experiência nova, repleta de significados emocionais. É evidente que o que descortina uma vida sexual de qualidade não está exclusivamente ligado à iniciação sexual, embora para algumas pessoas ela possa ser tão impactante, no sentido negativo, que provoca disfunções sexuais (como inibição sexual ou vaginismo, que é a contração involuntária da musculatura vaginal impedindo a penetração), dificultando os encontros afetivo-sexuais posteriores. O fato é que, quanto mais distante se está da percepção corporal real, menor é o entendimento de sua funcionalidade. Quanto mais uma pessoa está entorpecida por drogas lícitas ou ilícitas, menores são suas chances de ter prazer, na mesma medida que aumenta sua vulnerabilidade física e emocional. Sendo o encontro entre dois corpos na atividade sexual também um encontro entre pessoas, não raro essa vivência pode ser bastante ruim, principalmente se dela resultar uma experiência de violência, abandono, rejeição, gravidez não planejada e contágio por DSTs/aids. Por isso, é fundamental que o discurso promovido pelos agentes de educação sexual não exclua a dimensão do prazer. Muitas vezes, por falta de preparo, e munidos de ideias preconcebidas sobre a atividade sexual dos adolescentes, professores e familiares promovem um discurso restritivo e que associa o sexo (e também as drogas) a doença e morte. Adolescentes só formarão vínculo com aqueles que admitam o caráter prazeroso do sexo, desenvolvendo com eles a consciência das consequências do comportamento de risco que a associação com as drogas promove.

PRÁTICA DE SEXO NÃO SEGURO

Em linhas gerais, entende-se por prática de sexo não seguro a relação que acontece sem o uso de preservativo. Inclui-se o intercurso vaginal, tanto para a vulnerabilidade da ocorrência de gravidez não desejada quanto para a contaminação por DSTs/aids, além das práticas de sexo anal e oral.

> A forma mais eficiente de prevenção a aids e outras infecções sexualmente transmissíveis é o uso da camisinha em todas as relações sexuais. Se utilizada corretamente, o risco de transmissão cai para 5%. Isso porque algumas doenças podem causar feridas em regiões não cobertas pelo preservativo. E, para a camisinha chegar aos postos de saúde, e aos cidadãos, é preciso um esforço conjunto dos governos federal, estaduais e municipais.[21]

Para a área da saúde, os alertas trazidos à população pela epidemiologia aplicam-se a ações para evitação e cuidados. *Risco* diz respeito a situações reais ou potenciais que produzem efeitos adversos e denotam algum tipo de exposição a doenças e agravos.[22]

DST/aids

Segundo o Ministério da Saúde,[23] as DSTs geram complicações com potencial de gravidade elevado, provocando consequências como as infecções congênitas, riscos de abortamento e infertilidade, mortalidade materna e infantil, além da facilitação da infecção pelo vírus HIV. Segundo a Organização Mundia da Saúde (OMS), ocorrem 10 a 12 milhões de novos casos por ano.[24] Em se tratando de adolescentes, 1 entre 20 contrai algum tipo de DST a cada ano. São 2,6 milhões de jovens infectados pelo HIV, metade deles registrada anualmente. Cerca de 80% das transmissões do HIV decorrem do sexo desprotegido, sendo a falta de acesso ao preservativo e a inabilidade para negociar seu uso com parceiro(a) algumas causas que tornam o adolescente vulnerável.[25] O levantamento do Ministério da Saúde feito entre jovens revela que, quanto menor a escolaridade, maior o percentual de infectados pelo vírus HIV (prevalência de 0,17% entre os meninos com ensino fundamental incompleto e 0,10% entre os que têm ensino fundamental completo).[23]

A prática do sexo seguro como orientação de saúde para toda relação sexual tomou força a partir da década de 1990. Com a disseminação da aids e o grande número de casos de mortalidade decorrentes da doença, a educação em saúde sexual nas escolas e também nas campanhas de saúde esteve voltada para o uso do preservativo. Caminhamos muito desde então. O que se entendia por "grupo de risco", especificamente usuários de drogas e homossexuais masculinos, passou a ser encarado como "comportamento de risco", já que a incidência (número de casos novos) começou a aumentar também em outros grupos, como, por exemplo, o das mulheres heterossexuais não usuárias de drogas. Aliás, o último boletim epidemiológico reflete bem a problemática da aids entre os jovens na atualidade:

> Chama atenção a análise da razão de sexos em jovens de 13 a 19 anos. Essa é a única faixa etária em que o número de casos de aids é maior entre as mulheres. A inversão apresenta-se desde 1998. Em relação aos jovens, os dados apontam que, embora eles tenham elevado conhecimento sobre prevenção da aids e outras doenças sexualmente transmissíveis, há tendência de crescimento do HIV.[24]

Verdade

O álcool e outras substâncias psicoativas, como a maconha, a cocaína e o *ecstasy*, tendem a reduzir a capacidade de tomada de decisão e aumentar o risco de sexo sem proteção.

O aumento da incidência de HIV/aids em mulheres remete para as questões de gênero que construíram os papéis sociais de homens e mulheres, cuja assimetria provoca aumento da vulnerabilidade das mulheres à infecção.[24] Embora a geração atual de adolescentes e jovens seja, sem dúvida, mais autônoma, recebeu como herança cultural a ideia de que as mulheres têm menor liberdade em sua vida sexual e menos poder de decisão sobre o sexo protegido. A desigualdade entre os sexos produz uma ideia de submissão e inferioridade e mantém a crença de que a mulher se faz alguém a partir do homem, tornando-a dependente afetivamente, carente e crente no romantismo.

Gonçalves e Knauth, de acordo com Dias e Teixeira[26] reforçam que se espera da mulher um papel passivo; então, preparar-se para uma atitude contraceptiva ou de prevenção de saúde é assumir papel ativo, o qual, nas relações de gênero, ainda é delegado ao homem. Mesmo que a virgindade não seja mais tão importante, para a maior parte da sociedade, a vivência da sexualidade para as adolescentes somente é considerada moralmente aceitável se for inocente, movida pela paixão, sem premeditação e por condução masculina. Ou seja, trocou-se um valor (o da virgindade) por seu significado (passividade). Em contrapartida, não se reforça aos meninos a importância da sua responsabilidade na contracepção e nos cuidados com sua saúde e a da(o) parceira(o). A distribuição de preservativos e as campanhas preventivas não conseguem atingir boa parte da população, até porque não é fácil lidar com as questões subjetivas que envolvem gênero e relação amorosa.

Historicamente, o uso do preservativo traz a ideia de comportamento desviante; é por isso que, mesmo na atualidade, se a jovem não estiver consciente de seu desejo pela relação sexual, fatalmente abrirá mão de negociá-lo, por medo de ser mal interpretada ou porque, na verdade, aquela relação sexual é entendida por ela como comum para o rapaz. A recusa dos homens em usar o preservativo é o foco do problema, já que a maioria não gosta de usá-lo por acreditar que não sentirá o orgasmo da parceira nem o próprio com tanta intensidade.[24] O medo de perder o parceiro é, sem dúvida, uma das grandes causas para se "abrir mão" do preservativo.

O programa conjunto das Nações Unidas sobre HIV/aids (UNAIDS) destacou o modelo brasileiro de prevenção e assistência aos portadores de aids como um dos melhores do mundo. No entanto, com o maior número de casos notificados entre os jovens, há que se voltar as campanhas com estratégias específicas para esse público. Pode parecer contraditório, mas, segundo a Pesquisa de Conhecimentos, Atitudes e Práticas Relacionadas às DSTs e aids da população brasileira de 15 a 64 anos de idade (PCAP), os jovens (37%) são os que mais retiram preservativos no Sistema Único de Saúde (SUS); portanto, os que se acredita que mais se previnam. A distribuição dos preservativos no País aumentou mais de 45% de 2010 para 2011.[21] Pode-se supor, então, que o problema não está, na maioria dos casos, no conhecimento das vias de contágio e nos mecanismos de prevenção, e sim na incapacidade do jovem de manter continuidade na atitude do uso do preservativo em todas as suas relações sexuais, além de no compartilhamento de agulhas entre usuários de drogas – este último, em completo declínio em nosso país desde o advento do *crack*, nos anos de 1990, que mudou significativamente a rota de utilização da cocaína, de injetável para fumada.

Alguns outros fatores podem ser observados na negociação do preservativo e na prática de sexo seguro: quanto menor a autonomia do adolescente, menos busca pela prevenção/tratamento nos postos de atendimento; por não terem visto seus astros de cinema e da música morrerem em decorrência da aids, os jovens subestimam a gravidade da doença; a dificuldade de conversar com os pais/educadores a respeito de suas dúvidas sobre as relações sexuais cria barreiras para uma relação de confiança no adulto; a estigmatização que sofrem os jovens *gays* inibe a procura por testagem e tratamento; a busca pelo prazer sexual associada ao uso de álcool e drogas impede a consciência da prevenção; a crença de que isso não vai lhe acontecer, movida pelo pensamento onipotente e mágico característico dessa fase da vida.

Lomba e colaboradores,[27] em seu estudo com 143 jovens em contextos recreativos, investigaram os motivos da não utilização de preservativos:

Nos últimos 12 meses, 67,4% dos jovens sexualmente ativos não usou preservativo por confiar que o parceiro não teria nenhuma DST. Destes jovens, 20,4% refere não ter usado preservativo por não querer ou não gostar; 22,8% não usou porque não tinha preservativo; e 9,6% não usou porque estava muito bêbado ou muito "chapado" para o fazer. Este último valor confirma que o consumo de álcool e/ou de drogas é um fator de risco para a adoção de comportamentos sexuais de risco.

Como ponderam Calafat e colaboradores,[28] por ter perdido sua caracterização romântica e, portanto, estar desvinculada de uma relação de compromisso, a relação sexual é uma atividade ligada ao prazer e à diversão, sendo as festas os locais que suscitam nos adolescentes e jovens adultos possibilidades para se fazer sexo. Rodhes[27] pondera que, em se tratando de comportamento sexual de risco, as palavras "drogas" e "sexo" parecem ter sempre um "e" entre elas. Além disso, há uma forte cultura da "potencialização do sexo" por meio de medicamentos e drogas, advinda de uma sociedade que busca constantemente aquilo que pode ser "mais" como fonte de felicidade. Mais libido, mais energia, maior excitação, menos inibição, maior e mais prolongada ereção. A primazia do princípio do prazer sobre o da realidade, o risco como ponto central na vida recreativa dos jovens e o significado desafiador e de "emancipação" que eles atribuem às experiências sensoriais são fatores reforçados pelas características sociais atuais, como o individualismo e o imediatismo.

O consumo de drogas em ambientes recreativos relaxa os costumes sexuais e aumenta o sexo livre e despreocupado: "[...] o relaxamento, a euforia e a desinibição, a diminuição do autocontrole e da percepção do risco provocados pelas drogas faz o consumidor ficar menos cauteloso, menos preocupado e acabar por esquecer as mensagens de sexo seguro a que sóbrio atenderia".[27] Nesse estado vulnerável, não negociam nem evitam assédio sexual indesejável, o que possivelmente fariam no caso de estarem sóbrios.

No estudo de Lomba e colaboradores,[27] a associação entre álcool e drogas psicoativas e sexo desprotegido foi significativa: 64,5% da amostra de jovens sexualmente ativos teve relações sexuais sob efeito do álcool, e 29,8% sob o efeito de drogas; 40,3% quase nunca ou nunca usou preservativos, sendo que 14,6% arrependeu-se da relação por estar sob efeito de drogas.

Embora a grande ênfase dos programas de prevenção esteja no uso do preservativo, há um conjunto de situações nas quais os preconceitos são maiores do que a razão, além da diminuição da capacidade de discernir quando a consciência é dificultada pela ação de substâncias. Nesse sentido, é imperativo que se desenvolvam ações diretas de prevenção que estejam vinculadas aos ambientes de socialização e lazer dos jovens e que sejam parceiras de outras campanhas de prevenção ao abuso de álcool e uso de drogas. Além disso, a educação sexual intrafamiliar e escolar deve ir ao encontro das necessidades de reflexão e orientação dessa faixa etária, além de promover debates interessantes que incluam o prazer como um dos pontos centrais das discussões. É muito contraditório que se faça uma educação sexual que somente esteja voltada à evitação dos problemas deletérios do sexo não protegido, como a gravidez indesejada e a contaminação por DST/aids, sem que se ventile o prazer que a relação sexual pode oferecer. Embora o uso de álcool e drogas seja um forte componente para problemas físicos, emocionais e sociais, o prazer que proporcionam não pode ser igualmente negado. A linguagem do jovem

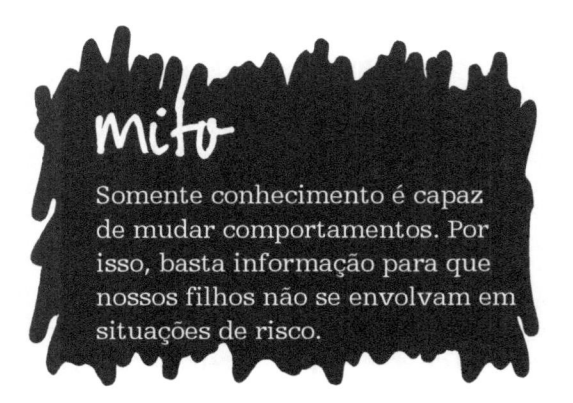

> **mito**
> Somente conhecimento é capaz de mudar comportamentos. Por isso, basta informação para que nossos filhos não se envolvam em situações de risco.

é a do prazer. É por isso que, a nosso ver, iniciar a discussão sobre prazeres é o caminho mais fácil de identificação com essa faixa etária. Há a necessidade de abordar os dois lados, do prazer e do dano. O caminho que se propõe a desenvolver é que o prazer pode ser brutalmente interrompido caso não haja consciência de riscos e possibilidades. "Sobretudo quando se trabalha com adolescentes, o conceito de risco tal como visto pela epidemiologia não é suficiente, uma vez que nessa ótica é entendido, apenas, segundo suas consequências negativas".[22]

Gravidez

O uso do preservativo com fins de planejamento familiar tem sido referendado pelos programas de atenção e prevenção à gestação na adolescência associado à adoção de um método contraceptivo eficaz, chamando-se essa ação de "dupla proteção". No entanto, embora algumas gravidezes nessa fase da vida decorram do sexo desprotegido casual ou motivado pelo rebaixamento da consciência quando do uso de álcool e drogas, há também outros fatores psicossociais bastante fortes associados.

A gravidez é a primeira causa de internações em adolescentes e jovens adultas (10 a 19 anos) no Sistema Único de Saúde (SUS). Segundo os dados de 2010 do IBGE, a proporção de mulheres entre 15 e 17 anos com pelo menos um filho é de 7,3%. Durante os anos de 1990, a gestação de adolescentes com menos de 20 anos no Brasil tornou-se expressiva, sendo considerada um problema social e de saúde pública, já que implica riscos de saúde para mães e bebês, cuidados inadequados à criança, empobrecimento nas perspectivas de escolarização, trabalho e renda das adolescentes e suas famílias.[14]

Com o aumento da industrialização e urbanização, o período da vida entre a infância e a vida adulta compreende uma etapa de transição, na qual se espera dos adolescentes que se preparem para o trabalho, aumentando o nível de escolarização e de extensão universitária, para que assumam responsabilidades futuras.[26] Além disso, considera-se socialmente a adolescência como "a melhor fase da vida", pois adolescentes e jovens têm mais autonomia para o lazer, para a experimentação afetivo-sexual, sem, contudo, precisar assumir grandes responsabilidades. Já nas classes menos favorecidas, esse fenômeno nem sempre é observado nas famílias, devido à necessidade de os jovens auxiliarem no sustento do lar com trabalho informal, bem como em decorrência da falta de perspectiva e desesperança. Muitas jovens veem na história das mães a maternidade como modelo de feminilidade. Há associação entre baixa escolaridade das mães e a gravidez da filha adolescente.[29] Portanto, engravidar, para muitos, pode ser reforço de masculinidade/feminilidade. Além disso, a gravidez como possibilidade de sair de casa, cujo ambiente é considerado penoso para a/o jovem, também é motivação observada.

> O uso nocivo e/ou a dependência de álcool e de drogas no contexto familiar funciona como um fator de estresse permanente e pode

trazer importantes repercussões psicossociais para a família do usuário. Nessas famílias, observa-se maior frequência de agressões físicas, morte de familiares e problemas policiais.[29]

Ainda, é importante reforçar que, para as camadas menos favorecidas, há, na gestação, um sentido de empoderamento e cidadania, em que ter um filho é, ao menos, "ter alguma coisa". O poder de ser mulher torna-se um projeto viável diante das dificuldades em conquistar outras coisas. Muitas adolescentes, mesmo conhecendo métodos contraceptivos, desejam ser mães. A mudança de "*status* social" pode significar um "passaporte para a vida adulta", tanto para as jovens quanto para os rapazes.

Em um estudo realizado com 100 adolescentes primigestas, Caputo e Bordin[29] investigaram fatores individuais e familiares associados à gravidez na adolescência. Baixa escolaridade paterna, ausência de informações sobre fertilização e sexualidade e uso frequente de drogas ilícitas por familiares residentes no município foram fatores de risco para gravidez precoce.

A gestação na adolescência é um fenômeno complexo. Há evidências de que gestantes adolescentes podem sofrer mais intercorrências médicas durante e mesmo após a gestação do que gestantes de outras faixas etárias.[26]

Entre os riscos biológicos estão doença hipertensiva específica da gravidez (DHEG), eclâmpsia, anemia, infecção urinária, trabalho de parto prematuro, lacerações do trajeto do parto, hemorragia, desproporção cefalopélvica, parto difícil e prolongado e morte materna.[30] Vale ressaltar que muitas dessas intercorrências não estão somente vinculadas à idade da gestante, mas às condições precárias vividas por muitas adolescentes, inclusive ausência de assistência médica durante a gravidez. Muitas adolescentes escondem sua gravidez e procuram o serviço já quando ela está avançada, dificultando o trabalho do profissional da saúde no preparo para o parto e puerpério, assim como para corrigir anemia, tratar sífilis, realizar teste de HIV, prescrever coquetel para evitar transmissão vertical (se for o caso) ou mesmo prevenir a DHEG. Problemas graves de saúde também decorrem da prática de abortamento induzido. Em se tratando do recém-nascido não assistido durante o pré-natal, o risco de baixo peso e prematuridade é maior em comparação a bebês de gestantes adultas.

Muitos efeitos negativos na saúde da jovem adolescente grávida são motivados pela falta de aceitação da gravidez. A discriminação da família e do ambiente social, o abandono dos estudos, a dificuldade de inserção no mercado de trabalho, além de problemas na relação emocional com o pai do filho vão aos poucos formando uma consciência de que a vida tomará rumo diferente e de que poderá ser bastante difícil. Se já não é fácil para uma mulher adulta assumir os cuidados integrais com o recém-nascido, principalmente se ela precisa se afastar do trabalho e tem isso como elemento forte de sua identidade, e ainda mudar concepções sobre sua autonomia física, emocional e relacional, adolescentes grávidas percorrem um caminho ainda mais obscuro, que tem como parâmetro social a falta: o que ela não poderá viver ou terá de interromper por causa dos cuidados com o filho. Claro que adolescentes que

> **Verdade**
> O comportamento muda a partir do momento em que os riscos e os prejuízos estão mais próximos de seus afetos e quando existe controle social para que essa mudança ocorra.

contam com famílias que assumem os cuidados com o filho ou que auxiliam nesse processo podem não sofrer tanto em comparação às que não têm recursos financeiros nem rede familiar de apoio. Outras, ainda, vão ter na maternidade uma realização percebida logo após o nascimento da criança. De qualquer maneira, a maternidade e a paternidade nessa etapa da vida podem precipitar sentimento de insegurança e baixa autoestima, além de atrapalhar o andamento dos projetos de vida que estavam começando a se delinear. Adaptar-se ao papel materno ainda sendo filha e ter de construir dois fenômenos em paralelo, o de ser mãe e o de ser adolescente, faz essas jovens terem mais dificuldade de se ajustar ao papel materno, uma vez que não dispõem dos recursos psicológicos para aguentar as frustrações e as demandas diárias da maternidade.

A gravidez na adolescência limita as possibilidades de exploração do mundo, ao mesmo tempo que cria um novo espaço para a instituição da identidade.

> Após o nascimento, a dedicação necessária ao filho geralmente entra em choque com os apelos da adolescência: o lazer, a convivência com o grupo de amigos, os namoros, etc. Principalmente quando a jovem não tem o apoio do pai da criança, nem da família, suas idealizações se desfazem rapidamente, muitas meninas infelizmente nutrem sentimentos de amargura e solidão.[30]

Sabe-se que adolescentes, do ponto de vista cognitivo, principalmente os mais jovens, têm dificuldade de avaliar a extensão e o impacto das consequências do seu comportamento. Novamente, aqui se faz presente a ajuda do adulto na educação em saúde sexual dos jovens, sobretudo quando se inicia a puberdade. A dimensão prazerosa do sexo e das relações afetivas, tanto com parceiros quanto com amigos, deve ser estendida para a relação com o adulto, seja ele um educador, um profissional da saúde, um agente pastoral, seja um religioso ou qualquer outro que se disponha a trabalhar a sexualidade em todas as suas dimensões: biofisiológica, psicológica, sociocultural e ético-religiosa. A relação de prazer, reciprocidade e confiança reforça a afetividade, podendo auxiliar na orientação para o sexo protegido.

FALANDO SOBRE DOENÇAS SEXUALMENTE TRANSMISSÍVEIS E HIV/AIDS PARA ADOLESCENTES

Os jovens entre 15 e 24 anos representam apenas 25% da população sexualmente ativa, porém, cerca de metade de todas as novas DSTs e de todas as novas infecções por HIV ocorre em menores de 25 anos de idade. Estima-se que 24,1% dos adolescentes norte-americanos com idades entre 14 e 19 anos tenham uma das cinco DSTs comumente relatadas: vírus herpes simples (HSV), tricomoníase, clamídia, gonorreia e vírus do papiloma humano (HPV).[31]

No Brasil, um levantamento feito entre jovens, realizado com mais de 35 mil meninos de 17 a 20 anos de idade, indica que nos últimos cinco anos a prevalência do HIV nessa população passou de 0,09% para 0,12%. Também foram registrados 66.114 casos de aids entre jovens de 13 a 24 anos até junho de 2009. Isso representa 11% dos casos notificados de aids no País desde o início da epidemia. O estudo também revela que, quanto menor a escolaridade, maior o percentual de infectados pelo vírus HIV (prevalência de 0,17% entre os meninos com ensino fundamental incompleto e de 0,10% entre os que têm ensino fundamental completo). Chama atenção a análise da razão de gêneros em jovens de 13 a 19 anos, pois essa é a única faixa etária em que o número de casos de aids é maior entre as mulheres. Em relação aos jovens, os dados apontam que, embora tenham elevado conhecimento sobre a prevenção da doença e de outras DSTs, há tendência de crescimento do HIV nessa população (site aids.gov).

Assim, os dados reforçam que os temas DST, HIV e aids devem estar na pauta de intervenções dirigidas ao público jovem, sendo que tanto o professor na sala de aula, o médico generalista, o ginecologista quanto os pais, em casa, têm oportunidades igualmente importantes para falar com os jovens sobre esse tema.

A relação, hoje, entre sexualidade e HIV/aids, 30 anos depois do início e conhecimento da epidemia, sofreu mudanças profundas, isso porque a epidemia de HIV teve importante impacto sobre nossos conceitos, discursos e pesquisas relacionadas à sexualidade, uma vez que gerou uma ampla gama de abordagens e metodologias na pesquisa sobre esse tema, levando a maior abertura na discussão e no debate sobre sexualidade, valores sexuais, preconceitos, práticas e comportamentos sexuais. A sexualidade tornou-se um dos principais espaços contestados no discurso público, de maneira antes inconcebível, e forças conservadoras e progressistas entraram no debate de tal maneira que tiveram profundo impacto sobre políticas sexuais nas duas últimas décadas no Brasil e no mundo.[32]

Dessa forma, a prevenção por meio do amedrontamento, do terror, da demonização não parece mais ter espaço nesse contexto de prevenção. Programas de prevenção efetivos de HIV/DSTs para adolescentes devem ir além das aulas expositivas sobre sífilis, gonorreia, HPV ao ampliar para outras abordagens que levem em consideração as normas de gênero, bem como a pressão dos pares para iniciação sexual e o abuso da parceria na tomada de decisão sobre o sexo seguro. Igualmente importante é também promover relacionamentos saudáveis como parte do avanço na diminuição do risco e das taxas de HIV/DSTs nessa população.[33]

Acredita-se que os relacionamentos românticos entre adolescentes, muito embora possam ser considerados transitórios, vêm recebendo maior atenção na literatura por sua associação com a questão do não uso de preservativo durante as relações sexuais. Em geral, muitos adolescentes, tanto heterossexuais, quanto homossexuais iniciam um novo relacionamento usando preservativo, mas, à medida que o namoro progride, ele é deixado de lado, como prova de amor e confiança no outro, o que aumenta as chances de gravidez indesejada se nenhum outro método contraceptivo vem sendo utilizado, bem como de doenças sexualmente transmissíveis.[34]

Sugestão de atividade ▪ Elaborar frases afirmativas que serão sorteadas pelos grupos mistos previamente selecionados, os quais discutirão seus pontos de vista para os demais grupos. Todos os alunos e alunas devem ser encorajados a falar. Opiniões discordantes, mesmo que originárias da mesma equipe, devem ser consideradas e manejadas na discussão pelo professor/coordenador (Furnali, 2011). Exemplos de frases afirmativas: "As doenças sexualmente transmissíveis e o vírus da aids são transmitidos pelo sangue e pelos fluidos corporais", "O uso da camisinha impede o contato com os fluidos sexuais", "Ter tido vários namorados pode significar um direito de escolha", "O namoro ajuda na vivência da amizade, da intimidade e de experiências amorosas e sexuais".[35]

VIOLÊNCIA NO NAMORO

A violência no namoro de adolescentes tem chamado a atenção de pais, educadores e cientistas nos últimos anos por ter-se tornado um fenômeno bastante comum e de dimensões alarmantes, cuja prevenção já está na lista de prioridades de políticas de saúde pública de alguns países desenvolvidos. Estudos longitudinais sobre esse tema ainda são escassos, o que torna difícil o desenvolvimento de programas que efetivamente possam ser dirigidos para fatores de risco mais importantes relacionados ao fenômeno.[36]

Um estudo longitudinal conduzido por Temple e colaboradores[36] utilizou uma amostra escolar com adolescentes de diferentes etnias para analisar se o uso de substâncias (álcool, maconha e drogas ilícitas) e a exposição à violência parental seriam preditores da perpetração de violência física no namoro ao longo do tempo. Foram recrutados 1.042 alunos dos 9º e 10º anos de escolas de ensino fundamental e avaliados durante um ano de seguimento. Os resultados mostraram que mais da metade dos adolescentes relatou praticar violência no namoro. O uso de álcool e drogas ilícitas no início do estudo previu a futura perpetração de violência física no namoro, assim como foi observado que jovens de famílias violentas tendem a ter relacionamentos mais violentos.[36]

A influência da dinâmica do relacionamento abusivo e não abusivo sobre o número de parceiros sexuais entre os adolescentes urbanos também é um fator a ser considerado quando se aborda esse tema. Enquanto algumas meninas em relacionamentos abusivos temiam represálias se tivessem mais de um parceiro, outras buscavam parceiros adicionais para consolo ou como um ato de resistência.[33]

> **Sugestão de atividade** ▪ Uma maneira de abordar esta questão é trazer à sala de aula, por exemplo, uma vinheta que relate um caso em que a situação de violência no namoro apareça entre um casal adolescente. Fazer uma discussão aberta com os alunos ou dividi-los inicialmente em grupos e depois cada grupo traz suas respostas para a plenária. Nesta discussão tentar explorar os sentimentos e dúvidas dos adolescentes com relação ao tema "violência no namoro".

SUBSTÂNCIAS PSICOATIVAS NO CONTEXTO DE COMPORTAMENTO SEXUAL DE RISCO, AUMENTO DO DESEJO SEXUAL E MELHORA DO DESEMPENHO SEXUAL EM ADOLESCENTES E ADULTOS JOVENS

Vivemos em um mundo onde o sexo em si é intensamente enfatizado, muito mais que a sexualidade como um todo, e onde o álcool e as drogas estão muito presentes no universo que engloba as questões relacionadas ao "ser e estar sexual" dos seres humanos. As drogas estão fortemente associadas a experiências sexuais diversas, iniciação sexual, comportamentos sexuais de risco, gravidez indesejada, violência sexual e disfunções sexuais causadas pelo uso crônico de substâncias psicoativas. Existe uma incessante busca, principalmente entre os adolescentes e adultos jovens, por substâncias capazes de aumentar a libido e o prazer, facilitar a aproximação entre as pessoas, prolongar o orgasmo e auxiliar a ereção.[37]

Faz parte do imaginário popular a expectativa sobre o efeito da substância psicoativa em causar desinibição, facilitar a aproximação e o encontro sexual ou

> **mito**
> Não existe forma segura de se evitar a contaminação pelo vírus HIV.

aumentar o desejo e o prazer sexual. Entretanto, as SPAs agem de formas diferentes no organismo, e seus efeitos dependem de vários fatores, entre eles tipo e quantidade da droga utilizada, mecanismo de ação da substância, qualidade da droga, ambiente, gênero, além da crença e da expectativa que se tem em relação ao seu efeito.[37]

O Quadro 16.1 lista as principais drogas de abuso e seus efeitos correlacionados à esfera sexual.

De qualquer forma, os supostos efeitos de todas essas drogas de abuso na

Quadro 16.1
Principais drogas de abuso e seus efeitos correlacionados à esfera sexual

DROGA DE ABUSO	EFEITOS SEXUAIS IMEDIATOS	EFEITOS SEXUAIS EM LONGO PRAZO
Álcool	Em baixas doses, facilitação inicial ao encontro sexual	Disfunções sexuais. Na mulher, interfere na lubrificação vaginal e na capacidade de atingir o orgasmo
Cocaína	Em baixas doses, aumenta a desinibição	Disfunção erétil
Poppers	Potencializa o prazer e suprime a dor e, assim, facilita a penetração anal	Não há evidência suficiente
Cetamina (special K)	Aumento da excitação sexual e diminuição da inibição	Prejuízo de memória e dependência
Metanfetamina (crystal)	Aumento da libido	Aumento do número de parceiros sexuais; disfunção sexual; aumento das chances de sexo não protegido
Ecstasy	Aumento da libido e facilitação do encontro sexual	Dependência
Maconha	Aumento da libido	Disfunção erétil no homem e diminuição da produção de espermatozoides

Fonte: Adaptado de Diehl e Vieira.[37]

questão da sexualidade não parecem justificar seu uso para nenhuma dessas finalidades. A sexualidade é um dos pilares da qualidade de vida e certamente é tão necessária quanto respirar, beber água e comer, e é por isso que se espera que a maioria das pessoas tenha uma vida sexual saudável e satisfatória sem uso de álcool e outras drogas, muito embora sua busca possa ter estreita relação com procura de aumento da libido ou facilitação da aproximação entre os pares.[37]

Como já mencionado, o consumo de álcool e outras drogas está associado à redução da capacidade de tomada de decisão e aumento das chances de sexo sem proteção, levando à gravidez não planejada, DSTs/HIV e múltiplos parceiros sexuais. Um estudo nacional publicado em 2013 teve como objetivo testar a hipótese de que os comportamentos sexuais de risco entre adolescentes estão associados ao uso de substâncias psicoativas legais e ilegais. Para tanto, avaliou 17.371 alunos do ensino médio selecionados a partir de 789 escolas públicas e particulares em cada uma das 27 capitais brasileiras. Os resultados mostraram que cerca de um terço dos estudantes do ensino médio havia-se envolvido em relações sexuais no mês anterior à pesquisa, e quase a metade dos entrevistados não havia usado preservativo. Enquanto a relação sexual em geral foi mais prevalente entre os meninos, o intercurso sexual de risco foi mais prevalente entre as meninas. Além disso, menor nível socioeconômico foi diretamente associado a não uso do preservativo, enquanto o consumo excessivo de álcool e o uso de drogas ilegais foram independentemente associados à relação sexual desprotegida. Os dados reforçam que os programas de prevenção escolar devem incluir o uso de drogas e o tema da sexualidade simultaneamente, porque ambos os comportamentos de risco tendem a ocorrer ao mesmo tempo.[7]

HOMOSSEXUALIDADE E ADOLESCÊNCIA

Como já mencionado em outros capítulos desta obra, a adolescência é uma fase de transição, com constantes mudanças físicas e psicológicas, muitas descobertas, experimentações, novos desafios, responsabilidades, possibilidades, definições e busca da própria identidade. Nesse período de separação dos pais, busca pela independência e novas referências, pertencer a um grupo é extremamente valorizado. Com a percepção dos sinais evidentes da puberdade, o desenvolvimento das características sexuais primárias e secundárias, há crescente interesse pela sexualidade e é quando geralmente acontecem as primeiras experiências sexuais.[38] A homossexualidade também é um tópico de interesse nas agendas dos programas que desejam trabalhar a interface sexualidade e consumo de substâncias psicoativas. Como veremos adiante, as vulnerabilidades que estão atreladas ao tema expõem o adolescente a uma série de situações que podem ser prevenidas e, sobretudo, trabalhadas nos contextos escolares e sociais em prol do respeito à diferença.

A orientação sexual é provavelmente determinada durante a infância, e, segundo estudos, adolescentes que se autoidentificaram como homossexuais aos 16 anos relataram que suas primeiras percepções de atração homossexual ocorreram aos 9 anos de idade, entre os meninos, e aos 10 anos, entre as meninas.[38]

> **Verdade**
> A forma mais eficiente de prevenção da aids e de outras DSTs é o uso da camisinha em todas as relações sexuais (anal, vaginal, oral).

Seguramente, a homossexualidade não é uma doença. Desde 1973, a American Psychiatric Association (APA), após ampla revisão e extensos debates entre a sociedade científica e civil, removeu a homossexualidade da lista de transtornos, perversão ou distúrbio dos manuais diagnósticos de doença mentais. Consequentemente, o termo "homossexualismo" passa a estar em desuso. Em 1990, a OMS também ratificou sua posição com relação à remoção da homossexualidade da lista de doenças da *Classificação internacional de doenças* (CID),[38] assim como a comissão inicial de revisores da 11ª versão da CID já recomendou a completa eliminação do código F66 (Transtornos psicológicos e comportamentais associados ao desenvolvimento sexual e à sua orientação) da *Classificação*, por acreditar que carrega relação direta como produto do meio social de intolerância e preconceito mais do que como condição de atenção à saúde pública.[39]

Sabe-se, atualmente, que a orientação sexual não pode ser explicada por um fator exclusivo. Acredita-se que exista um alicerce genético que influencie os componentes bioquímicos, biológicos, familiares, sociais e culturais que atuam no processo de desenvolvimento da expressão da orientação sexual tanto no adulto masculino quanto no feminino. Portanto, está claro que as pessoas não escolhem sua orientação sexual, pois esta, de alguma forma, é considerada *built in*, ou seja, algo inato.[38]

Assim como a heterossexualidade, a homossexualidade é compreendida como uma variação da sexualidade, da expressão do afeto e do direcionamento amoroso e sexual dos indivíduos, sendo a orientação sexual um fenômeno complexo, com muitas variações ao longo do espectro de heterossexualidade e homossexualidade. A orientação sexual e afetiva é, então, definida pela direção da atração, do desejo sexual e afetivo que uma pessoa sente por outra. Assim:[38]

- heterossexual é aquele que sente atração por pessoas do gênero oposto
- homossexual é aquele que sente atração por pessoas do mesmo gênero
- bissexual é aquele que sente atração por pessoas de ambos os gêneros

É importante clarificar que homossexualidade não é uma condição em que se escolhe ser *gay* ou não ser *gay*, ou seja, ninguém abre a janela de sua casa, em um belo dia, e decide, por exemplo, "hoje vou ser lésbica", uma vez que essa pessoa já nasceu assim. Ou, ainda, ninguém "pega" a homossexualidade pelo contato de um indivíduo com outro; portanto, não é uma condição passível de tratamento ou de "cura". Não cabe mais, nesse sentido, nenhum tipo de intervenção medicamentosa, cirúrgica, religiosa/espiritual ou psicoterápica na tentativa de "reversão" para a heterossexualidade. Parece mais adequado que qualquer intervenção para indivíduos com orientação homoafetiva vise aliviar angústias e ansiedade, trabalhar dificuldades e assertividade, diminuir o risco de suicídio, promover o desenvolvimento integral, promover o ajustamento pessoal, educacional, social e familiar, buscando satisfação nos relacionamentos afetivos.[38]

Para tanto, é papel também dos educadores diminuir a ignorância e o preconceito com relação à homossexualidade dentro das escolas e, sobretudo, trabalhar mitos e tabus por meio do conhecimento de que as diferenças existem para serem celebradas e respeitadas.[38]

"Sair do armário", assumir para si e para os outros uma identidade sexual diferente da maioria não é um processo fácil, ainda mais durante a adolescência, na qual a aceitação pelo grupo é tão almejada. Não é preciso muito esforço para compreender que adolescentes lésbicas, *gays*, bissexuais, transgêneros (LGBT) enfrentam desafios maiores que seus pares heterossexuais, pois, além daqueles inerentes à própria adolescência, ainda lidam com a intolerância, a rejeição, as provocações e a violência provenientes da homofobia, inclusive dentro da própria família e na escola. A nossa sociedade parece tão heterossexual que a falta de modelos e referências homossexuais pode deixar o adolescente LGBT com ainda mais dificuldades para encontrar seu espaço e sentir-se incluído. Por isso, muitos desses adolescentes podem sentir-se envergonhados e com problemas de autoaceitação e acabam vivendo em segredo, evitando exposição de muitas de suas características, opiniões e sentimentos, o que pode levar a isolamento social, prejuízos de suas relações e repercussão na sua saúde mental.[38]

A palavra-chave é inclusão. Quanto mais esses adolescentes se sentirem incluídos e acolhidos por seus pares, familiares, amigos e professores, menos dificuldades terão para se aceitarem. Tirar o foco da sexualidade e propiciar que deem atenção a outras áreas importantes da vida e a papéis sociais possibilita a percepção de que a orientação sexual é apenas uma das características de uma pessoa, e não o que a define como indivíduo.[38]

Apesar de, nas últimas décadas, o "sair do armário" estar acontecendo cada vez mais cedo, infelizmente a exclusão e a rejeição ainda são bastante vivenciadas pelos adolescentes LGBT, e muitas vezes elas começam dentro de casa. Muitos são rejeitados, surrados e/ou postos para fora de casa quando expõem sua identidade sexual para os pais.

O apoio dos pais é crucial para minimizar as dificuldades enfrentadas por esses adolescentes. O ambiente familiar acolhedor, com a possibilidade de diálogo aberto e franco, imprime mais segurança para o adolescente lidar com suas questões e diminui possíveis repercussões negativas, como, por exemplo, sentimento de inadequação, envolvimento em comportamentos de risco, ideação suicida e abandono escolar.[38]

Entre as temáticas mais frequentemente apontadas por pesquisadores que têm estudado a saúde mental e física de adolescentes homossexuais, estão o risco de suicídio, a depressão, a experimentação e abuso de substâncias psicoativas, assim como de comportamentos sexuais de risco.[38]

Apesar de adolescentes LGBT enfrentarem muitos dos mesmos desafios de desenvolvimento de jovens heterossexuais, eles também devem lidar com o estresse de ser parte de um grupo muitas vezes estigmatizado. Esse processo é particularmente relevante para os jovens homossexuais, que enfrentam, assim, obstáculos adicionais à sua formação de identidade devido ao *status* marginalizado em diversas culturas.[38]

Fatores estressores, como falta de lar, de apoio familiar e social, abandono escolar, discriminação, vitimização, uso e abuso de substâncias, falta de conformidade de gênero, problemas familiares e ideação suicida, os quais muitos adolescentes podem vivenciar, parecem ser mais aparentes entre os homossexuais do que entre heterossexuais.

Reconhecer e admitir a própria orientação sexual e o processo de "sair do armário" pode ser bastante difícil para muitos dos jovens *gays*. Especialmente o namorar ou "ficar" na adolescência desempenha um papel fundamental no desenvolvimento do pertencimento social e da autoaceitação. Além da homofobia internalizada, muitos adolescentes sofrem ameaças, inclusive de familiares e amigos, que podem rejeitá-los. Alguns podem até acabar em situação de moradores de rua (por terem sido expulsos ou por terem fugido de casa) e começar ou intensificar o uso de substâncias, além de muitas vezes acabarem se prostituindo para sobreviver.[38]

Vários estudos têm sinalizado a preocupação com a alta taxa de suicídio entre adolescentes homossexuais como uma dificuldade de lidar com todas essas vulnerabilidades. A incidência e a prevalência de tentativa de suicídio e suicídio em indivíduos com orientação homoafetiva, em especial entre adolescentes, são maiores em comparação aos heterossexuais.[38]

Além disso, os mesmos estudos apontam a dificuldade dos professores de trabalhar a diversidade sexual e combater a homofobia no ambiente escolar. O conteúdo das falas dos professores do Estudo qualitativo conduzido em parceria com a Associação Brasileira de Lésbicas, Gays, Bissexuais, Travestis e Transexuais (ABGLT), Reprolatina e Ministério da Educação e Cultura (MEC) mostra que a orientação sexual dos adolescentes é "tolerada" quando não há uma clara e explícita demonstração de sua homossexualidade. Assim, os jovens que mais sofrem com a discriminação são aqueles que assumem sua orientação sexual, tendo como consequência baixa autoestima, depressão, consumo de substâncias psicoativas, queda no rendimento acadêmico e até mesmo abandono escolar.

Em geral, professores associam a homofobia somente com agressão física e se esquecem que as demais manifestações de violência (verbal e simbólica), como apelidos, chacotas, piadas, brincadeiras constrangedoras, configuram não somente *bullying* como também homofobia.[38]

Alunos e professores podem aprender a ser mais intolerantes e menos preconceituosos, como também podem exercitar atitudes mais respeitosas e de inclusão, construindo uma nova realidade escolar em defesa da dignidade individual e da harmonia social.

O projeto Escola sem Homofobia, do Ministério da Educação e Cultura (MEC), tem produzido amplo material didático e pedagógico com um conjunto educacional de vídeos, livretos, cartilhas, boletins e panfletos com temas da diversidade sexual, cuja finalidade é instrumentalizar e capacitar o professor a apoderar-se da atenção e do cuidado com assuntos transversais da educação, como o respeito a jovens homossexuais e o combate à homofobia no ambiente escolar. Apesar de o material ter gerado discussões inflamadas e dividido opiniões focadas na principal crítica de que estimularia a homossexualidade entre crianças e adolescentes, já recebeu parecer técnico favorável de várias entidades, como a Organização das Nações Unidas para a Educação, a Ciência e a Cultura (Unesco) e o Conselho Federal de Psicologia.[40]

PROGRAMAS DE SAÚDE SEXUAL E REPRODUTIVA NAS ESCOLAS

Para pensarmos nos programas de saúde sexual e reprodutiva nas escolas, devemos considerar esta explicação do educador Paolo Marangoni, do Equador:

> A educação sexual moderna é uma tentativa séria de colocar ao alcance da humanidade as condições mentais básicas para poder conviver com a própria sexualidade de uma forma consciente, moderada e respeitosa. É um processo de racionalização, de liberação e de civilização.[1]

A partir de 1970 na América Latina a educação sexual formal ganha um papel especial na escola com a orientação da Dra. Suzanne Aurelius por meio do Fundo de População das Nações Unidas do Chile.

No Brasil, houve um crescimento do estudo sobre educação sexual nas universidades, aumentando mais de 10 vezes entre 1990 e 2004.[2] Oficialmente, a questão da educação sexual existe como uma temática transversal em todo o processo escolar.[3]

Em 1999, a Associação Mundial para a Saúde Sexual promulgou a Declaração dos Direitos Sexuais, na qual encontramos:

- Art. 9º   A informação baseada no conhecimento científico
- Art. 10º   A educação sexual compreensiva
- Art. 11º   Cuidado com a saúde sexual

Essas orientações nos permitem conhecer duas tendências que se têm estabelecido no que se denominou educação sexual nas escolas:

- processos tradicionalistas mantenedores de valores
- processos educativos que conduzem à saúde sexual

Os processos tradicionalistas utilizam-se de "palestras", em geral com profissionais da saúde, que versem sobre reprodução e DSTs. Nessa abordagem, geralmente se inserem as posturas pedagógica e religiosa tradicional.

Os processos educativos dedicam-se a permitir o acesso a conhecimento científico sobre a sexualidade, abrangendo muito mais que a reprodução ou as doenças sexuais, permitindo a compreensão da afetividade e de emoções associáveis à sexualidade e desenvolvendo uma atitude de responsabilidade sobre a ação de cunho sexual. Nessa abordagem, temos as posturas religiosa libertadora e a política.[4]

Tem havido a percepção de mudança de fontes de informações sobre sexualidade em direção à escola. A valorização da instituição escolar também é uma forma de a família esvair-se da responsabilidade direta de ensinar sobre as questões da sexualidade, mas uma forma prática e possível. Assim, os professores passam a ser o foco da transmissão de informações.

Oficialmente, o Brasil tem suas propostas e suas ações. Por meio dos Ministérios da Saúde e da Educação, ocorre o programa "Saúde e Prevenção nas Escolas", cuja ideia básica é estimular as escolas a adotar a educação sexual de forma curricular. Uma expressão prática é a distribuição de preservativos aos jovens. Informações oficiais de divulgação afirmam que 43% dos professores estão capacitados para conscientizar os jovens nesses processos de educação sexual.[5] Os autores deste capítulo acreditam que essa porcentagem deva estar superestimada, pois capacidade os professores certamente têm, mas o que de fato ocorre na prática é muito receio e desinformação da grande maioria para conversar com seus alunos a respeito dessa temática, o que reforça que somente conhecimento não é capaz, por si só, de mudar comportamento.

Programas de informação sobre sexualidade para jovens têm aparecido com mais frequência em instituições privadas do que na rede pública. Um exemplo é o Programa de Educação Sexual e Promoção da Saúde (PESS) da Vale.[6] Trata-se de programas específicos com duração limitada associados a projetos e construções conjuntas que afetam as comunidades e recompensam-nas pela participação. Um problema é a proposta de utilizar "palestras de motivação" e "minicursos" sem continuidade e que, provavelmente, se refiram apenas ao aspecto informação, que também dependerá da formação dos profissionais que desenvolverão tais atividades.

Um grande problema da educação sexual é a manutenção do processo. Primeiramente, para uma mesma criança até que se torne adulta e se responsabilize pela busca de conhecimentos ou tenha suas ações e comportamentos sexuais padronizados de modo responsável. Em segundo lugar, a cada ano, uma nova leva de crianças e adolescentes de cada idade necessita da mesma abordagem, exigindo uma quantidade especializada de profissionais anualmente para cada faixa etária. E, assim, a cada ano essas crianças e adolescentes passam a ter novas necessidades, exigindo a continuidade do processo, um processo que demanda associação e continuidade do ano anterior ao atual e ao próximo ano. Essa concatenação de atitudes precisa de uma coordenação de longo prazo, abrangendo mais de uma década de atuação em cada instituição de ensino onde ocorra a educação sexual.

Reis e Maia[41] descrevem as principais formas de educação sexual na escola com alguma evidência da literatura científica. São elas:

- modelos de intervenção com profissionais
- modelos de intervenção com adolescentes
- modelos de intervenção com a participação direta da família e
- apreciação da participação da família na educação sexual

Desenvolvimento de projetos

O Brasil não parece ter um contexto coerente ou coeso de propostas de educação sexual. Talvez ainda falte uma base filosófica e teórica fundamentada em prol dos objetivos que uma educação sexual formal exige. Podemos dizer que a existência de diversos formatos implica a representatividade de versões políticas desde a manutenção dos padrões culturais e morais existentes à forma libertária e que busca autonomia individual nas questões sexuais.

Formação de profissionais

Cursos de pós-graduação têm surgido e desaparecido com certa frequência no Brasil. A maioria deles concentra-se na Região Sudeste, mas com exemplos interessantes no Nordeste e no Sul do País.

Nesses cursos ainda faltam elementos que deem subsídios coerentes para sua existência. Geralmente a filosofia central destes cursos são organizadas a partir referenciais teóricos vivenciais dos organizadores dos mesmos.

Os profissionais que atuam em educação sexual dependem de suas formações básicas e, sem reconhecerem os fundamentos teóricos que os mobilizam, repetem modelos que nem sempre serão úteis para os jovens a quem se destina a educação para a sexualidade.

A universidade como base de projetos

Várias universidades têm seus projetos, nem sempre continuados. Por meio de cursos especiais para alunos de graduação e de pós-graduação, as instituições de ensino proporcionam às comunidades vivências e interações sobre educação sexual. Um exemplo é a Universidade Regional do Noroeste do Estado do Rio Grande do Sul (Unijuí),[42] compreendendo que a atuação sobre alunos da Universidade propicia discussões sobre sexualidade na comunidade em que atuam.

A partir de cursos de pós-graduação, os estudos sobre a educação sexual nas escolas ocorrem, no Brasil, a partir de publicações que permitem que os projetos sejam reproduzidos, a exemplo de Silva e colaboradores (1988), Santos e Bruns,[43]

Nunes e Silva,[45] Ribeiro,[46,47] Figueiró,[48-50] Kawata e colaboradores,[51] Melo e colaboradores[52] e Maia e colaboradores.[53]

Um futuro na escola

A educação sexual no Brasil parece ser deixada pelos pais aos educadores formais, na escola. Esta, por sua vez, ainda não assumiu o papel de educar crianças e adolescentes para a sexualidade e para a saúde sexual.

Convivemos com propostas ideologicamente extremas sobre como deveria ser a educação sexual, o que dificulta a implementação de programas educacionais formais.

Escolas particulares contratam profissionais da saúde para a implementação de alguma educação sexual, mas poucas aparecem no cenário científico educacional, não publicando os métodos ou os resultados do que efetivam.

As escolas públicas dependem não apenas das leis já implementadas no País, como também de cada esfera administrativa, uma vez que medidas políticas nas esferas municipais e estaduais podem ser alteradas a cada período de quatro anos, com mudanças de chefias de executivo e de seus auxiliares políticos. Ainda na esfera educacional pública, a falta de preparo do pessoal administrativo intermediário não facilita propostas de atuação em escolas específicas.

Ainda, um problema primário é a formação dos professores encarregados de ministrar educação sexual, o preparo técnico e informativo desses profissionais.[48,54,55] Grupos diferentes têm-se mostrado na busca desses propósitos há décadas, embora ainda seja incipiente a quantidade de professores formados pelos núcleos de várias universidades estaduais de Santa Catarina, Paraná, São Paulo, Minas Gerais ou Sergipe.

E como fazer?

A escola tem uma estrutura que permite uma vertente útil para a educação sexual. Desde o ensino fundamental até o fim do ensino médio, a cada ano, grupos separados por faixas etárias facilitam e permitem que um programa dedicado à educação para a sexualidade seja vivenciado pelos alunos. Portanto, desde os 7 anos até os 18 anos, todas as séries escolares devem receber atenções em educação sexual.

O que se pode e deve buscar e fazer é um processo contínuo, em que cada aluno tenha a oportunidade de questionar, a seu tempo, o que vivencia do que se denomina sexualidade. Assim, o jovem estará preparado para adentrar o mundo adulto com uma sexualidade e expressões possíveis e viáveis, apreendendo e desenvolvendo habilidades sociais que lhe permitam, ao compreender-se sexualmente, negociar com o mundo a sua volta as expressões às quais tem direito.

Uma necessidade é promover grupos que se encontrem com frequência, por exemplo, reunir semanalmente, por um par de horas, um grupo de 10 alunos. Em idades inferiores a 14 anos, os grupos não são mistos, podendo ainda se manter assim nas idades posteriores, de acordo com as necessidades dos próprios grupos.

O orientador terá duas funções nesses grupos:

- Informar: ministrar aulas de conteúdos sobre sexualidade e sempre de acordo com as necessidades de cada grupo.
- Formar: permitir que os alunos se expressem sobre o que sentem a cada passo e a cada informação sobre sexualidade. O orientador necessita de instrumentos

pedagógicos de interação afetiva, a exemplo de questionamento socrático orientado para emoções associadas a conteúdos e ações da sexualidade.

A dedicação exclusiva desse profissional treinado permitiria que atendesse a muitas salas, semanalmente, mantendo o processo ao longo dos anos a seguir. Materiais gráficos, livros e textos seriam uma exigência em paralelo para que os alunos mantivessem fontes confiáveis às quais recorrer. Enfim, não é tão difícil quanto parece. Precisamos de professores inspiradores e que multipliquem suas ações dentro das escolas para que o Brasil possa também, de fato, ter educação em saúde sexual desde as áreas de base até os cursos universitários.

CONSIDERAÇÕES FINAIS

Educação em saúde sexual e sua interface com o álcool e as drogas é também uma responsabilidade coletiva, ou seja, de toda uma sociedade que deseja educação para um futuro consciente em relação às substâncias psicoativas e a sexualidade saudável e prazerosa. Nesse contexto, vale ressaltar os meios de comunicação, que, muito embora desempenhem um papel importante na vida dos adolescentes, proporcionando-lhes oportunidades de educação e socialização, também aumentam a chance de crianças e adolescentes de crescerem plugados a mídias sexualmente impregnadas, que, sem controle parental, também os expõem a pornografia e violência. Assim, a educação em saúde sexual também é responsabilidade da escola e das universidades, na qualidade de instituições formadoras, quanto principalmente da família onde os primeiros valores, afetos e confianças são estabelecidos.

REFERÊNCIAS

1. Berhan Y, Hailu D, Alano A. Polysubstance use and its linkage with risky sexual behavior in university students: significance for policy makers and parents. Ethiop Med J. 2013;51(1):13-23.

2. Li S, Huang H, Xu G, Cai Y, Huang F, Ye X. Substance use, risky sexual behaviors, and their associations in a Chinese sample of senior high school students. BMC Public Health. 2013;13:295.

3. Eaton DK, Kann L, Kinchen S, Shanklin S, Flint KH, Hawkins J, et al. Youth risk behavior surveillance - United States, 2011. MMWR Surveill Summ. 2012;61(4):1-162.

4. Oshri A, Tubman JG, Morgan-Lopez AA, Saavedra LM, Csizmadia A. Sexual sensation seeking, cooccurring sex and alcohol use, and sexual risk behavior among adolescents in treatment for substance use problems. Am J Addict. 2013;22(3):197-205.

5. Cohen DA, Farley TA, Taylor SN, Martin DH, Schuster MA. When and where do youths have sex? The potential role of adult supervision. Pediatrics. 2002;110(6):e66.

6. Koniak-Griffin D, .Linkages between sexual risk taking, substance use, and AIDS knowledge among pregnant adolescents and young mothers. Nurs Res. 1995;44(6):340-6.

7. Sanchez ZM, Nappo SA, Cruz JI, Carlini EA, Carlini CM, Martins SS. Sexual behavior among high school students in Brazil: alcohol consumption and legal and illegal drug use associated with unprotected sex. Clinics (Sao Paulo). 2013;68(4):489-94.

8. Madruga CS, Laranjeira R, Caetano R, Pinsky I, Zaleski M, Ferri CP. Use of licit and illicit substances among adolescents in Brazil: a national survey. Addict Behav. 2012;37(10):1171-5.

9. Paiva V, Calazans G, Venturi G, Dias R. Idade e uso de preservativo na iniciação sexual de adolescentes brasileiros. Rev Saude Publica. 2008;42 Suppl 1:45-53.

10. de Farias JC Jr, Nahas MV, de Barros MV, Loch MR, de Oliveira ES, De Bem MF, et al., 2009. Comportamentos de risco à saúde em adolescentes do sul do Brasil: prevalência e fatores associados. Rev Panam Salud Publica. 2009;25(4):344-52.

11. World Health Organization. From evidence to policy: expanding access to family planning. expanding access to contraceptive services for adolescents. Geneva: WHO; 2012.

12. Carroll L. Heavy girls likelier to have sex early [Internet]. New York: NBC News; 2010 [capturado em 30 abr. 2014].Disponível em: http://www.nbcnews.com/.

13. Ramos JT, Andrade EC. A adolescência e a experiência relacionada à sexualidade e as drogas: uma pesquisa com adolescentes do município de turvo, SC. Araranguá: UNISUL; 2010.

14. Instituto Brasileiro de Geografia e Estatística [Internet]. Rio de Janeiro: IBGE; c2009 [capturado em 30 abr. 2014]. Disponível em: www.ibge.gov.br.

15. Marinho LFB, Aquino EML, Almeida MCC. Práticas contraceptivas e iniciação sexual entre jovens de três capitais brasileiras. Cad. Saúde Pública. 2009.25 Supl 2.

16. Gonçalves ACC, Ribeiro M, Zacharias R. Olhando para o futuro: Educação e prevenção em saúde sexual. In: DIEHL, A.; VIEIRA, D. Sexualidade: do prazer ao sofrer. São Paulo: Roca, 2013.pp. 661-692.

17. Rieth F. A iniciação sexual na juventude de mulheres e homens. Horiz Antropol. 2002;8(17): 47-75.

18. Scivoletto S, Tsuji RK, Abdo CHN, Queiróz S, Guerra de Andrade A, Gattaz WF. Relação entre consumo de drogas e comportamento sexual de estudantes de 2o grau de São Paulo. Rev Bras Psiquiatr. 1999;21 (2):87-94.

19. Gontijo PS. Combinações explosivas com remédios. Noticias. Site Dr. Milton Peruzzo. Disponível em: http://www.peruzzo.med.br/noticias/combinacoes-explosivas-com-remedios.asp. Acesso em: 10/11/2013

20. Silvaston W. Viagra, drogas e bebida matam jovem de 21 anos [Internet]. O Vale: São José dos Campos; 2013 [capturado em 30 abr. 2014]. Disponível em: http://www.ovale.com.br/nossa-regio/viagra-drogas-e-bebida-matam-jovem-de-21-anos-1.370630.

21. Brasil. Ministério da Saúde. DST no Brasil. [Internet]. Brasília: MS; 2012 [capturado em 30 abr. 2014]. Disponível em: http://www.aids.gov.br/pagina/dst-no-brasil.

22. Schenker M, Minayo MCS. Fatores de risco e proteção para o uso de drogas na adolescência. Ciênc Saúde Colet. 2005;10(3):707-17.

23. Brasil. Ministério da Saúde. Insumos de prevenção [Internet]. Brasília: MS; 2012 [capturado em 30 abr. 2014]. Disponível em:http://www.aids.gov.br/pagina/insumos-de-prevencao.

24. Silva CM, Vargens OMC. A percepção de mulheres quanto à vulnerabilidade feminina para contrair DST/HIV. Rev Esc Enferm USP.2009;43(2):401-6.

25. Cannon LRC. Serra ASL, Pereira AA, Santos Jr JD, Magalhães ML, Mota MSFT, et al. Saúde e desenvolvimento da juventude brasileira: construindo uma agenda nacional. Brasília: MS; 1999.

26. Dias ACG,Teixeira MAP. Gravidez na adolescência: um olhar sobre um fenômeno complexo. Paidéia. 2010;20(45):122-31.

27. Lomba L, Apostolo J, Loureiro H, Graveto J, Silva M, Mendes F. Consumo e comportamentos sexuais de risco na noite de Coimbra. Rev Toxicodependências. 2008;14(1):31-41.

28. Calafat A, Fernández C, Juan M, Anttila AH, Bellis MA, Bohrn MA, et al.Cultural mediators in a hegemonic nightlife: opportunities for drug prevention. Palma de Mallorca: IREFREA; 2004.

29. Caputo VG, Bordin IA. Gravidez na adolescência e uso frequente de álcool e drogas no contexto familiar. Rev Saúde Pública 2008;42(3):402-10.

30. Gonçalves ACC. Relações amorosas na adolescência: uma reflexão para educadores. Rev Bras Sexualid Hum. 2006;17(2):113-22.

31. World Health Organization. The sexual and reproductive health of younger adolescentes. Research issues in developing coutries. Geneva: WHO; 2011.

32. Santoro-Lopes RS. AIDS: Fatos e contextos relacionados com a sexualidade. In: Diehl A, Vieira DL. Sexualidade: do prazer ao sofrer. São Paulo: Roca; 2013. p. 372-93.

33. Teitelman AM, Tennille J, Bohinski J, Jemmott LS, Jemmott JB 3rd. Urban adolescent girls' perspectives on multiple partners in the context of the sexual double standard and intimate partner violence. J Assoc Nurses AIDS Care. 2013;24(4):308-21.

34. Raiford JL, Seth P, DiClemente RJ. What girls won't do for love: human immunodeficiency virus/sexually transmitted infections risk among young African-American women driven by a relationship imperative. J Adolesc Health. 2013;52(5):566-71.

35. Furlani J. Educação Sexual na Sala de Aula. Relações de gênero, orientação sexual e igualdade étnicorracial numa proposta de respeito às diferenças. Belo Horizonte: Autentica; 2011.

36. Temple JR, Shorey RC, Fite P, Stuart GL, Le VD. Substance use as a longitudinal predictor of the perpetration of teen dating violence. J Youth Adolesc. 2013;42(4):596-606.

37. Diehl A, Vieira DL. Sexualidade: do prazer ao sofrer. São Paulo: Roca; 2013.

38. Diehl A, Vieira DL. Homossexualidade na adolescência. Rev Patio Ensino Médio. 2011.

39. Reed GM. Overview of ICD revision sexual disorders and sexual health. field studies coordination meeting. ICD-11 Sexual disorders and sexual health. São Paulo: UNIFESP; 2013.

40. Conselho Federal de Psicologia. CFP elabora parecer sobre o projeto Escola Sem Homofobia [Internet]. Brasília: POL; [2014] [capturado em 26 maio 2014]. Disponível em: http://site.cfp.org.br/

41. Reis VL, Maia ACB. Educação sexual na escola com a participação da família e o uso de novas tecnologias da educação: um levantamento bibliográfico. Cad Educ. 2012;41:188-207.

42. Souza MT, Dall'agnol AKO, Kroetz AD, Henkemeyer C, Kerkoski E, Chesani FH, et al. Educação sexual para adolescentes na escola. Rev Contexto Saúde. 2011;10(20): 925-28.

43. Silva AC, Rodrigues Jr OM, Gagliardi M, Coltro C, Araújo L, Sano S. Orientação sexual de adolescentes. Marco. 1988;5:65-73.

44. Santos C, Bruns MAT. A educação sexual pede espaço: novos horizontes para a práxis pedagógica. São Paulo: Ômega; 2000.

45. Nunes C, Silva EA. Educação sexual da criança: subsídios teóricos e propostas práticas para uma abordagem da sexualidade para além da transversalidade. Campinas: Autores Associados; 2000.

46. Ribeiro PRMR. Sexualidade e educação: aproximações necessárias. São Paulo: Arte & Ciência; 2004.

47. Ribeiro PRMR. Sexualidade e educação sexual: apontamentos para uma reflexão. São Paulo: Cultura Acadêmica; 2002.

48. Figueiró MND. Educação: como ensinar no espaço da escola. Linhas. 2006;7(1):1-21.

49. Figueiró MND Formação de educadores sexuais: adiar não é mais possível. Londrina: EDUEL; 2006.

50. Figueiró MND. Educação sexual no dia a dia. Londrina: EDUEL; 2013.

51. Kawata, HO; Nakaya, KM; Figueiró, MND. Reeducação sexual: percurso indispensável na formação do/a educador/a. Linhas. 2010;11(1):85-111.

52. Melo SMM, Pocovi RMS, Mendes POSP, Santos VMM, Carvalho GMD. Educação e sexualidade. 2. ed. Florianópolis: UDESC;2011.

53. Maia ACB; Eidt, NM; Terra, BM; Maia, GL. Educação sexual na escola a partir da psicologia históricocultural. Psicol Estudo. 2012;17(1):151-6.

54. Figueiró MND. A formação de educadores sexuais: possibilidades e limites [tese]. Marília: Universidade Estadual de São Paulo; 2001.

55. Melo SMM. Formação do educador a distância:interfaces com a educação sexual. Rev Bras Sexual Hum. 2007;18(2):417-28.

Quer saber mais?
Em www.grupoa.com.br, acesse a página deste livro por meio do campo de busca e clique em Conteúdo Online para ter acesso a uma lista de outras obras sobre o assunto deste capítulo.

CAPÍTULO 17

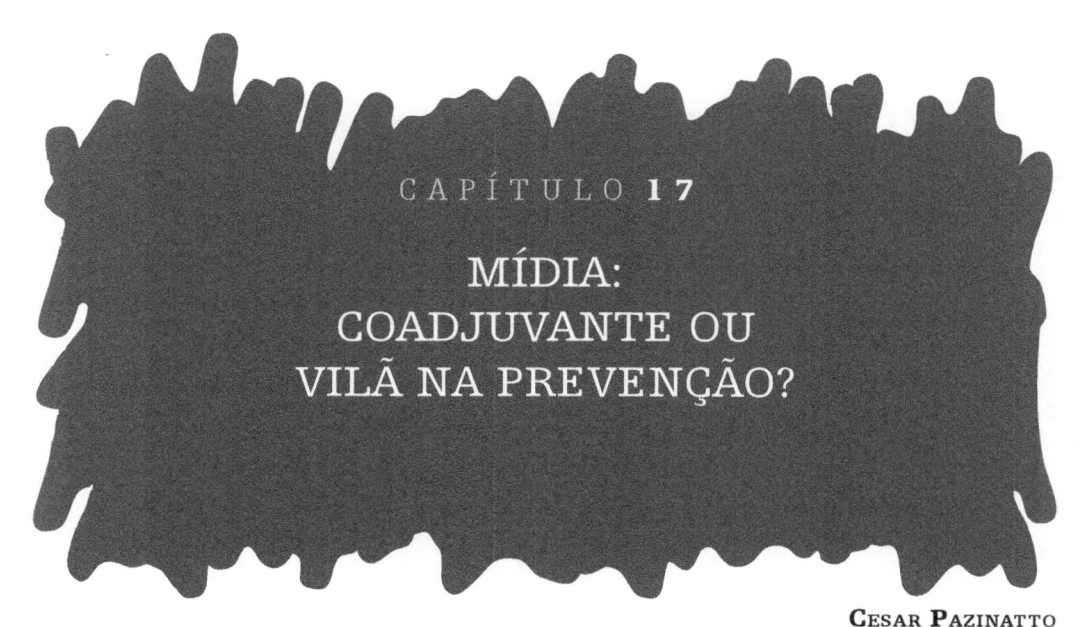

MÍDIA: COADJUVANTE OU VILÃ NA PREVENÇÃO?

Cesar Pazinatto
Ilana Pinsky

A dúvida do título não é nova, tampouco podemos dizer que é antiga. Em se tratando de mídia, podemos afirmar que essa dúvida será persistente. A dificuldade na definição clara de um papel é causada pela própria mídia, independentemente dos agentes e dos meios. Às várias formas de difundir um conteúdo podem-se atribuir responsabilidades, mas jamais imparcialidades.

Nos filmes, um tipo de mídia, os coadjuvantes nem sempre são claros quanto às suas intenções, e os vilões muitas vezes se tornam mais populares e carismáticos que os mocinhos.

Como saber de que lado ficar?
Existe a necessidade de escolher?
Existem papéis definidos?
Com quais mídias se preocupar ou a quais se aliar?

Discutir essas e outras dúvidas sobre o tema, além de apresentar os diferentes tipos de mídia, são os objetivos deste capítulo.

COMUNICAÇÃO

Estamos sempre nos comunicando. De forma tão automática quanto a nossa respiração.[1] E fazemos isso muitas vezes sem perceber que expressamos ideias, opiniões, sentimentos ou suposições ao interagirmos com pessoas, ambientes, imagens, máquinas e com nós mesmos quando pensamos. Mesmo refletindo sobre a comunicação em si, não imaginamos, por exemplo, quantas teorias estão envolvidas ao se contar uma pequena história. Simplesmente a contamos e pronto.

Com a mesma simplicidade, não vamos detalhar os diferentes fundamentos envolvidos no processo comunicativo do homem. Interessa-nos apenas lembrar que a comunicação pode ser verbal, não verbal e, dependendo de como é feita, ter menor ou maior amplidão. Nesse ponto, vale a pena citar o conceito de "comunicação de massa".

Trata-se de uma forma muito ampla de comunicação e costuma envolver os "antigos" jornais, revistas, rádio e televisão, a "novata" internet e suas redes sociais, sem falar na atualíssima tecnologia *mobile*. Ou seja, envolve a mídia.

Muitas vezes entendida como a única forma de difundir informações ou ideias, a comunicação de massa é, também, em muitos momentos, entendida como a "dona da verdade". Seja ela qual for.

MÍDIA

Utilizada, desde os anos de 1920,[2] como sinônimo de comunicação rapidamente deixou de ser direta, olho no olho, e passou a abranger formas cada vez mais complexas e elaboradas. Definida como um suporte de difusão da informação que constitui um meio intermediário de expressão capaz de transmitir mensagens, a mídia pode ser de diferentes tipos. A Figura 17.1 mostra, de forma simplificada, os diversos tipos de mídia.

De todas as possibilidades de transmissão de conteúdo pela mídia, a que mais deve preocupar quem trabalha com prevenção de álcool, tabaco e outras drogas é a propaganda e sua forma sofisticada de envolver e muitas vezes "criar" a realidade.

Conforme destaca a pesquisadora Alexandra Bujokas, jornalista, doutora em Educação, professora da Universidade Federal do Triângulo Mineiro e pesquisadora no campo da *media literacy*/mídia-educação:[4]

> Discursos midiáticos são sempre representações, isto é, escolhem determinados signos para gerar sentidos generalizados. Se não pararmos para refletir sobre eles, acabamos introjetando aquela representação, sem termos chance de indagar em que medida aquela representação contempla toda a realidade ou apenas uma parte.

Dentro dessa ideia das representações propostas ou impostas pela mídia, as obras de ficção também têm lugar de destaque. Novelas, filmes, seriados de televisão, historicamente, ditaram tendências e comportamentos. Galãs, musas, coadjuvantes ou vilões, o tipo de personagem nunca foi restrição para aparecer fumando ou bebendo (Figura 17.2), por exemplo – estratégias que se sofisticaram a ponto de quase passarem despercebidas.

Poderíamos reforçar esses argumentos citando cenas de filmes, seriados ou destacando personagens que se tornaram míticos de tão representativos. Sem dúvida, um período em que a mídia poderia ser considerada a vilã. Não que se tenha regenerado completamente, mas, em termos de obras de ficção, as coisas ficaram

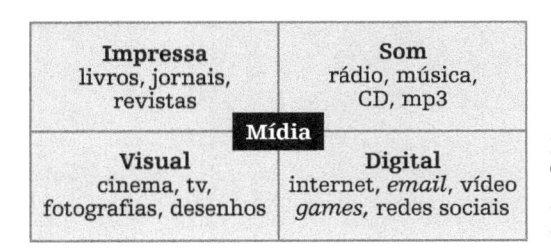

Impressa livros, jornais, revistas	**Som** rádio, música, CD, mp3
Visual cinema, tv, fotografias, desenhos	**Digital** internet, *email*, vídeo *games*, redes sociais

(Mídia)

Figura 17.1
Tipos de mídia. Fonte: Adaptada de "Digital and Media Literacy: Connecting Culture and Classroom" Renee Hobbs 2011.[2]

um pouco mais politicamente corretas. Imagens ou cenas de atores fumando praticamente desapareceram até pelo menos o ano de 2007. Nesse ano, estreia *Mad Men*, e a glamourização do ato de fumar volta com a intensidade típica dos anos de 1960, período mostrado pela série em suas seis temporadas (Figura 17.3). O seriado pode ser duplamente interessante para uma análise sobre a mídia. Além das questões óbvias envolvendo o uso de tabaco, álcool e outras drogas pelos personagens, há o fato de que ele conta a história de uma agência de propaganda e dos publicitários. E isso, em nossa opinião, já justifica a necessidade de se saber um pouco mais sobre ele. Mesmo descontando o tom ficcional, temos uma aula sobre algumas das estratégias ainda hoje utilizadas na publicidade.

Se na ficção da televisão podemos saber como tudo começou, nela também podemos perceber que o tradicionalismo está se tornando supérfluo. Produtos não podem mais depender apenas do jornal ou do comercial de 30 segundos. Entender como a promoção de produtos evolui é importante na hora de definir "mocinhos ou bandidos".

PROPAGANDA

É a alma do negócio? Sem dúvida, mas, para uma definição mais exata, poderíamos recorrer ao dicionário Houaiss:

> *s.f*, **1** divulgação de uma ideia, crença, religião <*trabalho de p. da Igreja católica*> **2** ação de exaltar as qualidades para um grande número de pessoas <*fazer p. de um candidato*> **3** PUB difusão de mensagem verbal, pictórica, musical etc.; de conteúdo informativo e persuasivo, em TV, jornal, revista etc.

Todos esses sentidos se encaixam perfeitamente no que pretendemos discutir a partir daqui.

Meios tradicionais ainda são os preferidos na hora de se expor um novo produto ou conceito. Jornais, revistas, comerciais de televisão ou rádio recebem verbas publicitárias significativas da maior parte dos anunciantes. A televisão, por exemplo, recebeu, em 2011, cerca de 50% de toda a verba publicitária destinada para os

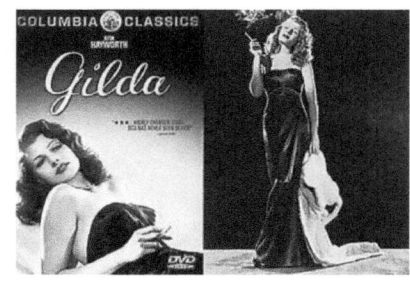

Figura 17.2
O clássico *Gilda*, de 1946. Rita Hayworth em cenas frequentemente compartilhadas com o cigarro.

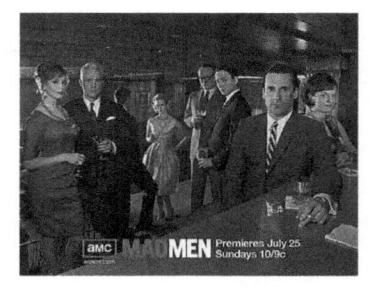

Figura 17.3
Mad Men, de 2007. O cigarro e o álcool como personagens principais.

diferentes tipos de mídia. Jornais e revistas vieram bem atrás com 20 e 9%, respectivamente.[4] Aumentando quase 30% em um ano, a internet é o meio que mais cresce na destinação das verbas de publicidade.[5]

Os primeiros comerciais, ou reclames, já contavam com o "boca a boca" para aumentar sua área de divulgação. A internet levou isso às alturas, a uma amplidão difusora simplesmente inimaginável há alguns anos. Não é à toa que tem recebido muita atenção na hora de se divulgar um novo produto.

Para muitos, a internet é o vilão da hora. Sua portabilidade permite o "mundo *on-line*" durante as 24 horas do dia, e a indústria da propaganda já percebeu isso há muito tempo.

Novas mídias e novas técnicas estão na pauta das agências de publicidade e precisam ser conhecidas se quisermos ampliar nossas estratégias de prevenção. Sem apreender como elas fazem, quem trabalha com prevenção não passará de um mero figurante.

Vejamos algumas dessas novas técnicas:[6]

- Colocação de produto (*product placement*): não chega a ser nova, mas tem sido usada de forma bem sutil e recentemente teve sua prática legalizada na Europa. Um estudo publicado no *JAMA Pediatrics*, em 2013, analisou 1.400 filmes e encontrou 500 marcas de cigarro e mais de 2.400 marcas de álcool.[7]
- *Advergames*: propagandas nas quais as pessoas se envolvem em jogos usando imagens ou conteúdo comercial de uma determinada marca. São muito utilizadas na internet ou em redes sociais. A cerveja Skol, a partir de um comercial de televisão, desenvolveu um jogo para sua *fanpage* no Facebook no qual o ganhador era aquele que acertava o tubarão com o *cooler* cheio de cerveja (Figura 17.4).
- *Marketing* viral: uma mensagem comercial é passada de um consumidor para outro via *e-mail*, torpedo ou redes sociais. Muito utilizado por marcas de cerveja nos canais do YouTube.
- *Peer to peer marketing*: líderes de opinião são recrutados e pagos como "defensores da marca" e irão ativamente exibir e defender o uso de certos produtos dentro de grupos de convivência. Nesse caso, não há necessariamente a contratação de alguém. Logotipos e emblemas em roupas, por exemplo, costumam fazer esse serviço. No Brasil, existe a Coca-Cola Clothing, roupas com a marca do refrigerante mais famoso do planeta.
- Cultura de fãs: envolve colecionar produtos que reportam à marca. Se forem raridades, ainda melhor. Recentemente, a cerveja Skol lançou garrafas de alumínio que se transformam em abajur ou em relógio de mesa.
- "*Blog* pessoal": entre aspas, porque não costuma ser totalmente pessoal ou isento. Algumas empresas pagam blogueiros para elaborar um *post* favorável ao produto.

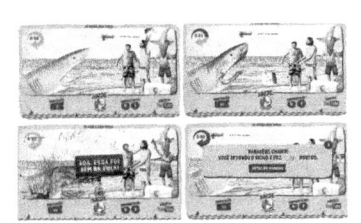

Figura 17.4
Fanpage da cerveja Skol no Facebook – exemplo de *advergames*.

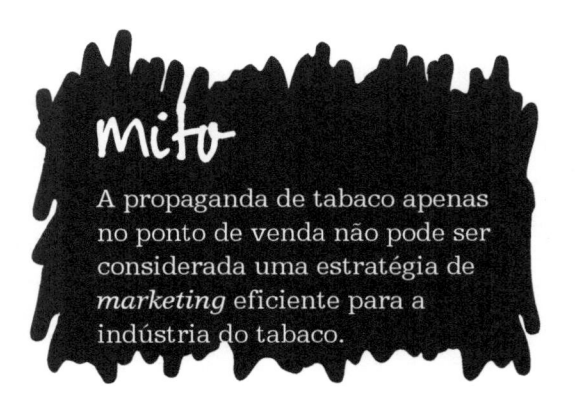

> **mito**
> A propaganda de tabaco apenas no ponto de venda não pode ser considerada uma estratégia de *marketing* eficiente para a indústria do tabaco.

São técnicas diversas; uma pode ser mais efetiva do que a outra. Depende do objetivo ou do público-alvo. Geralmente, seu sucesso é medido pela capacidade de criar uma cultura da marca, com valores e emoções associados. Para esse tipo de resultado, as mídias digitais – redes sociais, por exemplo – são essenciais. Uma forma bem sutil de fazer o consumidor sentir-se único e especial.

Propaganda de tabaco

A obrigação de se divulgar um produto surge da necessidade de diferenciá-lo a partir do momento em que ele se torna comum. Foi mais ou menos isso que aconteceu com o cigarro quando, ainda no século XIX, surgiu a primeira fábrica automatizada.

De um produto associado ao ambiente de guerra e a seus protagonistas – reforçado pela distribuição gratuita durante a Segunda Guerra Mundial –, o cigarro rapidamente se torna um produto associado ao luxo, ao sucesso, ao público feminino. Ou a qualquer coisa que a publicidade quiser. Bebês foram usados para sensibilizar os pais, e *cowboys*, os trabalhadores. Dessa forma, as empresas do tabaco foram construindo suas marcas e se mantendo no auge mesmo com o hábito de fumar sendo cada vez mais associado ao câncer de pulmão (Fugura 17.5).

Novos produtos, distribuição de amostras grátis, patrocínio de eventos esportivos e culturais espalharam-se pelo mundo garantindo a sobrevivência, por mais alguns anos, da divulgação do cigarro nos meios de comunicação de massa.

As medidas restritivas não costumam afetar a criatividade de agências e de publicitários. Sempre há uma saída, mesmo para um produto cada dia mais controlado em termos de locais para sua utilização. O automobilismo, mais precisamente a F1, é um exemplo disso.

No fim da década de 1960, surgem os primeiros carros patrocinados pela indústria de tabaco, e essa estratégia dura até 2007, quando a União Europeia proíbe a propaganda de cigarro. Rapidamente, a F1 sai em busca de pistas que pudessem abrigar não só a corrida mas também seus patrocinadores. Surgem circuitos na Índia, na China e em outros países onde a restrição à propaganda de tabaco não existia.

As equipes não podiam prescindir de seus principais patrocinadores e, por isso, lançaram mão de grafismos alusivos às embalagens ou então incluíram o nome das marcas de cigarro em seu nome oficial (Figura 17.6).

A Biblioteca de Documentos da Indústria do Tabaco existente na Universidade da Califórnia mostra bem como a publicidade de tabaco se aproveitou dos anos em que mandou na categoria mais importante do automobilismo. Um documento desse acervo informa que a morte de Ayrton Senna foi computada como meio de divulgação da marca de cigarro que patrocinava a Williams.

O relatório destaca a "ampla e qualificada" cobertura da marca em 1994 e indica que a imagem do carro destruído foi um bom retorno do patrocínio de cerca de R$ 60 milhões dedicados à equipe no ano da morte do piloto brasileiro.

Hoje, banida do esporte e limitada ao ponto de venda, a publicidade de cigarro ainda mira crianças e adolescentes ao ser exposta ao lado de balas, chocolates e chicletes. Ou talvez não esteja tão restrita assim.

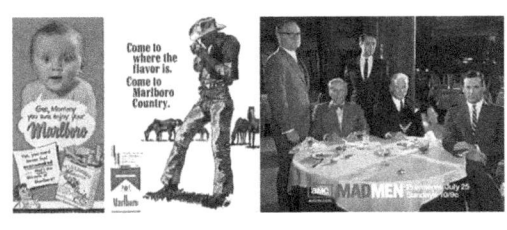

Figura 17.5
Seria essa a linha do tempo das propagandas de cigarro?

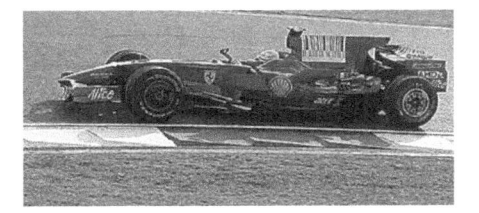

Figura 17.6
Enquanto pôde, a Ferrari correu com um código de barras alusivo ao seu principal patrocinador. Depois, manteve a referência apenas em seu nome oficial, "Scuderia Ferrari Marlboro".

Muitos profissionais que atuam na área de saúde e prevenção voltam a se preocupar com filmes e séries que mostram cada vez mais personagens fumando e bebendo. *Mad Men*, em especial, é a que mais chama a atenção. Chega-se a dizer que a trama que mostra o dia a dia de uma agência de publicidade seria "um infomercial de 60 minutos" e até mesmo que teria sido financiada quase totalmente pela indústria do tabaco.

Dúvidas à parte, a propaganda em ponto de venda (PDV) ou as próprias embalagens é que efetivamente têm mantido a visibilidade do cigarro. Em 2008, uma pesquisa realizada na Alemanha confirmou que, quanto maior a quantidade de anúncios de cigarro que um jovem vê, mais elevado é seu risco de se tornar fumante.[8]

Propaganda de álcool

A indústria de bebidas alcoólicas, principalmente de cerveja, aprendeu bastante com a propaganda de tabaco. Diríamos até que se beneficiou das dificuldades enfrentadas pela indústria do cigarro e tem procurado estratégias para distanciar seu produto dos graves danos à saúde e dos elevados custos sociais.

Além das propagandas clássicas em mídias tradicionais, as marcas de cerveja e de outras bebidas se beneficiam das novas mídias e seus rápidos meios de difusão (Figura 17.7).

Há tempos se analisa o impacto de propagandas e da publicidade em vários comportamentos, e o hábito de beber cerveja é um desses comportamentos pesquisados.

Verdade

Muito se discute sobre a importância do ponto de venda no momento de o consumidor escolher um produto. Pesquisas de mercado chegam a apontar que 85% das compras em lojas ou supermercados são realizadas por impulso. No caso do tabaco, foi constatado até 28% de aumento nas compras por impulso quando há propaganda no PDV. Uma pesquisa australiana trouxe como resultado que 30% dos fumantes que pretendem parar de fumar sentem necessidade de comprar um maço quando passam por um PDV, a ponto de 12% desses mesmos fumantes evitarem o local onde costumavam comprar cigarros.[10]

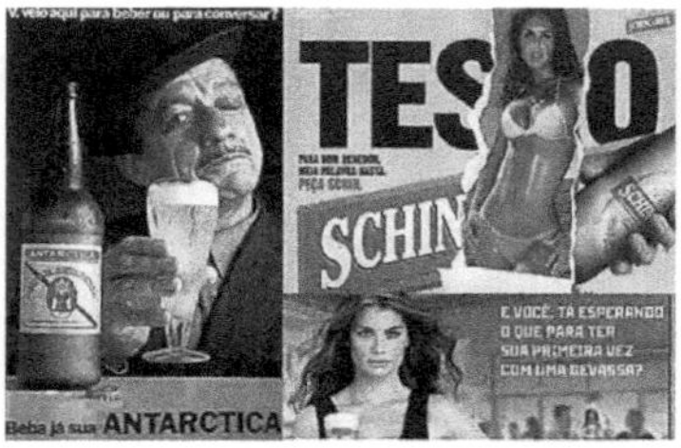

Figura 17.7
Com o passar dos anos, as propagandas ficaram menos ingênuas e mais técnicas.

Antigamente, era difícil mostrar que a propaganda de bebidas alcoólicas favorecia o consumo; hoje, trabalhos com metodologia mais apurada demonstram claramente os efeitos da publicidade de bebidas alcoólicas.

Confirmou-se, portanto, o que há muito já se imaginava: as propagandas reforçam atitudes favoráveis ao consumo de álcool; podem aumentar o consumo entre quem já bebe; podem desestimular a redução do consumo; podem influenciar as políticas públicas; influenciam a percepção dos jovens sobre álcool e as normas de beber; predispõem o jovem a beber muito antes da idade permitida por lei.[10]

Associar a bebida aos bons momentos da vida não é algo novo, mas a propaganda reforça isso ao se associar a esportes, festas típicas, *shows* de música *pop* e sexualidade. Sem mencionar, é claro, a parceria com artistas e atletas famosos.

Podemos dizer também que a indústria do álcool, diferentemente da indústria do tabaco, tem-se aproveitado das chamadas mídias sociais, um meio de difusão novo, pouco explorado e pouco controlado.

Pensando como agentes de prevenção, que bom que no período de propaganda de tabaco liberada não havia Facebook, Twitter ou YouTube.

Como já mencionado, a internet tem sido o destino mais frequente das verbas publicitárias, mas apenas um *site* bonitinho e interativo já não basta. Em tempos de "curtidas" e "retuítes", é preciso muito mais para se destacar.

Novos produtos, novos sabores e embalagens têm sido desenvolvidos para criar uma cultura da marca, um estilo de vida difundido rapidamente pelas chamadas mídias ou redes sociais. Tornaram-se a última fronteira para a divulgação de um novo artigo de consumo.

Rápida e habilmente explorada pela propaganda de bebidas alcoólicas, a mídia *on-line* traz novos e jovens consumidores ao produto. Mais do que isso, origina também divulgadores, formadores de opinião dentro de um determinado grupo. Ao "curtir" a *fanpage* de uma marca, endossamos esse produto para amigos e seguidores. Ao divulgar o *link* de um vídeo, também. Somos agentes da nova comunicação de massa.

Durante três anos seguidos, a cerveja Skol promoveu um concurso entre repúblicas estudantis de todo o Brasil. Nomeada "República Redonda", a gincana estimulava universitários a participar de 12 tarefas em que o tema de fundo era a marca da cerveja (Figura 17.8). Cumpridas as tarefas, os estudantes deveriam divulgar vídeos no YouTube. Os filmes mais bem avaliados pelos internautas recebiam equipamentos para a moradia estudantil – de assento sanitário a geladeira, tudo personalizado com o logo e as cores da marca. Os competidores divulgavam suas repúblicas e, sem perceber, a marca da cerveja. Uma mídia espontânea e gratuita para o produto.

Um dos maiores, se não o maior, patrocinadores do futebol em nosso país é uma marca de cerveja. Associou-se aos principais times do Brasil, auxiliando-os, inclusive, a melhorar sedes e campos de treinamento. Da *fanpage* oficial da marca de cerveja originaram-se *fanpages* como "BrahmaTimão" ou "BrahmaFla", só para citar os dois times de maior torcida (Figura 17.9). São mais de 3,5 milhões de fãs e, claro, possíveis consumidores. A mais nova estratégia dessa identificação são as latinhas nas cores e grafismos dos times da primeira divisão do Campeonato Brasileiro. Outra marca investiu no futebol amador, promovendo o futebol de várzea em várias regiões do País.

Temos também marcas patrocinando automobilismo, circuitos de rodeios, o *Mixed Martial Arts* (MMA). A associação das marcas com o patrocínio esportivo é extensa e cada vez maior.

"Imagina na Copa", uma frase atrelada às críticas pelo atraso nos serviços de infraestrutura e mobilidade para o maior evento esportivo do mundo, é incorporada em comerciais que reforçam a ideia de festa e amizade atrelada ao futebol e, óbvio, à cerveja. Embalagens promocionais e maiores investimentos em promoção durante a Copa das Confederações já faziam prever como seria durante a Copa do Mundo de 2014.

Cinema e vídeos para a internet recebem uma forma sutil de propaganda de cerveja, o chamado *product placement* (Figura 17.10). Todas as principais marcas de cerveja têm canais no YouTube e, dessa forma, podem veicular as mesmas propagandas de televisão, entrevistas feitas em eventos patrocinados ou qualquer outra ação que sirva para divulgação sem depender da grade de programação das emissoras (Figura 17.11).

Recentemente, um novo meio tenta ampliar a quase onipresença das propagandas de cerveja entre nós. A descrição de Maria Fernanda Albuquerque, gerente de *marketing*, mostra um pouco da estratégia desse tipo de mídia:

> A Skol é a cerveja que dita tendências no mercado e já é percebida por este caráter de inovação. Identificamos que embalagens comuns têm sido usadas como porta-objetos e pensamos "por que já não entregar a solução completa, moderna e cheia de estilo?". Queremos que o consumidor identifique a Skol como uma marca de estilo de vida (Figura 17.12).[11]

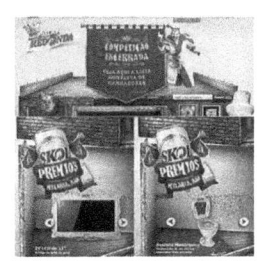

Figura 17.8
Imagem do *site* promocional para o concurso República Redonda.

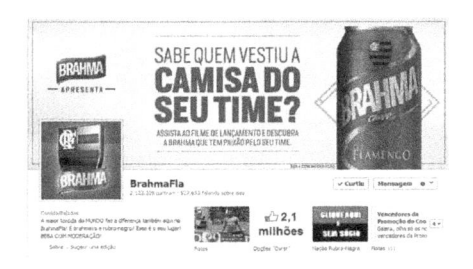

Figura 17.9
Foto de capa da *fanpage* do Flamengo.

> **mito**
> A autorregulamentação funciona adequadamente. No Brasil, as agências de publicidade seguem as regras do Código de Autorregulamentação Publicitária, sob responsabilidade do Conselho Nacional de Autorregulamentação Publicitária (CONAR), um organismo não governamental fundado e gerido por publicitários há mais de 30 anos. As regras e restrições contidas nesse código decorrem de dois princípios: proteção de crianças e adolescentes, impedindo que propagandas sejam dirigidas a esse público, e proibição da promoção do consumo abusivo e irresponsável de bebidas alcoólicas.

Isso vindo da mesma marca que lançou o sorvete e o ovo de páscoa sabor cerveja.

Facebook e Twitter, as duas mídias sociais de maior sucesso atualmente, são um caso à parte. Pode-se dizer que a autorregulamentação publicitária, muito ineficiente nos meios tradicionais, não existe no meio digital. Na terra quase sem lei da internet, a propaganda torna-se uma nova ciência.

Número de fãs, número de compartilhamentos, *likes* e retuítes importam, mas não é só isso. Avalia-se também em que contexto a marca foi mencionada ou quanto de engajamento um *post* efetivamente gerou. As técnicas atuais de monitoramento *on-line* – as chamadas métricas – só facilitam o trabalho das agências e dos publicitários.

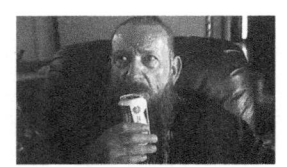

Figura 17.10
Cena do filme *Homem de Ferro 3* – exemplo de *product placement*.

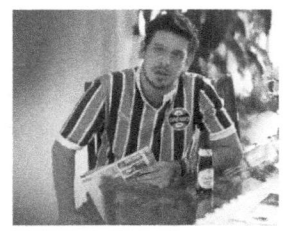

Figura 17.11
Cena de "Já Volto", vídeo do Porta dos Fundos no YouTube – outro exemplo de *product placement*.

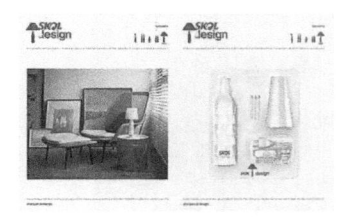

Figura 17.12
Objetos de *design* são a nova fronteira da mídia.

Um dos muitos estudos feitos para avaliar a eficácia das mídias sociais mostrou que 60% dos fãs no Facebook e 79% dos seguidores no Twitter são predispostos a recomendar a marca que seguem. Quando a pergunta é sobre adquirir o produto, os números caem um pouco, mas ainda são muito significativos: 51% dos fãs no Facebook e 67% dos seguidores no Twitter comprariam o produto da marca que seguem. A pesquisa foi feita com 1.500 internautas nos Estados Unidos.[12]

As Figuras 17.13 a 17.16, mostram alguns exemplos de *posts* no Facebook ou no Twitter.

Poderíamos ocupar várias páginas com exemplos de como a propaganda se apropriou dessa nova forma de mídia e também de como ela se beneficia do engajamento do jovem como em nenhum outro tipo de mídia. Em vez disso, vamos tentar mostrar como é possível trabalhar para minimizar seus efeitos.

MEDIA LITERACY

Conhecer as mídias, suas interações e suas formas de difusão é fundamental para minimizarmos os efeitos já bastante detalhados da propaganda sobre hábitos e consumo do jovem.

Mais uma vez, recorremos à pesquisadora Alexandra Bujokas:

> Dois conceitos importantes: a agenda da mídia é a agenda do público, isto é, tendemos a julgar importantes os assuntos que a mídia elege como importantes; os textos midiáticos não são transparentes em relação à realidade, isto é, são representações parciais construídas com sofisticados recursos de linguagem.

Resumindo: a mídia não reflete a realidade; ela cria.

Impossível mudar isso? Talvez, mas pode-se contribuir bastante sabendo com o que se lida. Desenvolver estratégias de prevenção que ensinem ao menos a refletir

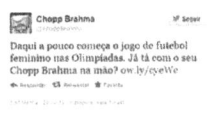

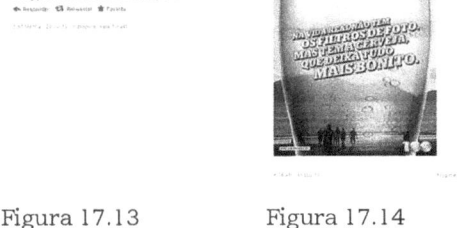

Figura 17.13	Figura 17.14	Figura 17.15	Figura 17.16
Tweet promovendo o futebol feminino na Olimpíada de Londres. Horário do *post*: 5h50 da manhã.	A cerveja deixa tudo mais bonito? Horário do *post*: 6h36 da manhã.	Datas comemorativas são sempre muito exploradas.	O estímulo ao consumo é constante.

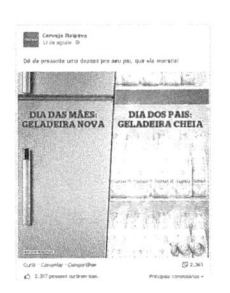

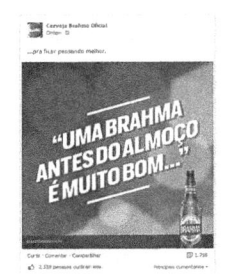

> **Verdade**
>
> Uma pesquisa com adolescentes analisou cinco propagandas de cerveja durante o verão 2005/2006 e durante os jogos da Copa do Mundo de Futebol da Alemanha/FIFA-2006. De um total de 16 normas do CONAR, 11 foram violadas. A primeira delas, que impede *slogans* de apelo ao consumo, foi violada nas cinco propagandas. Vale acrescentar que propaganda de cerveja pode ser veiculada a qualquer hora do dia, porque não é considerada bebida alcóolica pelas atuais leis brasileiras.[10]

sobre as ações da mídia e não perder tempo com as críticas fáceis, óbvias, é mais efetivo. Por isso, é preciso educar para a mídia.

Media literacy, *media education*, mídia educação ou educomunicação são termos ainda sem grande difusão no Brasil, mas que devem fazer parte do vocabulário de quem trabalha com prevenção ao uso de álcool, tabaco e outras drogas. Esse tipo de ação permite desenvolver opiniões críticas sobre a natureza, as técnicas e também sobre os impactos das mensagens, não importando o meio de difusão. Os contextos para uma análise crítica da mídia são cada vez mais intricados, portanto, devemos ampliar nossos questionamentos. Quem é o público-alvo dessa mensagem? De qual ponto de vista devo observá-la? Como os diferentes públicos podem interpretar uma mesma mensagem? Estas são apenas algumas das questões que devem ser feitas por quem pretende trabalhar a linguagem midiática como estratégia de prevenção. Não é fácil encontrar as respostas certas, mas isso não deve nos impedir de questionar.

Podemos ao menos encontrar as perguntas certas se observarmos alguns conceitos importantes:[13]

- A mídia e seus produtos são cuidadosamente pensados e construídos, portanto, têm um propósito. Devemos trabalhar no sentido de desconstruí-los, explorando como são feitos e quais as decisões e fatores por trás deles.
- O significado da mídia varia de acordo com a audiência, com nossas experiências pessoais, conhecimentos e atitudes. Cada um interpreta de uma forma o que vê, ouve ou lê. Trabalhar a partir da perspectiva da *media literacy* nos ajuda a compreender como fatores individuais como idade, sexo, raça e condição socioeconômica afetam a interpretação.
- A mídia tem implicações comerciais, portanto, visa o lucro. São empresas poderosas que exercem influência sobre o conteúdo e sua distribuição. Discutir aspectos sobre quem controla o que vemos, lemos e ouvimos é muito importante.
- Existe ideologia na mídia. Noções de valores, poder e autoridade são transmitidas explícita ou implicitamente. Saber quem está excluído, muitas vezes, é mais importante do que saber quem está ideologicamente alinhado com a grande mídia.

Embora não tenha sua eficácia totalmente estudada, a *media literacy* como estratégia de promoção de saúde demonstra que os jovens que dela participam acabam melhores em leitura, análise e interpretação,[14-16] o que por si só já garantiria a possibilidade de uma análise mais crítica e responsável de toda a midiatização. O que também percebemos em nossa prática é que, quando usamos material de interesse dos jovens, eles têm mais vontade e empenho para opinar.

Os jovens têm muito mais opções disponíveis para obter informações, portanto, devem ser preparados para identificar o papel da mídia em suas vidas. Praticar questionamentos sobre a comunicação de massa por meio de análises ajuda no pensamento crítico, nas habilidades de comunicação e na escolha de boas e más informações. Na prevenção ao uso de álcool, tabaco e outras drogas, aumenta a percepção sobre as estratégias de *marketing* de álcool e tabaco, torna os jovens menos propensos a esperar efeitos positivos do beber e promove um estilo de vida saudável.

A *media literacy* deve diminuir a distância entre a vida real e a sala de aula. Dessa forma, trazer as propagandas para a escola ou para o debate com o jovem torna-se uma estratégia inicial importante.

Comparar diferentes momentos históricos costuma dar resultados. Hoje, a ausência da propaganda de tabaco nas mídias de massa não permite que o jovem avalie adequadamente a pressão que costuma sofrer das propagandas de cerveja. É fácil aceitar que um produto que causa danos à saúde não seja mostrado no comercial durante a novela ou durante o evento esportivo.

Utilizar o enorme acervo de propagandas antigas de tabaco disponível na internet, por exemplo, permite que o jovem perceba que a mudança foi no produto, e não nas estratégias de divulgação. Associada a um trabalho informativo consistente sobre os malefícios do abuso de álcool, temos uma proposta de intervenção em promoção de saúde mais atrativa, mais efetiva.

Obviamente, não se trata de apenas levar para a sala de aula propagandas como a da Figura 17.17 e, sem planejamento, discuti-las com os alunos. Antes, deve-se aprender como aproveitar o estranhamento, o impacto causado por imagens como essas.

É importante buscar o conhecimento teórico, que normalmente também é fornecido pela própria mídia, seja na forma de literatura especializada, seminários, seja pela internet.

Também podemos utilizar as mídias sociais e formar nossa própria rede de aprendizado. Chamada de PLN, do inglês *personal learning network*, consiste basicamente em buscar, sobretudo no Twitter e no Facebook, pessoas ou instituições que compartilhem informações sobre a mídia.

A seguir, relacionamos algumas sugestões para você iniciar sua própria PLN. Vale a pena!

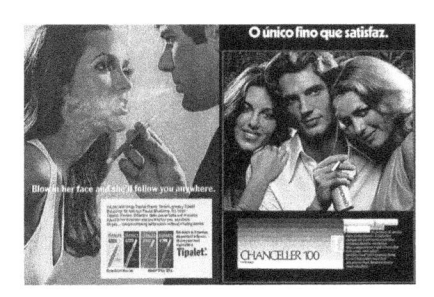

Figura 17.17
Propagandas como estas são excelentes para um trabalho de análise de mídia, mas é preciso se preparar antes.

Twitter

Renee Hobbs (@reneehobbs) – Especialista em *media literacy*, autora

Belinha de Abreu (@belmedia) – Educadora em *media literacy*, autora

MediaSmarts (@MediaSmarts) – Organização canadense especializada em *media literacy*

Educomunicação (@Educomunicacao) – Espaço para pensar a comunicação e a Educação de forma integrada (Atualizado por @CarolPrestes)

CAMY JHU (@CAMYJHU) – Twitter oficial do The Center on Alcohol Marketing & Youth (CAMY) ligado à Universidade John Hopkins

Porvir (@porvir_) – Iniciativa de comunicação e mobilização social que produz e compartilha conteúdos livres sobre inovação em educação

Mentor Foundation (@mentorfn) – ONG internacional para a prevenção do abuso de drogas e para a promoção da saúde e do bem-estar entre os jovens

Educomunicação USP (@educomUSP) – Twitter da Licenciatura em Educomunicação da USP

NAMLE (@MediaLiteracyEd) – Associação Americana de *media literacy*

Eric Messa (@EricMessa) – Professor, pesquisador acadêmico e publicitário

Facebook

National Institute on Drug Abuse. Disponível em: http://www.facebook.com/NIDANIH e http://www.facebook.com/NIDA.Drug.Facts.Week

Australian Drug Foundation. Disponível em: http://www.facebook.com/AustralianDrug Foundation

Above The Influence. Disponível em: http://www.facebook.com/AbovetheInfluence

Media Education. Disponível em: http://www.facebook.com/mediaeducation

ACTBr. Disponível em: http://www.facebook.com/ACTbr

World Lung Foundation. Disponível em: http://www.facebook.com/WorldLungFoundation

REFERÊNCIAS

1. Santos RS. As teorias da comunicação: da fala à internet. 2. ed. São Paulo: Paulinas; 2008.

2. Hobbs R. Digital and media literacy: connecting culture and classroom. California: Corwin; 2011.

3. CF Mídia Pesquisa, planejamento e negociação de mídia [Internet]. São Paulo: CF Mídia; 2010 [capturado em 30 abr. 2014]. Disponível em: http://www.cfmidia.com.br/tipos-de-midia.htm.

4. Ortega D, Dorf G, Toledo S, Bahov T Media book 2012: hábitos de mídia e investimento publicitário em 2011 [Internet]. São Paulo: Ibope Media; 2012 [capturado em 30 abr. 2014]. Disponível em: http://www4.ibope.com.br/ibope_media/2012/mediabook/pt/content/Media_book_2012_portugues_final.pdf.

5. A mídia no Brasil: informações gerais do mercado [Internet]. [S.l.: s.n]; 2010 [capturado em 30 abr. 2014]. Disponível em: http://www.meioemensagem.com.br/home/indicadores/2011/08/05/20110805Midia-no-Brasil/fileBinary/M%C3%ADdia%20no%20Brasil.pdf

6. Buckingham D. Repensando a criança consumidora: novas práticas, novos paradigmas. Comunic Mídia Cons. 2012;9(9):43-72.

7. Bergamini E, Demidenko E, Sargent JD. Trends in tobacco and alcohol brand placements in popular US movies, 1996 Through 2009. JAMA Pediatr. 2013;167(7):634-9.

8. Morgenstern M1, Sargent JD, Isensee B, Hanewinkel R. From never to daily smoking in 30 months: the predictive value of tobacco and non-tobacco advertising exposure BMJ Open. 2013;3(6):e002907.

9. Wakefield M. Germain D. Henriksen L. The effect of retail cigarette pack displays on impulse purchase. Addiction. 2008;103(2):322-8.

10. Pinsky I, Vendrame A, Jundi SE Publicidade de bebidas alcoólicas e os jovens São Paulo Fapesp; 2009.

11. F/Nazca Saatchi &Saatchi. Trabalhos [Internet]. 2013 [capturado em 30 abr. 2014]. Disponível em: http://www.fnazca.com.br/index.php/2013/07/02/skol-design/.

12. Chadwick Martin Bailey and Moderate Research Technologies. Consumers engaged via social media are more likely to buy, recommend [Internet] Boston: Chadwick Martin Bailey; 2010 [capturado em 30 abr. 2014]. Disponível em: http://blog.cmbinfo.com/press-center-content/bid/46920/Consumers-Engaged-Via-Social-Media-Aremorelikely-To-Buy-Recommend.

13. Media Literacy Week. What is media education? [Internet] Ontario: MediaSmarts; 2010 [capturado em 30 abr. 2014]. Disponível em: http://www.medialiteracyweek.ca/en/101_whatis.htm

14. Jeong, SH, Cho H, Hwang Y. Media literacy interventions: a meta-analytic review. J Communic. 2012;62:454-72.

15. Scull TM. Kupersmidt JB. An evaluation of a media literacy program training workshop for late elementary school teachers. J Media Lit Educ. 2011;2(3): 199-208.

16. Bier MC, Schmidt SJ, Shields D, Zwarun L, Sherblom S, Primack B, et al. School-based smoking prevention with media literacy: a pilot study. J Media Literacy Educ. 2011;2(3):185-98.

17. Pantani D, Pinsky I. Monteiro A. Publicidade de tabaco no ponto de venda. São Paulo: Autor; 2011.

Quer saber mais?
Em www.grupoa.com.br, acesse a página deste livro por meio do campo de busca e clique em Conteúdo Online para ter acesso a uma lista de outras obras sobre o assunto deste capítulo.

CAPÍTULO 18

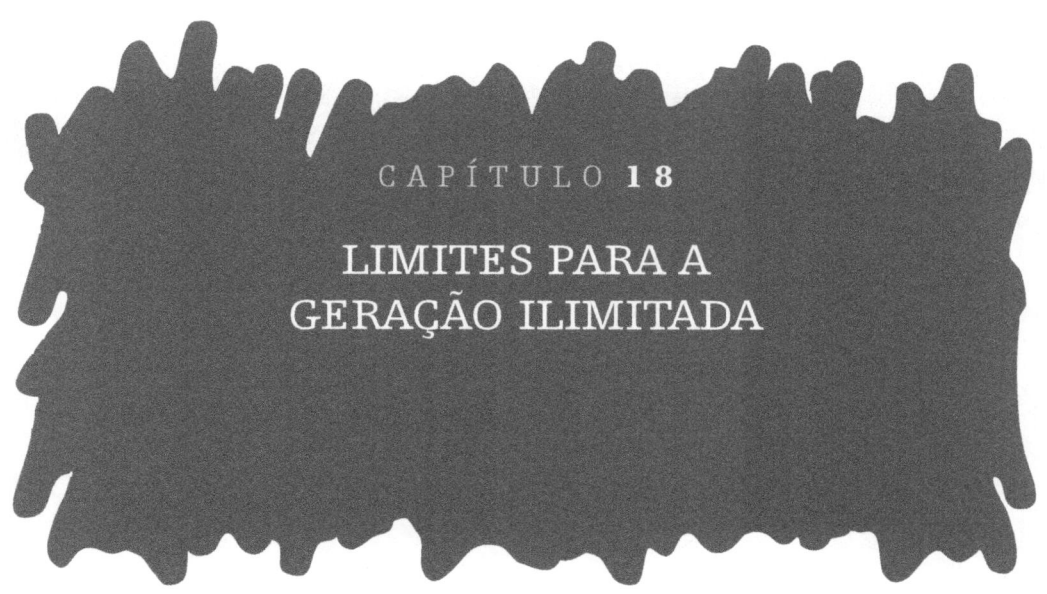

LIMITES PARA A GERAÇÃO ILIMITADA

Beatriz Franck Tavares
Catherine Lapolli
Pedro Felipe Portella Deroza

Comida (Titãs – Arnaldo Antunes, Sérgio Brito, Marcelo Fromer[1])

Bebida é água!
Comida é pasto!
Você tem sede de quê?
Você tem fome de quê?...

A gente não quer só comida
A gente quer comida
Diversão e arte
A gente não quer só comida
A gente quer saída
Para qualquer parte...

A gente não quer só comida
A gente quer bebida
Diversão, balé
A gente não quer só comida
A gente quer a vida
Como a vida quer...

(...)
A gente não quer só comer
A gente quer comer
E quer fazer amor

A gente não quer só comer
A gente quer prazer
Prá aliviar a dor...

A gente não quer
Só dinheiro
A gente quer dinheiro
E felicidade
A gente não quer
Só dinheiro
A gente quer inteiro
E não pela metade...

(...)
Diversão e arte
Para qualquer parte
Diversão, balé
Como a vida quer
Desejo, necessidade, vontade
Necessidade, desejo, eh!
Necessidade, vontade, eh!
Necessidade...

"Você tem fome de quê?" é uma pergunta que não cala, e são muitas as respostas possíveis, além de respostas que desconhecemos, das fomes que não temos consciência. Nossa natureza humana é ilimitadamente faminta, desejosa. Temos muitas fomes, e não é fácil matar todas, além de perigoso. Assim começa nosso confronto com os limites.

Freud escreveu que os poetas, antes dele, inventaram o inconsciente, e talvez tivesse razão. Os autores da letra *Comida* nos provocam com o refrão: "Você tem fome de quê? Você tem sede de quê?", e, como eles, Freud responderia de forma parecida, insistindo que temos fome de comida, bebida, diversão, arte, amor, prazer para aliviar a dor, como a vida quer. E sempre mais! Com menos poesia ao falar de desejos e necessidades, somos movidos pelo "princípio do prazer". Lutamos com todas as nossas forças, alto e bom som, pelo máximo de prazer, o que, na maioria das vezes, é simplesmente o mínimo de desprazer. Esse prazer, para Freud, é um estado de mínima tensão no indivíduo, ou a experiência de diminuição da excitação presente na mente em um determinado período de tempo.[2] Freud escreveu *Além do princípio do prazer* para falar de outras fomes e dores humanas, menos harmoniosas do que as cantadas pelo poeta, e alertou sobre o perigo do "prazer para aliviar a dor" ou da "saída para qualquer parte", pela força destrutiva da voracidade sem limites.[3]

Nossos desejos conhecidos e, mais ainda, os que desconhecemos demandam-nos renúncias, abstinências, dietas e alguma dose de criatividade. Nosso inconsciente não conhece limites, o que nos expõe ao risco da morte e gera a necessidade de limites, inclusive externos, para nos ajudar a viver melhor, ou a viver simplesmente. Ninguém nasce com limites, e todos nascemos com muita fome e desamparo; os bebês são seres autoritários e agem como se os pais existissem apenas em função de suas necessidades. A expressão "quem tem fome tem raiva" é de domínio geral e mostra como vivenciamos nossos desejos, nossa urgência, nossa dor ante a insaciedade e a pequena chance de nos satisfazermos tranquila e pacificamente. Colocar limites significa enfrentar dificuldades, suportar e sobreviver a raiva, protestos e reclamações.

> Aparentemente todo estímulo recebido [...] imediatamente gera a fantasia: os estímulos desagradáveis, incluindo a mera frustração, provocam fantasias agressivas; os gratificantes, fantasias concentradas no prazer. (M. Klein, em O Desmame, 1936).[4]

Nossa natureza ilimitadamente desejante torna os limites incômodos. Desejo tem sua origem em *de siderium*, ou em "algo distante"; desejamos o que não está conosco, e isso implica a sensação de falta. Limites fazem nossa fronteira com o mundo, com a realidade, com o sim e o não, com o outro – ou com o não eu –, com o tempo, com o espaço, com a vida, com a morte. Implica a noção de alteridade, de ser capaz de se colocar no lugar do outro e compreender os direitos desse outro. Falta de limites promove conflitos internos, além de problemas de regras morais e de convivência social.[5]

Embora a palavra "limite" possa adquirir uma conotação negativa, remetendo à ideia de repressão, proibição, seu significado é bem mais amplo: está relacionado à criação de um ambiente capaz de proporcionar proteção e suporte adequados para que o indivíduo possa desfrutar de sua capacidade criativa com segurança, sem correr demasiados riscos.[6] Nessa trilha não tão sonora, quem somos e o que queremos mistura-se com nossos limites, nossos contornos, nossa moldura. O que não somos, ou a realidade externa a nós, é o limite e ao mesmo tempo o "abrigo" onde vamos nos satisfazer. A comida precisa vir de fora, o amor precisa vir de dentro e de fora, e alguém precisa cuidar das nossas dores quando nos sentimos muito enfraquecidos.

Limites não devem ser vistos como algo negativo, pois funcionam como porto seguro, como referência adequada enquanto ainda não temos maturidade nem sabedoria suficientes para ponderar por nós mesmos a relação risco/benefício de determinadas situações ou conjunturas da vida. Somos desejosos do outro, porque somos essencialmente desamparados. Desamparados ante o que vem de fora e também diante do que vem de dentro, diante da dor, da morte, dos nossos impulsos mais violentos, que precisam de limites constantes porque nunca se calam. Nesse contexto, não é incomum que os filhos cujos pais não lhes colocam limites sintam-se abandonados.[7]

LIMITE É ALGO DIFÍCIL?

A contemporaneidade tem gerado mudanças na vida dos indivíduos nos campos econômico, social, político, psicológico e cultural.[8] O dilema de nossa era consiste na formação de indivíduos capazes de identificar os próprios limites mesmo sendo pressionados por valores de um mundo onde tudo parece possível, onde desejos são atendidos de forma imediata, onde fronteiras são rompidas em um clique no computador, onde a meta é cada vez mais superar os limites e onde limites são cada vez menos tolerados.

Acompanhar e dialogar no ritmo frenético da nova geração é, sem dúvida, um desafio a pais e educadores. A partir da década de 1990, ocorreu uma revolução tecnológica. Termos como "clonagem", "transgênico", *blu-ray*, mp3, GPS, *smartphone*, *tablet*, "tecnologia *wireless*" e "redes sociais" estão incorporados ao cotidiano. Essa explosão quase ilimitada participou da formação cultural e modelou comportamentos e tendências de uma geração denominada "geração Z".

Tais indivíduos caracterizam-se por terem nascido a partir da última década do século passado e a denominação Z vem em referência ao comportamento de "zapear", expressão usada para designar o ato de mudar frequentemente de canal de televisão, não se atendo a nenhum em especial. Esta é uma geração multitarefa, capaz de executar várias funções simultaneamente. Eles escutam música, assistem a vídeos e navegam na internet com diversas janelas abertas e fazem tudo isso com naturalidade. Os jovens dessa geração passam horas conectados à internet, participam ativamente de redes sociais, tanto lendo como produzindo conteúdos, procuram conciliar vida pessoal com profissional. São vistos como inteligentes e criativos, abertos a novas experiências, procurando gratificação imediata.[9]

Em fevereiro de 2013, a Ericsson publicou em seu *site* dados do estudo Infocom Brasil 2012 do ConsumerLab, área da Ericsson NASDAQ, que entrevistou brasileiros nascidos a partir da década de 1990 e observou intensa relação desses jovens com a tecnologia: 90% possuem telefone celular, sendo 20% *smartphones*. Além disso, 70% possuem computadores, 41% utilizam internet móvel de alta velocidade, 61% têm acesso, em casa, à internet de alta velocidade, cerca de 50% utilizam a internet por mais de três horas durante o dia, e 89% participam de alguma rede social.[10]

Desse modo, como pais e filhos convivem com o paradoxo de colocar limites – o que é necessário – em um mundo em que tudo é possível, um mundo que se expande em possibilidades?[11] Se, por um lado, as atuais possibilidades são novas, por outro, essas perguntas são antigas, tão antigas quanto o confronto de gerações. Nosso mundo moderno nos faz acreditar que todos os nossos sonhos são realmente possíveis.

> **mito**
> Estabelecer regras é ser autoritário.

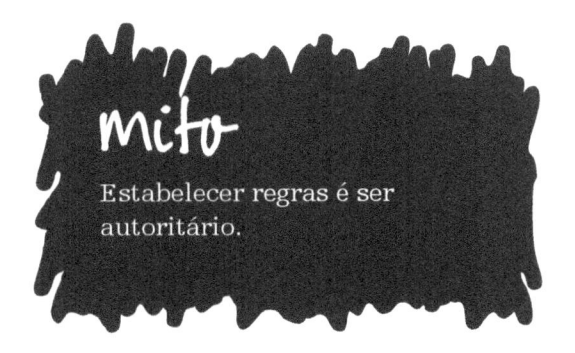

Assim como a tecnologia está em frequente evolução, a complexa tarefa de educar os filhos sofre constantes modificações, influenciada pelas inúmeras teorias sobre desenvolvimento infantil e consequentes mudanças na forma como a criança é percebida. É necessário lembrar que a adolescência como hoje é entendida não existia no período pré-industrial, e a infância não estava separada do mundo adulto. Infância e, principalmente, adolescência são invenções modernas, e a ideia da proteção à criança está fortemente enraizada no discurso social contemporâneo. Reserva-se à infância nada menos que o direito e o dever à felicidade absoluta, devendo ser evitada qualquer forma de sofrimento, negando-se o fato de que algum grau de frustração e sofrimento é condição necessária para o crescimento.[12]

Estratégias educativas consideradas adequadas em épocas passadas são questionadas na atualidade, e os pais de hoje, que cresceram em um modelo de educação repressora, no qual nada era permitido, têm dificuldade em exercer sua autoridade, temendo que qualquer imposição de autoridade seja confundida com autoritarismo.[8] Queixas de falta de limites são constantes, mas, preocupados em proteger as crianças e evitar frustrações, os pais acabam por situar-se no extremo oposto, tudo permitindo aos seus filhos, que se mostram cada vez mais tiranos por não encontrarem neles a contenção necessária para seus desejos.[12,13]

As relações entre pais e filhos são naturalmente assimétricas, mas nem por isso injustas. Estabelecer regras, dizer aos filhos que não devem fazer algo, não significa ser autoritário. A autoridade é indispensável e está vinculada à colocação de limites, sem os quais a vida em sociedade não seria possível.[5,7]

A adolescência, antes um rito de passagem entre a infância e a idade adulta, momento de mudança e preparo, tem, nos dias atuais, seus próprios limites borrados. Os pais desta geração que nasceu para ser feliz mantêm seus filhos dependentes por muito mais tempo, afinal, ser filho hoje é tão bom que a maioria não pensa em sair de casa. Infringimos os limites do tempo, reforçando a extensão da adolescência dos filhos, postergando, ao mesmo tempo, nossa velhice. Não aceitamos, portanto, nosso limite, nossa superação pela próxima geração, nossa morte mais próxima.

Um estudo descritivo, realizado em Porto Alegre com mães e professores, investigou, por meio de entrevistas, quais são os fatores que interferem nos limites. Dúvida e/ou culpa foram identificados como os principais obstáculos pelas mães. Outros fatores, como a família, características da criança e modismo, também foram relatados.[8] Essa constatação ratifica uma das já mencionadas dificuldades em estabelecer limites, que deve ser entendida não apenas pela falha na dualidade liberdade-repressão como também pela falta de confiança decorrente de um excesso de informação que se apresenta em constante renovação, podendo a certeza de hoje ser a dúvida de amanhã.[5]

Além disso, o estudo evidencia o sentimento de culpa manifestado pela geração dos pais de hoje, educados em um modelo alicerçado na culpabilidade como elemento primordial da formação do caráter. Assumir responsabilidade pelos atos e intenções diante dos filhos é diferente de sentir-se culpado por tudo que lhes acontece.

Embora dependentes dos pais, os filhos são seres autônomos, com identidade e vontade próprias e também têm responsabilidade pelos rumos da própria vida, com todas as vicissitudes que lhes são inerentes. Sentimentos de culpa interferem na capacidade dos pais de exercerem adequadamente seu papel, de poderem ser continentes para as ansiedades dos filhos e de estabelecerem os necessários limites, com o ensinamento dos nãos que a vida certamente irá apresentar.[7]

QUAL O PAPEL DOS PAIS E DOS EDUCADORES?

A noção de limites e a capacidade de se colocar no lugar do outro se estabelecem primeiramente na relação parental, sendo os pais os representantes do mundo social com o qual a criança irá se defrontar posteriormente.[5]

Na construção dos limites, os pais recorrem a práticas educacionais, entendidas como estratégias e recursos aplicados para informar aos filhos quais são os comportamentos mais adequados segundo o referencial e os valores tanto dos pais quanto do meio social em que se inserem. Essas práticas podem tanto ser coercitivas como indutivas. Coercitivas são aquelas nas quais os pais impõem o limite mediante a aplicação de força ou poder. Nas práticas indutivas, os limites são construídos por intermédio de esclarecimentos, mostrando as consequências dos atos e, assim, permitindo uma situação de reflexão.[8,14]

Vamos supor a seguinte situação: uma criança terá aula no dia seguinte pela manhã, mas quer ficar acordada até tarde, pois deseja ver televisão. Os pais podem abordar essa questão de diferentes maneiras, sendo autoritários, recorrendo à emoção ou por meio da elucidação.

Na forma autoritária, os pais diriam: "Você vai dormir na hora que eu mandar, porque eu sou seu pai/mãe e sou eu quem manda". O limite é imposto mediante o pressuposto de que o educador é detentor de um saber inquestionável e ocupa uma posição de superioridade. O diálogo não é encorajado, e os pais esperam obediência mesmo sem uma adequada explicação das regras. Nessa forma, já que a decisão do educador é unilateral, a criança não é estimulada a refletir sobre a situação, havendo pouca contribuição para o desenvolvimento de sua autonomia.[15]

Outro método seria recorrer às emoções da criança, demonstrando que suas atitudes geram tristeza nos educadores. Nesse sistema, é comum a utilização de frases como: "Você sabe o quanto o pai/mãe fica magoado quando você faz esse tipo de coisa". Colocações desse tipo transmitem a ideia de que o ato inadequado da criança está associado à falta de afeto dela para com os pais, ou seja, se a criança não faz o que os pais desejam é porque ela não gosta suficientemente deles; em consequência, ela pode sentir-se ameaçada de perder o amor dos pais.

Na forma elucidativa, os pais estabelecem e fazem cumprir as regras, mas a repreensão sustenta-se em uma explicação, e os pais mostram à criança as consequências de seus atos. A comunicação é encorajada, os filhos têm oportunidade de expor seus pontos de vista, sendo incentivados a assumir sua responsabilidade social, contribuindo, assim, para o desenvolvimento de um comportamento mais ma-

> *Verdade*
> Limites funcionam para nossa segurança durante os momentos do desenvolvimento em que ainda não temos maturidade suficiente para ponderar os riscos.

> **mito**
> Ao nascimento, o cérebro está completamente pronto para a vida.

duro. Embora os três tipos coloquem limites, a educação elucidativa estimula que os filhos legitimem intimamente os valores e as regras morais, desenvolvam o sentimento de respeito e conquistem autonomia em relação aos pais.[15]

A complexidade da tarefa faz a educação e o desenvolvimento das crianças serem cada vez mais compartilhados pela família com outras instâncias, como a escola. Assim como a família, a escola tem papel fundamental no processo de construção dos limites, já que representa um dos principais espaços de convívio social na infância. Quando a criança chega à escola, traz consigo seus aspectos constitucionais e suas vivências familiares, mas o ambiente escolar será também uma peça fundamental em seu desenvolvimento. Estes três elementos – aspectos constitucionais, vínculos familiares e ambiente escolar – constituem o tripé do processo educacional.[6]

Considerando que quase toda a população passa pela escola em idade e circunstâncias bastante favoráveis à assimilação de novos hábitos e conhecimentos, a escola, hoje, se estabelece como um dos locais fundamentais na formação das novas gerações, deslocando outras instituições, como a família e a igreja, de seus lugares tradicionais. Educar e instruir são papéis da família e da escola, cabendo à família primordialmente educar e à escola instruir, mas ambos os processos se inter-relacionam.[7] Ainda assim, observa-se que tanto pais quanto professores demonstram inseguranças e dificuldades para delimitar seus papéis, principalmente no que se refere à autoridade e à colocação de limites, tendendo a delegar as responsabilidades. Um estudo realizado com mães e professoras revelou que as professoras consideram a falta de limites uma problemática externa à escola, atribuindo a responsabilidade às famílias ou aos alunos. As mães, por sua vez, consideram que o contexto escolar e suas influências são os fatores que mais prejudicam a construção dos limites dos filhos e, portanto, não veem a escola como uma aliada na educação das crianças.[8] Nesse contexto, é necessário considerar que o acato ao professor e o estabelecimento da disciplina na escola envolvem a questão da autoridade, que precisa ser delegada à escola pelos pais, observando-se cada vez mais que estes atribuem responsabilidade à escola sem delegar-lhe autoridade, e, se não tiverem autoridade sobre seus alunos, os professores não conseguirão assumir seu papel.

É no seio da família que se estabelecem as primeiras relações, e, antes do ingresso na escola, a criança precisa ter sido exposta à assimilação de determinados parâmetros morais e regras comuns, possibilitando o reconhecimento de uma alteridade e de uma autoridade. Ensinar a pensar e a refletir sobre suas ações tem papel fundamental no desenvolvimento da capacidade de se colocar no lugar do outro, de pensar sob outros pontos de vista e de controle ativo do comportamento. Instruir consiste em colocar para dentro novas informações ou conhecimentos, enquanto educar é um processo de dentro para fora, que busca exteriorizar valores e potenciais no indivíduo. Embora, muitas vezes, os professores considerem ser a família a responsável pela construção dos limites, o ensino sem educação se reduz a um verniz cognitivo e não estimula o amadurecimento.[7] A escola tem um papel complementar ao da família, pois, sendo um local de convívio social, contribui para o desenvolvimento de aspectos relativos ao respeito mútuo, à cooperação, à adaptação aos espaços de convivência pública, etc.

A conquista da disciplina passa por negociação, diálogo, disponibilidade afetiva, algum grau de tolerância, mas sem perder de vista a necessidade de lançar mão da autoridade e até mesmo da imposição quando necessário, pois os jovens, ainda em processo de estruturação e organização mental, não podem ficar desamparados, expostos a um ambiente excessivamente permissivo, entregues às suas próprias decisões. E todos precisamos de muita criatividade para lidar com a vida "como a vida quer", com arte, com sim, com não, com limites.

LIMITES SÃO IMPORTANTES PARA A PREVENÇÃO?

A história da produção e do uso de drogas faz parte da própria história da humanidade, e não existe sociedade que não tenha recorrido ao seu uso, em todos os tempos, com finalidades as mais diversas. Em 1930, Freud apontou as toxicomanias como uma das saídas utilizadas pela humanidade para proporcionar prazer e evitar o desprazer causado pelas renúncias necessárias à vida em sociedade.

Anestesiamos nossas dores, transformamos a realidade, tornamo-nos poderosos, esquecemos e anulamos nossas fraquezas. Hoje, somos quase personagens dos sonhos de Freud e das gerações passadas, justamente porque vencemos limites de tempo, de espaço, multiplicamos nossa força física e até a força do nosso pensamento apertando botões. Temos tecnologias para além da fantasia de quem já achava incrível ter notícias dos filhos que estavam na guerra por meio de um telegrama, como Freud. Mas seguimos com saudade dos filhos, seguimos querendo ser filhos amados, ter filhos, vencer a morte. Comodidades materiais e recursos infindos, que oferecem aparente poder e satisfação, não matam nossa fome de amor. Nossa sede insaciável não pode secar a fonte da vida, precisa encontrar seu limite onde põe a vida em risco.

A adolescência é uma etapa do desenvolvimento que suscita preocupações por ser uma época de exposição e vulnerabilidade ao consumo de substâncias, em que frequentemente ocorre sua experimentação. Para alguns, esse uso será apenas parte de seu processo de desenvolvimento, podendo cessar com o amadurecimento, mas, para outros, as consequências poderão ser graves. Sendo um período de transição entre a infância e a idade adulta, a adolescência se acompanha das dificuldades inerentes a esse percurso rumo à independência e à autonomia, em que cuidados e proteção ficarão cada vez menos necessários. Não é tarefa fácil para os pais encontrar o ponto de equilíbrio, de modo a não impedir esse gradativo e necessário processo de autonomia pessoal e, ao mesmo tempo, evitar que, em nome de uma pretensa liberdade, o adolescente torne-se, por exemplo, presa fácil das drogas.

> **Verdade**
>
> Para atingir um funcionamento maduro, a partir de um conteúdo inicialmente desorganizado e com mecanismos de autocontrole insuficientes, a mente necessita de um continente, ou seja, de um ambiente que ofereça limites suficientes até que a criança, e depois o adolescente, atinja um grau de desenvolvimento mental que lhe permita desfrutar de maior autonomia sem correr demasiados riscos.

A maior vulnerabilidade dos jovens também pode ser entendida pelo ponto de vista neurobiológico, em função da imaturidade do cérebro, que continua a se desenvolver até próximo dos 25 anos de idade. Estudos de imagem têm demonstrado que, embora o cérebro atinja seu volume máximo pouco tempo após o nascimento, isso não significa que seu desenvolvimento está completo, já que importantes processos de maturação continuam a ocorrer durante a adolescência. A ordem com que essas áreas cerebrais se desenvolvem também contribui para a dificuldade dos jovens em conter seus impulsos. O processo de maturação se inicia nas áreas corticais associadas às tarefas sensoriais e motoras, e apenas mais tarde ocorre a maturação completa das áreas de funções cognitivas superiores, como o córtex pré-frontal, responsável por auxiliar no controle comportamental, no planejamento e na avaliação de decisões de risco e suas consequências. Dessa forma, o jovem tem maior dificuldade em conter seus impulsos e tende a agir antes de pensar, pois seu "freio natural", o córtex pré-frontal, ainda não está totalmente maduro, e, mesmo assim, cabe a essa área conter os desejos provenientes de áreas mais primitivas de nosso cérebro, como o sistema límbico.[16,17]

A observação clínica de crianças que iniciam o uso de drogas antes mesmo da adolescência mostra que, na maioria das vezes, são indivíduos desprotegidos e expostos, antes do que deveriam, a situações nas quais devem decidir e responder sozinhos por seus atos.[18] Para atingir um funcionamento maduro, a partir de um conteúdo inicialmente desorganizado e com mecanismos de autocontrole insuficientes, a mente necessita de um continente, ou seja, de um ambiente que ofereça limites suficientes até que a criança, e depois o adolescente, atinja um grau de desenvolvimento mental que lhe permita desfrutar de maior autonomia sem correr demasiados riscos.

A família tem um importante papel na criação de condições relacionadas ao uso de drogas, podendo agir como fator tanto de risco quanto de proteção. O estilo parental – conjunto de determinadas condutas de interação dos pais com os filhos – é um dos fatores que influenciam a relação do jovem com as drogas de abuso. Na literatura, são enumerados quatro tipos de estilos parentais: pais "com autoridade" (muito exigentes, mas envolvidos afetivamente com seus filhos); pais autoritários (com muita exigência e pouco afeto); pais indulgentes (muito afetivos, mas estabelecem pouco controle); e pais negligentes (pouco controle e pouco afeto).[19]

Um estudo realizado com 649 estudantes de escolas públicas e particulares, com o objetivo de verificar a relação entre estilos parentais e uso de drogas por adolescentes, constatou maior frequência de usuários de drogas entre aqueles com percepção de estilo parental negligente. Pais negligentes apresentam tendência a não monitorar o comportamento de seus filhos e a não se importar com seus interesses.[20]

Estudos de revisão sobre a relação da família com o uso abusivo de álcool e outras drogas indicam que o clima emocional propiciado pelos pais na criação dos filhos (os estilos parentais), entre muitas outras variáveis, pode facilitar ou dificultar o uso abusivo e a dependência de drogas. A desagregação do meio familiar, a falta de diálogo e afeto levam o jovem a ver no uso de drogas uma forma de escapar desses conflitos e obter prazer instantâneo. Entre as práticas características do meio familiar de adolescentes que abusam de substâncias, temos a administração insatisfatória da família, a criação omissa, a disciplina e o monitoramento parental inadequados, a irritabilidade dos pais e os processos familiares coercitivos.[19]

Vínculos familiares fortes, estabelecimento de regras e limites claros e coerentes, supervisão, apoio, negociação e comunicação são fatores que protegem o adolescente do uso de drogas.[21] Características de pais "com autoridade", como suporte, monitoramento, envolvimento com os filhos e firmeza de medidas disciplinares, unidas ao afeto e ao respeito mútuos, são práticas importantes, que funcionam como fatores de proteção.[22] Além disso, a disponibilidade limitada de álcool e a desaprovação do beber pelo adolescente associam-se à iniciação mais tardia e/ou à ingestão de níveis reduzidos de álcool.[23]

O monitoramento parental inclui práticas como procurar localizar seus filhos, estar atento às suas atividades, saber quem são seus amigos, o que eles fazem no tempo livre e como eles gastam seu dinheiro. O suporte e o envolvimento parental referem-se à capacidade dos pais de responder às demandas dos filhos, sendo presentes e transmitindo o apoio necessário para a resolução dos problemas por eles vivenciados.

CONSIDERAÇÕES FINAIS

Independentemente da causa, seja psicológica, seja neurobiológica, devemos perceber que nem todas as nossas vontades viram poemas. Nossa inspiração nos abandona, e precisamos de limites para alguns desejos nada estéticos. Prazer nem sempre alivia, às vezes gera dor. Prazer *aqui e agora* não pode significar desprazer ali adiante, não podemos sair para qualquer parte, porque seguimos sendo nós mesmos ao longo da vida e não queremos sofrer enquanto vivermos. E prazer descontrolado pode levar a complicações, doença, morte. Quando somos capazes de compreender e aceitar que todos têm impulsos de vida, mas também têm impulsos de morte, iniciamos a caminhada para chegar mais perto de nós mesmos e, também, mais perto de alguns necessários limites. Deixamos algumas vontades só na fantasia, ou na poesia, para salvar nossa própria pele (e todo corpo que cabe dentro dela) e a pele de quem amamos. Castramo-nos, limitamo-nos por amor e por temor para não fazermos nada de que possamos nos arrepender profundamente, para poder gozar plenamente depois. E, quando não nos castramos, não gozamos nossa vida.

Ao fim, para matar nossa fome e sede, construímos e realizamos sonhos, mas não podemos abandonar esse confronto entre desejos e seus limites, entre dormir e acordar, entre nós e o outro, entre nós e o mundo, entre viver e simplesmente não morrer.

Seguimos querendo mandar *e-mails* (ou telegramas), mas também queremos muito que alguém os receba e responda. Mais ainda, seguimos querendo voltar para casa depois das guerras, das lutas que a vida nos obriga a enfrentar. E essa casa é nosso corpo, nossa mente e o outro que nos acolhe. Não podemos destruir "nosso lar", nosso corpo, nossa mente, nem o outro, que são ao mesmo tempo limites e continentes para nossas necessidades.

REFERÊNCIAS

1. Antunes A, Brito S, Fromer M. Comida. [Internet] 1987 [capturado em 30 abr. 2014]. Disponível em http://www.vagalume.com.br/titas/comida.html.

2. Freud S. Escritores criativos e devaneios. In: Freud S. Obras psicológicas completas de Sigmund Freud. Rio de Janeiro: Imago; 1996.

3. Freud S. Além do princípio do prazer. In: Freud S. Obras psicológicas completas de Sigmund Freud. Rio de Janeiro: Imago; 1996.

4. Klein M. Amor, culpa e reparação e outros trabalhos. Rio de Janeiro: Imago; 1996.

5. Paggi KP, Guareschi PA. O desafio dos limites: um enfoque psicossocial na educação dos filhos. Petrópolis: Vozes; 2004.

6. Outeiral J. Adolescer. Rio de Janeiro: Revinter; 2003.

7. Osório LC. Adolescente hoje. Porto Alegre: Artes Médicas; 1989.

8. Araujo GB, Sperb TM. Crianças e a construção de limites: narrativas de mães e professoras. Psicol Estud. 2009;14(1):185-94.

9. Levenfus RS. Geração zapping e o sujeito da orientação vocacional. In: Levenfus RS, Soares DHP. Orientação vocacional/ocupacional, novos achados teóricos, técnicos e instrumentais para a clínica, a escola e a empresa. Porto Alegre: Artmed; 2002.

10. Ericsson Press Release. Ericsson analisa a geração conectada no Brasil [Internet]. São Paulo: Ericsson Telecomunicações; 2013 [capturado em 30 abr. 2014]. Disponível em http://www.ericsson.com/br/news/2013-02-19-connected-po_254740124_c.

11. Santos FMF. Uma reflexão sobre a falta de limites: tematizando a alteridade [dissertação]. Rio de Janeiro: UFRJ; 2007.

12. Gleich P. Tentar entender não quer dizer perdoar. Porto Alegre: Zero Hora; 14 set. 2013: Segundo Caderno, p. 3.

13. Weinberg C, organizador. Geração delivery: adolescer no mundo atual. São Paulo: Sá; 2001.

14. Cecconello AM, Antoni C, Koller SH. Práticas educativas, estilos parentais e abuso físico no contexto familiar. Psicol Estud. 2003; 8 (n espec):45-54.

15. Taille Y. Limites: três dimensões educacionais. São Paulo: Ática; 2003.

16. Konrad K, Firk C, Uhlhaas PJ. Brain development during adolescence: neuroscientific insights into this developmental period. Dtsch Arztebl Int. 2013;110(25):425-31.

17. Breyer J, Winters KC. Adolescent brain development: implications for drug prevention [Internet]. Minnesota: Center for Substance Abuse Research; 2005 [capturado em 30 abr. 2014]. Disponível em: http://www.mentorfoundation.org/pdfs/prevention_perspectives/19.pdf.

18. Silva VA, Mattos HF. Os jovens são mais vulneráveis às drogas? In: Pinsky I, Bessa MA, organizadores. Adolescência e drogas. São Paulo: Contexto; 2004.

19. Schenker M, Minayo MCS. Fatores de risco e de proteção para o uso de drogas na adolescência. Ciênc Saúde Colet. 2005;10(3):707-17.

20. Domingues AE. Uso de drogas e estilos parentais percebidos na adolescência [dissertação]. Porto Alegre: UFRGS; 2011.

21. Freires IA, Gomes EMA. O papel da família na prevenção ao uso de substâncias psicoativas. Rev Bras Ciênc Saúde. 2012;16(1):99-104.

22. Paiva FS, Ronzani TM. Estilos parentais e consumo de drogas entre adolescentes: revisão sistemática. Psicol Estud. 2009;14(1):177-83.

23. Ryan SM, Jorm AF, Lubman DI. Parenting factors associated with reduced adolescent alcohol use: a systematic review of longitudinal studies. Aust N Z J Psychiatry. 2010;44(9):774-83.

CAPÍTULO 19

RESILIÊNCIA

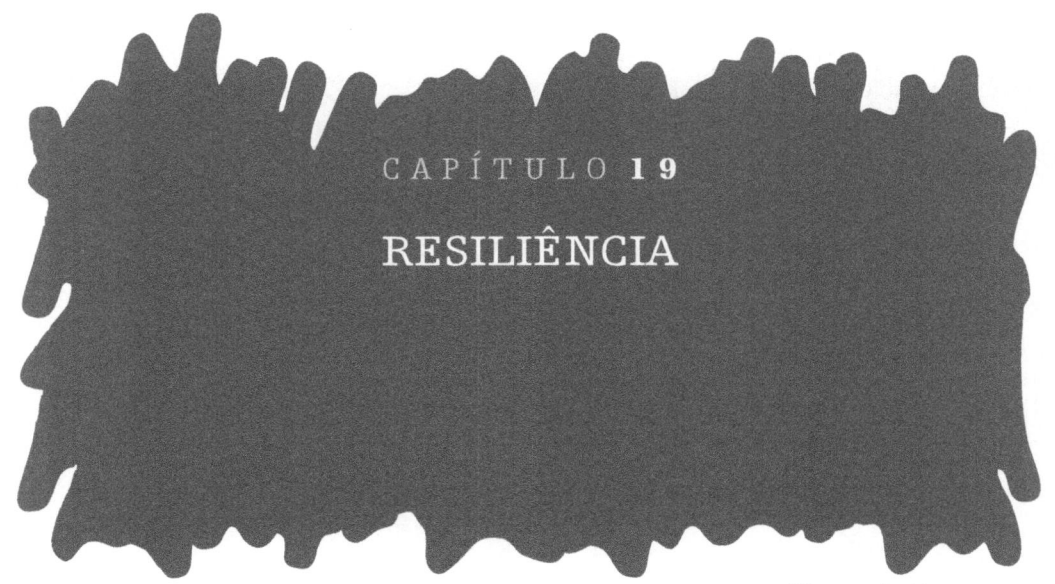

Neide A. Zanelatto
Raquel Zanelatto

> Quando a circunstância é boa, devemos desfrutá-la;
> quando não é favorável, devemos transformá-la, e
> quando não pode ser transformada,
> devemos transformar a nós mesmos.
> Viktor Frankl

A dependência química é vista como um fenômeno multifacetado, inserido em um contexto igualmente complexo, em função da quantidade de variáveis que nele interferem e que, da mesma forma, são influenciadas por sua presença. Fatores de risco e de proteção, presentes durante a vida de cada indivíduo, internos e externos a ele, atuam como facilitadores ou não da experimentação, do abuso e do desenvolvimento da dependência de substâncias.

Estudos recentes têm evidenciado que a resiliência, capacidade ou competência que permite que o indivíduo lide com eventos adversos de modo adequado, tende a proteger o adolescente e o jovem adulto da experimentação e do abuso de substâncias psicoativas.

Este capítulo tem como objetivo expor o conceito de resiliência, apresentar o modo como ela se constrói e discutir a relação que estabelece com o desenvolvimento ou com a prevenção da dependência química, bem como o papel do clínico, da escola, da família e da comunidade na construção dessa competência.

RESILIÊNCIA: CONCEITOS GERAIS

Inicialmente pertencente ao campo das ciências físicas e da natureza, o termo "resiliência" – capacidade de um corpo de retomar sua quantidade de energia original após deixar de estar sob efeito de um tensor que tenha nele provocado deformação elástica – tem sido utilizado pelos profissionais da área da saúde desde meados da década de 1980. A apropriação do termo pelas ciências humanas deu-se a partir da

> **mito**
> Para ser resiliente é preciso ser pessimista, pois assim não nos decepcionamos com o que acontece na vida.

imagem inspirada por essa propriedade dos materiais, que, atualmente, serve como metáfora para a capacidade de adaptação ou de funcionamento positivo de um indivíduo diante das adversidades a que venha a estar exposto em determinado momento de sua vida pessoal, afetiva ou profissional.

O estudo da resiliência teve início com investigações sobre a etiologia de psicopatologias, especialmente em crianças em condições de vulnerabilidade social, cujos pais apresentavam transtornos psiquiátricos, ou que viviam em contextos de escassez de recursos materiais ou, ainda, que estivessem expostas a situações de violência. Também foram propostos estudos buscando compreender o efeito de situações adversas, como a separação dos pais, ou de eventos traumáticos – abuso, abandono ou guerra – para a saúde mental da criança.[1]

A partir da década de 1990, a abordagem do tema ganhou força devido aos estudos desenvolvidos para identificar as causas do aumento do número de mortes por lesão corporal, homicídio e suicídio, em especial entre os jovens de países desenvolvidos ou em desenvolvimento, bem como do aumento da violência, do abuso de substâncias químicas, da incidência de doenças sexualmente transmissíveis e de gestações não planejadas entre jovens. Os resultados desses estudos apontaram a variabilidade das reações individuais a situações de estresse e às intensas mudanças sociais vividas em termos globais durante o século XX.

Esses estudos[1] indicaram que, embora submetidos aos mesmos fatores estressores ou a situações adversas similares, enquanto alguns jovens passaram a apresentar dificuldades em seu desenvolvimento, como consequência desses fatores, outros se mostraram capazes de recuperar-se e manter uma conduta adaptativa, apesar dos eventos adversos. Isto é, mostraram-se resilientes.

Duas diferentes abordagens do conceito de resiliência são possíveis, uma vez que ela pode ser compreendida tanto como resultado, ou seja, vista como um comportamento adaptativo que se sucede a um evento estressor, quanto como recurso, isto é, característica do indivíduo que atua como fator protetor ante situações adversas.[2] No segundo caso, a resiliência estaria associada a um conjunto de traços de personalidade, em certa medida, estáveis, que permitiriam ao indivíduo mostrar-se mais competente para superar diversas situações de estresse pelas quais passasse ao longo de sua vida, mantendo sua saúde e qualidade de vida.

No entanto, sabe-se que, embora esteja associada à história pessoal do indivíduo, o modo como cada um reage a situações adversas depende não somente de recursos internos como também daqueles que o meio externo oferece, constituindo-se, assim, um processo coletivo.

De acordo com Becoña,[2] em uma situação de estresse, três fatores atuam sobre o comportamento do indivíduo, influenciando-o: o temperamento e as características de personalidade individuais; a dinâmica ou estrutura familiar; e o amparo social oferecido pelas instituições que compõem o meio em que está inserido. Não só esses fatores, como também o número, a intensidade e a duração de eventos estressores a que uma criança – em especial na primeira infância – esteja exposta também influenciarão sua capacidade de resiliência.

Lindstron[4] chama ainda atenção para a importância dos elementos que atuam como fatores de proteção, capazes de diminuir o impacto de eventos traumáticos nos indivíduos. Esses fatores alterariam as respostas da pessoa ao perigo oferecido pelo meio.

Vale destacar que as características individuais que determinarão o quão resiliente o indivíduo será incluem suas habilidades cognitivas e sua capacidade de reflexão diante de situações novas. Habilidades emocionais, interpessoais, sociais e acadêmicas estariam associadas ao desenvolvimento de indivíduos mais resilientes. Da mesma maneira, as competências de trabalho, de reestruturação, de planejamento e de soluções de problemas também contribuiriam para esse processo. Becoña[2] considera que o otimismo, a empatia, a competência intelectual, a autoestima, a capacidade de realizar *insights* e a perseverança seriam os seis fatores a compor a resiliência em adolescentes e adultos.

RESILIÊNCIA E PESSIMISMO

Lindstron[1] oferece elementos para a reflexão sobre fatores que interferem na construção da resiliência ao enfatizar que não basta que o indivíduo tenha recursos materiais e psicológicos que lhe permitam administrar melhor os acontecimentos de sua vida; é importante que tenha também a capacidade de fazer uso desses mecanismos. É importante que seja capaz de estabelecer um ponto de vista (ideológico, político ou religioso) a respeito da vida, tenha suporte social e esteja envolvido em atividades sociais que lhe gratifiquem, mas somente esses elementos não garantem a superação das situações adversas às quais seja exposto.

É fundamental que o indivíduo tenha a habilidade de acessar esses elementos, integrando-os em um juízo global e abrangente que lhe permita considerar que todos os eventos que lhe aconteçam sejam passíveis de compreensão e significação e possam ser compreendidos como algo cuja administração é possível. Essa habilidade, mais vinculada ao conceito de otimismo do que ao de pessimismo, mas ainda assim fundada na realidade do indivíduo, seria um fator essencial ao desenvolvimento da resiliência.

> **Verdade**
>
> Em geral, as pessoas resilientes são mais otimistas do que pessimistas. Elas tendem a interpretar as adversidades como eventos que acontecem na vida de todas as pessoas, e não apenas na sua própria. O excesso de otimismo pode ser perigoso e pode gerar uma armadilha para a pessoa. A interpretação da realidade deverá estar fundamentada em evidências, e não em adivinhações positivas do futuro.

RESILIÊNCIA E A FLEXIBILIZAÇÃO DO PENSAMENTO

"O que perturba o ser humano não são os fatos, mas a interpretação que ele faz dos fatos", frase dita no século I d.C., por Epíteto, sintetiza a premissa básica das terapias cognitivo-comportamentais. Assim, diferentes pessoas, diante de um mesmo estímulo ou evento, podem apresentar diferentes percepções, gerando, a partir daí, sentimentos, comportamentos e

> **mito**
> Resiliência é uma capacidade inata, faz parte do destino de uma pessoa.

reações fisiológicas completamente diversos. Não é uma questão de pensar de forma positiva, pois se realmente tentarmos apenas ter pensamentos positivos, ao experimentarmos um estado de humor intenso, podemos deixar de perceber que algo pode estar errado. A questão reside em olhar um mesmo evento ou problema a partir dos mais variados pontos de vista – quer positivos, quer negativos ou mesmo neutros –, o que pode levar o indivíduo a tirar novas conclusões da situação, bem como a pensar em novas soluções para o problema, se for o caso. As influências do meio ajudam a determinar as atitudes, as crenças e os pensamentos que se desenvolvem na infância e que, com frequência, se não modificados, tendem a persistir durante toda a vida.[6]

A capacidade de mostrar-se resiliente parece estar ligada a determinadas formas de perceber e decodificar a realidade, cuja base está nas crenças mais internas, construídas ao longo da vida do indivíduo. Desenvolvido a partir dos pressupostos da teoria cognitiva e da teoria dos esquemas, o modelo que segue pressupõe grupamentos de crenças que são denominados Modelos de Crenças Determinantes (MCD), e que interferem na formação da resiliência:[3]

- **MCD de autocontrole**: refere-se à capacidade de administrar as emoções diante de uma situação inesperada. Uma leitura adequada das "pistas" recebidas pelas outras pessoas reorienta a interpretação dos fatos e, consequentemente, o comportamento.
- **MCD de leitura corporal ou controle dos impulsos**: é a capacidade de não se deixar levar impulsivamente pela vivência de uma forte emoção, regulando a intensidade de seus impulsos no sistema neuromuscular.
- **MCD de otimismo**: é a tendência a decodificar os fatos de vida a partir de uma forma em que a esperança seja um fator importante. Há uma crença de que o destino pode ser "controlado", mesmo quando o poder de decisão não está em suas mãos.
- **MCD de análise do ambiente**: é a capacidade de identificar precisamente as causas, as relações e as implicações dos problemas, conflitos e adversidades presentes no ambiente. Essa capacidade habilita o indivíduo a se colocar em posições mais seguras no lugar de situações de alto risco.
- **MCD de empatia**: capacidade do indivíduo de compreender os estados psicológicos de outras pessoas como se estivesse no lugar delas. Essa habilidade facilita a aproximação, a interação e a conexão entre as pessoas.
- **MCD de autoeficácia**: é a capacidade de sentir-se convicto quanto à tomada de decisões e eficaz quanto à ação nas escolhas feitas.
- **MCD de alcance das pessoas**: é a capacidade de se vincular a outras pessoas, para viabilizar soluções para as adversidades da vida, sem receio ou medo do fracasso, aumentando, assim, as redes de suporte e apoio.
- **MCD de sentido da vida**: é a capacidade de compreensão de um propósito de vida, promovendo um enriquecimento do valor da vida, fortalecendo a pessoa para preservá-la ao máximo.

Essa referência teórica preconiza que, quanto mais o indivíduo compartilha dos conjuntos de crenças geradoras das capacidades apresentadas, maior a chance do desenvolvimento e da manutenção da resiliência. Sabemos, no entanto, que alguns meios são tão desafiadores que se torna difícil para qualquer pessoa manter uma atitude positiva diante de tais situações. Mudar seu pensamento, portanto, pode, muitas vezes, não mudar a situação em que a pessoa está envolvida, mas pode mudar sua disposição em buscar ajuda ou uma nova solução para o problema.

RESILIÊNCIA: FATOR DE PROTEÇÃO PARA O DESENVOLVIMENTO DA DEPENDÊNCIA QUÍMICA

Muitos estudos evidenciam que a resiliência pode ser um fator protetor para o desenvolvimento da dependência de substâncias tanto lícitas quanto ilícitas. Um estudo de revisão,[2] publicado em 2007, deixa claro que, tanto em estudos longitudinais, com até 30 anos de seguimento, como em estudos transversais, a baixa capacidade de resiliência está relacionada a maior propensão à experimentação, ao abuso e à dependência de drogas lícitas ou não. Altos níveis de estresse parecem estar ligados a maior tendência ao uso de substâncias;[8] a redução desses níveis, portanto, seria uma chave de proteção para adolescentes e jovens, que é ativada na presença da resiliência.

Sabe-se que a resiliência está relacionada à flexibilidade cognitiva, que permite ao indivíduo perceber a realidade de uma forma mais funcional, e que essa nova forma de percepção da realidade está associada a estados de humor adequados sem alterações graves de um pólo a outro. Estudos evidenciam que estados positivos de humor e formas funcionais de reação ao estresse estão ligados à prevenção do uso de álcool.[9] Uma pesquisa conduzida com 50 jovens, tendo como objetivo mostrar o quanto a resiliência pode ser considerada um fator de proteção para o uso de substâncias, evidenciou que a crença de que "a droga não é para mim", que o uso de substâncias não é compatível com os objetivos pessoais e a presença de habilidades pessoais para enfrentar e resistir à experimentação são fatores que, inter-relacionados, conferem ao jovem uma situação protetiva em relação ao uso e abuso de substâncias.

Um estudo recente, conduzido por Weilland e colaboradores,[10] também concluiu que quanto maior o nível de resiliência entre jovens de 18 a 22 anos, menor a chance de que eles façam uso de substâncias, menor o número de problemas decorrentes do uso de álcool e melhor o desempenho da memória de trabalho. A idade de início da experimentação também se mostrou mais retardada nesse grupo, bem como se notou menor índice de uso tanto de drogas ilícitas quanto de tabaco.[11] Esses mesmos resultados são observados quando os adolescentes são expostos a programas de prevenção em escolas que têm o desenvolvimento da resiliência como uma meta fundamental.[12]

Estudos realizados com adolescentes que viveram em famílias em que ao menos um dos pais era dependente de substâncias evidenciaram que a experiência de viver em um lar em que a adversidade está diretamente relacionada ao uso de drogas pode gerar resiliência nes-

> *Verdade*
> Resiliência é uma competência que vai sendo construída e aprendida ao longo da vida por meio de um processo multifatorial contínuo.

> **Mito**
> As pessoas resilientes não experimentam dor e sofrimento como as pessoas menos resistentes.

ses jovens e protegê-los do uso.[13] Um estudo conduzido com crianças inseridas em famílias em que um dos pais era dependente de opiáceos apresentou resultados – embora limitados pelo tamanho da amostra – indicando que as meninas mostram-se mais resilientes do que os meninos no enfrentamento de adversidades ligadas ao uso de substâncias.[14]

Embora há mais de cinco décadas se estude, em programas de prevenção, quais as principais condutas a serem adotadas, só recentemente a questão do desenvolvimento da resiliência tem sido considerada uma prática importante. Atualmente, um estudo está sendo conduzido na Austrália, em 32 escolas selecionadas de modo aleatório (20 escolas com projeto de intervenção e 12 escolas como grupo-controle), com 3.600 alunos entre 12 e 13 anos, com o consentimento dos pais, com o objetivo conhecer, em um seguimento de três anos, a partir do projeto de intervenção, dois principais desfechos: uso de substâncias e desenvolvimento de resiliência. Esse estudo foi desenhado a partir de um projeto-piloto que apresentou desfechos positivos para a diminuição do uso de substâncias lícitas e ilícitas, bem como para o desenvolvimento da resiliência entre os jovens.

> **Verdade**
> A dor e o sofrimento são experimentados por todas as pessoas, em algum momento de suas vidas, pelas resilientes e pelas não resilientes. A diferença reside na forma de encarar os eventos, dando um significado próprio para eles, de modo que a dor e o sofrimento serão recebidos de maneira menos catastrófica e mais funcional. As experiências de dor e sofrimento têm um significado tal que contribuem, no futuro, para o desenvolvimento de uma capacidade de adaptação maior às adversidades da vida.

ESCALA DE RESILIÊNCIA: MENSURAÇÃO DOS NÍVEIS DE ADAPTAÇÃO PSICOSSOCIAL DIANTE DE EVENTOS ADVERSOS DE VIDA

Pesce R.P.[16] e colaboradores procederam à adaptação e validação de uma escala de resiliência que indica o quanto o indivíduo reage de forma adaptativa aos eventos estressantes da vida (Tabela 19.1). Constituída por 25 itens, descritos de forma positiva, com respostas variando de 1 (discordo totalmente) a 7 (concordo totalmente) e escores variando de 25 a 175 pontos, a escala mostrará que, quanto maior o número de pontos obtidos, maior o potencial de resiliência do indivíduo. A construção da escala baseou-se em três fatores principais: resolução de ação e valores (itens 1, 2, 6, 8, 10, 12, 14, 16, 18, 19, 21, 23, 24 e 25), independência e determinação (itens 5, 7, 9, 11, 13 e 22) e autoconfiança e capacidade de adaptação a situações (itens 3, 4, 15, 17 e 20).

Tabela 19.1
Escala de resiliência

Marque o quanto você concorda ou discorda das seguintes afirmações:

	DISCORDO TOTALMENTE	DISCORDO MUITO	DISCORDO POUCO	NEM DISCORDO, NEM CONCORDO	CONCORDO POUCO	CONCORDO MUITO	CONCORDO TOTALMENTE
1. Quando faço planos, eu os levo até o fim	1	2	3	4	5	6	7
2. Eu costumo lidar com os problemas de uma forma ou de outra	1	2	3	4	5	6	7
3. Eu sou capaz de depender de mim mais do que de qualquer outra pessoa	1	2	3	4	5	6	7
4. Manter interesse nas coisas é importante para mim	1	2	3	4	5	6	7
5. Eu posso estar por minha conta, se eu precisar	1	2	3	4	5	6	7
6. Eu sinto orgulho de ter realizado coisas em minha vida	1	2	3	4	5	6	7
7. Eu costumo aceitar as coisas sem muita preocupação	1	2	3	4	5	6	7
8. Eu sou amigo de mim mesmo	1	2	3	4	5	6	7
9. Eu sinto que posso lidar com várias coisas ao mesmo tempo	1	2	3	4	5	6	7
10. Eu sou determinado	1	2	3	4	5	6	7
11. Eu raramente penso sobre o objetivo das coisas	1	2	3	4	5	6	7
12. Eu faço as coisas um dia de cada vez	1	2	3	4	5	6	7

→

Tabela 19.1 (continuação)
Escala de resiliência

Marque o quanto você concorda ou discorda das seguintes afirmações:

	DISCORDO TOTALMENTE	DISCORDO MUITO	DISCORDO POUCO	NEM DISCORDO, NEM CONCORDO	CONCORDO POUCO	CONCORDO MUITO	CONCORDO TOTALMENTE
13. Eu posso enfrentar tempos difíceis, porque já experimentei dificuldades antes	1	2	3	4	5	6	7
14. Eu sou disciplinado	1	2	3	4	5	6	7
15. Eu mantenho interesse nas coisas	1	2	3	4	5	6	7
16. Eu normalmente posso achar motivos para rir	1	2	3	4	5	6	7
17. Minha crença em mim mesmo me leva a atravessar tempos difíceis	1	2	3	4	5	6	7
18. Em uma emergência, eu sou uma pessoa com quem os outros podem contar	1	2	3	4	5	6	7
19. Eu posso, geralmente, olhar uma situação de diversas maneiras	1	2	3	4	5	6	7
20. Às vezes, eu me obrigo a fazer coisas, querendo ou não	1	2	3	4	5	6	7
21. Minha vida tem sentido	1	2	3	4	5	6	7
22. Eu não insisto em coisas a respeito das quais eu não posso fazer nada	1	2	3	4	5	6	7
23. Quando estou numa situação difícil, eu normalmente acho uma saída	1	2	3	4	5	6	7

→

Tabela 19.1 (continuação)
Escala de resiliência

Marque o quanto você concorda ou discorda das seguintes afirmações:							
	DISCORDO TOTALMENTE	DISCORDO MUITO	DISCORDO POUCO	NEM DISCORDO, NEM CONCORDO	CONCORDO POUCO	CONCORDO MUITO	CONCORDO TOTALMENTE
24. Eu tenho energia suficiente para fazer o que tenho que fazer	1	2	3	4	5	6	7
25. Tudo bem se há pessoas que não gostam de mim	1	2	3	4	5	6	7

Fonte: PesceRP, Assis SG, Avanci JQ, Santos NC, Malaquias JV e Carvalhaes R. Adaptação transcultural, confiabilidade e validade da escala de resiliência. Cad. SaúdePublica (RJ) 21(2), 436-448, 2005.

DESENVOLVENDO RESILIÊNCIA

Na clínica

A partir da intersecção de dois referenciais teóricos – a teoria cognitiva e a psicologia positiva – surge um modelo da terapia cognitivo-comportamental que não apenas busca uma forma de fazer o indivíduo lidar adequadamente com situações de estresse, mas que também promove o aumento da felicidade, da coragem, da resiliência e de outras características positivas. Padesky e colaboradores,[17] baseando-se nas boas práticas das terapias cognitivo-comportamentais, elaboraram uma abordagem altamente colaborativa e empírica para o desenvolvimento da resiliência em pacientes. Há ênfase na técnica da descoberta guiada (em que o paciente desafia seus pensamentos de forma sistematizada), objetivando testar suas crenças-chave e ampliar as observações do paciente.

É importante que tanto o terapeuta quanto o paciente acreditem que: a mudança é sempre possível; todos temos pontos fortes e habilidades para serem descobertas; e todos temos a capacidade para, após a queda, nos levantarmos novamente.

Esse modelo inclui a prática de quatro passos para o desenvolvimento da resiliência, a saber:

1. Identificação dos pontos fortes: a pesquisa mostra que existem seis áreas de competência (capacidade de persistir ante os obstáculos ou quando necessário, aceitar condições que não podem ser modificadas) que favorecem o desenvolvimento da resiliência, e dentro dessas áreas busca-se encontrar os pontos fortes:

- Física: boa saúde e temperamento fácil
- Espiritual: manutenção da esperança, sentido nas adversidades da vida

- Moral: capacidade de contribuir com outras pessoas e envolver-se em tarefas social ou economicamente úteis
- Emocional: habilidades para gerir as emoções, adiar gratificações, manter de forma realista uma boa autoestima
- Social, relacional: sensação de segurança e sentimento de confiança nas outras pessoas
- Cognitiva: leitura, capacidade de planejamento, autoeficácia, inteligência, avaliação cognitiva adequada

A autora sugere que se identifiquem, em três áreas principais, a partir de uma pesquisa, os comportamentos que se mantêm constantes e fortes, mesmo diante dos problemas. É importante notar que nem sempre o paciente está consciente da existência dessas competências.

2. Construção de um modelo pessoal de resiliência: usando habilidades básicas de aconselhamento, vão-se fazendo resumos e validando as experiências do paciente. Pode-se, nessa fase do processo, utilizar metáforas, histórias de outros pacientes, a fim de que o paciente se engaje na construção de um modelo próprio de resiliência.

O que o paciente já alcançou (em que área da vida foi bem-sucedido, quais problemas resolveu), o que foi superado (quais foram os obstáculos específicos, desafios ou contratempos enfrentados de forma adequada), como isso foi feito (quais as táticas específicas que ajudaram na superação dos obstáculos para se chegar ao sucesso – descrever em detalhes para possível replicação), qual a principal estratégia (resumo em frases curtas) e, por fim, como essas estratégias podem ser testadas ou aplicadas para a resolução ou o enfrentamento de problemas em outras áreas da vida de forma eficaz são algumas das perguntas que orientam a construção de um modelo de resiliência.

3. Aplicação deste modelo às áreas de dificuldades na vida: a partir da identificação de um problema específico e de uma meta em relação a esse problema, auxilia-se o paciente na identificação das estratégias cognitivas e comportamentais para lidar com a situação de maneira positiva.

4. Prática da resiliência: utilizam-se os experimentos comportamentais de modo a testar as crenças disfuncionais sobre sua capacidade de resistir, construindo cada vez mais uma crença funcional a respeito da capacidade de enfrentar situações adversas de forma a superá-las e aprender com elas.

Na família

A família, sempre vista como um núcleo que se responsabilizaria por crianças ou adolescentes problemáticos, em função do modelo que utilizava para o aprendizado ou para as deficiências apresentadas que geravam o problema nos filhos, começa a ser investigada por alguns autores de forma mais salutar. Autores conduziram os primeiros estudos que procuravam investigar quais os aspectos saudáveis, em vez de os doentios das famílias, voltados para as habilidades de enfrentamento,[18] chegando a quatro tipos, dependendo da forma como elas lidavam com situações e em função do relacionamento entre os membros: vulneráveis, seguras, duráveis e regenerativas.

Walsh F.[19] em seu trabalho de pesquisa clínica, desenvolveu um modelo de terapia que pode ser útil para famílias e indivíduos que lidam com a adversidade. De acordo com essa autora, uma estrutura familiar resiliente pode estar presente nas mais variadas estruturas familiares, até quando se fala em um contexto de adoção, por exemplo.

A autora apresenta nove "chaves para a resiliência" em três diferentes áreas: sistema de crenças familiares, recursos e organização familiares e processos de comunicação familiares.

1. Sistema de crenças familiares: refere-se à forma como se atribui significado às adversidades, valorizando as relações interpessoais, contextualizando os eventos estressores como parte do ciclo de vida, acreditando que os desafios surgidos a partir das crises vivenciadas podem ser enfrentados. Essas crenças determinam um jeito específico de enxergar a vida e eliciam comportamentos em que a iniciativa, a perseverança, o encorajamento, a esperança, o otimismo e a capacidade de aceitação, principalmente daquilo que não pode ser mudado, são presenças constantes. Essas crenças ainda dão suporte à formação de um conjunto de valores e posturas relacionados à espiritualidade. Algumas famílias encontram forças, conforto e guiam-se na adversidade mediante suas conexões com suas tradições culturais e religiosas.

2. Recursos e organização familiares: famílias resilientes apresentam uma estrutura de flexibilidade que permite a adaptação necessária a novos eventos de vida no que concerne a papéis ou regras. Reorganizam-se diante das mudanças; um elemento do grupo toma a frente, guiando os mais vulneráveis naquele momento, para enfrentar aquela adversidade. O apoio mútuo, a colaboração, o compromisso, o respeito às diferenças, às necessidades e aos limites individuais são características dessas famílias. Destaca-se, ainda neste tópico, a presença de uma rede de suporte social fortalecida, favorecendo a construção de um sistema de segurança do ponto de vista sociofinanceiro: há equilíbrio entre o trabalho e as exigências familiares.

3. Processos de comunicação familiares: nessas famílias, a comunicação se estabelece de maneira clara, com mensagens consistentes (as palavras e ações são condizentes), evitando-se um estilo de comunicação ambígua, oferecendo-se esclarecimento sempre que necessário, favorecendo-se a expressão emocional de modo a compartilharem sentimentos positivos e negativos (felicidade e tristeza, esperança e medo), propiciando interações mais prazerosas e bem-humoradas. Há presença de comportamento empático nas relações, nas quais há tolerância em relação às diferenças individuais; cada um se responsabiliza pelos próprios sentimentos e comportamentos, não se buscando constantemente um "culpado". No tocante à resolução de problemas, nessas famílias, observa-se um processo em que a tomada de decisões é compartilhada, com foco nos objetivos, postura proativa, enfatizando-se o processo de aprendizagem com a experiência passada (erros), preparando-se para futuros desafios.

Estudos revelam que há um importante reconhecimento de que um repertório elaborado de habilidades sociais dos pais, servindo como base para uma atuação educacional junto aos filhos, está relacionado com a presença de capacidade de ajustamento e comportamento resiliente na infância.[20]

Na comunidade

Desde meados da década de 1990, a Organização Mundial da Saúde (OMS) passou a produzir documentos e a favorecer estudos que enfatizassem a avaliação de políticas, leis e programas relacionados à juventude e que permitissem um melhor entendimento do contexto cultural e dos sistemas sociais que afetam o desenvolvimento de crianças e adolescentes. Essa preocupação esteve associada à identificação de que estratégias de promoção de saúde funcionam como fatores de proteção para o desenvolvimento da resiliência nessa população, evitando que esses jovens venham a apresentar comportamentos como abuso de substâncias ou atos de violência.

É importante considerar que os jovens desenvolvem-se dentro de diversas arenas sociais além do grupo familiar, tais como o contexto sociocultural e histórico e os sistemas educacionais e de trabalho. No atual contexto, caracterizado por transformações rápidas e intensas, muitas vezes as instituições encontram dificuldades em transmitir aos jovens valores claros e coerentes com suas práticas. Sabe-se que quanto mais estiverem integrados os diferentes grupos sociais em que o jovem está inserido, maiores serão as chances de que a criança ou adolescente consiga enxergar sua realidade como um todo coerente.

A Organização das Nações Unidas (ONU) tem orientado os governos dos países que a compõem a atuar de modo preventivo, executando medidas que visem a construção de "comunidades resilientes". De acordo com um documento elaborado pela Secretaria de Segurança Pública do governo mexicano,[21] uma comunidade resiliente caracteriza-se por apresentar:

- identidade cultural
- autoestima coletiva
- hierarquização de valores
- capacidade de autocuidado
- altruísmo
- serviços sociais
- moralidade compartilhada
- atitude criativa
- vida esportiva
- participação cidadã
- democracia ativa
- honestidade estatal
- diversidade econômica

O mesmo documento orienta gestores sobre como proceder a fim de construir resiliência social em comunidades que apresentam situações de risco para aqueles que as compõem. Para tanto, propõe cinco etapas:

1 **Identificação do problema**: consiste em analisar as demandas sociais e em procurar harmonizar os interesses dos diferentes grupos que componham a comunidade com os das autoridades e lideranças locais.
2 **Sensibilização**: corresponde a informar a população local a respeito da importância de participar da solução do problema social identificado na comunidade, a fim de motivá-la a participar. A comunidade deve estar ciente e de acordo com os passos que serão dados a fim de se chegar à resolução do problema.

3 **Investigação diagnóstica e participação**: nessa etapa, é criado um grupo que funcionará como detonador das ações. Ele será responsável, inicialmente, por elaborar um diagnóstico situacional participativo, a fim de selecionar projetos de intervenção a serem desenvolvidos junto à comunidade. A execução dos projetos, na maioria das vezes, demanda a capacitação de formadores e a criação de lideranças.
4 **Fortalecimento das redes**: para que haja manutenção dos aspectos construídos na fase de intervenção, é fundamental que se estabeleça uma rede preventivo-assistencial na comunidade. Essa rede pode ser potencializada por meio de alianças com organizações não governamentais (ONGs) e instituições públicas. O sistema de prevenção da comunidade deve ser integrado.
5 **Monitoramento e avaliação**: a cada etapa, devem-se avaliar os resultados obtidos, a fim de replanejar estratégias e projetos que não se apresentem efetivos, bem como institucionalizar processos que tenham se mostrado eficazes na construção de comunidades resilientes.

A fim de favorecer a resiliência, os projetos de intervenção devem focar-se em não apenas promover informação aos membros da comunidade sobre os riscos a que estão expostos e sobre como proteger-se deles, mas também em desenvolver neles habilidades para: a prática de esportes, estratégias de comunicação, resolução de problemas, tomada de decisões, reflexão crítica, assertividade, proteção diante da pressão grupal, escolha de pares, melhoramento pessoal e diminuição do estresse.

Na escola

Depois da família, a escola é o principal grupo que favorece a aquisição de competências necessárias para lidar com adversidades de maneira saudável. De acordo com Minayo,[22] com base em uma revisão da literatura que relaciona resiliência e educação, a escola constitui um espaço privilegiado para a construção de resiliência, pois, além de agrupar diferentes sistemas humanos, permite que se construam relações de cuidado e proteção entre professores e alunos.

Diversos estudos sobre as relações entre resiliência e o ambiente educacional têm sido desenvolvidos; no entanto, na prática, muitos educadores ainda não conhecem o conceito ou não têm informações sobre como favorecer o desenvolvimento da resiliência por meio da prática educativa. A discussão a respeito da resiliência na escola pode estar alicerçada sobre dois diferentes focos:

- a construção da resiliência em jovens e crianças que estejam expostos a situações de violência e de vulnerabilidade social
- o desenvolvimento da resiliência nos professores e demais profissionais de educação, a fim de que possam responder de modo mais flexível às adversidades do ambiente escolar

Considerando o primeiro foco,[23] defende-se que a escola deve assumir seu papel na construção da resiliência dos educandos, uma vez que este não é um processo individual, mas necessariamente coletivo. As relações que se estabelecem no cotidiano escolar entre professores e alunos podem favorecer a construção de laços de confiança e de recursos internos que permitam uma postura resiliente.

A partir das concepções desenvolvidas pelas autoras, é possível apontar que as relações estabelecidas no ambiente escolar devem favorecer os seguintes aspectos:

- **comunicação**: que torna possível o estabelecimento de vínculos e o compartilhamento de informações, pensamentos e sentimentos com o outro
- **responsabilidade pela vida:** que permite que se desenvolva a capacidade de assumir a responsabilidade por suas escolhas, preservando-se da exposição a fatores de risco
- **convicções sobre valores:** que favorecem a construção da autoestima e permitem avançar e suportar adversidades com a "consciência limpa", resistindo à culpabilização, aceitando as responsabilidades, reconhecendo os erros e sendo capaz de buscar superá-los
- **empatia:** que permite interpretar a situação adversa a partir de outros pontos de vista, flexibilizando o olhar sobre o problema

É importante considerar que as instituições, inclusive as escolares, reproduzem, em suas práticas cotidianas, situações de violência, seja objetivamente (por meio de agressões verbais ou físicas), seja de modo simbólico (por meio de práticas autoritárias). Minayo (2013) aponta para a importância de que professores, gestores, funcionários e a comunidade de pais e alunos tenham acesso a propostas e projetos que visem à produção de um "clima dialógico", em que todos possam aprender a ouvir e ser ouvidos. Os aspectos destacados como fundamentais ao estabelecimento de relações que favoreçam a resiliência poderiam ser desenvolvidos nesses espaços de diálogo e interação organizados dentro da escola. Não basta propor ações pontuais que visem à construção da resiliência nos estudantes ou em suas famílias, é fundamental que a escola se transforme em uma "comunidade resiliente", capaz de lidar de forma saudável e adequada com as adversidades e os fatores de estresse que permeiam sua história institucional e seu ambiente.

As propostas que focam a atuação junto ao professor partem do princípio de que a construção de uma escola resiliente exige um cuidado especial com os professores, uma vez que eles são os verdadeiros mediadores entre a instituição e os alunos, aqueles que estabelecem relações mais próximas e duradouras com seus alunos e que, muitas vezes, se constituem como modelos. É importante que o professor se construa como alguém resiliente, desenvolvendo aspectos como autoconfiança, liderança, habilidades interpessoais, entre outros.

CONSIDERAÇÕES FINAIS

O comportamento de beber ou usar outra substância ilícita pode ser compreendido pela teoria cognitiva como uma estratégia compensatória para lidar com um pensamento automático negativo (que pode estar baseado em um esquema de vulnerabilidade ou incapacidade, por exemplo). Quanto maior a flexibilidade do pensamento, mais funcionais serão a percepção e a interpretação das situações vividas, minimizando a chance do uso desse tipo de estratégia para lidar com as emoções decorrentes.

Uma competência que pode ser desenvolvida, a resiliência não deve ser confundida com vulnerabilidade, nem ser vista como fator de proteção absoluta, mas sim como uma possibilidade de enfrentamento, de adaptação e superação de situações de risco.

Construída ao longo da vida, resultante da interpretação de forma menos catastrófica dos eventos de vida e, consequentemente, retroalimentada por essa mesma forma de interpretação, tem na família, na escola e na comunidade um suporte importante para seu desenvolvimento. A família, primeiro modelo para a construção de um repertório de habilidades de enfrentamento, será seguida pelos modelos apresentados na escola e depois na comunidade como um todo.

Na prevenção ao uso de substâncias psicoativas, seja na experimentação pura e simples, fruto da curiosidade dos jovens, seja no uso abusivo, decorrente do uso frequente acrescido do significado a ele atribuído, a resiliência, forma flexível de interpretar a realidade e, consequentemente, de lidar com ela de maneira positiva, é uma ferramenta importante, na construção da qual se deve investir.

REFERÊNCIAS

1. Becoña E. Resiliencia y consumo de drogas: una revisión. Adicciones. 2007;19(1):89-101.

2. Lindstrom B. The meaning of resilience. Int J Adolesc Med Health. 2011;13(1):7-12.

3. Pereira M, Cardoso M, Alves S, Narciso I, Canavarro MC. Estudos preliminares das características psicométricas da Escala de Resiliência para Adultos (ERA). In: Pereira A, Calheiros M, Vagos P, Direito I, Monteiro S, Silva CF, et al., organizadores. Livro de atas VIII Simpósio Nacional de Investigação em Psicologia. Associação Portuguesa de Psicologia; 2013. p. 94-103.

4. Martins M, Araujo FMB. Pedagogia social e resiliência: diálogos possíveis. Arq Anal Polít Educ. 2013;21(45):2-11.

5. Beck JS. Terapia cognitiva: teoria e prática. Porto Alegre: Artmed; 1997.

6. Greenberger D, Padesky CA. A mente vencendo o humor. Porto Alegre: Artmed; 2007.

7. Barbosa G. Os pressupostos nos estilos comportamentais de se expressar resiliência. In: Kreinz G. Pavan OH, Andrade RG, editores. Divulgação científica: enfrentamentos e indagações. São Paulo: NJR/USP; 2010.

8. Braverman MT. Applying resilience theory to the prevention of adolescent substance abuse. Focus. 2001;7:1-12.

9. Mchugh RK, Kaufman JS, Frost KH, Fitzmaurice GM, Weiss RD. Positive affect and stress reactivity in alcohol-dependent outpatients. J Stud Alcohol Drugs. 2013;74(1):152-7.

10. Dillon L, Chivite-Matthews N, Grewal I, Brown R, Webster S, Weddel E, et al. Risk, protective factors and resilience to drug use: identifying resilient people and learning from their experiences [Internet]. Lodon: Home Office; 2007 [capturado em 30 abr. 2014]. Disponível em http://dera.ioe.ac.uk/8471/1/rdsolr0407.pdf.

11. Weiland BJ, Nigg JT, Welsh RC, Yau WY, Zubieta JK, Zucker RA, et al. Resiliency in adolescents at high risk for substance abuse: flexible adaptation via subthalamicnucleous and linkage to drinking and drug use in early adulthood. Alcohol Clin Exp Res. 2012;36(8):1355-64.

12. Hodder RK, Daly J, Freund M, Bowman J, Hazell T, Wiggers J. A school-based resilience intervention to decrease tobacco, alcohol and marijuana use in high school students. BMC Public Health. 2011;11:722.

13. Ronel N, Haimoff-Ayali R. Risk and resilience: teh family experience of adolescents with na addicted parent. Int J Offender Ther Comp Criminol. 2010;54(3):448-72.

14. Skinner ML, Haggerty KP, Fleming CB, Catalano RF. Predicting functional resilience among young-adult children of opiate-dependent parents. J Adolesc Health. 2009;44(3):283-90.

15. Hodder RK, Freund M, Bowman J, Wolfenden L, Campbell E, Wye P, et al. A cluster randomized trial of a school-based resilience intervention to decrease tobacco, alcohol and illicit drug use in secondary school students: study protocol. BMC Public Health. 2012;12:1009.

16. Pesce RP, Assis SG, Avanci JQ, Santos NC, Malaquias JV, Carvalhaes R. Adaptação transcultural, confiabilidade e validade da escala de resiliência. Cad Saude Publica. 2005;21(2):436-48.

17. Padesky CA, Mooney KA. Strengths-based cognitive-behavioural therapy: a four step model to build resilience. Clin Psychol Psychother. 2012;19(4):283-90.

18. McCubbin HI, McCubbin MA. Typologies of resilient families: emerging roles of social class and ethnicity. Family Relations. 1988;37(3):247-54.

19. Walsh F. Strengthening family resilience. 2nd ed. New York: Guilford; 2006.

20. Cia F, Pamplin RCO, Del Prette ZAP. Comunicação e participação pais-filhos: correlação com habilidades sociais e problemas de comportamento dos filhos. Paidéia. 2006;16(35):395-406.

21. México. Secretaría de Seguridad Pública. Resiliencia em comunidades violentas: dirección general de prevención del delito y participación ciudadana. Ciudad de Mexico: SSP; 2011.

22. Minayo MCS, Fajardo IN, Moreira COF. Resiliência e prática escolar: uma revisão crítica. Educ Social. 2013;34(122):213-24.

23. Poletti R, Dobbs B. A resiliência: a arte de dar a volta por cima. Petrópolis: Vozes; 2007.

CAPÍTULO 20
BULLYING E VIOLÊNCIA

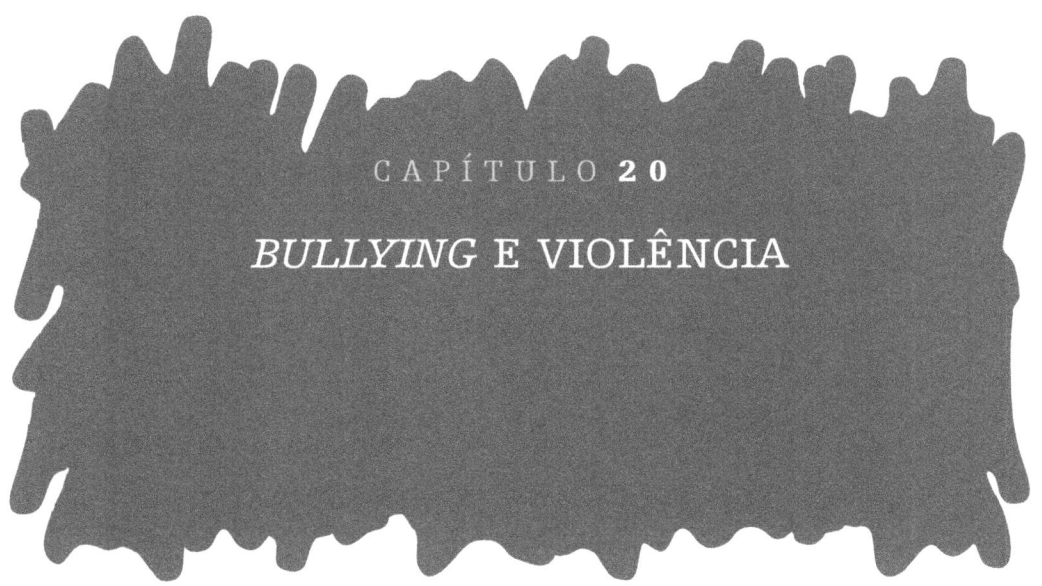

SIMONE DE SÁ MUNHOZ

Sei que não dá para mudar o começo. Mas se a gente quiser, vai dar para mudar o final!
Elisa Lucinda

Todas as pessoas nascem livres e iguais em dignidade e direitos. São dotadas de razão e consciência e devem agir em relação umas com as outras com espírito de fraternidade.
Artigo 1º da Declaração Universal dos Direitos Humanos, de 1948.

*É dever da família, da sociedade e do Estado assegurar à criança, ao adolescente e ao jovem, com absoluta prioridade, o **direito** à vida, à saúde, à alimentação, à educação, ao lazer, à profissionalização, à cultura, à dignidade, ao **respeito**, à liberdade e à convivência familiar e comunitária, além de colocá-los **a salvo** de toda forma de negligência, **discriminação**, exploração, **violência**, crueldade e **opressão**.* [Grifo nosso].
Constituição Federal de 1988, art. 227.

AS VIOLÊNCIAS

Em pleno século XXI, há muito a caminhar no que diz respeito à superação de tabus, preconceitos e suas respectivas manifestações, pois somos parte de um sistema no qual se estimula as pessoas a lutar por aquilo que, em sua própria essência, as desfigura: a ganância; o desejo por um poder que oprime e naturaliza as desigualdades; o consumo desenfreado e como fim em si mesmo; a ostentação fetichizada; o individualismo – e uma de suas formas mais evidentes, o narcisismo, que, de maneira doentia, se reduz à incapacidade de amar o outro; além de uma estrutura social que, injusta, intensifica o processo de exclusão social.

> **mito**
> O *bullying* entre meninos e meninas ocorre da mesma maneira e com a mesma frequência.

Resultado de um modelo de sociedade que propõe o sucesso individual como principal valor e único destino possível, os jovens, mergulhados em uma competição que os conduz a uma falsa ideia de mérito – a meritocracia –, na qual os desiguais nunca são tratados com o devido respeito, veem no outro uma figura inferior, estranha e anormal, que age de acordo com opiniões formadas sem reflexão e merece, portanto, ser eliminada ou destruída. As diferenças são tratadas como desigualdade, e não como diversidade, capaz de tornar mais rica a convivência entre as pessoas.

Direciona-se, por esse raciocínio, um olhar arrogante e insolente contra quem pensa e age de maneira diferente em relação ao que se estabelece como padrão de *ser* e de *viver*.

Tais atitudes nada mais são do que exemplos de discriminação, isto é, manifestações de um preconceito que não demonstra respeito algum para com o outro e suas escolhas quanto ao gênero, ao modo de vida – incluindo o modo de vida sexual –, à crença político-ideológica e religiosa, à condição social, à etnia, à origem e à predileção artístico-cultural.

Marcados por profundas ambiguidades e desigualdades, diferenciamo-nos e igualamo-nos à medida que nossas escolhas, necessidades e motivações se assemelham e se diversificam na forma de pensar, sentir e agir. Desse modo, "a diferença é, simultaneamente, a base da vida social e fonte permanente de tensão e conflito".[1] A ideia de reciprocidade como motor e expressão do social tornou-se, na sociedade brasileira, menos frequente e, portanto, mais enfraquecida.

Ainda segundo o autor, à proporção que o individualismo assumiu formas mais agonísticas e que a impessoalidade foi, gradativamente, ocupando espaços antes caracterizados por contatos face a face, "a violência física foi-se tornando rotineira, deixando de ser excepcional para se tornar uma marca do cotidiano, uma 'brincadeirinha' entre jovens".[1]

Inviabilizando o exercício da alteridade, esse tipo de atitude nega a existência do outro e de sua dignidade humana, desconsiderando-o como portador de direitos, interesses e desejos e contrariando, pois, princípios fundamentais de uma sociedade constituída com base na convivência democrática e destinada à liberdade e à igualdade.

É como se impuséssemos, pelo viés do autoritarismo, aquilo que a urbanista Hermínia Maricato, professora da Universidade de São Paulo e Ex-secretária Municipal de Habitação do governo Luíza Erundina, nos anos de 1980, postula quando, trazendo à luz brilhante reflexão do eminente geógrafo Milton Santos, trata do conceito de "pensamento único" como forma de *existir* e de *viver*.

A superação de preconceitos históricos e a efetiva construção de uma sociedade mais justa e democrática, capaz de assegurar a igualdade de oportunidades a todos, dependem da consolidação de um modelo político, social e econômico descomprometido com um projeto neoliberal de sociedade que fabrica, cotidianamente, exércitos de excluídos.

Os preconceitos e suas manifestações são exemplos de violência que pode ser definida como o

> uso intencional da força física ou do poder, de modo real ou em ameaça, autoinflingida, interpessoal ou coletiva que resulte em – ou tenha alta probabilidade de resultar em – lesão, óbito, dano psicológico, deficiência do desenvolvimento ou privação. O ato violento pode ser de natureza física, sexual, psicológica ou a privação/negligência. A violência interpessoal subdivide-se em violência familiar e violência comunitária. O local de ocorrência mais frequente nas situações de violência familiar é o domicílio, entretanto a violência comunitária pode ocorrer na via pública ou [em] instituições como a escolar.[2]

É possível reconhecer, nas ações praticadas por agressores do *bullying*, a discriminação, isto é, a manifestação do preconceito. Observa-se, nesse sentido, que a violência, incluindo-se nesse rol a escolar – "falsas brincadeiras que servem para esconder sentimentos como intolerância, preconceito, maldade e ignorância"[3] –, é um problema cada vez mais presente nos tempos modernos.

Silva ressalta, ainda, que as brincadeiras sadias seriam aquelas nas quais todos se divertiriam. Quando, entretanto, somente alguns se divertem à custa do sofrimento do outro, o quadro adquire diferentes contornos, bem diversos dos de um simples divertimento, razão pela qual se faz necessária uma investigação contextualizada quanto às causas dessas formas de violência e quanto às possíveis alternativas no sentido de compreender a situação e modificá-la efetivamente.

A violência do *bullying*

Segundo Cleo Fante,[4]

> O termo *bullying* refere-se aos comportamentos violentos e antissociais na escola, bem como à vontade constante de colocar outra pessoa sob tensão, intimidando-a física e emocionalmente. O processo se dá na ambição do autor do *bullying* de assegurar sua dominação, numa violência simbólica, por meio de ações físicas, verbais e agressivas repetitivas e permanentes contra seus alvos.
>
> [...] Na maior parte das vezes, as vítimas sofrem caladas por vergonha de se expor ou por medo de represálias de seus agressores, tornando-se reféns de emoções traumáticas destrutivas, tais como o medo, a insegurança, a raiva, os pensamentos de vingança e de suicídio e as fobias sociais e outras reações que impedem o bom desenvolvimento escolar.
>
> [...] O *bullying* estimula a delinquência e induz outras formas de violência explícita, produzindo cidadãos estressados, deprimidos, com baixa autoestima e incapacidade de autoaceitação.

À semelhança de outros comportamentos violentos, identifica-se o *bullying* de acordo com sua intencionalidade de ferir e magoar outrem. Os que sofrem essa prática podem ser chamados de "vítimas" ou "alvos", ao passo que podemos identificar os agressores como aqueles que desencadeiam, facilitam e até mesmo perpetuam situações nas quais essas vítimas se vejam incapacitadas de se defender.

O pediatra Aramis Neto postula que

> [...] a adoção do termo [*bullying*] decorre da dificuldade de traduzi-lo para diversas línguas. Durante a realização da Conferência Internacional Online School Bullying and Violence, de maio a junho de 2005, ficou caracterizado que o amplo conceito dado à palavra dificulta a identificação de um termo nativo correspondente em países como Alemanha, França, Espanha, Portugal e Brasil.[5]

Diversos estudiosos vêm dando suas definições e contribuições, ao longo do tempo, com respeito a esse tipo de comportamento; essas definições, contudo, convergem para a incapacidade da vítima de se defender.

Ressalta-se, ademais, que a vítima não consegue mobilizar outras pessoas a agir em defesa dela. Em muitas ocasiões, observam-se vítimas que até tentam se defender, mas acabam sendo censuradas e/ou ridicularizadas pelo próprio grupo a que pertencem.

Em *Cyberbullying*, Shaheen Shariff afirma que

> Ironicamente, a palavra *bullying*, na língua inglesa, era originalmente um termo de expressão de afeto. O Oxford English Dictionary observa que ela se originou nos anos de 1600 como *boel*, que significava "amante de ambos os sexos" [...]. Esse dicionário também faz referência a uma edição de Bailey que contém a palavra *boolie* significando *beloved**. A palavra era também usada para descrever o "irmão" de uma pessoa [...]. De amante a irmão, com o tempo, a palavra atraiu o significado de amizade íntima, próxima entre bons camaradas, parceiros e companheiros. Estava implícita nessa relação a brincadeira em tom cordial, lisonjeiro e divertido. [...] Shakespeare prefixou *bully* em título, por exemplo, em *Bless the, bully doctor*.[6]

O *bullying* "não foi reconhecido como algo problemático no Reino Unido e na América do Norte até a década de 1980. No exército e nas associações estudantis, dentro das universidades, o *bullying* assumiu a forma de 'trote' [...] aplicado aos novos membros desses grupos".[6]

Consta que esse tipo de violência vem sendo pesquisado na Europa há aproximadamente 20 anos, quando se descobriu o motivo pelo qual um considerável número de crianças e jovens sofria de depressão e cometia suicídio. Eles não se sentiam devidamente notados nem cuidados por seus familiares e pelos adultos que atuam nas escolas. Tanto uns quanto outros consideravam "ofensas bobas" as queixas ora relatadas por tais protagonistas.

Atualmente, crianças e adolescentes sofrem, todos os dias, algum tipo de violência mascarada na forma de "brincadeiras". O *bullying* indireto passa, muitas vezes, a ser confundido com as tais "brincadeiras", que, por não provocarem machucados visíveis no corpo, acabam por não ser notadas.

---

* N. de T.: Literalmente, amado, adorado.

> **Verdade**
>
> Estudos revelam que meninas são mais propensas a agressões verbais e meninos são mais inclinados a agressões físicas. Além disso, as meninas são mais vezes perseguidas e intimidadas pela divulgação de boatos ou são alvos de comentários ou agressões sexuais.

Os danos, portanto, são de ordem psicológica. Em razão da frequência com que ocorre e da ausência de sinais aparentes de violência, a prática, uma vez banalizada, torna-se "natural", isto é, aparece como algo próprio da adolescência.

O *bullying* afeta vítimas, agressores e espectadores, e, desse modo, nenhum deles se encontra imune à sua ocorrência.[7] Essa banalização, portanto, provoca, de uma forma ou de outra, sofrimento e prejuízos a todos os envolvidos.

Pesquisadores afirmam que tais comportamentos, antes considerados inofensivos, podem causar sérias consequências ao desenvolvimento psicológico dos estudantes, causando-lhes desde problemas relacionados à autoestima até o uso e/ou abuso de álcool e outras drogas.

Destaque, nesse sentido, para o estudo *Violencia Escolar en América Latina y el Caribe: Superficie y fondo*, publicado, em novembro de 2011, pela Plan International e pelo Fundo das Nações Unidas para a Infância (UNICEF). De acordo com o estudo, as vítimas de *bullying* podem, em decorrência das agressões, vir a apresentar problemas relacionados à autoestima, sentindo-se envergonhadas, sofrendo de ansiedade e, inclusive, desgostando do ambiente escolar. Frequentemente, cabulam ou não desejam frequentar as aulas, a fim de evitar novas agressões. Aquelas que permanecem na escola tendem a desenvolver problemas de concentração e aprendizagem; já outras reagem agressivamente, com a intenção de, algumas vezes, intimidar o outro e, assim, adquirir ou reconquistar *status*.

De acordo com o relatório *Aprender Sem Medo*, publicado em 2008 pela organização não governamental (ONG) inglesa Plan[8], que, desde 1997, atende, no Brasil, a aproximadamente 75 mil crianças e adolescentes, o termo *bullying* começou a ser estudado, mais intensamente, por pesquisadores brasileiros a partir da década de 1990, em razão do alto índice de crianças e adolescentes que sofriam maus-tratos de colegas, professores ou funcionários da escola.

Em casos mais graves, ainda segundo o relatório, as vítimas de *bullying* sofrem de tensão crescente, apresentam maior vulnerabilidade ao uso e abuso de álcool e outras drogas e são mais suscetíveis ao suicídio. Esses estudantes apresentam cinco vezes mais probabilidade de sofrer depressão em comparação aos seus colegas, sendo que as meninas apresentam oito vezes mais chances de praticar o suicídio.

Os agressores também enfrentam problemas, já que têm maior probabilidade de sofrer de ansiedade e depressão e apresentam maior risco de cometer suicídio e autoflagelo.

Apesar da ampla divulgação acerca do problema, dos 66 países pesquisados pela Plan, apenas cinco – Coreia, Noruega, Sri Lanka, Reino Unido e Estados Unidos – apresentam leis que proíbem o *bullying* nas escolas.

Da mesma forma, um conjunto diversificado de pesquisadores tem procurado identificar características específicas dos agressores, sugerindo que esses jovens têm maior probabilidade de se envolver em atos delinquentes. Olweus[9] salientou que os agressores têm quatro vezes mais essa probabilidade.

> **mito**
> Toda agressão é *bullying*.

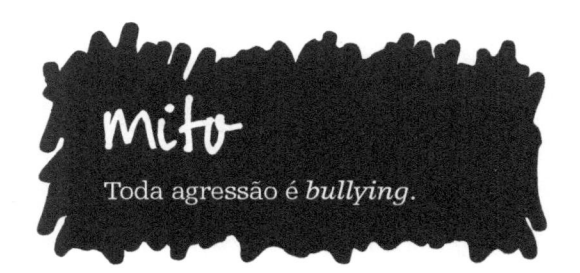

IMPORTANTES ESTUDOS

Em um estudo longitudinal realizado com 1.268 crianças entre 8 e 12 anos, Kumpulainen e colaboradores[10] verificaram que as crianças praticantes de *bullying* apresentavam mais hiperatividade quando comparadas às demais.

Os resultados são congruentes com outros estudos longitudinais,[11] segundo os quais os agressores têm maior probabilidade de se envolver com o consumo de álcool e tabaco ou em lutas violentas, roubos e vandalismo.

Os estudos revelam, também, que as famílias desses jovens agressores tendem a manifestar violência em suas interações.[11] Dessa forma, esses jovens tendem, também, a ser socializados em um estilo familiar autoritário e agressivo e, portanto, veem-se sujeitos a agressões físicas com maior frequência.[12]

Resultados de uma pesquisa conduzida pela ONG *Plan*, que atua em 60 países, apontam que, diariamente, um milhão de crianças, em média, sofrem algum tipo de violência nas escolas de todo o mundo. O relatório é parte da campanha "Aprender Sem Medo", que vem promovendo um esforço global com o objetivo de acabar com a violência nas escolas.

Ainda segundo a mesma pesquisa, a violência não afeta somente a personalidade, as saúdes física e mental e o futuro potencial da criança, mas provoca, também, danos irreparáveis na família, na comunidade e na economia nacional.

O levantamento traz à tona principais temas muito recorrentes na vida escolar, entre os quais a violência sexual e o *bullying*. No Brasil, a pesquisa, realizada junto a 12 mil estudantes de 6 estados da federação, revelou que 84% reportam suas escolas como violentas; cerca de 70% afirmam terem sido vítimas de violência escolar; e um terço afirma estar envolvido em *bullying*, quer na condição de agressor, quer na de vítima.

Quando questionadas acerca de castigos corporais, crianças brasileiras entre 7 e 9 anos de idade declararam que a dor sentida nem sempre se restringe ao âmbito físico; segundo elas, sentiram "dor no coração" e "dor de dentro".

O *bullying* pode ocorrer em qualquer contexto social, seja em universidades, em escolas, na família, na vizinhança, seja em locais de trabalho: um simples apelido "inofensivo" pode afetar emocional e fisicamente o alvo da ofensa. Não são poucos os casos registrados de vítimas dessa violência que cometeram suicídio por se sentirem deprimidas, excluídas e odiadas.

Estudantes e ex-estudantes que protagonizaram tiroteios em escolas e universidades dos Estados Unidos e do Canadá, por exemplo, consideravam-se perseguidos nas instituições por onde passaram.

Em 1999, em Columbine, no Canadá, um jovem de 18 anos e outro de 17 mataram 12 estudantes e um professor, deixaram 23 pessoas feridas e, em seguida, suicidaram-se. A tragédia inspirou a produção, pelo diretor estadunidense Michael Moore, do documentário norte-americano *Tiros em Columbine* (2002) e do documentário holandês *Elefante* (2003), dirigido por Gus Van Sant.

Caberia mencionar um caso ocorrido no Brasil, em 2004, em que um jovem de 18 anos, morador do município de Taiuva, no interior de São Paulo, e vítima de agressões durante toda a vida escolar, feriu oito pessoas e cometeu suicídio.

O Instituto Brasileiro de Geografia e Estatística (IBGE), em parceria com o Ministério da Saúde, realizou a Pesquisa Nacional de Saúde do Escolar (PeNSE), cujo objetivo foi identificar e diagnosticar fatores de risco e de proteção relacionados à saúde do adolescente. Incluiu-se um módulo voltado ao estudo de situações de violência vividas por estudantes adolescentes, a fim de verificar a probabilidade de se associar o consumo de álcool e outras drogas ao *bullying* e às demais manifestações de violência.

Os resultados apontaram Brasília como a capital nacional do *bullying*. Conforme o estudo, realizado em 2009, 35,6% dos estudantes entrevistados disseram ser vítimas constantes de agressão; Belo Horizonte figurou em segundo lugar, com 35,3%; enquanto Curitiba, com 35,2%, apareceu na terceira colocação.

Cabe ressaltar que, na capital federal, o maior número de casos de *bullying* ocorreu nas escolas particulares: foram 35,9% contra 26,2% dos estudantes provenientes das escolas públicas. A prática revelou-se mais frequente entre os meninos (32,6%) do que entre as meninas (28,3%).

Além do número significativo de estudantes entrevistados, há de se ressaltar a prevalência do *bullying* verbal, com 53,6% dos casos. Já as ofensas verbais, tais como os apelidos pejorativos, as calúnias e as fofocas, constituem a forma mais frequente de *bullying*.

Destaque-se, também, que o uso de álcool e de outras drogas, o sedentarismo, a violência familiar, o *bullying*, a evasão e reprovação escolares, além da baixa autoestima, foram apontados como fatores de risco constituintes relacionados a situações de violência física.

O *release* da pesquisa realizada no município do Rio de Janeiro junto a 5.428 estudantes com, em média, 13,5 anos, entre 2002 e 2003, pela Associação Brasileira Multiprofissional de Proteção à Infância e à Adolescência (ABRAPIA), com apoio da Petrobras e do Instituto Brasileiro de Opinião Pública e Estatística (IBOPE), revelou que 28,3% admitiram ter sido alvo de *bullying* no período pesquisado, e 60% admitiram ter sofrido *bullying* na sala de aula. Os tipos mais frequentes estão listados na Tabela 20.1.

A revista *Journal of Adolescent Health* publicou, na edição de outubro de 2009, os resultados de uma pesquisa acerca da prática do *bullying* nos Estados Unidos. Foram entrevistados, em 230 escolas do país, 7.182 adolescentes com média de idade de 14,3 anos.

Os resultados de prevalência do *bullying* escolar entre adolescentes que sofreram ou praticaram essa violência estão listados na Tabela 20.2. Constatou-se que as ações ocorreram pelo menos uma vez nos dois meses anteriores.

A prática do *bullying* pode ser comparada a cenas de um filme, já que apresenta um enredo no qual as personagens praticam ações que despertam sentimentos como o terror, o pavor, o medo, a tristeza, a satisfação, a compaixão, a empatia, entre tantos outros. Nessas histórias, identificam-se, entre as personagens da narrativa, as vítimas, os agressores e os espectadores.

Segundo Olweus,[13] são quatro as características frequentes nos episódios de *bullying*: comportamento violento, produção de danos,

> **Verdade**
> É fundamental estabelecer a distinção entre situações de abuso e intimidação sistemática e constante, isto é, de *bullying* e outras manifestações agressivas – não menos importantes –, mas esporádicas.

Tabela 20.1
Tipos mais frequentes de *bullying*

Apelidar	54,2%
Agredir	16,1%
Difamar	11,8%
Ameaçar	8,5%
Pegar pertences	4,7%

Fonte: Observatório da infância.[14]

Tabela 20.2
Prevalência dos tipos de *bullying* escolar entre adolescentes

Bullying verbal	53,6%
Bullying social	51,4%
Bullying físico	20,8%
Cyberbullying	13,6%

Fonte: http://naodaparaficarcalado.blogspot.com/2009/10/7182-adolescentes-pesquisados-sobre.html.

ações repetidas e continuadas e relação interpessoal caracterizada por um desequilíbrio de poder ou força.

AS PERSONAGENS DO *BULLYING*

As vítimas normalmente se isolam durante o recreio, permanecem caladas ou retraídas durante as aulas e, em casa, podem apresentar mudança constante de humor, queixando-se de dores de cabeça e de estômago. Chegam a criar situações que as levem a faltar às aulas.

Para Silva,[3] "[...] os agressores apresentam, desde muito cedo, aversão às normas, não aceitam ser contrariados ou frustrados, geralmente estão envolvidos em atos de pequenos delitos, como furtos, vandalismos e destruição do patrimônio público ou privado". O agressor é, normalmente, o "engraçadinho" da turma e autor de diversas brincadeiras de mau gosto; é aquele que coloca apelidos nos colegas e/ou professores, perturba e causa incômodos.

A autora elenca os espectadores em três grupos: os passivos, os ativos e os neutros. Os passivos assistem inertes a tudo, não por concordarem, mas por ter medo e verem-se incapacitados de ajudar a vítima. Entre os ativos, há aqueles que não se envolvem diretamente na ação, mas contribuem oferecendo, com suas risadas e palavras de incentivo, apoio moral aos agressores. Há, também, os que arquitetam situações de agressão ao eleger a vítima, entregá-la ao agressor e, em seguida, assistir a tudo sem, com isso, se expor.

Os espectadores neutros, "por uma questão sociocultural (advindos de lares desestruturados ou de comunidades em que a violência faz parte do cotidiano), não demonstram sensibilidade pelas situações de *bullying* que presenciam", já que são acometidos por uma "anestesia emocional" resultante do próprio contexto social no qual estão inseridos.[3]

Fante e Pedra[15] afirmam que

> As vítimas típicas são aquelas que apresentam pouca habilidade de socialização, são retraídas ou tímidas e não dispõem de recursos, *status* ou habilidades para reagir ou fazer cessar as condutas agressivas contra si. Geralmente, apresentam aspecto físico mais frágil ou algum traço ou característica que as diferencia dos demais. Demonstram insegurança, coordenação motora pouco desenvolvida, extrema sensibilidade, passividade, submissão, baixa autoestima, dificuldade de autoafirmação e de autoexpressão, ansiedade, irritação e aspectos depressivos. No entanto, é preciso salientar que o fato de algum aluno apresentar essas características não significa que seja ou venha a ser vítima de *bullying*.

Já de acordo com Neto e Saavedra,[16]

> O medo, a tensão e a preocupação com sua imagem podem comprometer o desenvolvimento acadêmico, além de aumentar a ansiedade, a insegurança e o conceito negativo de si mesmo. Pode evitar a escola e o convívio social, prevenindo-se contra novas agressões.

Muitas crianças e adolescentes vítimas de *bullying* desenvolvem enurese (incluindo a noturna), taquicardia, sudorese, insônia, cefaleia, dor epigástrica, bloqueio dos pensamentos e do raciocínio, ansiedade, estresse e depressão, pensamentos de vingança e de suicídio, bem como reações extrapsíquicas, expressas por agressividade, impulsividade, hiperatividade e abuso de substâncias (psicoativas),[16] medo, pânico, distúrbios psicossomáticos, sinais e sintomas como diarreia, vômito, paralisia, síndrome do intestino irritável, desmaio, asma, alteração do sono – insônia e pesadelo –, irritabilidade, anorexia e bulimia.

Os pais devem estar sempre atentos à possibilidade de seu filho estar sofrendo *bullying*; nesse sentido, acompanhar a socialização da criança é tão importante quanto tomar conhecimento de seu aproveitamento escolar, até mesmo porque alguns estudos revelam que o baixo rendimento escolar pode associar-se a situações de vitimização de *bullying*.

Conforme Fante e Pedra,[15] os autores do *bullying* apresentam dois perfis: as vítimas provocadoras e as vítimas agressoras.

As vítimas provocadoras são aquelas que agem impulsivamente, provocando os colegas e atraindo contra si as reações agressivas, com relação às quais não conseguem lidar de maneira eficiente; acabam, assim, vitimizados. Geralmente são imaturos, apresentando comportamento dispersivo e dificuldade de concentração. Alguns podem ser hiperativos, provocando colegas e respondendo de maneira ineficaz, quando, em contrapartida, são atacados ou insultados. Apresentam comportamento irritadiço, provocador, irrequieto, buliçoso, dispersivo, ofensor; mostram-se intolerantes, e seus costumes geram irritação nos demais. Quase sempre, causam tensões no ambiente em que se encontram.

> As vítimas agressoras, por sua vez, são ou foram vitimizadas e acabaram reproduzindo os maus-tratos que sofreram. Ingressam em determinados grupos com o fim de hostilizar seu agressor ou de eleger outra vítima como bode expiatório. Adotam as atitudes de intimidação das quais foram vítimas ou apoiam explicitamente os que assim procedem [...].[15]

Fante e Pedra[15] dispõem que

> Autores ou agressores são aqueles que se valem de sua força física ou habilidade psicoemocional para aterrorizar os mais fracos e indefesos. São prepotentes, arrogantes e estão quase sempre metidos em confusões e desentendimentos. Utilizam várias formas de maus-tratos para se tornar populares. Entre elas, "zoações", os apelidos pejorativos, expressões de menosprezo e outras formas de ataque, inclusive os físicos. Podem ser alunos com grande capacidade de liderança e persuasão, que usam suas habilidades para submeter outros ao seu domínio [...]. Para continuar com seu comportamento, os *bullies* necessitam da confusão, do medo e da sensação de impotência dos que pretendem transformar em suas vítimas, bem como do silêncio dos que estão ao seu redor.

Ainda segundo esses autores, existem as

> Testemunhas ou espectadores [...], [que] apoiam e incentivam dando risadas, consentindo com os agressores. Outros fingem se divertindo com os sofrimentos das vítimas, como estratégia de defesa. Esse comportamento é adotado como forma de proteção, pois temem tornar-se as próximas vítimas.[15]

Diante de tais circunstâncias, pais e professores devem redobrar suas atenções aos menores sinais, no sentido de que a intervenção se efetue de modo eficaz. É imprescindível que a escola, sem culpabilizar tão-somente o agressor, tampouco isolar simplesmente a vítima, resgate os valores e ideais democráticos e inclusivos que, em tese, deveriam fundar sua práxis pedagógica e construa, junto à comunidade, um ambiente de respeito mútuo e capaz de garantir a eficácia dos esforços.

A *Constituição da República Federativa do Brasil*, o *ECA* (Estatuto da Criança e do Adolescente) e a *Convenção sobre os Direitos da Criança* – documentos legais de abrangências nacional e internacional e bases para compreender a educação de crianças e adolescentes – deveriam amparar a escola e a comunidade no sentido de que ambas encaminhassem as reflexões com vista à solução para essa tão antiga problemática dos tempos modernos: o *bullying*.

Estão contemplados, em tais documentos, o direito ao respeito e à dignidade, sendo a educação entendida como meio de promover o pleno desenvolvimento da pessoa e prepará-la para o exercício da cidadania.

Quadro 20.1
Características e comportamentos das personagens do *bullying*

Vítimas	• Características físicas e/ou psicológicas que as diferenciam dos demais • Aspecto físico frágil • Isolamento, retraimento, timidez, insegurança • Baixa autoestima, passividade e submissão • Criação de situações que as levam a faltar às aulas, como queixas de dores (de cabeça e de estômago)
Vítimas agressoras	• São ou foram vitimizadas e reproduzem os maus-tratos • Ingressam em grupos a fim de hostilizar seus agressores ou eleger nova vítima
Vítimas provocadoras	• Atitudes impulsivas e provocadoras, que atraem contra si reações e com as quais não conseguem lidar • Normalmente dispersivas; podem ser hiperativas, ofensoras e inquietas • Seus costumes geram irritação nos demais
Agressores	• Valem-se de sua força física ou habilidade psicoemocional para aterrorizar os mais fracos • Avessos a normas • Geralmente os "engraçadinhos" da turma; envolvidos em atos de pequenos delitos/furtos, vandalismo, destruição do patrimônio público ou privado, etc. • Atribuem apelidos em colegas e/ou professores • Realizam brincadeiras de mau gosto, perturbam e causam incômodos
Espectadores passivos	• Assistem inertes a tudo, por medo e por se verem incapacitados de ajudar
Espectadores ativos	• Há os que não se envolvem diretamente, mas contribuem com risadas, por exemplo
Espectadores neutros	• Advindos de lares desestruturados ou de comunidades em que a violência faz parte do cotidiano • Não demonstram sensibilidade ante a violência que

Na escola, as práticas de assédio configuram atos ilícitos não porque não sejam autorizadas pelo ordenamento jurídico, mas porque, mais que isso, violam princípios constitucionais e vão contra o artigo 927 do Código Civil, segundo o qual todo ato ilícito que cause dano a outrem implica reparo ou indenização.

Consoante Abramovay e Rua,[17] a escola apresenta-se aos jovens como instrumento indispensável de exercício da cidadania, já que funciona como um dos "passaportes de entrada e aceitação na sociedade" e como possibilidade de uma vida melhor. Entretanto, os autores ressaltam, ela se revela como mecanismo por meio do qual se operam a exclusão e a seleção sociais.

Em anos recentes, muitas vítimas têm movido ações judiciais contra agressores em virtude de "imposição internacional de sofrimento emocional". Em tais ações, as escolas, sob o princípio da responsabilidade conjunta, também aparecem na condição de acusadas.

Uma escola localizada na cidade-satélite de Ceilândia, no Distrito Federal, foi condenada pelo Tribunal de Justiça (TJ) sob a acusação de que não tomara providências no sentido de resguardar um estudante das frequentes agressões a que era submetido pelos colegas. Como resultado, toda a família do jovem foi indenizada.

Vale lembrar que a indenização por meio da Justiça não é novidade em outros países: na Inglaterra, as escolas protegem-se por meio de seguro, mas as seguradoras só aceitam oferecer seus serviços às instituições escolares que mantenham um programa de prevenção ao *bullying*.

A VIOLÊNCIA DO *CYBERBULLYING*

Dada a popularização da internet, o *bullying* passou, também, a manifestar-se nos espaços virtuais, vistos por muitos dos agressores – os *bullies* – como uma "terra sem lei". As psicólogas Jaan Juvonen e Elisheva Gross, da Universidade da Califórnia, em Los Angeles, revelaram, em suas pesquisas, que, se um jovem é repetidamente molestado na escola, corre sete vezes mais risco de sofrer agressões também no ciberespaço.

Michele Ybarra, da ONG Internet Solutions for Kids, em Irvine, na Califórnia, em dois estudos realizados – um em 2004 e outro em 2007 –, em parceria com a colega Kimberley Mitchell, da Universidade de New Hampshire, em Durham, descobriu que vários dos entrevistados que participaram de molestamentos na internet, na condição de ofensores, vítimas ou mesmo desempenhando ambos os papéis, também haviam sido alvo de agressores convencionais e não tinham conhecimentos muito específicos de informática. Metade dos que haviam sido tanto ofensores quanto vítimas *on-line* já tinha sido, também, vítima do *"bullying* real".

São tipos de *cyberbullying* o *flaming*, o *harassment*, o *cyberstalking*, a exclusão e o *happy slapping*. No *flaming* (chama, em inglês), jovens ofendem-se mutuamente nos *chats*, seja por meio de uma troca de mensagens curtas e violentas, seja pelo modo conhecido como *flame war*, em que os envolvidos se vingam de forma bastante agressiva. Já no *harassment* (molestamento, em inglês), o agressor envia centenas de mensagens ofensivas contra seu alvo. Quando o ofensor utiliza mídias eletrônicas para seguir a vítima e incomodá-la insistentemente, por meio de ameaças ou falsas acusações, tem-se a modalidade conhecida como *cyberstalking*. Por meio da *exclusão*, agressores expulsam o adolescente de um grupo *on-line* ou simplesmente lhe negam acesso eletrônico.

O *happy slapping* ("bater por diversão"), por sua vez, é o tipo de *cyberbullying* em que um grupo agride a vítima enquanto um dos integrantes filma a cena, com o intento de, logo em seguida, publicar na internet o conteúdo do vídeo. Acredita-se que a prática "[...] tenha se originado em Londres, na cena da música de garagem, em 2005, sendo amplamente divulgada pela mídia britânica".[6]

Causou alvoroço um caso de *happy slapping* ocorrido em 2007, em uma escola da pequena cidade alemã de Hessen. À ocasião, no vestiário do ginásio de esportes, vários estudantes maltrataram um colega da mesma idade, filmaram as atrocidades praticadas contra ele e postaram o filme na internet. Mais tarde, justificaram as ações alegando que o menino atacado tinha cabelos longos. Além disso, ele teria

Tabela 20.3
Tipos de *cyberbullying*

Flaming	• Ofensa mútua, por meio de mensagens, em *chats*
Harassment	• Envio de diversas mensagens ofensivas contra alguém
Cyberstalking	• Perseguição, ameaça e calúnias dirigidas, insistentemente, pelo ofensor a sua vítima, por meio de mídias eletrônicas
Exclusão	• Explusão do adolescente de um grupo *online* ou recusa, pelo ofensor, de acesso eletrônico
Happy slapping	• Agressão, incluindo a física, à vítima, bem como filmagem e publicação, nas redes sociais, das cenas de violência

"rido" várias vezes durante a agressão, o que os levou a supor que "[...] ele também estava se divertindo".

Caso as instituições não estejam preparadas para lidar com esse tipo de assédio, as agressões ocorrerão de forma mais frequente, criando-se situações constrangedoras e extremamente traumáticas para muitos dos agredidos. Nos casos extremos, ocorrerá a prática de suicídios e/ou de agressões contra os causadores do problema ou, ainda, contra os símbolos que os representam, como a escola e seus integrantes.

Apesar de o *cyberbullying* se fazer parecer com o anonimato e a impunidade, cumpre ressaltar que os agressores virtuais podem ser descobertos por meio das mais variadas investigações. Doravante, podem ser processados, responsabilizados, julgados e condenados, vendo-se, possivelmente, obrigados a pagar indenizações, prestar serviços comunitários ou, dependendo da gravidade dos efeitos de seu crime – como provocar o suicídio –, ter sua liberdade restrita.

O QUE FAZER E COMO FAZER

> Não é possível refazer este país, democratizá-lo, humanizá-lo, torná-lo sério, com adolescentes brincando de matar gente, ofendendo a vida, destruindo o sonho, inviabilizando o amor. Se a educação sozinha não transformar a sociedade, sem ela, tampouco a sociedade muda. (Paulo Freire)

Nos tempos atuais, prega-se a ideologia do individualismo exacerbado, negando-se e combatendo-se as iniciativas coletivas capazes de levar o sujeito a enxergar o outro, que passa a ser o "diferente", o "estranho", o "nada".

Adquire maior valor o "eu" e aquele com quem esse "eu" se identifica. O outro não desperta o sentimento de solidariedade, o respeito, o bem-querer, podendo, a qualquer momento, por um motivo banal, ser segregado, excluído e, por fim, destruído, eliminado.

Na visão da escritora Lidia Aratangy,[18]

> Talvez a espécie humana só tenha sobrevivido porque cada indivíduo era capaz de sentir na carne a dor de seu próximo e, comovido com a fome a aflição de seu irmão, mobilizava-se para aplacá-las. Hoje a situação está perigosamente invertida.
>
> [...] Insidiosamente, a desconfiança ameaça tomar o lugar da solidariedade. Temo o meu próximo sem me dar tempo de amá-lo ou me reconhecer nele. As famílias confinam-se por trás dos muros e grades, e ninguém sai de sua fortaleza sem sentir medo. Mas, para a humanidade, a esperança de salvação reside em recuperar a possibilidade de nos sentirmos, uma vez mais, fraternos e iguais. Para além dos altos muros que cercam nossos jardins.

Certas práticas, em vista disso, tornam-se parte do cotidiano das pessoas e são socialmente legitimadas, isto é, adquirem o formato de um sistema normativo que visa ao controle social e atua como poderosa ferramenta de exclusão social. O acesso a direitos sociais elementares à dignidade da pessoa humana torna-se, nesse contexto, o privilégio de uma ínfima minoria, em regra, a detentora do poder econômico.

Espera-se de uma sociedade que ela consiga conviver com as diferenças e que a interação social exista não obstante essas diferenças. Todavia, a rejeição à pluralidade e a intolerância ao que se apresenta como novo inviabilizam o diálogo e a realização da intersubjetividade, abrindo-se as portas para a opressão e a dominação.

A diversidade é parte constitutiva da vida social, mas, ao se apresentarem de modo vertical nas esferas ideológica, política, social e econômica como expressão da relação entre dominadores e dominados, tais diferenças geram tensões e contradições que, invariavelmente, desencadeiam as mais distintas formas de violência.

O *bullying* pode ser precursor de transtornos da personalidade antissocial e de demais comportamentos violentos ou, até mesmo, de abuso de álcool e outras drogas na adolescência e/ou na vida adulta. A redução dos fatores de risco pode prevenir comportamentos agressivos entre crianças e adolescentes e, consequentemente, evitar o uso/abuso de álcool e de outras drogas por parte deles. Os esforços, portanto, devem ser direcionados, também, no sentido de diminuir a exposição das crianças e dos jovens à violência nos ambientes doméstico, escolar e comunitário.

ÂMBITO ESCOLAR

É fundamental, nesse sentido, que a escola invista em ambientes de prevenção, para que se constitua, de fato, no espaço privilegiado de construção e circulação do conhecimento de boa qualidade, o lugar onde se estimulem a criatividade e a convivência solidária e onde professores e estudantes exerçam o diálogo com vista à prática da real democracia. A escola há de transmitir a todos, pois, o sentimento de segurança e contribuir para o desenvolvimento efetivo da autoestima.

A falta de limites e de responsabilidade com relação aos atos praticados, assim como a desconsideração pelo outro, estimula parte dos adolescentes a se impor pelo viés da força, agredindo e destruindo aqueles que julgam ser seus opositores, já que desconhecem até onde podem ir e quando devem parar.

A escola tem-se deparado com a conduta de estudantes considerados violentos, que surpreendem e desconcertam a instituição e que a deixam, muitas vezes, sem saber o que fazer. Diante de situações dessa natureza, a escola adota medidas repressivas, chegando, muito comumente, à expulsão do "infrator", medida que, também violenta, não soluciona a questão, apenas a transfere de lugar.

Experiências bem-sucedidas demonstram que as estratégias locais mais eficientes no combate à violência escolar ocorrem na própria escola, tais como a mudança das técnicas utilizadas em sala de aula, por meio de uma qualificação eficaz do corpo docente; a promoção efetiva da consciência quanto aos direitos da criança e do adolescente; a mediação de conflitos; e, por meio do contrato pedagógico, o estabelecimento de normas claras no tocante ao comportamento tanto em sala de aula quanto na escola como um todo.

O estabelecimento de compromisso por parte dos adultos é imprescindível em todo o processo e demanda aperfeiçoamento constante e dedicação permanente da parte dos pais e/ou responsáveis, dos professores e do corpo diretivo da instituição de ensino. Há de se levar em conta que as escolas já organizadas de forma democrática, proativa e com sólidos vínculos comunitários apresentam maior possibilidade de êxito na empreitada.

Os programas tidos como eficazes têm fundamento em práticas democráticas, em mediação de conflitos e em incentivo à reflexão e à conscientização. Por essa razão, o treinamento em estilo militar, apoiado em práticas repressoras, não implicou redução da incidência do *bullying* em ambiente escolar.

Outro poderoso instrumental do qual os educadores dispõem para lidar com o *bullying* é, segundo Beaudoin e Taylor,[19] o da exteriorização. Trata-se de compreender o problema distinguindo-o da identidade da pessoa. No caso do *bullying*, equivale a demonstrar que os problemas não são indicativos da personalidade do estudante; desse modo, passa-se a "odiar" o problema em vez de "odiar" o outro. A técnica da exteriorização, portanto, levaria o professor a obter resultados significativos tanto com relação ao agressor quanto com relação à vítima.

Seriam, nesse sentido, diversas as estratégias preventivas: a promoção da inclusão, o recurso a técnicas, práticas e metodologias psicopedagógicas; a formação cidadã, por meio da qual, conhecendo seus direitos e suas obrigações, o indivíduo não se deixasse subjugar ideológica, política, social e economicamente; o diagnóstico da situação na escola por meio de entrevistas e questionários, a fim de se identificarem contextos e espaços potencializadores de conflitos, situações de risco e crenças disfuncionais em torno do problema; a criação de fóruns de reflexão por meio dos quais se elaborariam diagnósticos, normas e planos de combate ao *bullying*; a qualificação do monitoramento nos intervalos e nos espaços mais recuados da escola, mediante a ação do adulto no sentido de interromper, de imediato, qualquer situação de violência e apoiar a vítima; a organização adequada do pátio, no recreio, a fim de torná-lo mais atrativo; a formação de equipes de estudantes nas quais os mais fortes protegessem os mais fracos; a viabilização de um contato mais direto entre as vítimas (e seus encarregados de educação) e quem as possa escutar desempenhando, a um só tempo, a função de reconciliador e mediador de conflitos; a organização de encontros entre pais e professores no sentido de ampliar a cooperação mútua; o estabelecimento de parcerias com instituições de apoio à comunidade, com vista a melhorar o ambiente externo da escola.

Em sala de aula, caberia estabelecer regras contra o *bullying* face a face e o *cyberbullying*, combinadas com normas referentes ao cumprimento de tarefas e às atitudes em aula; obter a anuência dos estudantes às regras por meio da sensibilização quanto ao problema; realizar reuniões periódicas junto aos estudantes, com o intento de esclarecer ocorrências, estabelecer as consequências dos fatos ocorridos e reafirmar – ou reformular – regras e sanções; promover, na gestão do ensino/aprendizagem, e, tendo em conta a especificidade dos componentes curriculares, práticas cooperativas e de interajuda que visem à aquisição de competências e habilidades sociais em paralelo com as aprendizagens dos conteúdos previstos.

Diante de uma situação conflituosa em sala de aula, a primeira intervenção deve, de maneira imediata, partir do próprio professor, já que é ele o adulto capaz de, por meio dos exemplos que oferece, explicitar aos estudantes valores caros como a ética, a cidadania, o altruísmo, a generosidade e o cooperativismo.

Apesar de a prática da agressão interpessoal ser, em todos os tempos, uma realidade em diversos ambientes, incluindo-se o escolar, a intervenção docente não tem sido, em alguns casos, tão assertiva quanto se espera.

Ainda que, nos últimos tempos, venham-se ampliando as reflexões acerca das relações interpessoais, comportamento incoerentes, contraditórios, intimidatórios e rudes têm gerado distanciamento em relação á proposta de construção de atitudes e valores tidos como democráticos, plurais e solidários. Esses desencontros, no entanto, fornecem importantes pistas quanto ao trabalho a ser desenvolvido.

Os professores em geral, diante de tal crise ética, veem-se despreparados para gerir conflitos, tornando-se necessário, pois, que sejam ampliados os investimentos em uma formação continuada que capacite esses profissionais do ensino a atuar preventivamente, mediar conflitos e enfrentá-los na busca pela solução mais adequada às demandas da comunidade.

Revela-se fundamental a implementação de uma política *antibullying*, a fim de que esse tipo de assédio seja definitivamente banido da escola. Para tanto, faz-se necessário um trabalho conjunto capaz de informar, conscientizar, sensibilizar e mobilizar toda a comunidade: pais e responsáveis, professores, demais funcionários e estudantes. Os pais não devem delegar tão somente à escola a responsabilidade pelo bem estar da criança e/ou do adolescente, do mesmo modo que as atribuições da instituição não se esgotam no momento em que o estudante transpõe os limites do espaço acadêmico.

Outra ideia seria a de lançar mão de reuniões restaurativas, que, nas palavras de Antonio Ozório Nunes,[21] têm por objetivo resgatar valords essenciais à boa convivência e, consequentemente, à construção de uma cultura fundada em valores

Tabela 20.4
Estratégias escolares de prevenção ao *bullying*

Diagnóstico da situação na escola	Formação cidadã	Promoção da inclusão	Formação de equipes de estudantes	Criação de fóruns de reflexão
Viabilização de contato direto entre vítimas e responsáveis por sua formação	Recurso a técnicas, práticas e metodologias psicopedagógicas	Organização de encontros entre pais e professores	Qualificação do monitoramento nos intervalos e outros espaços da escola	Estabelecimento de parcerias com instituições de apoio à comunidade

como a "participação, o respeito, o pertencimento, a responsabilidade, a honestidade, a humildade, a interconexão, o empoderamento e a solidariedade".

Já no plano individual, tornam-se indispensáveis os diálogos com as vítimas, com os agressores e com os espectadores; a conscientização dos agressores; o resgate da confiança e da segurança das vítimas; e a formação para a assertividade.

As mobilizações individual e coletiva propõem-se, de um lado, a compreender o fenômeno e, de outro, a propor medidas de intervenção em uma perspectiva educativa certa de que os problemas relacionados à escola se combatem por meio de estratégias de melhora das relações interpessoais e do clima geral da instituição. Nesse sentido, criar momentos de reflexão constitui-se importante estratégia de atuação no combate ao *bullying*.

Profissionais da ABRAPIA propõem conversas com os estudantes e escuta atenta das reclamações e/ou sugestões por eles efetuadas; estímulo à informação dos diferentes casos de agressão; reconhecimento e valorização das atitudes das crianças e adolescentes no combate ao problema; criação coletiva de regras disciplinares compatíveis com o regimento escolar; incentivo às lideranças positivas capazes de, por meio de ações exemplares, intervir em casos já existentes e prevenir o surgimento de outros; além de intervenção rápida junto aos grupos, com vista à quebra da dinâmica do *bullying*.

ÂMBITO GLOBAL

A estratégia da campanha, em âmbito mundial, objetiva persuadir os governos a tornar ilegais quaisquer formas de violência contra a criança na escola, viabilizando o cumprimento dessas leis; trabalhar junto aos dirigentes escolares e professores no sentido de criar escolas livres da violência; e propor dinâmicas de mudança global, incluindo-se a arrecadação de recursos provenientes de doadores internacionais e governos, com vista a combater a violência nas escolas dos países classificados como em *vias de desenvolvimento*.

Em nível nacional, a campanha, cujo principal foco é o combate ao *bullying* escolar – incluindo o *cyberbullying* – e suas implicações para a educação, já conta com o apoio da *Campanha Nacional pelo Direito à Educação*, rede social que articula mais de 200 entidades em todo o país.

Golddenstein[22] sugere que, conquanto não seja a solução para o problema da educação no Brasil, "participar da invenção de novos conhecimentos e novas relações sociais é viver a construção de um querer mais exigentee menos submisso".

Saliente-se, nesse sentido, a importância de centrar o processo educativo na formação de uma sociedade que valorize os direitos humanos e esteja preparada para coibir toda forma de violência e construir espaços nos quais predominem a convivência saudável e respeitosa e o reconhecimento à diversidade como riqueza e não como obstáculo.

Fundamental, também, é a adoção de posturas em favor de uma cultura de paz que priorize o respeito ao outro e valorize a diversidade, o cooperativismo, a solidariedade e a ideia de pertencimento a um projeto civilizatório que defenda a justiça social como condição *sine qua non* à construção da humanidade em sentido estrito.

O brilhante pensador espanhol José Luís Sampedro afirmou que o dinheiro e os interesses privados, amparados pelo consumo irracional, pela competitividade desenfreada, pela produtividade a qualquer custo e pela inovação tecnológica como fim em si mesma, substituíram valores caríssimos à humanidade, tais como a cooperação, a criação, a recriação, a solidariedade e a generosidade.

Dessa forma, a cultura de paz, amparada em princípios a serem adotados em distintos componentes curriculares, tomaria a forma de um conjunto de atividades voltadas à socialização e ao desenvolvimento das ideias de pertencimento e solidariedade. O programa "Abrindo espaços: uma cultura para a paz", promovido pela Organização das Nações Unidas para a Educação, a Ciência e a Cultura (UNESCO), é uma excelente referência nesse sentido.

Embora aspectos individuais e familiares guardem relação direta com a origem do *bullying*, a influência do ambiente escolar pode determinar a continuidade ou interrupção da prática, uma vez que, segundo Caldeira e Veiga,[20] a relação entre professor e aluno, a organização da escola e o modo como são geridos os casos de indisciplina são fatores que, determinantes do comportamento do estudante, poderão ou não dar origem a atos violentos. Portanto,

> as instituições de ensino têm o dever de conduzir o tema a uma discussão ampla, que mobilize toda a sua comunidade (e seu entorno), para que estratégias preventivas e imediatas sejam traçadas e executadas com o claro propósito de enfrentar a situação. Para tanto, é preciso, também, contar com a colaboração de consultores externos, especializados no tema e habituados a lidar com a questão. Entre eles, incluem-se profissionais de diversas áreas, como pediatras, psiquiatras, psicólogos e assistentes sociais.[3]

Compreender a violência escolar como fenômeno político, social, cultural, histórico e individual confere uma visão macrocontextual, por meio da qual se torna viável uma análise mais precisa dos sentidos e comportamentos individuais e coletivos. O reconhecimento dessa vulnerabilidade impulsiona o trabalho com relação à problemática.

Ao fornecer elementos de reflexão e desenvolver atividades específicas, oferecem-se condições ideais à aprendizagem de novos comportamentos, ideias e valores, com o fim de disseminar, no âmbito escolar e em outros contextos, atitudes marcadamente positivas.

Embora virtual, o *cyberbullying* deve receber o mesmo cuidado preventivo do *bullying*. Trabalhar com a ideia de que nem sempre se consegue tirar do ar aquilo que foi para a rede dá à turma, pelo menos teoricamente, a ideia do quão ofensivas podem ser as piadas ou provocações. "O que chamam de brincadeira pode destruir a vida do outro. É também responsabilidade da escola abrir espaço para se discutir o fenômeno", afirma Telma Vinha, professora do Departamento de Psicologia Educacional da Faculdade de Educação da Universidade Estadual de Campinas.

Nos casos de *cyberbullying*, é indispensável que as vítimas preservem aquilo a que, juridicamente, se dá o nome de *materialidade do crime*. Assim, a denúncia ao(s) agressor(es) pode ser realizada pela apresentação de diálogos, fotografias, vídeos e mensagens, elementos importantes para o registro de queixa em delegacia de crimes eletrônicos. Além de imprimir e guardar quantas provas puder, é imprescindível que a vítima efetue, em cartório, uma declaração de fé pública dando conta da existência do crime.

Na falta de delegacia especializada em crimes eletrônicos, a vítima poderá recorrer à delegacia comum mais próxima de sua residência, sendo-lhe assegurada, também, a opção de lavrar uma *ata notarial* referente ao conteúdo ofensivo. Tais procedimentos garantem que as provas adquiram valor legal para a instauração do devido processo legal e subsequente julgamento do caso.

Em um país como o Brasil, onde o incentivo à melhora da qualidade da educação tornou-se instrumento de referência para a socialização e o desenvolvimento e onde apenas parte das políticas sociais é voltada à inclusão escolar, as instituições de ensino poderiam constituir-se de espaço, por excelência, voltado à construção coletiva e permanente das condições favoráveis ao exercício pleno da cidadania, da ética e da solidariedade.

Mesmo admitindo que os atos agressivos derivem de influências sociais e afetivas, construídas historicamente e justificadas por questões familiares e/ou comunitárias, é possível considerar as muitas possibilidades de as pessoas descobrirem formas de vida mais felizes, produtivas e seguras.

Desse modo, é necessário que se estabeleçam e desenvolvam ações de combate às diferentes formas de violência, buscando-se compreender, de fato, a motivação de quem agride; a condição de quem se coloca como espectador; e as consequências para todos os envolvidos, sejam eles agressores, espectadores ou vítimas.

É fundamental que familiares e professores estejam atentos a quaisquer sinais de ação agressiva. As vítimas e/ou espectadores de algum desses tipos de humilhação devem quebrar o silêncio, denunciando e buscando auxílio junto a adultos de sua confiança.

Os indivíduos, em especial as crianças e os adolescentes, a quem se deu destaque nestas páginas têm, nas esferas individual e coletiva, pública e privada, ainda que em situações muito adversas, a condição de mudança, transformação, reconstrução e construção de "outro mundo possível", com menos exclusão e injustiça e mais respeito e dignidade.

Podem, ademais, protagonizar uma vida apoiada na paz, no amor, na segurança e na felicidade; contudo, esse desafio não é simples e depende, em geral, de intervenções inter, multi e transdisciplinares competentes e coerentes com um projeto de sociedade fundado em princípios verdadeiramente humanitários.

REFERÊNCIAS

1. Velho G. Violência, reciprocidade e desigualdade: uma perspectiva antropológica. In: Velho, G., Alvito M. Cidadania e violência. Rio de Janeiro: UFRJ. p. 10-24.

2. World Health Organization. World report on violence and health: summary. Geneva: World Health Organization; 2002.

3. Silva ABB. Bullying: mentes perigosas na escola. Rio de Janeiro: Objetiva; 2010.

4. Fante C. Fenômeno bullying: como prevenir a violência nas escolas e educar para a paz. 2. ed. Campinas: Verus; 2005. p.80.

5. Neto AAL. Bullying : comportamento agressivo entre estudantes. J Pediatr (Rio de Janeiro). 2005;81(5):164-72.

6. Shariff S. Cyberbullying: questões e soluções para a escola, a sala de aula e a família. Porto Alegre: Artmed; 2011.

7. Vanderbilt AM. Pedriatrics and child health, symposium: special needs. Philadelphia: Elsevier; 2010

8. Campanha global para acabar com a violência nas escolas [Internet]. São Paulo: Plan; c2014 [capturado em 30 abr. 2014]. Disponível em: http://www.plan.org.br/publicacoes/download/aprender_sem_medo_setembro2008_resumo.pdf.

9. Olweus D. Bullying at school: basic facts and effects of a school based intervention program. J Child Psychol Psychiatry. 1994;35(7):1171-90.

10. Kumpulainen K, Räsänen E, Henttonen I. Children involved in bullying. Psychological disturbance and the persistence of the involvement. Child Abuse Negl. 1999;23(12):1253-62.

11. Baldry A, Farrington D. Bullies and delinquents: personal caracteristics and parental styles. J Community Appl Social Psychol. 2000;10:17-31.

12. Craig W, Pepler D. Understanding bullying: from research to practice. Canadian Psychol.2007;48:86-93.

13. Olweus D. Coductas de acoso y amenaza entre escolares. Madrid: Morata; 1993.

14. Observatório da Infância [Internet]. Conteúdo de bullying. [S.l.: s.n]; 2007 [capturado em 23 maio 2014]. Disponível em:

http://www.observatoriodainfancia.com.br/article.php3?id_article=232

15. Fante C, Pedra JÁ. Bullying escolar: perguntas e respostas. Porto Alegre: Artmed; 2008.

16. Neto AA, Saavedra LH. Diga não para o bullying: programa de redução do comportamento agressivo entre estudantes. Rio de Janeiro: ABRAPIA; 2003.

17. Abramovay M, Rua MG. Violências nas escolas. 2. ed. Brasília: UNESCO; 2002.

18. Aratangy LR. O amor tem mil caras. São Paulo: Olho d'Água; 1994. p. 9.

19. Beaudoin MN; Taylor M. Bullying e desrespeito: como acabar com essa cultura na escola. Porto Alegre: Artmed; 2006. p. 66.

20. Caldeira S, Veiga F. Intervir em situações de indisciplina, violência e conflito. Lisboa: Fim de Século; 2011.

21. Nunes AO. Como restaurar a paz nas escolas: um guia para educadores. São Paulo: Contexto; 2011.

22. Goldstein PJ. The drugs, violence nexus. J Drugs. 1998;4:15.